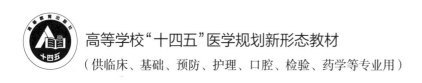

高等学校"十四五"医学规划新形态教材

（供临床、基础、预防、护理、口腔、检验、药学等专业用）

U0301785

医学影像学

Yixue Yingxiangxue

第 4 版

主　编　孟悛非　冯仕庭

副主编　宋　彬　刘斯润

编　者（以姓氏笔画为序）

王振常（首都医科大学）　　艾　林（首都医科大学）

卢再鸣（中国医科大学）　　叶滨宾（中山大学）

冯仕庭（中山大学）　　　　朱　铭（上海交通大学）

全显跃（南方医科大学）　　刘斯润（暨南大学）

李　震（华中科技大学）　　余深平（中山大学）

宋　彬（四川大学）　　　　张小明（川北医学院）

孟悛非（中山大学）　　　　顾雅佳（复旦大学）

徐辉雄（同济大学）　　　　唐　磊（北京大学）

谭理连（广州医科大学）

编写秘书　王霁朏　陈颖茜

中国教育出版传媒集团

高等教育出版社·北京

内容简介

本教材分为六篇。在"总论"篇中主要讲述了 X 线成像、计算机体层成像、磁共振成像、超声成像、介入影像学的基本概念和原理;介绍了影像诊断中的对比剂及其应用;并讨论了影像的分析与诊断的思维方法和阅读影像学诊断报告的基本原则和步骤,对医学影像学的前景进行了介绍和展望。在"胸部""腹部""骨、关节和软组织""中枢神经系统和头颈部"四篇中,按器官系统分为若干章,主要是根据 X 线影像征象将疾病分类讲述,将 X 线、CT、MRI 和 USG 的内容融合在一起。在"介入影像学的临床应用"篇中主要介绍了介入影像学在各系统疾病诊治中的应用。本教材采用纸质内容与数字课程一体化设计,数字课程内容有学习目标和重点提示、教学 PPT、图片、拓展阅读、中英文小结、自测题等,便于教师授课与学生自学。

本书适合医学各专业的学生使用,也可作为医学影像学专业研究生入学考试和国家执业医师资格考试的参考用书。

图书在版编目(Ｃ Ｉ Ｐ)数据

医学影像学 / 孟悛非,冯仕庭主编 . -- 4 版 . -- 北京 : 高等教育出版社,2023.1
供临床、基础、预防、护理、口腔、检验、药学等专业用
ISBN 978-7-04-057923-9

Ⅰ . ①医… Ⅱ . ①孟… ②冯… Ⅲ . ①医学摄影 - 高等学校 - 教材 Ⅳ . ①R445

中国版本图书馆CIP数据核字(2022)第018923号

| 策划编辑 | 杨 兵 初 瑞 | 责任编辑 | 初 瑞 | 封面设计 | 李沛蓉 |
| 责任印制 | 朱 琦 | | | | |

出版发行	高等教育出版社	网 址	http://www.hep.edu.cn
社 址	北京市西城区德外大街 4 号		http://www.hep.com.cn
邮政编码	100120	网上订购	http://www.hepmall.com.cn
印 刷	大厂益利印刷有限公司		http://www.hepmall.com
开 本	889 mm×1194 mm 1/16		http://www.hepmall.cn
印 张	20.5		
字 数	620 千字	版 次	2004 年 3 月第 1 版
			2023 年 1 月第 4 版
插 页	1		
购书热线	010-58581118	印 次	2023 年 12 月第 2 次印刷
咨询电话	400-810-0598	定 价	59.80 元

本书如有缺页、倒页、脱页等质量问题,请到所购图书销售部门联系调换
版权所有 侵权必究
物 料 号 57923-00

数字课程（基础版）

医学影像学

（第4版）

主编 孟悛非 冯仕庭

登录方法：
1. 电脑访问 http://abook.hep.com.cn/57923，或手机扫描下方二维码、下载并安装 Abook 应用。
2. 注册并登录，进入"我的课程"。
3. 输入封底数字课程账号（20位密码，刮开涂层可见），或通过 Abook 应用扫描封底数字课程账号二维码，完成课程绑定。
4. 点击"进入学习"，开始本数字课程的学习。

课程绑定后一年为数字课程使用有效期。如有使用问题，请点击页面右下角的"自动答疑"按钮。

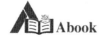

Abook

医学影像学（第4版）

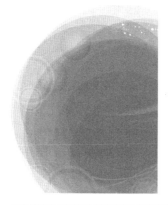

医学影像学（第4版）数字课程与纸质教材一体化设计，紧密配合。数字课程内容有学习目标和重点提示、教学PPT、图片、拓展阅读、中英文小结、自测题等，充分运用多种形式的媒体资源，极大地丰富了知识的呈现形式，拓展了教材内容。在提升课程教学效果同时，为学生提供思维与探索的空间。

用户名：　　　　密码：　　　　验证码：　　　　7422　忘记密码？　登录　注册 □
记住我(30天内免登录)

http://abook.hep.com.cn/57923

扫描二维码，下载Abook应用

"医学影像学（第4版）"
数字课程编委会

主　编　孟悛非　冯仕庭

副主编　宋　彬　刘斯润　王霁朏　陈颖茜

编　委（以姓氏笔画为序）

马丽娅（华中科技大学）　　王思敏（复旦大学）

王霁朏（中山大学）　　　　王　凯（首都医科大学）

王振常（首都医科大学）　　艾　林（首都医科大学）

卢再鸣（中国医科大学）　　叶滨宾（中山大学）

冯友珍（暨南大学）　　　　冯仕庭（中山大学）

朱　铭（上海交通大学）　　全显跃（南方医科大学）

刘斯润（暨南大学）　　　　汤梦月（川北医学院）

李　谋（四川大学）　　　　李佳铮（北京大学）

李　静（首都医科大学）　　李　震（华中科技大学）

肖　勤（复旦大学）　　　　余深平（中山大学）

宋　彬（四川大学）　　　　张一峰（同济大学）

张小明（川北医学院）　　　张　姝（首都医科大学）

张立欧（中国医科大学）　　陈颖茜（中山大学）

陈　谦（首都医科大学）　　周世崇（复旦大学）

郑天颖（四川大学）　　　　孟悛非（中山大学）

赵崇克（同济大学）　　　　顾雅佳（复旦大学）

徐辉雄（同济大学）　　　　唐　磊（北京大学）

黄　琰（复旦大学）　　　　蔡香然（暨南大学）

漆振东（南方医科大学）　　谭理连（广州医科大学）

前言 FOREWORD

为切实满足高等医学教育教学改革发展需要,以适应"5+3"为主体的临床医学人才培养体系建设需求,高等教育出版社组织近 20 所高等医学院校医学影像学领域的专家教授,在前 3 版的基础上修订了《医学影像学》教材。本版教材体现了新形态教材的特点,一是在学术上、内容上和表现方式上具有先进性;二是充分考虑使用对象(教师和学生)的现实状况和实际需要;三是不仅有纸质主教材,还有相应的数字资源,形成一个使用更加方便、学习更加自主的教学环境。

医学影像学包括影像诊断学及介入影像学。其中影像诊断学包括放射诊断学(X 线、CT、MRI 等)、超声诊断学和临床核医学。考虑到 CT、MRI 和 USG 与 X 线一样已成为临床医生必须具备的知识和技能,也为了体现大影像学的概念,与国际医学影像学教学接轨,第 4 版教材在总论篇中分别介绍了放射诊断(X 线、CT、MRI)、超声影像诊断和介入影像学的基本知识,在各论中主要是据 X 线征象将疾病分类,将 X 线、CT、MRI 和 USG 的内容融合在一起,而不再将它们分章、分节或分段讲述。

本版教材在内容安排上除总论和介入影像学外按解剖部位分为四篇,每篇再按系统分为若干章,如骨、关节和软组织篇分为骨、关节、脊柱和软组织四章。这样编排条理比较清楚,便于学生将所学的知识分门别类,有利于理解、记忆和使用。检查方法只在每章后部讲述,并对各种方法的长处和不足及选用原则进行讨论,内容从简,只要求学生了解各部位、各种疾病可用及适用哪些检查方法和正确的检查流程,不要求学生了解其操作细节。为了减少篇幅和避免与其他课程在内容上的重复,本书不提或少提大体解剖和相应的生理、生物化学知识,各系统的影像解剖也重在以图解的方式展现给学生,便于学生读懂、理解和记忆。

在各章节中,本版教材尝试从征象入手,将临床思维向影像学思维转换,先讲基本影像学征象,再以征象为基础将常见的典型疾病分类介绍,以便学生能用所学过的相关知识和所掌握的基本影像学征象去分析和理解疾病,给学生思考的空间,培养学生观察影像学图像的主动思维,也便于学生记忆和理解。在具体病变的讲述上,以适合课堂教学的形式,展示、描述典型病例图像,让学生有感性认识,并从病理出发解释影像学所见,同时结合临床表现简要讨论诊断和鉴别诊断。本版教材配图 800 余张,尽量将影像学知识用具体的图像介绍给学生,达到医学影像学形象、直观、生动的教学效果,帮助学生掌握从感性到理性的思维过程,去主动认识和理解所学的知识。由于以影像学方法为导引的介入技术的迅速发展和普及,其在诊断和治疗上的地位越发重要,本教材除在总论中对介入影像学的原理及基本方法做一简单介绍外,还独立成篇讲述其在疾病诊治中的应用。

在本次修订中,我们除对内容、文字进行增删、修订、对部分章节作了较大的修改甚至重新编写外,还对所有的图及其说明进行了检视,增加或更换了部分图,重写或改写了部分图的说明,以求图文更紧密地结合;特别是大量增加了数字资源,包括学习目标和重点提示、教学 PPT、图片、拓展阅读、中英文小结、自测题等,以帮助读者更好地理解和掌握教材的内容。本版教材的编写得到中山大学附属第一医院领导和医学影像科的关心和大力支持,在此表示感谢!

编写新形态教材对我们全体编者都是一个尝试和探索的过程,我们虽竭尽全力,但仍有不尽如人意之处,本教材缺点甚至错漏也在所难免,祈望各位读者批评指正,以期再版时修正补充。

孟悛非　冯仕庭

2022 年 11 月于广州

目录 CONTENTS

第一篇　总论

第一章
X 线 成 像

近半个世纪以来,各种新的影像学方法层出不穷,极大地拓展了医学影像学的应用范畴。目前,医学影像学包括诊断和介入两大分支,影像学方法包括 X 线、计算机体层成像、磁共振、超声和核医学。尽管如此,X 线成像仍是最基本的、检查患者人数最多的、临床应用最广泛的医学影像学检查手段。X 线几乎在 1895 年德国科学家伦琴(Wilhelm Conrad Röntgen)发现的当时就被应用于显示人体的结构,从而开创了医学影像学的先河。经过 100 余年的发展,X 线设备从简单的气体放电管和荧光屏变成集成机械、电子、材料、自动化、计算机、数字化技术的高科技设备,能满足临床上日益增长的各种要求。常规 X 射线摄影、透视和计算机体层成像都是利用 X 线来产生影像。

第一节　X 线的产生与性质

一、X 线的产生

X 线产生于高速运动的电子受原子阻挡而急剧减速时。当今影像诊断所用的 X 线均产生于 X 射线管(X-ray tube)。X 射线管为一真空二极管,阴极为灯丝,阳极为呈斜面的由钨、钼或钼铑合金制成的靶面。灯丝在阴极电源的加热下周围形成自由电子云,当向 X 射线管两极施加高电压时,自由电子由阴极向阳极运动,以高速撞击靶面。高速运动的电子受靶物质原子的阻挡而发生能量转换,约不到 1% 的能量转变为 X 线,而 99% 以上的能量转变为热能。所产生的 X 线中的小部分由 X 射线管窗口射出,而大部分被 X 射线管壁和 X 射线管套所吸收。所产生的热量被靶面的承托物(常为铜制)所吸收并传导至管外散发(图 1-1-1)。

二、X 线的性质

X 线的本质是电磁波,用于 X 线成像的波长范围是 0.031~0.008 nm。在电磁波谱中,X 线波长位于 γ 射线和紫外线之间,短于可见光的波长,肉眼看不见。

X 线除具有一般电磁波的性质外,由于其波长短、能量高而具有以下特性。

1. 穿透性　X 线能穿透可见光不能透过的物体,如人体。在穿透的过程中部分 X 线被物体所吸收,此即衰减作用。X 射线管两极的电压越高,其产生的 X 线波长越短,能量越高,穿透能力越强。X 线的穿透能力还与被照射物体的密度和射线方向上的厚度有关,对密度高、厚度大的物体,X 线不易穿透,衰减增加。X

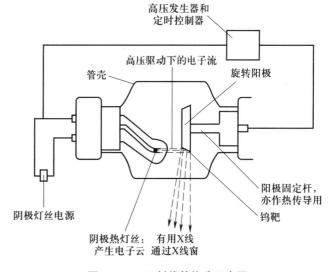

图 1-1-1　X 射线管构造示意图

线的穿透性和物体对 X 线的衰减作用是 X 线成像的基础。

2. 感光效应　X 线像可见光一样使照相底片中的溴化银感光形成银盐的潜影,也可使影像板(DR 板)感光形成电信号;前者经显影和定影处理可得到胶片上的黑白影像,后者经模／数转换可得到数字化图像。该效应是 X 射线摄影的基础。

3. 荧光效应　X 线能激发荧光物质发出可见光,这是 X 射线透视的基础。另外,通常在 X 射线摄影暗盒中,胶片被夹在两张荧光物质制的增感屏中间。在曝光时,X 线直接使胶片感光的同时,增感屏受 X 线激发产生荧光,大大增强了 X 线的感光作用。

4. 电离效应　X 线使受照射的物质发生电离。

5. 生物效应　X 线照射生物体可引起生物学方面的改变。

第二节　X 线成像的基本原理

X 线的穿透能力和被照射物对 X 线的衰减作用是 X 线成像的基本条件。应用于诊断的 X 线波长是管电压为 40~150 kV 时产生的,此波长的 X 线既能穿透人体又可部分为人体组织所吸收。人体由不同密度、不同形态大小的器官和组织构成。按密度不同,人体组织大致可分为四类:骨和钙化组织密度最高,软组织(包括肌肉、软骨、实质器官、神经组织、结缔组织和体液等)属中等密度,脂肪属较低密度;呼吸器官、胃肠道和体内其他含气腔隙内的气体属极低密度。密度高、在 X 线照射方向上厚度大的组织和器官对 X 线吸收多,反之亦然。

在 X 射线摄影时,当一定的 X 线穿过密度高或／和厚度大的组织器官时,被吸收的多,落在胶片或 DR 板上的就少,所产生的感光银盐或在 DR 板上形成的电荷相应也少,最后产生的影像就淡而白;而同样的 X 线穿过密度低或／和厚度小的组织器官时,被吸收的少,落在胶片或 DR 板上的 X 线就多,所产生的感光银盐或电荷相应也多,最后产生的影像就浓而黑。X 线照片上可见体外部分影像最浓黑,含气的肺呈黑色,脂肪呈灰黑色,软组织呈灰白色,而骨和钙化灶为白色。在 X 射线透视时,呈现的影像与 X 线片上的正相反,由于荧光屏接收 X 线越多发光越亮,密度高、厚度大的组织或器官形成浓黑的影像,而密度低或／和薄的组织器官形成白亮的影像(图 1-1-2,图 1-1-3)。

在对 X 线影像的描述上,将胶片上白而亮的影像称为高密度影像,将黑而暗的影像称为低密度影像(在透视时正相反)。例如,在胸部 X 线片上,含气的肺为低密度,而肋骨和纵隔为高密度。影像密度的概念与物理学上的密度概念不同,前者是组织器官的物理学密度和它在 X 线投照方向上厚度的综合结果。如果在 X 线照射方向上有多种组织器官,则形成的影像密度是这些组织器官各自物理密度和厚度的综合。实际上,X 线片上的影像大多数是多种组织器官影像的重叠。

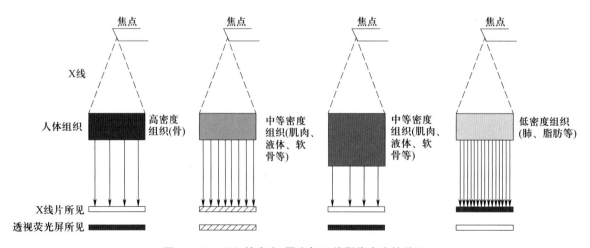

图 1-1-2　组织的密度、厚度与 X 线影像密度的关系

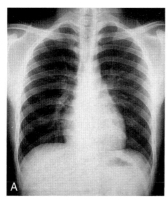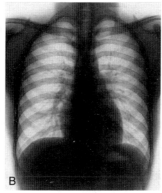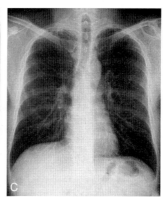

图 1-1-3　正常胸部后前位 X 线影像

A.胸部 X 线片　B.胸部透视所见　C.胸部高千伏片

在胸部 X 线片上可见骨、肌肉、脂肪(肩部皮下)及肺(主要含空气)四种组织,其中含气的肺组织密度最低,其次是脂肪,再次为肌肉,骨的密度最高;由于肋骨很薄,所以密度不是很高,而纵隔虽为软组织,但因其在 X 线投照方向上厚度大,故其影像密度仍很高。高千伏片中,纵隔内的气管、支气管影及被心、膈掩盖的肺纹理均清晰可见。

病变能改变组织器官的形态大小和密度,因而能产生 X 线影像变化,如肺癌能在肺野内形成中等密度的肿块影,骨肿瘤破坏骨质可形成中等密度的骨质缺损影。

第三节　X 线成像的设备及检查技术

一、X 线成像设备

产生 X 线的关键部件是 X 射线管,为了使其工作,要有向阴极灯丝提供加热电流的灯丝变压器和向 X 射线管两极提供高电压的高压变压器;为了适应不同的摄影或透视的需要,要能够调节 X 线的质和量。X 线的质即其穿透力取决于加在 X 射线管两端的电压,X 线的量取决于灯丝电流的大小,因此需要调节 X 射线管电压和灯丝电流的装置;为了控制曝光时间,还要有时间控制装置(图 1-1-4)。现代的 X 线机是一复杂的高科技设备,主要由 X 射线管、高压发生器、控制台、机架和检查床等部分组成(图 1-1-5)。

二、X 线检查技术

(一)X 射线摄影

1. X 线片　X 射线摄影(radiography)是用 X 线胶片来记录穿过人体后的 X 线,感光后的胶片经显影和定影过程形成黑白的 X 线片。为了减少 X 线量和缩短曝光时间,常将 X 线胶片放在带有增感屏的暗盒进行摄影。X 线片有很好的空间分辨力,但密度分辨力较低,且是各种组织和器官的影像重叠的二维图像。为了减少影像重叠的影响,常需摄取两个互相垂直方向的照片,如胸部的正、侧位片。不使用对比剂,用常规方法摄取的 X 线片称为平片。X 射线摄影包括高千伏摄影及软 X 线摄影。

(1)高千伏摄影　指用 120 kV 以上的管电压进行的 X 射线摄影,常用于胸部。高千伏 X 线穿透力强,所得影像层次丰富,可在显示肺野的同时显示纵隔内的气管、支气管影及心后方的肺纹理,也可以透过实变的肺发现隐蔽的肿块(图 1-1-3)。

(2)软 X 线摄影　40 kV 以下管电压产生的 X 线波长较长,能量较低,穿透力较弱,称为软 X 线。软 X 线摄影可获得良好的软组织 X 线片,常用于乳腺、阴茎等部位。软 X 线摄影要用专用的软 X 线机(钼或钼-铑靶 X 线机)与专用的增感屏和胶片。

2. 造影检查　影像密度的差别,称为对比。由于人体组织器官的密度和 X 线方向上的厚度不同,在 X

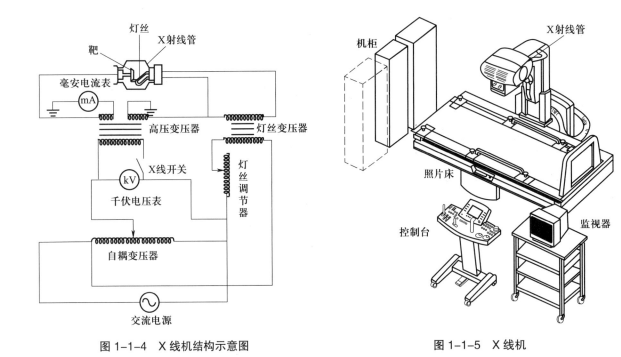

图 1-1-4 X线机结构示意图

图 1-1-5 X线机

线片上或荧光屏上可形成有对比的图像。这种自然存在的对比称为天然对比。然而人体内很多器官或结构间缺乏天然对比,如腹部器官间。为了显示这些器官或结构,可将密度高于或低于这些器官或结构的物质引入其内或分布于其周围,使其影像密度形成差别,此为人工对比;这种检查方法称为造影检查,所引入的物质称为对比剂(contrast medium)。造影检查扩大了X线检查的应用范围,如口服硫酸钡制剂可以显示消化管的腔内情况;经静脉注入有机碘对比剂可以显示肾盏、肾盂、输尿管和膀胱。

(二)X射线透视

过去,X射线透视(fluoroscopy)须在暗室进行,现多应用影像增强电视系统,影像亮度大大提高,可在明室操作。透视操作简便、费用低,可以立即得到图像,并可变换角度从多方位观察,以了解器官的动态变化,如心的搏动、胃肠道的蠕动等;但透视难于观察对比度小、密度大的部位,如头颅、盆腔等。

(三)数字化X线成像

将X线影像数字化使之可用计算机进行存储、分析和传输称为数字化X线成像。X线可直接转换为数字信号或先形成模拟图像再转换为数字图像,如数字X射线摄影、数字化动态X线成像和数字减影血管造影,广义地讲,CT也是一种数字化X线成像技术。

1. 数字X射线摄影(digital radiography,DR) 是一种直接数字化成像技术,指用平板状探测器代替普通X射线摄影的胶片,探测器可直接将X线转换为电信号(非晶硒数字平板)或先将X线转变为可见光再转换为电信号(非晶硅数字平板),从而完成影像的数字化。它可以完成X射线摄影,也可以代替影像增强器用于透视和动态图像检出(图1-1-6)。和胶片图像相比,DR图像具有更高的空间分辨力、更大的曝光宽容度、更好的时间分辨力,图像可据临床需要用计算机进行各种后处理,并具有断层融合等高级临床功能。

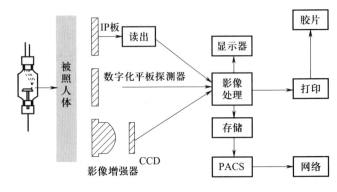

图 1-1-6 DR 流程图

2. 数字化动态X线成像 目前常用的数字动态成像有三种方式:①穿过人体的X线进入影像增

强器,可将荧光屏上的影像亮度大大提高,用摄像机将影像摄下,再将视频信号经过模／数转换变成数字信号后直接进入计算机。②用电荷耦合器件(charge coupled device,CCD)摄像机摄取影像增强器上的荧光图像,并转换成数字信号,再由计算机处理。以上两种方式可以得到动态的透视图像,是数字化胃肠机和常规心血管造影机的基础。③用数字平板探测器获得动态图像,这种方式获得的图像动态范围极宽,所需 X 线剂量也远低于前两种方式,目前已成功应用在心血管造影机上。

　　3. 数字减影血管造影(digital subtraction angiography,DSA)　是广泛应用于血管造影机和数字胃肠机等 X 线成像设备的高级应用功能。行血管造影并用数字化动态 X 线成像设备在对比剂到达目标血管→血管内出现对比剂→血管内对比剂浓度达高峰→对比剂被廓清这段时间内获得一系列的多幅数字化图像,就可用计算机在数字化图像之间进行减影处理。具体做法是取一幅血管内不含对比剂的图像作为蒙片和一幅含对比剂的同一部位的图像,将这两幅图像的数字矩阵经计算机相减,两幅图像的相同的数字矩阵即相同的影像互相抵消,剩下的只有在一幅图像上才有的含对比剂的血管影像,而两幅图像上都有的骨骼和软组织影均消失或部分消失,达到减影或部分减影的目的(图1-1-7)。因减影用的两幅图像为在不同时间内取得,故称为时间减影法。DSA 图像上的血管没有骨和软组织影的重叠,血管及其病变显示清楚。DSA 适用于心脏和全身各部位的大血管的检查,它对介入技术尤其是血管介入技术的开展更是不可缺少的。

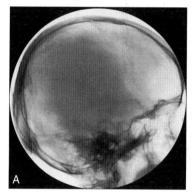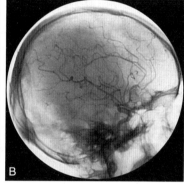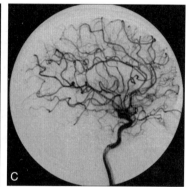

图 1-1-7　数字减影血管造影
A.蒙片　B.血管造影片　C.减影后的血管影像

第四节　X 线检查的安全性和防护

　　与其他电离辐射一样,X 线也具有生物学效应,可对人体产生一定的损伤,有的损伤与剂量有关,有的是积累性的。在应用 X 线的诊治工作中(包括 X 射线透视、摄影、CT、DSA 检查、X 线或 CT 导引下的介入性操作)必须做好患者和工作人员的防护工作,避免不必要的损害,以更好地发挥 X 线检查的作用。自然界中存在各种来源的电离辐射,具有一定的本底辐射剂量,长期以来生物就处于这种天然的本底辐射照射下。现代的各种 X 线设备都符合严格的辐射防护标准,如果在工作中防护适当,使接受的 X 线量限制在容许的范围之内,则其影响甚微。故不应对使用 X 线的检查产生顾虑或恐惧。

　　目前的 X 线设备上已采用了很多防护装置,如含铅的 X 射线管套、遮光筒、光圈等以防止 X 线的散射;在 X 射线管套的窗口设置适当的滤过板以吸收无效而有害的低能量 X 线;X 线片盒的后盖用含铅材料制成以吸收透过胶片的 X 线;在荧光屏后有足够铅当量的铅玻璃以防止 X 线照射到检查者。脉冲透视能大大减少 X 线的曝射量;采用电视透视系统的遥控 X 线机能使检查者免受 X 线的照射。采用高千伏技术和高速增感屏－高速 X 线胶片系统可有效降低 X 线量。

　　X 线检查室要有足够的面积,其墙壁要有足够的厚度,以及覆以铅板或重晶砂等防护材料。

工作人员应严格遵守操作规程,加强自身防护。在透视机前操作时应戴铅橡皮制的围裙、手套、围脖等,还可以采用铅玻璃眼镜和挂屏等。应定期监测所接受的剂量,并进行健康检查。

应重视对被检查者的保护。首先应针对具体疾病权衡各种影像学检查的有效性、经济性和危害性,选择最佳的检查方法,避免不必要的 X 线检查。早孕的妇女应避免接触 X 线,尽量采用小的照射野;并注意对儿童和青壮年患者的性腺进行保护。

(孟悛非　冯仕庭)

数字课程学习……

　📊 学习目标和重点提示　　📑 教学 PPT　　📖 图片　　📚 拓展阅读　　🌐 中英文小结　　📝 自测题

第 二 章
计算机体层成像

计算机体层成像（computed tomography，CT）由英国人豪斯菲尔德（Hounsfield）发明，1972年开始应用于临床。CT的发明与应用，对现代影像学的发展具有划时代的意义。随着现代科学技术的发展，特别是计算机技术的进步，高精度与高敏感度的探测器、大容量X射线管及CT滑环技术的应用，CT设备得以不断改进，从最初简单的平移旋转的头颅CT到全身CT和单层螺旋CT，再到今天的多层螺旋CT，使扫描速率、图像质量、空间与时间及密度分辨力和各种功能均得到大幅度的提高。螺旋CT容积扫描可实现三维及二维任意层面的重建，如仿真内镜重建等；多层螺旋CT图像更可达各向同性，即用横断面扫描图像重建出的任意层面图像质量均一致；电影CT还可对心脏进行实时动态观察等。同时，由于CT设备集成化程度越来越高，使用和操作也越来越简便。

第一节　CT 的基本知识

一、CT 机的结构与 CT 成像原理

CT机主要由扫描机架、扫描床、计算机及显示器、存储器和照相机（打印机）几个部分组成（图1-2-1，图1-2-2）。CT的成像原理是利用机架内与X射线管相对的探测器，探测X射线管发射的X线束穿透一定厚度人体的某一层面后的衰减值，扫描过程中X射线管与探测器环绕人体做360°的旋转，从各个方向采集X线的衰减信号，经模－数转换器转变为数字信号，传输给计算机处理后，得出该层面矩阵上各点一定厚度立方体的体素平均X线吸收系数值（即CT值），再经数－模转换器转变后显示为不同灰阶的黑白点（像素），并按相应矩阵排列，重建出该层面的黑白图像。

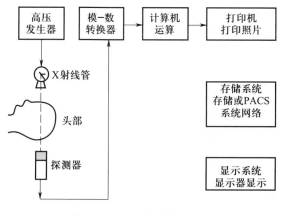

图 1-2-1　CT 机结构示意图

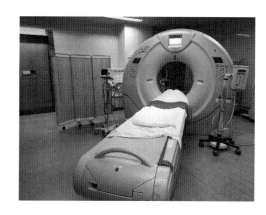

图 1-2-2　CT 机实物图

CT的成像基础与X线的成像基础相似，都是利用X线的穿透性和人体各种组织或病变的密度差别以黑白灰阶来表示；不同的是，CT以探测器代替胶片，接受的X线衰减信息经计算机处理后重建出图像。虽

然探测器的敏感度高,但它们远较胶片中的银盐颗粒大,排列也远不如银盐颗粒密集,故 CT 图像的密度分辨力高,而空间分辨力不如 X 线片。此外,与 X 线片比较,CT 图像为断面体层图像,结构清晰,无重叠。

二、CT 图像的显示与窗宽、窗位技术

CT 图像是由一定数目不同灰阶的黑白像素点按矩阵(一般为 512×512)排列所构成(图 1-2-3)。图像中的黑白不同灰阶表示的是组织密度的相对值,以 CT 值表示,单位为 Hu(Hounsfield unit)。水的 CT 值定为 0 Hu,比水密度高的为 +Hu,比水密度低的为 –Hu,人体中最高密度的骨皮质 CT 值定为 +1 000 Hu,而空气定为 –1 000 Hu,密度不同的各种组织 CT 值介于 –1 000 ~ +1 000 Hu(图 1-2-4)。随着 CT 机的发展,其密度分辨力越来越高,目前有的 CT 机的密度分辨精度在空气和骨皮质之间已达 5 000 个分度。

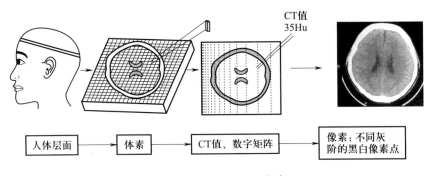

图 1-2-3 体素矩阵和像素

适当的窗宽、窗位是显示 CT 图像的必要条件。由于人的视力只能分辨 16 个灰阶分度,而 CT 图像的一个 CT 值差就可转换为一个灰阶分度,故 CT 图像可有 2 000~5 000 个灰阶分度,远远超出了人眼的分辨范围。为了把 CT 可分辨的 2 000~5 000 个分度显示出来,人们发明了窗宽、窗位技术,即把 CT 值的 2 000~5 000 个灰阶分度按不同的观察要求分段显示,在分段内的 CT 值转换为从黑到白的不同灰阶,分段外的则转换成完全的黑与白,使分段内的不同灰阶所表示的 CT 值差(组织密度差)为人视力所能分辨。分段内包括的 CT 值范围就是窗宽范围,窗位是指窗宽范围的中位数在 2 000~5 000 个分度的位置。如观察脑内病变时窗宽为 100,窗位为 35 Hu,此时分段显示的 CT 值范围为 +85~-15 Hu,只要组织或病变相差 6 个(100/16)CT 值,人的视力就可分辨。窗宽、窗位技术应用原则是:窗宽越宽所包含的信息量越大,窗宽越窄密度分辨力越高;而窗位则应放在所要观察的组织相应的 CT 值上。为了方便,把相对适用于观察某组织的窗宽/窗位定为某组织窗,如肺窗为 1 200~2 000/-300~-700,软组织窗为 250~300/35~45,肝窗为 120~150/35~45、骨窗为 1 000~2 000/200~400 等,以利于观察、发现病变。特别应指出的是,适当的窗宽、窗位因机器设备和所要观察的目标而异,故以清楚显示组织、器官、病变为准(图 1-2-5,图 1-2-6)。人体各种组织、器官、病变的 CT 值范围见表 1-2-1。

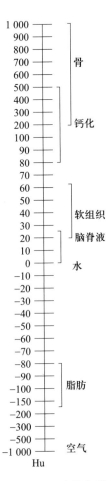

图 1-2-4 人体各种组织的 CT 值

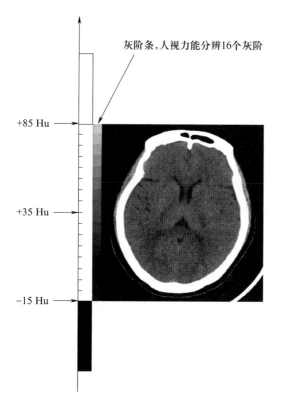

图 1-2-5　窗宽、窗位技术（脑窗）
显示脑组织的脑窗，窗宽 100，窗位 35。灰阶条显示的是人视力所能分辨的 16 个灰阶，旁边的数轴显示脑窗的位置，CT 值 +85 Hu 以上均显示为白色，CT 值在 −15 Hu 以下则完全为黑色。此窗宽、窗位上，CT 值相差 6 Hu 就可分辨。

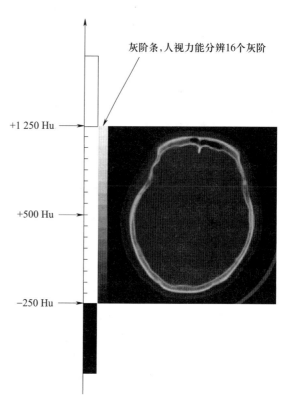

图 1-2-6　窗宽、窗位技术（骨窗）
显示骨组织的骨窗，窗宽 1 500，窗位 500。灰阶条显示的是人视力所能分辨的 16 个灰阶，旁边的数轴显示骨窗的位置，CT 值 +1 250 Hu 以上均显示为白色，CT 值在 −250 Hu 以下则完全为黑色。在此窗位 CT 值相差 94 Hu 左右人视力才能分辨，颅内各种组织的 CT 值彼此相差均小于 94 Hu，故不能显示颅内脑组织。

表 1-2-1　人体各种组织、器官、病变的 CT 值范围

部位	CT 值范围 /Hu	部位	CT 值范围 /Hu	部位	CT 值范围 /Hu
组织、器官		**液体**		**病变**	
皮质骨	400~1 000	血液（凝固）	70~90	骨化	150 以上
松质骨	200~400	血液	50~60	钙化	80 以上
甲状腺	60~80	浆液	25~30	坏死	0~30
肝	45~75	漏出液、渗出液	15~20	囊液	0~20
肌肉、脾	35~50	脑脊液	0~20	液化	0~30
淋巴结	35~55			脓液	10~30
胰腺	30~55			积气	−500 以下
肾	20~40				
脑灰质	40~65				
脑白质	25~45				
脂肪	−100~−80				
肺	−900~−700				

第二节 CT 的分类

CT 按其扫描方式与功能分为常规 CT 及螺旋 CT 两大类。

一、常规 CT

常规 CT 由于高压发生器较笨重,置于扫描机架外并通过电缆与 X 射线管相连,因此只能进行来回的旋转扫描,每次扫描时 X 射线管和探测器在扫描架内旋转都有一个启动、加速及停止的过程,极大地限制了扫描速率。目前,常规 CT 基本上已被螺旋 CT 取代。

常规 CT 的检查方法可以分为平扫、增强扫描、造影扫描和特殊扫描。

二、螺旋 CT

螺旋 CT(spiral CT)(图 1-2-7)的扫描方式是螺旋式。螺旋式扫描是指 X 射线管连续旋转、连续产生 X 线、连续取样的同时,检查床以恒速前进或后退,扫描轨迹是螺旋线。螺旋扫描不再是对人体的某一层面采集数据,而是围绕人体的一段体积螺旋式地采集数据,得到的是三维信息,又称为容积扫描。用容积扫描所采集的数据可任意选择层面位置和层面间隔重建断面图像,可重组成矢状面、冠状面、斜面及任意曲面图像,经后处理得到真正的三维立体图像,增加了图像信息处理的内容和灵活性,拓宽了 CT 的应用范围。例如,胸部可疑细小的病变存在时,可在局部以小的重建间隔重建断面图像,提高小病灶的检出率。

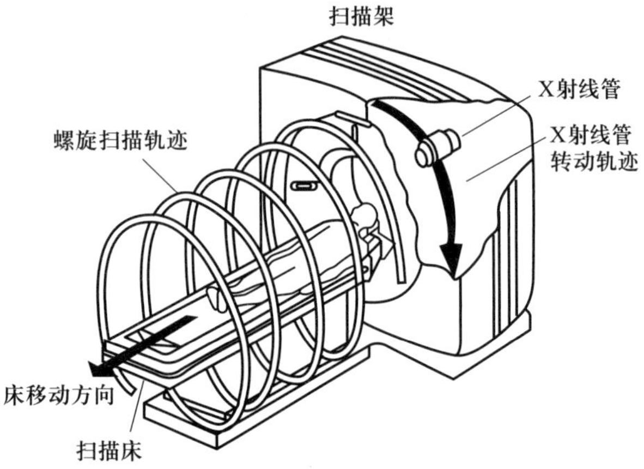

螺旋 CT 采用滑环技术处理机架旋转部分与静止部分的馈电和信号传递,滑环有高压滑环和低压滑环两种,前者已很少应用。低压滑环技术的应用使高压发生器可做得很小,它作为旋转部分被安装在机架内,滑环系统传送低压电给高压发生器及传送信号,消除了常规 CT 的电缆缠绕问题。

图 1-2-7 螺旋 CT 示意图

X 射线管和高压发生器由滑环上的电刷供电产生 X 线,X 射线管及与其相对应的探测器在机架内沿着滑环顺着一个方向不停旋转,在扫描床移动中做连续扫描。

螺距(pitch)是螺旋式扫描的一个重要技术参数,它等于 X 射线管旋转一周时检查床移动距离与层厚的比值。扫描范围等于每秒检查床移动距离与 X 射线管连续曝光时间之积。单层螺旋 CT 的螺距设置范围一般为 1.0~2.0。若层厚不变,螺距值越大,则扫描的范围越长或扫描同样的体积需要的时间越短;若层面变厚,部分容积效应增加,图像分辨率下降。

螺旋 CT 与普通 CT 比较,具有以下主要优点:①扫描速率提高 4~6 倍以上,一般部位扫描可在 10~20 s 完成,减少了呼吸运动伪影的干扰。②可根据血液循环的特点,设计各器官(肝、肾、胰腺等)动态增强扫描程序。③采集的容积数据可进行任意间隔的回顾性图像重建,提高了小病灶的检出率和 CT 值测量的准确性。④可重建出高质量的三维图像和血管图像及腔内重建(CT 内镜)图像。⑤可开展脑、肺等器官 CT 灌注成像,将 CT 由单一形态学检查扩展至兼具功能性检查。

1998 年,继螺旋 CT 后又产生了多层螺旋 CT,它采用多排探测器技术(依排数有 4、8、16、32、64、256、320 排之分),通过选择探测器的不同组合,获得不同层厚的多层扫描图像,X 射线管旋转一周可采集 4~640 层。

与单层螺旋 CT 比较,多层螺旋 CT 的优势是:①可采用更大的螺距,在 X 射线管热容量不显著增加的情况下采集薄层(如 0.5 mm)图像,这样在极短的时间内做长距离的扫描,得到大容量的信息可用于各种重建和后处理。②提高了时间分辨力。由于多层采集,采样的时间分辨力大大提高;当采用心脏门控技术时,时间分辨力可小于 100 ms,行心脏实时成像。可实施多期相的器官特异性扫描,如肝扫描时得到更精确的动脉早期和晚期影像。③提高了低对比分辨力和空间分辨力。④可减少对比剂使用量约 1/3。

螺旋 CT 的检查方法亦分为平扫、增强扫描、造影扫描和特殊扫描,扫描前的准备大致与常规 CT 相似,扫描方式可根据部位选择普通扫描或螺旋扫描。一般头颅、五官、四肢关节、脊柱可以用普通扫描,但胸、腹等部位扫描及三维、多平面重建等则必须用螺旋容积扫描。由于螺旋 CT 增强扫描的空间、时间、密度分辨力均较常规 CT 高,特别是多层螺旋 CT 的时间分辨力大幅度提高,可为扫描的部位与器官制定特定的扫描方式,以显示病变与器官的灌注情况,或者进行精确的动脉早期、动脉晚期、静脉期和实质期等分期扫描。

第三节 CT 的检查方法

患者卧于检查床上,摆好位置,选好层面、层厚与扫描范围,即可进行 CT 扫描。一般为仰卧位扫描,但亦可根据需要选择俯卧位、侧卧位横断面扫描及冠状位、矢状位扫描,如特殊方法进行的蝶鞍冠状位、矢状位扫描,小儿胸部的冠状位扫描等。胸、腹部扫描时,嘱患者屏气。

腹部扫描应在扫描前禁食 4~6 h。上腹部扫描检查前 30 min 口服 1.5%~2% 的泛影葡胺 400~800 mL,上检查床前再服 200~300 mL;中腹部扫描检查前 1 h 另服 300 mL,余同上腹部;下腹部或盆腔扫描检查前 2~4 h 口服 300 mL,再按中腹部要求准备,并应在检查前 1 h 进行清洁灌肠及检查前用 1.5%~2% 的泛影葡胺 600~800 mL 做保留灌肠。膀胱、前列腺检查应在尿液充盈膀胱时进行。怀疑胆囊结石、泌尿系结石等则以水或含低密度脂肪的脂肪乳作为对比剂,胃及肠道的检查亦可以口服低密度对比剂(如等渗的 2.5% 甘露醇液)。上述方法目的是改变中空器官的对比度,以利于与腹部其他软组织密度的器官或病变相区别。

CT 扫描的层厚因部位不同而异,内耳、垂体、喉、颈椎间盘选择 0.5~2 mm,颅底、鼻咽、鼻窦、眼眶、颈部、肾上腺、胆囊、胰腺、前列腺、胸腰椎间盘等为 3~5 mm,颅脑、胸、腹、盆腔、脊柱等多为 7~10 mm。而多层螺旋 CT 的容积扫描层厚一般为 0.5~0.65 mm,再重建为不同方向和层厚的图像以利于观察。

扫描范围应包括所观察器官的上下缘各一层,如发现病变则应包括病变的上下缘。

应用 CT 技术时应注意 X 线的防护与减少扫描剂量,总的原则是:①尽量减少不必要的检查;②在保证图像质量的情况下,尽量应用低剂量扫描。

一、CT 平扫

CT 平扫是指不用对比剂增强或造影的 CT 扫描。

二、CT 增强扫描

CT 增强扫描是指经静脉注射水溶性含碘的非特异性细胞外间隙对比剂后再进行 CT 扫描的方法,注射后对比剂经毛细血管进入细胞间液,血供丰富的器官及病变密度增高显著,而血供相对少的器官或病变密度增加较少,形成密度差。不同的组织器官与病变各有其血供特点,增强扫描可以更清楚地显示病变及其血供特征。常用的注射方法为团注法,即以 2~4 mL/s 或更快的流率将 50~100 mL 对比剂注入静脉内。

(一)常规 CT 增强扫描
常规 CT 增强扫描是从团注后根据对比剂到达所观察器官或病变的时间开始的扫描。

(二)CT 分期、动态或灌注扫描
1. CT 分期扫描　可以分为动脉期、静脉(门静脉)期、实质期等,扫描开始时间根据所观察器官而定,如肝动脉期为开始注射后 20~25 s,门静脉期为 60~70 s,实质期为 90~150 s 等。胸部、腹部分期扫描间隔时间可让患者呼吸(图 1-2-8)。

2. CT 动态或灌注扫描　为设定间隔时间对器官或病灶进行连续的 CT 扫描,动态观察其时间 – 密度曲

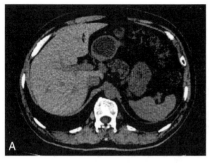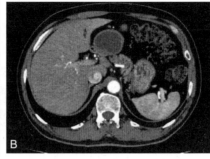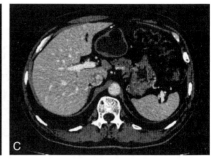

图 1-2-8 上腹部 CT 分期扫描

A.肝平扫 B.增强扫描动脉期 C.增强扫描门静脉期

肝平扫密度均匀,可见树枝状低密度血管影;增强扫描动脉期(属动脉晚期),可见肝动脉显影,
另可见部分门静脉分支显影;门静脉期可见门静脉及肝内门静脉分支显影。

线变化或血流灌注情况。

常规 CT 由于扫描速率所限,只能对器官及病变做部分层面的分期及动态扫描,即在平扫的基础上,确定病变中心做单层或二三层分期或动态扫描。而螺旋 CT,特别是多层螺旋 CT 的时间分辨力高,可根据扫描的部位与器官血液供应特点制定特定的扫描方式,以显示病变与器官的灌注及进行精确的动脉早期、动脉晚期、静脉期及实质期等分期扫描。

(三) CT 延时扫描

CT 延时扫描指注射对比剂后 10~20 min,甚至更长时间如 1~12 h 后扫描。

三、CT 造影扫描

CT 造影扫描是把对比剂(包括低密度的空气及高密度的有机碘对比剂)引入器官或结构,造影后再扫描。

1. CT 椎管脊髓造影 经腰穿硬膜囊内注入 4~6 mL 水溶性非离子型对比剂,转动患者后行 CT 扫描,或常规 X 线脊髓造影后 6~12 h 再做 CT 扫描,用于显示脊髓、神经根袖及硬膜下和椎管内外病变,包括椎间盘病变(图 1-2-9)。

2. CT 脑池造影 经腰椎穿刺注入滤过空气或二氧化碳 4~6 mL,然后利用体位使气体充盈脑池或内听道,再进行高分辨率 CT(high resolution CT, HRCT)扫描,可用于发现小的听神经瘤。

3. CT 胆道系统造影 经口服或静脉胆道系统造影后(半量)再行 CT 扫描,用于观察胆道系统病变。

因上述 CT 造影扫描的目的磁共振平扫就可以达到,现已基本不用。

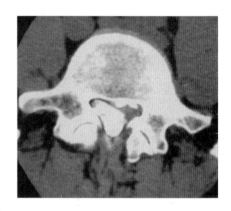

图 1-2-9 CT 椎管脊髓造影

显示腰椎间盘突出,硬膜囊内蛛网膜下腔内为对比剂,突出的椎间盘推压硬膜囊前缘,左侧的神经根被"淹没"。

四、特殊扫描

1. 放大靶 CT 扫描 对小感兴趣区进行放大靶扫描以显示局部结构或病变,能明显增强局部的空间分辨力,主要用于鞍区、内耳、肾上腺、喉、胰头、前列腺等部位。

2. 高分辨率 CT 扫描 大部分 CT 设备具有高分辨扫描的能力,需要满足以下条件:①薄层扫描(2 mm 以下);②高分辨计算法(骨重建计算法);③矩阵≥512×512。高分辨扫描可获得良好空间分辨力,主要应用于内耳及中耳结构、颅底及骨小梁骨折的显示和胸部弥漫性、结节性病变的诊断与鉴别诊断等(图 1-2-10)。

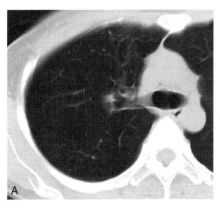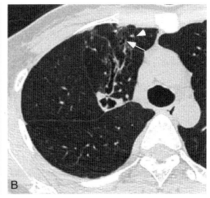

图 1-2-10　胸部常规 CT 扫描和高分辨率 CT 扫描
A. 胸部常规 CT 扫描（肺窗）　B. 胸部高分辨率 CT 扫描（肺窗）
胸部高分辨率 CT 扫描可发现常规 CT 胸部扫描所显示不清的支气管扩张（白短
箭），以及邻近的小结节（白箭头），对病灶的边缘和叶间胸膜显示得更为清楚。

第四节　CT 图像后处理技术

CT 图像后处理技术是指 CT 扫描所采集的数据，特别是螺旋 CT 容积扫描的数据，经计算机特殊功能处理后，可重建出任意平面的二维图像、三维立体图像，以及显示血管的 CT 血管成像、显示管腔器官内壁的仿真内镜等，这些技术开阔了观察视野，拓宽了 CT 的临床应用范围。临床应用的图像后处理主要有以下几种（彩图 1）。

1. 多平面重组（multiplanar reformation，MPR）　指在某一方向扫描的基础上，通过用任意截面（厚度）的三维体积数据重组任意平面或任意曲面的影像。

2. 三维立体图像　显示的检查器官有立体感且可进行多方位的旋转。

3. 容积再现及分割显示　利用最大密度投影（maximum intensity projection，MIP）、表面遮盖、透明化、分段显示等技术，立体地显示表面与深层结构。

4. CT 血管成像（computed tomography angiography，CTA）　静脉注入对比剂扫描重建，平面或立体地显示血管影像。

5. 仿真内镜　为仿真技术结合导航或漫游技术模拟内镜的检查，有仿真血管内镜、仿真支气管内镜、仿真喉镜、仿真结肠镜等。仿真内镜可逼真地模拟内镜检查过程，且无痛苦，但不能进行活检。

第五节　CT 片的阅读

阅读 CT 片的一般顺序和注意事项如下。

（1）核对一般资料（日期、姓名、号码等）。

（2）核对成像技术参数（层厚、层间距、螺距、重建方式等）及了解图像质量、窗宽、窗位是否合适。

（3）检查扫描范围是否包括病变上下缘。

（4）检查增强的方式是否合适（注射流率、扫描时相、平扫与增强对应与否等）。

（5）按顺序逐个全面阅读图像后重点阅读分析，注意用适当的窗宽、窗位观察相应的组织或病变。如用脑窗判断有无颅骨骨折及少量硬膜下血肿，用纵隔窗观察空气支气管征均可造成错漏。

（6）二维横断面 CT 观察病变和组织应有空间立体概念，如周围型肺癌和肺炎单层图像均可呈类圆形，通过上下多层面立体观察可知，前者为肺内结节状肿块而后者则为肺内某些节段的实变。观察三维图像一定要首先仔细观察原始二维图像，否则可造成错漏，如原始片上有的骨折在三维立体图像上不一定可见。

（7）观察分析病变的位置、分布、数目、形态、大小、边缘、密度、周围及与邻近器官的关系等，结合临床做出诊断。

（冯仕庭　刘斯润）

数字课程学习……

　学习目标和重点提示　　教学 PPT　　图片　　拓展阅读　　中英文小结　　自测题

第 三 章
磁共振成像

磁共振成像(magnetic resonance imaging,MRI)是利用原子核在磁场内发生磁共振产生的信号来成像,以显示人体层面解剖和某些病理、生理变化的成像方法。MRI 是一种无创性的成像方法,没有电离辐射损伤。近年来,MRI 技术发展非常迅速,检查范围包括了全身各个系统,除了显示人体的解剖结构外,还可以从多方面显示组织和器官的功能状态,具有广阔的应用前景。

第一节　MRI 的基本原理

磁共振(magnetic resonance,MR)信号可来源于一类原子的原子核,如 ^1H、^{13}C、^{23}Na、^{31}P、^{39}K 等,但目前医用 MRI 主要是利用在人体内含量最丰富的氢(^1H)原子核(质子)来成像。氢质子并非处于静止状态,而是沿自身轴做不停的旋转运动,称为自旋。质子带有正电荷,其自旋可在周围产生一个小磁场。在一般情况下,生物体内质子呈无序排列,故无外观磁性。生物体进入强磁场后,氢原子核按外磁场方向排列,生物体则被磁化。此时若向人体被磁化部分发射与该强磁场内氢原子核振动频率相同的短促无线电波,也称射频脉冲(radio frequency pulse),对已按磁场方向排列的质子进行激发,这些质子可吸收射频脉冲的能量而发生排列和振动幅度的改变,即发生了磁共振。停止发射射频脉冲后,则发生变化的质子又恢复至原来的初始状态,这个恢复的过程称为弛豫(relaxation),恢复所需的时间称为弛豫时间(relaxation time)。在弛豫的过程中,质子所吸收的能量又以电磁波的形式释放出来,这种电磁波即为 MR 信号。由于人体器官、组织或病变成分的分子结构和质子含量不同,所释放的 MR 信号强弱不一,接收这些信号并经过一定的计算机处理就可得到由黑白灰阶组成的 MRI 图像。

第二节　MRI 的设备

MRI 的设备包括主磁体、梯度线圈、射频线圈及 MR 信号接收器,主要负责 MR 信号的产生、探测与编码;计算机、模拟转换器、磁盘等负责系统的控制、数据处理及图像重建、显示和存储等。

一、主磁体

主磁体按产生磁场的方式可分为常导磁体、永磁体和超导磁体,主要用于产生高、均匀而稳定的静磁场。场强单位为特斯拉(Tesla,T)或高斯(Gauss,G),1 T=10 000 G。

1. 常导磁体(conductive magnet)　又称阻抗型磁体(resistive magnet),由数组用铜线或铝线绕成的线圈构成,当电流通过线圈时产生磁场。优点为成本较低,容易安装;缺点为磁场均匀度不够好,耗电、耗水(冷却用水),且产生的磁场强度小于 0.5 T。

2. 永磁体(permanent magnet)　由铁氧体等永磁材料制成,永久带有磁性,运作时不耗电能,制造和运行成本较低,但产生的场强小于 0.5 T,磁场均匀度也不够好。

3. 超导磁体(superconducting magnet)　是目前常用的磁体。某些材料当冷却至临界温度以下时对电流失去阻力,形成超导体。只要通一次电,电流就持久地在线圈内流动,并产生一个恒定磁场。优点为磁场均匀稳定,产生的场强为 0.35~7.0 T 或更高。缺点为造价高,需使用液氮作为冷却剂,运行费用高。高场强超导磁共振仪所获得的图像信噪较高、空间分辨力较好(图 1-3-1)。

二、梯度线圈

梯度线圈(gradient coil)用以产生磁场强度不高但磁场强度在空间呈线性变化的梯度磁场,该磁场与主磁体的静磁场叠加在扫描野内产生稳定的磁场梯度,使扫描野内任意两点的磁场强度略有不同且随距离呈线性变化,这样被扫描的生物体内的质子在不同的空间位置上具有不同的共振频率(据拉莫方程:$\omega = \gamma B_0 : \omega$ 为共振频率;γ 为旋磁比,为一常数,依发生核磁共振的原子核而不同,于氢质子 $\gamma = 42.6$ MHz/T;B_0 为该原子核所在环境的磁场强度)或相位,该频率即是磁共振信号的频率。因此,在发生磁共振时扫描野内空间各点的氢质子实际上发出的 MR 信号的频率略有不同,从而携带了氢质子空间位置的信息,获得这样的信息就可能形成图像。梯度磁场用于扫描层面的选择和 MR 信号的空间定位。

三、射频线圈

射频线圈(radio frequency coil)用来发射射频脉冲,以激发体内的氢原子核,产生 MR 信号,也用于接收 MR 信号。MR 信号经过一系列处理,最后可重建出图像。因此,按功能来分,射频线圈可分为发射线圈和接收线圈,也有兼具两者功能的线圈。发射线圈用于发射射频脉冲,接收线圈用于接收人体成像部分所产生的 MR 信号。不同的扫描部位可特别设计各种不同射频线圈,线圈与被检对象越接近则信噪比越高。常见的有头线圈(图 1-3-2)、颈线圈、体线圈和脊柱线圈等,以适用于不同的磁场形式或扫描部位。利用多个信噪比较高的小线圈排成阵列,以接收较大区域的信号并有更快的扫描速率、更好的信噪比和空间分辨力,称为阵列线圈(亦称相控阵线圈)。

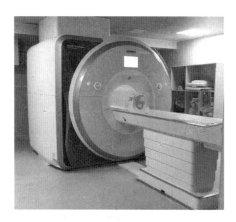

图 1-3-1　高场强超导磁共振仪

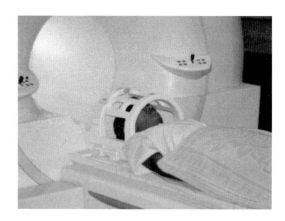

图 1-3-2　头线圈
患者头部置于其内但尚未送入磁场中心。

第三节　MR 信号

一、MR 信号强度的影响因素

CT 图像的对比度取决于所检查的组织和器官的密度,而 MRI 图像的对比度取决于所检查的组织和器官的信号强度。影响 MR 信号强度的有以下因素。

(一)质子密度

医用磁共振成像是利用氢原子核即质子来成像,生物体单位体积内可发生磁共振的质子数量越多,产生的磁共振信号就越强;反之,含质子少的区域(如含气腔)则不产生磁共振信号,或信号很弱。利用组织质子密度的差别形成的图像称为质子密度加权像(proton density weighted image,PdWI)(图 1-3-3)。

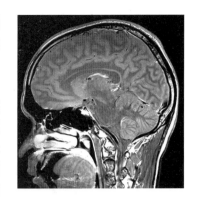

图 1-3-3 正常脑组织
矢状面 PdWI

(二)液体的流动

在常规的自旋回波脉冲序列上,正常流速(>10 cm/s)的血流不产生或只产生很弱的信号,称为流空效应(图 1-3-4)。这是由于快速流动的血流中的氢质子在选定的扫描层面内停留时间太短,一个完整的射频脉冲尚未结束,还未激发出 MR 信号,已激发的血流中的氢质子已经流出该层面,因而接收不到该层面血管中流动血液的 MR 信号。涡流也是流空效应产生的原因之一。但在某些特殊情况下,血流却呈现为高信号,如采用梯度回波序列成像时由于回波时间很短,以致血流中激发的质子尚未流出成像平面就发出了 MR 信号(图 1-3-5)。利用血液的流动效应可行磁共振血管成像。

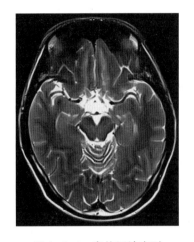

图 1-3-4 自旋回波序列
成像血流流空效应
致双侧大脑中动脉呈条状
无信号影。

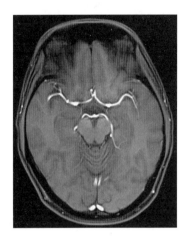

图 1-3-5 梯度回波序列成像
双侧大脑中动脉呈高信号。

(三)纵向弛豫时间

纵向弛豫时间(longitudinal relaxation time)指射频脉冲停止后质子发生的变化在纵轴方向(即主磁场方向)上恢复至初始状态所需的时间,简称 T_1。水的 T_1 长,脂肪的 T_1 短。T_1 短的组织,纵向磁化恢复得快,在同一个信号采集时间点上信号相对较强,反之信号相对较弱。主要利用组织 T_1 的差别形成的图像称 T_1 加权像(T_1 weighted image,T_1WI)(图 1-3-6)。

(四)横向弛豫时间

横向弛豫时间(transverse relaxation time)指质子发生的变化在横轴方向恢复至初始状态所需的时间,简称 T_2。水的 T_2 长,脂肪的 T_2 也长。T_2 长的组织,横向磁化衰减得慢,在同一个信号采集时间点上信号相对较强,反之信号相对较弱。主要利用组织 T_2 的差别形成的图像称 T_2 加权像(T_2 weighted image,T_2WI)(图 1-3-7)。

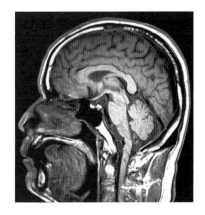

图 1-3-6 正常脑组织矢状面 T_1WI

(五)脉冲序列

要获得足够的 MR 信号形成图像,就需要不断施加射频脉冲。而施加射频脉冲的方式、顺序和间隔时间等不同,可获得性质不同、质量各异的 MRI 图像,故将施加射频脉冲获取 MR 信号的程序称为脉冲序列。两个激励脉冲之间的间隔时间称为重复时间(repetition time,TR),激励脉冲与产生 MR 信号之间的时间称为回波时间(echo time,TE)(图 1-3-8)。短 TR 有利于显示出组织间 T_1 信号的差别,长 TE 有利于显示出组织间 T_2 信号的差别。

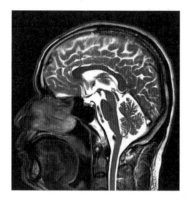

图 1-3-7　正常脑组织矢状面 T_2WI

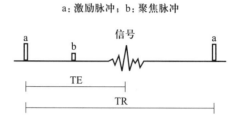

a:激励脉冲;b:聚焦脉冲

图 1-3-8　脉冲序列的 TR、TE 示意图

1. 自旋回波序列(spin echo,SE)　是 MRI 扫描中最基本、最常用的脉冲序列,产生的图像质量较高,但扫描速率较慢。在此技术基础上进行改进,产生了快速自旋回波序列(fast spin echo,FSE),在保证一定图像质量的前提下大大加快了扫描速率。SE 成像,可根据 TR、TE 的长短分别获得 T_1 加权像、T_2 加权像和质子密度加权像。短 TR 短 TE 得出的图像为 T_1WI,长 TR 长 TE 得出的图像为 T_2WI,由长 TR 短 TE 得出的图像为 PdWI。不同的组织或病变在不同的加权像上可有不同的信号特点,据此可对组织或病变的性质做出判断。

2. 梯度回波序列(gradient echo sequence,GRE sequence)　主要利用小角度激励脉冲和梯度磁场的变化产生磁共振信号。与自旋回波序列比较,主要优点为在保证了较好的图像信噪比的前提下明显缩短了成像时间。应用梯度回波序列成像,也可根据不同的参数分别获得 T_1WI 和 T_2WI。梯度回波序列主要用于 MRI 动态增强扫描及心脏、血管成像。

3. 反转恢复序列(inversion recovery sequence,IR sequence)　是一种特殊的成像序列,它有一个重要的成像参数称为反转时间(inversion time,TI)。选择适当的 TI 可使特定的组织在 MRI 上表现为无信号。如选用较短的 TI,脂肪不产生信号,即脂肪的信号被抑制掉,称为短反转时间恢复序列(short TI inversion recovery sequence,STIR sequence)(图 1-3-9);反之,选用较长的 TI,水不产生信号,即水的信号被抑制掉,称为液体抑制反转恢复序列(fluid attenuated inversion recovery sequence,FLAIR sequence)(图 1-3-10)。

4. 平面回波成像(echo planar imaging,EPI)　是一种超快速 MRI 方法(图 1-3-11),其特点是一次射频激发可获得整个成像平面的原始数据,从而大大缩短成像时间,结合 GRE 序列、SE 或 IR 序列可得到不同对比度的 T_1 和 T_2 加权像。合理使用 EPI,可得到时间和空间分辨力好且对比度高的图像,但组织与空气交界处会产生明显的几何形变。EPI 主要用于 MR 功能成像和多时相心脏成像。

5. 脂肪抑制成像　在某些情况下为了对一些病变进行诊断和鉴别诊断,需用脂肪抑制技术抑制脂肪成分的高信号,以突显其他病变和组织的信号或对脂肪成分(三酰甘油)进行确认。如对椎体转移性病变的判断,抑制椎体内的脂肪信号后可明显显示转移灶的数目和分布;用于脑内脂肪瘤与血肿或含蛋白成分的囊肿的鉴别,脂肪的高信号可被抑制掉(图 1-3-12),而后两者的高信号不被抑制。共有 5 种方法可行脂肪抑制成像,前文所述的 STIR 序列为最简单的一种。

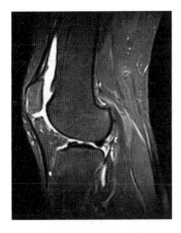

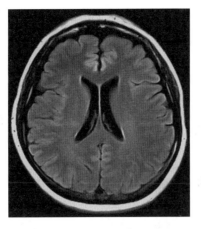

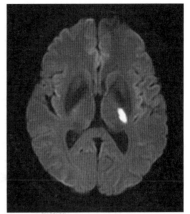

图 1-3-9　膝关节 STIR 序列成像
皮下及各骨内脂肪信号被抑制呈低信号,关节腔积液仍呈高信号。

图 1-3-10　正常脑组织横断面 FLAIR 序列水抑制成像
脑脊液呈低信号。

图 1-3-11　急性脑梗死 SE-EPI
左侧基底节区斑片状高信号影为梗死区。

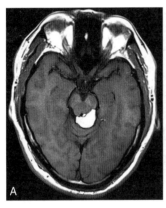

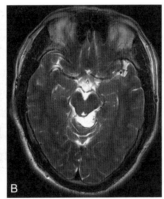

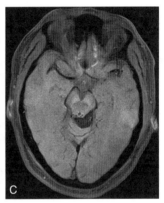

图 1-3-12　四叠体池 - 左侧环池区脂肪瘤
A. 横断面 T_1WI 显示四叠体池 - 左侧环池区团块状高信号病灶　B. T_2WI 显示病灶仍呈高信号　C. 脂肪抑制序列 T_1WI,病灶高信号被抑制而呈低信号从而确认其脂肪成分

6. 磁共振水成像(magnetic resonance hydrography, MRH)　是利用长 TR(>3 000 ms)加特长的 TE(>150 ms)获得重 T_2WI 的效果,抑制其他器官和组织的信号使类似水的液体和富含水的器官、组织的信号突显的技术,常用以显示胆胰管、尿路及椎管内脊膜囊,分别称磁共振胆胰管成像(magnetic resonance cholangiopancreatography, MRCP)(图 1-3-13)、磁共振尿路成像(magnetic resonance urography, MRU)(图 1-3-14)、磁共振脊髓成像(magnetic resonance myelography, MRM)(图 1-3-15)等。

(六) 磁共振对比增强

一些顺磁性和超顺磁性物质(在磁场中可顺磁场方向排列的物质)可在局部产生磁场,缩短周围质子的 T_1 和 T_2,称为质子弛豫增强效应。利用此原理,将顺磁性和超顺磁性物质[如钆喷替酸葡甲胺(Gd-DTPA)]引入人体,从而改变病变或组织的信号强度,在 T_1WI 上呈高信号或在 T_2WI 上呈低信号(图 1-3-16)。

(七) 磁共振血管成像

磁共振血管成像(magnetic resonance angiography, MRA)是指利用特定的磁共振技术在不注射或注射少量对比剂的情况下使血管成像的方法。在不注射对比剂的情况下,利用流空效应显示的血管腔为低信号,又称黑血法;利用流入性增强效应显示的血管腔为高信号,又称白血法(图 1-3-17);方法简便易行,但易受一些因素干扰,如血液的流动方向和流速等。经血管注射对比剂后主要利用其短 T_1 效应使血管成像,可消

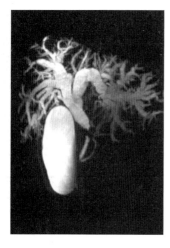
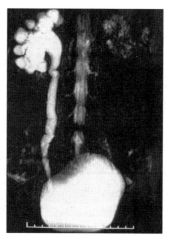
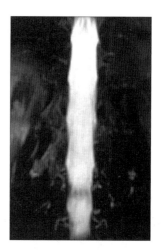

图 1-3-13 MRCP

左、右肝管,肝总管扩张,胆囊增大,胆总管狭窄中断。

图 1-3-14 MRU

右侧肾盂、肾盏及输尿管全程扩张积水。

图 1-3-15 MRM

正常椎管水成像。

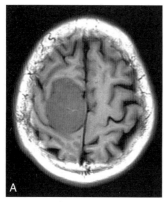
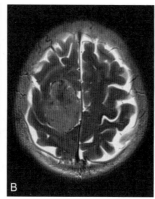
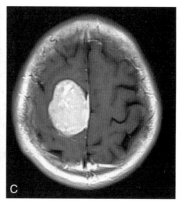

图 1-3-16 顶部镰旁脑膜瘤

A.横断面 T_1WI 显示顶部类圆形稍低信号病灶 B. T_2WI 显示病灶呈低信号及稍高信号 C.静脉注射 Gd-DTPA 后 T_1WI 上病灶显著强化呈高信号

除前者成像的干扰因素,并可根据血液循环的特点显示血管的不同时相如动脉早期、动脉晚期和静脉期等,对末梢小血管的显示优于前者(图 1-3-18)。

二、人体组织的 MR 信号

(一)正常组织的 MR 信号

由于不同组织 T_1 和 T_2 的差别,在不同加权像上信号不同。T_1WI 上,组织的 T_1 越短,其信号越强;反之,T_1 越长,信号越弱。如脂肪 T_1 短,显示为高信号;脑与肌肉 T_1 居中,显示为中等信号;水及脑脊液 T_1 长,显示为低信号。在 T_2WI 上,组织的 T_2 越长,其信号越强;反之,T_2 越短,信号越弱。如水及脑脊液 T_2 长,显示为高信号;脂肪 T_2 较长,呈较高信号。空气含可发生 MR 的质子极少,在任何序列图像上均几乎无 MR 信号(图 1-3-19)。

(二)病理组织的 MR 信号

不同的病理组织信号强度不同,含水多的组织如水肿、含液囊肿在 T_1WI 上呈低信号,T_2WI 上呈高信号(图 1-3-20);含脂肪、蛋白质多的组织在 T_1WI 上呈高信号,T_2WI 上呈中高信号;亚急性血肿在 T_1WI 和 T_2WI 上均呈高信号(图 1-3-21);含铁血黄素、骨组织及大多数钙化灶在 T_1WI 和 T_2WI 上均呈低信号(图 1-3-22);

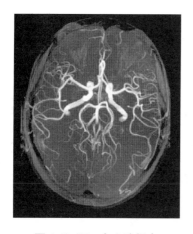

图 1-3-17　白血法颅内动脉成像

颅内动脉血管包括双侧颈内动脉颅内段、大脑前动脉、大脑中动脉、大脑后动脉、基底动脉主干及分支呈高信号。

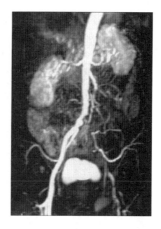

图 1-3-18　静脉注射 Gd-DTPA 后双侧髂总动脉成像

示左侧髂总动脉闭塞。

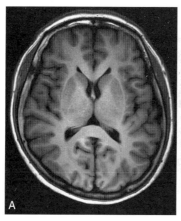
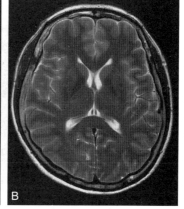

图 1-3-19　正常脑组织横断面 MRI

A. T_1WI　B. T_2WI

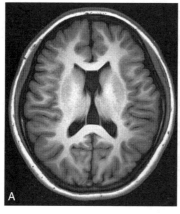
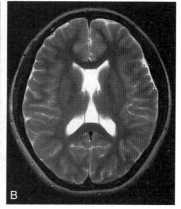

图 1-3-20　透明隔囊肿

A. T_1WI,示透明隔呈长形囊状低信号病灶　B. T_2WI,示病变呈高信号肿瘤组织的含水量一般高于其起源组织,其 MR 信号根据成分不同而异,一般在 T_1WI 上呈不同程度的低信号,T_2WI 上为不同程度的高信号,如脑胶质瘤(图 1-3-23)、肝癌、骨肉瘤等。但少数肿瘤如黑色素瘤的信号

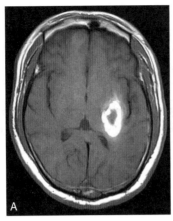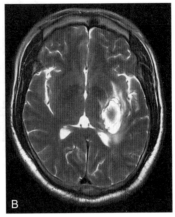

图 1-3-21 左颞顶叶急性、亚急性血肿

A. T_1WI,示左颞顶叶内类圆形病灶,中心呈等信号,周围呈环状高信号,左侧外侧裂稍受压变窄 B. T_2WI,示病灶中心为低信号,周围呈高信号,病灶周围为指状较高信号水肿带影

此例出血灶中心部分仍处于急性血肿阶段,而外围部分已进入亚急性血肿阶段。

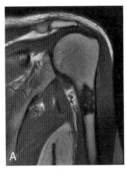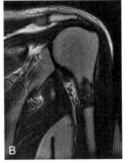

图 1-3-22 肱骨骨髓梗死钙化

A. T_1WI,示肱骨中上段骨髓内片块状低信号病灶

B. T_2WI,示病灶仍为低信号

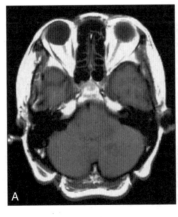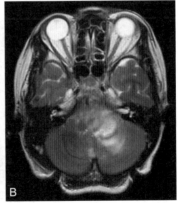

图 1-3-23 左侧脑桥小脑胶质瘤

A. T_1WI,示脑桥及左侧小脑内斑片状低信号病灶

B. T_2WI,示病灶呈不均匀高信号

特点则可完全不同于其他肿瘤,由于黑色素为顺磁性物质,该瘤在 T_1WI 上可呈明显高信号,T_2WI 可呈低信号(图 1-3-24)。

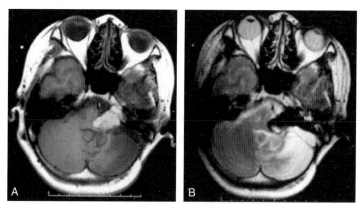

图 1-3-24　左侧桥小脑角区黑色素瘤
A. T_1WI,示左侧桥小脑角区不规则高信号病灶,左侧小脑半球内斑片
状低信号影　B. T_2WI,示病灶呈明显低信号,左侧小脑半球内斑片状
高信号影为水肿

(孟悛非　余深平)

数字课程学习……

📊 学习目标和重点提示　　📖 教学 PPT　　📦 图片　　📚 拓展阅读　　🌐 中英文小结　　📝 自测题

第四章
超声成像

超声成像（ultrasonography，USG）是指利用超声波的物理特性和人体组织声学参数进行成像的技术，超声成像在现代影像学中占有重要地位，能用于显示人体内部器官结构和功能，进而进行疾病的诊断。1942年，奥地利的杜西克（Dussik）等首次使用超声波穿透法进行颅脑疾病诊断。1954年，A型超声波检测仪问世，开创了医用超声临床诊断的新应用。20世纪70年代，实时超声成像装置研制成功，成像速度和图像质量都有了突破性进展，构成了现代超声影像技术的基础，应用范围不断扩大。80年代初，又发明了彩色多普勒血流成像技术，既可显示组织解剖结构，又可显示血流，还可对血流进行定量分析。近年，又相继出现三维超声成像、超声造影和超声弹性成像等新技术，使超声成像技术更为完善。超声成像具有实时成像、无辐射、无创、便捷等优点，已广泛用于人体各个系统疾病的检查，在疾病的诊断、治疗和预后评估等方面上发挥着重要作用，是当今医学影像学的重要支柱之一。

第一节　超声波的物理学基础

一、超声波的定义

声波是一种机械波，是机械振动在弹性介质内的传播。声波按频率不同分为次声波、声波和超声波三大类。频率 <20 Hz，低于人耳听觉下限者为次声波。频率在 20~20 000 Hz，人耳能听到者为声波或可闻声波。频率 >20 000 Hz，超过人耳听觉上限者为超声波。超声诊断所用声源振动频率一般为 1.0~15.0 MHz，以 2.5~10.0 MHz 最常用。

二、超声波的产生和接收

自然界中的石英晶体等材料具有特殊性能，在其不受外力时，不带电；在其两端施加压力或拉力时，晶体因受压缩或拉伸，两侧表面产生正负相反的电荷。反之，在晶体两端施加交变电场，晶体便会出现与交变电场频率相同的机械振动。这种压力与电荷互相转换的物理现象称为压电效应（piezoelectric effect），其中由机械能（压力）转换为电能称正压电效应（direct piezoelectric effect），由电能转换为机械能（压力）称逆压电效应（converse piezoelectric effect）。

超声仪器的探头就是利用压电晶体的这种特殊性能制成。超声诊断仪发射规则的脉冲电压，通过超声探头内的压电元件转换成超声（逆压电效应），发射超声波信号进入人体。人体组织反射或散射的回声信号返回到探头，通过压电元件接收返回的声波信号并转变为载有不同介质界面声学特征的电信号（正压电效应）。超声仪器接收到电信号后，经过解调、滤波、相关运算、模数转换、放大等过程后形成超声图像。天然压电材料以石英为代表，最常用于超声诊断的人工压电材料为压电陶瓷（钛酸铅、铝钛酸钡等）和高分子材料聚偏二氟乙烯（polyvinylidene fluoride，PVDF）等。

三、超声波的方向性和声场

1. 方向性　超声波在传播时波束集中于一个方向，具有方向性，故称声束（sonic beam）。

2. 声场（sound field） 是指声波传播时在介质中声波存在的区域。离声束轴线最近的两个极小方向间的声束为主瓣（main lobe），主瓣旁边的声束均为旁瓣（side lobe）。旁瓣是产生伪像重要原因之一，所以要求尽量增强主瓣的同时抑制旁瓣，以提高成像性能。

近声源处声束平行传播，声场分布呈圆柱状，声场宽度与换能器压电晶体直径相近，称近场（near field）；远离声源处声束逐渐扩散增宽，并随距离增大而增加，称远场（far field）。

四、超声波的传播特性

1. 声特性阻抗（acoustic characteristic impedance，Z） 指波阵面某个质点的声压（P）与该质点的速率（u）的比值，单位为 kg/(m²·s)，国际计量单位是帕斯卡·秒每米（Pa·s/m），也称为瑞利（Rayl）。

声特性阻抗作为介质的声学特性用以表征声波传播的能量损耗，其与介质的密度（ρ）及介质声速（c）密切相关（公式1）。

$$Z=P/u=\rho \times c \tag{公式1}$$

人体软组织的声特性阻抗值一般差别较小，为 $(1.35\sim1.62)\times10^6$ kg/(m²·s)，但是声阻抗值在软组织与骨及软组织与空气之间差别较大。

2. 反射与折射 当声波从一种介质向另一种介质传播时，由于两种介质声特性阻抗不同，在两种介质之间形成一个声学界面。如果该界面尺寸大于超声波波长，则一部分声波返回第一种介质，称为反射（reflection）；另一部分声波穿过界面进入第二种介质继续向前传播，但方向发生改变，称为折射（refraction）。反射波的方向与入射角度有关，入射角等于反射角。如入射声波与界面垂直，则反射声波亦与界面垂直，沿原入射路径返回。反射波的强弱与两种介质的声阻抗差有关，声阻抗差越大，反射越强。例如人体软组织与空气或骨的界面，声阻抗差异过大，会造成声波全反射。反射的声波称为回声（echo）。

3. 散射与衍射 超声波传播过程中遇到小界面而向四周各个方向发散的现象，称为散射（scattering）。声束在界面边缘经过，且声束边缘和界面边缘间距达 1~2 波长时，声束可向界面边缘靠近且绕行，即产生声轴的弧形转向，称为衍射（diffraction）。

4. 超声衰减 超声波在介质中传播时，声能随传播距离的增加而减小，这种现象称为超声衰减（ultrasonic attenuation），是由反射、散射和吸收等所致。吸收是指超声波在介质中传播时，介质质点沿其平衡位置来回振动，由于介质质点之间的弹性摩擦使一部分声能变成热能。衰减指的是总声能的损失，而吸收则是声能转变成热能这一部分能量的损失。人体组织的衰减量（单位为 dB）与声衰减系数（attenuation coefficient）、超声频率和传播距离有密切关系（公式2）。声波的传播距离越远，探头频率越高，衰减量越大。

$$衰减量（dB）=\alpha \times d \times f \tag{公式2}$$

公式2中，α 为衰减系数，单位为 dB/(cm·MHz)，指声波经过单位距离介质所减少的声强；d 为传播距离；f 为频率。

五、超声成像的分辨力

1. 空间分辨力 是指超声检查时，所能区分两个相邻反射体的最小距离的能力，即这两个目标的最小距离。超声图像中最小的基本单元称为像素（pixel），若干像素集合构成图像。像素越多，空间分辨力越高。像素的亮度等级称为灰阶（grey level），一般从黑到白分为 256 级。灰阶级数越多，对比分辨力越高。

空间分辨力依方向不同可分为纵向分辨力、侧向分辨力和横向分辨力。

（1）纵向分辨力 又称轴向分辨力或深度分辨力，是指辨别位于声束轴线上两个反射体之间最小间距的能力。

纵向分辨力与声波频率成正比。理论上最大纵向分辨力为 1/2 波长，但由于显示器分辨能力的限制，实际分辨力为理论分辨力的 1/8~1/5。目前超声仪器的纵向分辨力可达 1 mm 左右。纵向分辨力与发射脉冲持续时间也有关，缩短声波脉冲持续时间可增加纵向分辨力。

（2）侧向分辨力 是指辨别在与声束轴线垂直平面上，在探头长轴方向的两个反射体最小间距的能力。它与探头内晶片数量、声束宽度、发射频率、聚焦等多种因素有关。晶片数越多,发射声束的数量也越多,侧向分辨力越好。利用聚焦方法使声束变窄是提高侧向分辨力的有效方法之一。很多超声仪器采用多点聚焦、全程聚焦及连续动态聚焦等技术提高侧向分辨力,使不同深度及层次的解剖结构显示得更加清晰。提高声波频率,减小扩散角,可使声束变窄,也能提高侧向分辨力。

(3)横向分辨力 是指辨别在与声束轴线垂直平面上,在探头短轴方向的两个反射体最小间距的能力,也称层厚分辨力。横向分辨力取决于探头厚度方向上声束的宽度。目前主要采用声透镜聚焦来改善横向分辨力,二维阵列探头在短轴方向上采用电子聚焦。

2. 其他 除了空间分辨力外,还有对比分辨力(即灰阶分辨能力,与灰阶阶数有关)、时间分辨力(与帧频,即成像速度有关)和细微分辨力(与频带宽度、信息量有关)。

六、多普勒效应

多普勒效应(Doppler effect)是指声源与观察目标发生相对运动,导致探头发射的频率与接收的频率发生改变的现象。当声源向接收器运动时,接收器接收到的声波频率比声源发出的频率高;反之,当声源背向接收器运动时,接收器接收到的声波频率要比声源发出的频率低。

在人体实际应用中,血管内的血流相对于探头(声源)运动,从探头发射的超声波遇到运动的红细胞时发生散射,产生频移,探头接收返回声波并经一系列数据处理,可计算出频移值及血流速率。

由多普勒效应引起的探头发射的超声波频率与接收的频率的差异称为多普勒频移(Doppler shift)(公式3)。

$$f_d = 2f_0 v \cos\theta / c \qquad\text{(公式3)}$$

公式中,f_d 为频移;v 为运动目标的速率,即血流的速率;θ 为声束与运动目标运动方向之间的夹角,即声束与血流方向的夹角。c 为超声波在介质中的传播速率;f_0 为探头发射超声波的频率;正号表示运动目标朝向探头运动,负号表示运动目标背向探头运动。公式中的 $\cos\theta$ 通过分速率来获取血流的真实速率,临床应用中,θ 必须小于60°。

七、超声波的生物效应和超声诊断安全性

(一)超声波的生物效应

超声波在生物组织中传播,与生物组织会产生相互作用,当超声波的声强达到一定程度时,会引起生物组织发生功能、状态和结构改变,称为超声波的生物效应。

超声波的生物效应主要有三个方面:热效应、空化效应和机械效应。

1. 热效应 指超声波在介质内传播时,声波使介质中的分子振动,产生摩擦力,声能转变为热能被吸收。热效应可使局部组织温度升高。若温度升高小于1℃且持续时间短暂,一般对组织无损害。若温度升高2.5~5.0℃时,可能导致胚胎发育畸形或胎儿死亡。

2. 空化效应 指超声波作用于介质中的微气泡,使气泡收缩和膨胀。根据气泡的动力学行为,空化效应分为稳态和瞬态两种。若超声频率接近气泡共振的特征频率时,气泡随着声压的起伏不断膨胀和缩小,气泡保持相对稳定而不破裂,称为稳态空化效应。若声强超过一定阈值,在声场负压相,气泡迅速膨胀并发生破裂,则称为瞬态空化效应。

3. 机械效应 超声波是一种机械波,可使传播介质中的质点发生机械运动,产生机械效应。

(二)超声诊断安全性

超声波的生物效应取决于超声剂量,即超声的强度和照射时间的乘积。在一定的剂量下它不会产生有害的作用。为了帮助使用者了解超声设备输出的超声可能产生的生物效应,保证超声诊断的安全性,现在的超声诊断仪上均显示超声输出指数,分为热指数和机械指数两大类。

1. 热指数(thermal index,TI) 是用来反映超声在体内产生热效应的指标,指声界面温度升高1℃时声功率对总功率的比值。通常,TI 值在 1.0 以下认为无致伤性,但对胎儿检查应控制在 0.4 以下,对眼球检查

应控制在 0.2 以下。

2. 机械指数（mechanical index，MI）　为超声在弛张期的负压峰值（MPa）与探头中心频率（MHz）平方根值的比值。MI 是反映声压的一个常用且重要的指标，即声束聚焦区组织平均接受的超声压力近似值。通常 MI 值在 1.0 以下认为无害，但对胎儿检查应控制在 0.3 以下，对眼球检查应控制在 0.1 以下。在使用超声对比剂时，MI 通常调至 0.2 以下或更低。

第二节　超声成像技术

一、A 型超声

A 型超声（A-mode ultrasound）为采用幅度调制型的显示法，属于一维波形图，以超声的传播和反射时间为横坐标，以反射波幅为纵坐标，以波的形式显示回声图。界面两侧介质的声阻抗差越大，回声的波幅越大；当声阻抗差为零时，则呈现水平的直线段。可用于脑中线探测、眼球的检查等，目前在临床应用已较少。

二、M 型超声

M 型超声（M-mode ultrasound）是显示沿声束传播方向各个目标的位移随时间变化的一种方式，属一维超声图像。使用的探头为单晶片，只能发射一束超声波，接收声束经过路径组织界面反射回来的回波信号，故只能获得一条线上的回波信号。回波信号采用辉度调制模式显示，即以亮度表示回波信号的强弱，组织回波信号越强，图像对应部位的亮度越高；反之，回波信号越弱，则亮度越暗。回波信号沿纵轴排列，纵轴代表图像深度，反映不同深度组织界面的回声情况。横轴为时间轴，由加在水平偏转板上慢扫描锯齿波将回声沿时间轴展开。由此描记各层组织界面回声随时间变化的曲线图。

M 型超声主要用于心脏检查。心脏有规律地收缩和舒张，各层组织界面与探头间的距离发生规律性改变，随着水平方向的慢扫描，便把心脏各层组织的运动轨迹描记出来（图 1-4-1）。依据各层组织的曲线形态、回声强度及组织厚度，可对二尖瓣狭窄、瓣膜赘生物、腱索断裂、心肌肥厚、心房黏液瘤等多种病变进行准确诊断。

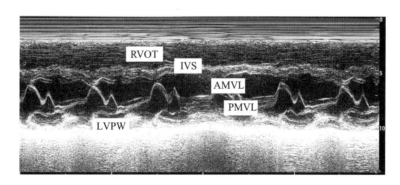

图 1-4-1　M 型超声图像
自前向后分别可见胸壁与右心室前壁、右心室流出道（RVOT）、室间隔
（IVS）、二尖瓣前叶（AMVL）、二尖瓣后叶（PMVL）和左心室后壁（LVPW），
可以清楚显示室间隔和二尖瓣随时间变化的运动轨迹图。

三、B 型超声

B 型超声（B-mode ultrasound）为采用辉度调制显示声束扫查人体切面声像图的超声诊断法，又称二维灰阶超声。

与 M 型超声相同，B 型超声也是应用超声回波原理，回波信号也是采用辉度调制模式显示。B 型超声的声束必须经过扫描,声束顺序扫查器官,每条声束线上的回波信号按层次分布连成一幅断面图。由于超声传播速度快,成像速度快,每次扫描产生一帧图像;快速重复扫描,产生众多图像,组合起来便构成实时动态图。此种图像与人体的解剖结构极其相似,故能直观地显示器官的大小、形态和内部结构(图1-4-2)。

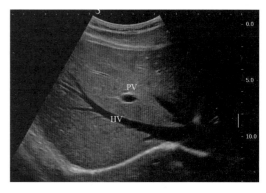

图1-4-2　B型超声图像

肝右叶最大斜径切面B型超声图像,可清晰地显示出肝组织结构,中间长条状无回声区(HV)为肝静脉,椭圆形环(PV)为门静脉横断面,后方弧状强回声带为膈肌。

四、D型超声

D型超声亦称多普勒超声(Doppler ultrasound),主要包括频谱多普勒超声和彩色多普勒血流成像等,可无创观察人体血流及组织运动的速率、方向等。

(一)频谱多普勒超声

频谱多普勒超声能够获取组织和器官结构及病变的血流信息,包括血流方向、速率、性质、压力阶差等,可对心脏、血管和器官病变的血流进行定性和定量分析,分为脉冲多普勒和连续多普勒两种。

1. 脉冲多普勒(pulsed wave Doppler,PW)　探头以短脉冲方式发射超声波,并在发射间期接收从组织反射回来的超声波。在此过程中并不是接收所有的反射回波,而是采用距离选通技术,选择性地接收某一区域的反射回波,获取该区域的多普勒频移信息。脉冲多普勒可在二维切面的每条扫描线上及每条扫描线的不同深度进行取样,对血流进行准确定位探测。PW的主要缺点是所测流速值受脉冲重复频率(pulse repetition frequency,PRF)限制,不能准确测量高速血流。

2. 连续多普勒(continuous wave Doppler,CW)　采用双晶片探头,一组晶片连续地发射脉冲声波,另一组晶片连续地接收反射回波。由于脉冲波发射中无时间延迟,能够检测到高速血流。连续多普勒的主要限制是缺乏距离选通能力,声束内所有信号均收集记录,无法确定不同回声信号的来源,因而不能进行定位诊断。CW主要用于高速血流的定量分析。

现代超声仪器一般都兼有脉冲多普勒和连续多普勒,两者配合使用,以取长补短。

频谱多普勒超声的显示分音频显示和频谱显示。多普勒频移值一般为1~10kHz,属于人耳听觉范围,频移信号放大后输到扬声器中,变为音频信号,分辨音频信号可判断血流的性质。血流中的红细胞所产生的多普勒频移信号经快速傅里叶变换(fast Fourier transform,FFT)后,血流的速率、方向等信息可以频谱的方式显示出来。频谱的横坐标代表频移待续时间,纵坐标代表频移值的大小或幅度,中间的零位线为基线,位于基线上方的频移为正向频移,表示血流方向朝向探头流动;位于基线下方的频移为负向频移,表示血流方向背向探头流动(图1-4-3)。频谱的辉度以亮度表示,反映取样容积具有相同流速细胞的多少,数量越多频谱就越亮,反之则越暗。纵坐标上频谱的宽度代表某一瞬间取样容积内红细胞速率分布范围,称为频宽。频谱内的空窗区称为频窗。

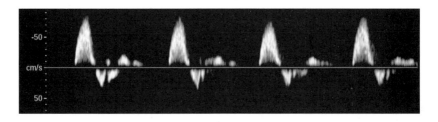

图1-4-3　多普勒血流频谱图

中间白线为基线,基线以上为朝向探头流动的血流频谱,基线以下为
背向探头流动的血流频谱,左侧竖线为速率标尺。

（二）彩色多普勒血流成像

彩色多普勒血流成像（color Doppler flow imaging，CDFI）是在频谱多普勒技术基础上发展起来的。与频谱多普勒超声不同，彩色多普勒成像能够获取二维超声断面感兴趣区的全部血流信息，将血流信息以彩色方式显示出来，叠加在二维灰阶图像上。CDFI能直观地显示血流分布、速率及方向，但对血流的定量不如脉冲和连续多普勒准确。

血流的色彩是由红、绿、蓝三种基色组成。红色代表血流朝向探头方向，蓝色代表血流背离探头方向，血流速率越高，色彩就越亮，反之则越暗（彩图2）。层流血流多显示为单色，湍流显示为混合颜色，如此用三种颜色便可显示血流的方向、速率及血流状况。

五、三维超声成像

三维超声（three-dimensional ultrasound，3D US）成像是指将连续的、不同平面的二维超声图像采集后形成三维数据库，之后进行计算机处理、重建，得到一个立体的图像（图1-4-4）。

实时三维超声成像是近年来发展起来的超声新技术，其成像方式不同于以往由一系列连续的图像经计算机处理得到静态三维和动态三维成像。声束在互相垂直的三个方向进行扫描，最后形成一个覆盖各个部位立体结构的"金字塔"形三维图像。实时三维超声成像成像快、失真小，免除了呼吸和位移的干扰，能直接显示真正的实时三维图像；应用此法检查时探头不需移动，切面的间距均匀，取样的时相和切面的方向易于控制，扫描速率快，可实时显示组织结构的活动。

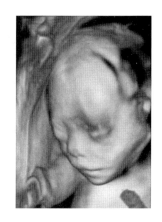

图1-4-4 三维超声成像
能清楚地显示出胎儿颜面部结构。

实时三维超声可实时显示心脏解剖结构的立体影像，直观描绘心脏各个房室与大血管的轮廓、走向、空间位置、毗邻关系，可立体显示各种心脏病变的性质、部位、形态、范围及其在心动周期中的动态变化等，提高图像的空间分辨力。

六、超声造影

超声造影（ultrasound contrast）又称对比增强超声，通常是指在常规超声检查的基础上，通过外周静脉注射微泡对比剂，实时动态观察组织微循环灌注的一种成像技术。它利用超声对比剂特异性显像技术，观察对比剂在人体内的分布，增加感兴趣区信噪比（signal to noise ratio，SNR），进而提高病变显示能力（图1-4-5）。

超声造影目前已广泛应用于腹部及浅表器官疾病的诊断与鉴别诊断、治疗后疗效评估及预后判断，同时也广泛应用于输卵管、血管等的通畅性评估。

七、超声弹性成像

由于不同的生物组织具有硬度的差异，故有可能通过测量组织的硬度来反映病灶的良恶性及病理生理状态。弹性成像的原理为：通过对生物组织激励使其发生形变，测量形变产生的位移，可以获得感兴趣区域的硬度信息。

目前临床上使用的超声弹性成像（ultrasound elastography）主要包括应变弹性成像（strain elastography，SE）和剪切波弹性成像（shear wave elastography，SWE），后者可对生物组织的硬度进行定量检测（图1-4-6）。

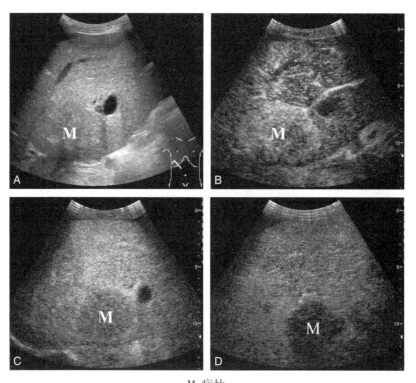

M: 病灶

图 1-4-5 超声造影（肝细胞性肝癌）
A. 二维灰阶图像 B. 动脉期图像 C. 门静脉期图像 D. 延迟期图像

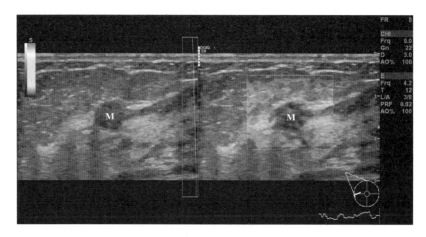

图 1-4-6 超声弹性成像
在应变弹性成像中,乳腺病灶(M)以蓝绿色为主,表示组织较硬。

第三节 人体组织回声的描述

一、回声强度的描述

根据灰阶图像中回声的强弱,回声分为强回声、高回声、等回声、低回声、弱回声及无回声。人体不同组织的回声强度不同,一般按以下顺序回声强度递减:结石 > 肾窦 > 胰腺 > 肝实质 > 肾皮质 > 肾髓质 > 血液 > 尿液(图 1-4-7)。

1. 强回声　图像明亮,其后方常伴声影,如结石、骨骼和钙化灶等组织的回声。
2. 高回声　图像较明亮,后方不伴声影,如肾窦等组织的回声。
3. 等回声　图像亮度为中等水平,如正常肝、脾等器官实质回声。
4. 低回声　图像亮度较暗,低于正常肝实质回声水平,如肾皮质等组织的回声。
5. 弱回声　图像亮度低于正常肾皮质回声水平,呈透声性较好的低回声,如正常肾锥体和淋巴结的回声。
6. 无回声　图像呈无回声暗区,后方有回声增强效应,如囊肿、充盈的胆囊、充盈的膀胱内的回声。

二、回声分布的描述

回声按反射回波的分布情况可分为如下。
1. 均匀性回声　反射回波的强度大致均匀,图像中灰阶分布均匀一致,如正常肝、脾实质的回声。
2. 不均匀回声　反射回波的强度有较大差异,图像中灰阶强弱不等、分布不均,可有点状、线状或片状的强回声,分布无规律。

三、回声形态的描述

1. 点状回声　回声呈细小点状,直径一般小于 2 mm,可以弥漫或散在分布。
2. 斑片状回声　回声呈小片状,边界清晰,形态不规则,大小在 0.5 cm 以下。通常代表非均质性结构,可散在或弥漫分布。
3. 团块状回声　病灶体积较大,回声呈团块状,高于或低于周围组织,边界清楚,常用来形容较大的结石、肿瘤等。
4. 环状回声　回声呈环状排列,高于或低于周围组织,边界清楚,常用来描述胎儿的颅骨、囊壁的环形钙化、宫内圆形节育环等(图 1-4-8)。
5. 条带状或线状回声　回声呈条带状或线状排列,境界清楚,常用来描述器官表面的包膜、囊肿内的分隔等。

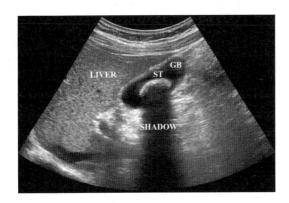

图 1-4-7　强回声、等回声和无回声超声图像
胆囊内结石(ST)为弧形强回声,其后方的暗带为声影(SHADOW);肝实质组织(LIVER)为均匀等回声;胆囊(GB)内的胆汁为无回声暗区。

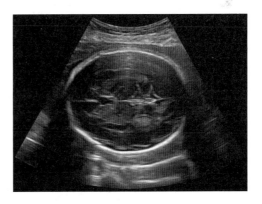

图 1-4-8　环状回声超声图像
胎儿的颅骨在超声图像上显示为椭圆形的环状回声。

四、特殊征象的描述

某些病变在超声图像上呈现出的某种特殊征象,可用于提示该类疾病的诊断。
1. 靶环征或牛眼征　某些病灶中心呈高回声,周缘为环状低回声,称为"靶环征"或"牛眼征",多见于转移性肝肿瘤。

2. 驼峰征 肝肿瘤向肝表面生长,使肝表面隆起,称为"驼峰征"。

3. 双筒枪征 胆总管下段或肝门部胆管梗阻,肝内、外胆管扩张,胆管与伴行的门静脉比较内径相近或略宽,形成"双筒枪征"。

4. 等号征 胆道或胆囊内蛔虫体呈两条平行的亮线状回声,称为"等号征"。

5. 假肾征 胃肠道肿瘤时,增厚的胃壁或肠壁表现为低回声,中央残腔内见高回声的气体,称为"假肾征"。

第四节　人体各组织、器官的超声图像特点

人体不同的组织或器官在超声图像上具有不同的回声。

1. 皮肤 正常人皮肤表皮呈均匀细线状或窄带状高回声,真皮回声稍低但仍呈高回声。

2. 脂肪 位于皮下的脂肪组织呈低回声,而其间的筋膜组织则呈线状高回声。位于腹部内脏表面的脂肪组织或器官之间的脂肪组织,因脂肪与其他组织混杂存在,常呈现高回声表现。

3. 纤维组织 回声状况与其排列方式及其中是否混有其他成分有关。当纤维组织在与其他组织混合存在时,多呈高回声;单纯纤维组织排列均匀时,多呈弱回声。

4. 肌肉组织 呈中等稍高回声,回声较脂肪组织强。沿肌束(纵断面)扫查,肌纤维呈条状规则分布,纹理清楚;横断面扫查,肌肉组织呈粗糙不均质回声。

5. 血管 沿血管走行纵向扫查时,管壁呈两条平行带状回声,管腔为无回声。动脉可见管壁随心动周期呈规律性搏动。大的血管有时在管腔内可以见到来源于红细胞背向散射产生的细密点状回声,在管腔内流动。

6. 骨骼、钙化或结石 呈强回声,其后多伴有声影。

7. 实质器官 一般呈均匀的中等回声。脾实质回声一般较肝低,肾实质回声也较肝低,而肾集合系统回声则较肝实质回声高。胰腺回声略高于肝。器官的包膜显示为线状回声,与实质回声相近或略高。

8. 空腔器官 其形态、大小和回声特征常因器官的功能状态不同而异。胆囊和膀胱在排空状态下,壁增厚,表面不光滑;而在充盈状态下,壁变薄而光滑。胃肠道的壁多呈环状或带状弱回声,内容物的回声因所容物质的不同而有不同表现:充满液体时腔内为无回声区,其间有时可见漂动的食物残渣回声;充满含气体的内容物时,呈杂乱的强回声。

第五节　常见的超声伪像

超声伪像是指实际上不存在的结构,在超声图像上表现为某种影像,需注意与真正的病变鉴别。

一、常见的灰阶超声伪像

1. 混响效应 声束垂直传播至平整的界面,声束在探头与界面之间来回反射,形成等距离多条带状回声的现象为混响效应。常出现在膀胱前壁、胆囊底部等靠近腹壁的部位,易被误认为前壁增厚或肿瘤。

2. 振铃效应 多由强反射体的前后表面之间发生多重反射所致。如胆囊胆固醇结晶后方出现的"彗星尾征",即振铃效应,也可出现在胃肠道和肺部气体后方。

3. 镜面伪像 声束遇到声阻抗差很大的界面时发生全反射,表现为界面一侧的组织结构同时出现在对称的另一面。镜面伪像常发生于大而光滑的界面附近,如横膈、肝包膜、大血管管壁等。

4. 侧壁回声失落 声束与界面角度很小或接近平行时,回声不能反射回探头,导致图像上病灶边缘回声缺失,常出现在光滑的囊肿侧壁或有包膜的肿瘤侧壁。

5. 后方回声增强 常出现在囊肿、脓肿及其他均质病灶后方。声束穿过病灶后衰减较少,导致其后方回声水平高于周围同等深度组织。

6. 声影　常出现在气体、骨骼、结石、瘢痕的后方,表现为接近无回声的长条状区域。

7. 侧后折射声影　常出现在光滑的囊肿侧壁或球形病灶的两侧后方,表现为病灶两侧后方可见声影,即两条暗带样结构可向两侧逐渐展开,呈发散现象。

8. 旁瓣效应　指来源于声束主瓣周围旁瓣的回声,常出现在子宫、膀胱、胆囊、横膈处,表现为云雾状的弱回声。

9. 部分容积效应　当病灶小于声束宽度,病灶回声与周围组织回声相重叠,此时的声像图不能反映出病灶的实际位置,常见于较小的病灶、胆囊及膀胱周围。

10. 声速失真　指超声传播过程中通过声速差异较大的介质时,在介质后方病灶位置出现偏差的现象。当通过声速较快的介质时,后方介质病灶可前移;当声束通过声速较慢的介质时,后方介质病灶可后移。

二、常见的多普勒超声伪像

1. 彩色多普勒闪烁伪像　呼吸、心脏搏动、肠管蠕动等低频运动可导致 CDFI 上出现不稳定的彩色闪烁信号。可嘱受检者屏住呼吸或探头加压,以避免伪像。

2. 彩色多普勒混叠伪像　由于量程设置过低,血管内出现"红蓝相间"的彩色多普勒血流信号。调高量程可消除此伪像。

3. 彩色多普勒镜面伪像　与灰阶超声镜面伪像相似,都是因大反射界面的存在而产生。

4. 彩色多普勒快闪伪像　常见于结石、钙化、肠道气体等的后方。

5. 频谱多普勒混叠伪像　指脉冲多普勒超声测量血流速率超过了奈奎斯特极限(PRF/2)时出现的血流方向倒错。可通过加大量程、调节基线等方法来消除此类伪像。

第六节　超声图像的观察与分析

对超声图像主要从如下方面进行观察与分析。

一、灰阶超声图像

1. 器官的外形　包括器官的形态、大小及边缘状况,如有无形态失常、边缘是否光滑、有无局限隆起或凹陷等内容。如肝硬化时肝体积缩小,表面不光滑。

2. 病灶形态及边缘回声　包括病灶的形态,如呈圆形、椭圆形、分叶状或不规则形等;有无包膜,包膜是否完整;有无明确分界,边界是否清楚;有无声晕等。恶性肿瘤浸润性生长,多呈分叶状或不规则形,边界欠清楚或有声晕等。

3. 内部结构特征　包括结构改变、界面增大或减小、回声均匀或不均匀,以及其他各种不同类型的异常回声等内容。

4. 后壁及后方回声　包括回声增强、回声衰减、声影等。钙化灶、结石、骨骼后方常出现"声影"。囊肿常出现"后壁回声增强效应",可借此与非囊性病变相鉴别。

5. 邻近组织的改变　包括血管、胆管等是否受压移位,邻近组织及管道结构内是否有转移或栓子,周围回声有无改变等。肝癌压迫周围组织可导致门静脉、肝静脉及胆管受压移位,周围可出现转移性卫星灶,门静脉内还可有癌栓等。

6. 邻近器官的改变　病变是否累及邻近器官,邻近器官有无粘连、压迫、浸润等。如胆囊癌穿透胆囊壁侵及邻近肝组织,受侵犯部位呈低回声,与胆囊壁分界不清,胆囊壁结构亦模糊不清。

7. 量化分析　包括测量病灶的大小、数目、位置等。

8. 功能性检测　如观察肠道和胃蠕动功能,应用脂肪餐试验观察胆囊的收缩功能等。

9. 其他因素　如是否为正常组织结构的变异、周期性生理变化等,以及对伪像的识别等。

二、多普勒频谱

(一)频谱性质

1. 层流频谱 血液中红细胞的流动速率较为一致,离散度较小。频谱表现为频带细窄、边缘光滑,与基线之间有一明显空窗(频窗)。音频表现为血流声音平滑而悦耳。

2. 湍流频谱 在湍流状态下,血流不仅流速快、梯度大,而且红细胞运动方向杂乱,离散度大。频谱表现为频带增宽的充填型,甚至呈双向血流频谱。频谱边缘毛糙不齐,与基线之间的空窗消失。音频表现为血流声音嘈杂而粗糙。

3. 涡流频谱 由于血液中红细胞流动速率差异较大,表现为频带增宽的双向充填型,频谱边缘毛糙不齐。音频表现为血流声音嘈杂刺耳。

(二)血流参数测量

1. 峰值血流速率 频谱纵轴的最高点即为峰值血流速率,可据此计算压力阶差及估算狭窄程度。

2. 平均血流速率 为一个心动周期的平均速率。用手动或自动法将一个心动周期的频谱沿外包络线包络,可直接测出平均血流速率。

3. 上升加速度和加速时间 上升加速度为血流速率从基线上升到峰值血流速率时,其速率随时间变化的值。加速时间为血流速率从基线至最高峰所需的时间。

4. 阻力指数(resistance index) 阻力指数 =(收缩期峰值血流速率 − 舒张末期最低血流速率)/ 收缩期峰值血流速率。阻力指数是评价血流阻力情况的主要依据之一。

5. 搏动指数(pulsitive index) 搏动指数 =(收缩期峰值血流速率 − 舒张末期最低血流速率)/ 平均血流速率。

三、彩色多普勒血流图像

1. 方向和速率 目前色彩常用的显示方法为红正蓝负,即面向探头的血流显示为红色,背向探头的血流显示为蓝色。色彩暗淡表示流速缓慢,色彩鲜亮表示流速增快。

2. 血流时相 连接心电图,同步显示彩色血流图像,并用仪器的视频回放功能,可观察血流出现的部位、时相和持续时间。如二尖瓣、三尖瓣反流出现在收缩期,反流血流经二尖瓣口、三尖瓣口进入左心房、右心房,可持续整个收缩期。

3. 血流途径 CDFI 能清楚显示血流是否按正常途径流动,以及血流的异常流动(如分流、反流等)。如房间隔缺损时,可见左心房血流经缺损处分流入右心房等。

4. 层流 速率分布剖面上呈抛物线状,中心处速率快,两侧速率渐慢。CDFI 显示为单色的整齐彩色束,呈红色或蓝色,中心色泽鲜亮,血管边缘逐渐变暗。

5. 湍流 CDFI 显示血流色彩杂乱,呈"五彩镶嵌"。如二尖瓣狭窄或反流时,异常血流均呈多色彩混合的"五彩镶嵌"。

6. 涡流 CDFI 在涡流部位呈彩色镶嵌,绿色成分明显增多,类似湍流。

（徐辉雄　赵崇克）

数字课程学习……

学习目标和重点提示　教学PPT　图片　拓展阅读　中英文小结　自测题

第 五 章
影像诊断中的对比剂

在影像学检查中应用对比剂可以使原来不能显示的结构和病变甚至某些功能得以显示,扩大了影像学检查的应用范围,可获得更多的诊断信息。按其应用范围,对比剂可分为 X 线对比剂、磁共振(MR)对比剂和超声对比剂。

第一节　X 线对比剂

X 线对比剂可以分为阳性(高密度)对比剂和阴性(低密度)对比剂两种(表 1-5-1)。

表 1-5-1　X 线对比剂的分类和用途

分型			用途	引入途径	排泄途径	代表物
阳性	钡剂		消化道造影	口服、灌肠	随粪便排出	硫酸钡
			支气管造影	直接引入	随痰排出	
	碘剂	有机碘 经肾排泄 { 离子型 非离子型	排泄性尿路造影 心血管造影 CT 增强	血管内注射	经肾排泄	泛影葡胺 碘普罗胺 碘海醇
		经肝排泄	静脉胆道系统造影	静脉注射	主要经胆汁排出	胆影葡胺
		油剂	支气管造影	直接引入	随痰排出	碘化油 超液化碘油 (碘苯脂)
			淋巴造影	淋巴管内注射	长期停留于淋巴结内	
		片剂	口服胆囊造影	口服	经胆汁排出	碘番酸
阴性	气体		与钡剂合用做消化道双重造影	口服产气剂直接引入	自然排空	空气 CO_2 O_2
			与碘水联合应用于关节腔双重对比造影	关节腔内注射	自然吸收	
			腹膜后注气做腹膜后充气造影	穿刺腹膜后注射	自然吸收	

一、阳性对比剂

阳性对比剂分子中含有原子序数较高的原子,能增加对 X 线的吸收,提高有对比剂到达的组织、器官的影像密度(图 1-5-1)。

二、阴性对比剂

阴性对比剂是由低原子序数的原子构成的气体,由于其本身密度低,可勾画出软组织的轮廓(图 1-5-2)。

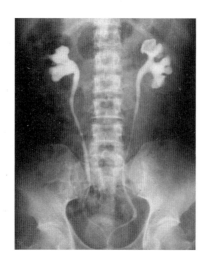

图1-5-1 逆行肾盂、输尿管造影
通过膀胱镜将导管送入肾盂,经导管注入有机碘对比剂,在高密度对比剂的衬托下清楚地显示了肾盂、肾盏和输尿管的形态、轮廓。该患者的两侧肾盏和右肾盂轻度扩张积水,左上盏内可见一充盈缺损。

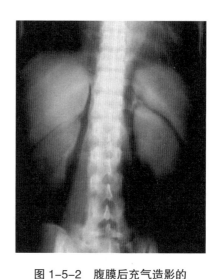

图1-5-2 腹膜后充气造影的体层摄影片
将空气注入腹膜后间隙,低密度的气体弥散于肾周,衬托出中等密度的肾和肾上腺的轮廓。利用体层摄影可以排除腹腔内气体的干扰,使所要显示的影像更清晰。

目前主要是与高密度对比剂合用做双重对比检查。

三、X线对比剂的安全性和对比剂反应

气体无毒副作用,使用安全,但要防止气体进入血管发生气体栓塞。CO_2溶解度最大,最为安全。

医用硫酸钡性质稳定,不溶于水或酸碱性水溶液中,在消化道内不被吸收,无毒副作用,使用安全。怀疑胃肠道穿孔时禁用钡剂检查,以防钡剂进入腹膜腔。

水溶性有机碘对比剂对大多数患者是安全的,但少数患者对碘对比剂可产生不良反应。不良反应有两种,一种是特异质反应,是个体对碘的过敏反应,与剂量无关,属难于预测和防止的对比剂反应;其临床表现是荨麻疹、血管性水肿(结膜充血、喉头水肿),严重的可发生抽搐、休克、呼吸心跳暂停等。另一种是物理、化学性反应,是碘对比剂的某些物理或化学性状(渗透压、电荷等)所引起的反应,与剂量有关,是可预测和防止的反应;其临床表现主要是恶心、呕吐、面色苍白、潮红、心慌、胸闷、头痛、头晕、出汗等。有时两种反应可一同出现。肾功能不良时,碘对比剂不易排出,因而不良反应的发生率和严重程度可明显增加。

对比剂反应的预防措施有:①条件许可时尽量选用物理、化学性反应较少的非离子型对比剂。②造影前应了解患者有无严重心、肾疾病和过敏体质等对比剂应用的禁忌证。③做好解释工作,尤其是对焦虑、紧张的患者,要解除其心理压力,争取患者的合作。④预防性给药(皮质激素、抗组胺药、镇静剂等)可有效减少不良反应的发生。⑤检查室应备有针对过敏反应及毒副作用的抢救药品、器械、氧气等。⑥造影检查中要密切观察患者,一旦发生严重反应,如周围循环衰竭和心脏停搏、惊厥、喉头水肿和哮喘发作等,要马上停止给药,终止检查,给氧并进行抗休克、抗过敏和对症治疗。对顺利完成造影的患者,检查结束后应继续密切观察至少 30 min,以防迟发反应的发生。

第二节 磁共振对比剂

为了增加各种组织间或组织与病变间的对比度,除了选择适当的脉冲序列和扫描特性参数外,还可以

人为地改变组织特性参数,在这方面主要是采用引入某些物质来缩短组织的纵向或/和横向弛豫时间(T_1、T_2)从而达到增强的效果。MR 对比剂的增强机制与 X 线对比剂和 CT 对比剂完全不同,前者本身不产生 MR 信号,只是改变组织的 T_1、T_2 达到间接增强的效果,而后者本身能吸收 X 线而达到直接增强的作用(气体类对比剂是少吸收 X 线而达到阴性增强的效果)。MR 对比剂有的是阳性增强,有的是阴性增强,这取决于对比剂的特性、浓度和成像序列。低浓度顺磁性离子(Gd^+、Fe^{2+}、Mn^{2+})在 T_1WI 上信号增加(阳性增强)。高浓度顺磁化合物和较大的超顺磁氧化铁颗粒在 T_2WI 或 T_2^*WI 上信号降低(阴性增强)。根据 MR 对比剂生物分布特性目前已投入使用的有如下三类。

(一)非特异性细胞外液间隙对比剂

目前使用的非特异性细胞外液间隙对比剂都是钆螯合物,其特点是亲水性,相对分子质量小(约 500);分布是非特异性的,注入血管后迅速由毛细血管向周围组织间隙分布,也可重回毛细血管,由肾排泄。钆螯合物是经典的顺磁性对比剂,其作用是缩短 T_1,在 T_1WI 上信号增强(图 1-5-3)。

Gd-DTPA 是第一个应用于临床的 MR 对比剂。常用剂量为 0.1 mmol/kg,不良反应发生率低,仅为 1%~3%,且绝大多数为轻度反应。但是,肾功能严重受损时,钆螯合物不易排出并可在体内解离出钆离子,后者可致全身广泛性纤维化,称肾性系统性纤维化,可致死。

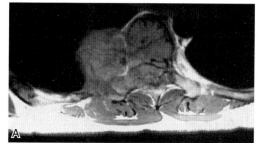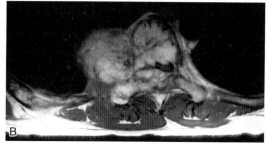

图 1-5-3　脊椎血管瘤

A. 胸椎横断 T_1WI 像,示胸 8 椎体和附件广泛骨质破坏和软组织肿块呈中等信号,右第 8 肋也见同样的改变　B. 静脉注射 Gd-DTPA 后 5min 后同一部位的 T_1WI 像,示肿瘤有明显的强化

目前,钆对比剂广泛应用于各系统组织和器官的增强 MR 检查、灌注成像、动态扫描及对比增强 MRA。组织(包括病灶)是否增强和增强的程度因其血供的多少及血脑屏障破坏的程度而异,在观察组织和病变有无增强和增强的程度时往往要将增强图像与平扫的图像做对比。由于在不同序列甚至同序列不同参数的情况下,各组织器官及病变之间的对比会有所不同,所以要以相同序列和参数的平扫和增强图像比较来判断有无强化和强化的程度。虽然采用脂肪抑制技术,可以大大降低脂肪组织的信号强度突出对比剂的增强效果,但要与以相同脂肪抑制技术成像的平扫图像来对比、判断,否则易导致误判。

(二)由单核巨噬细胞系统清除的对比剂

将直径 40~400 nm 的超顺磁氧化铁颗粒外层包裹葡聚糖或淀粉可用于肝成像。目前用的菲立磁(Ferumoxides,氧化铁微粒,AMI-25)就是用葡聚糖包裹的氧化铁晶体。静脉注射 20 μmol/kg 的菲立磁后 30 min~6 h 可见肝信号持续降低。菲立磁用来加强 T_2 加权像的对比,以发现和评价与单核吞噬细胞系统改变有关的肝病变。正常肝实质内有大量的库普弗细胞(Kupffer cell),其摄取菲立磁后在 T_2WI 上肝的信号强度大大下降,而肝癌及转移瘤因缺乏库普弗细胞信号强度基本不变,在低信号的背景下呈相对的高信号(图 1-5-4)。一般临床应用剂量为 10~15 μmol/kg。菲立磁是安全的对比剂,无严重的不良反应。轻微不良反应率为 10%~15%,最多见的是背痛。现在,主张用持续 30 min 的缓慢滴注可降低反应率。

(三)肝胆系统对比剂

Gd-DTPA 与芳香环的结合物如 Gd-EOB-DTPA(钆塞酸二钠)是在 Gd-DTPA 分子结构上添加了脂溶性的乙氧基苯甲基构成的。它在血中部分能与血浆蛋白结合而被肝细胞摄取并经胆汁分泌,静脉注射后

30 min 肝胆系统得以增强,在 T_1WI 上信号增高,非肝细胞肿瘤因不强化而得以检出(图 1-5-5)。大多数肝细胞癌的增强程度亦低于肝实质。

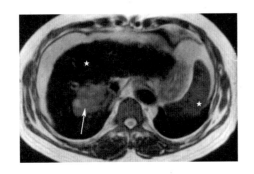

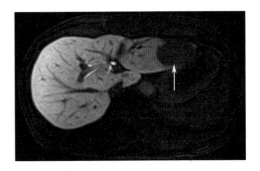

图 1-5-4　肝细胞癌
静脉注射超顺磁氧化铁对比剂后 2 h 的肝 T_2WI,示肝、脾(星号)信号明显降低,肝癌组织因缺乏库普弗细胞而呈相对较高的信号(白箭)。

图 1-5-5　肝血管瘤
Gd-EOB-DTPA 增强肝细胞期 T_1WI 压脂图像,示正常肝实质呈高信号,肝左外叶见一低信号的肿块影(白箭),为肝血管瘤。

上述几类对比剂都是通过改变含对比剂组织的 T_1、T_2 达到强化目的。另一类对比剂是通过改变质子密度达到造影目的,如全氟化碳(perfluorocarbon)乳剂,可用于口服以增加胃肠道的质子密度。据这一概念,乳化油、奶都可以作为消化道的 MR 对比剂。

第三节　超声对比剂

超声对比剂(ultrasound contrast agent,UCA)是一种外源性物质,成分多为微气泡。UCA 通过外周静脉注入体内,之后随血流分布到全身,可起到血液示踪剂的作用,能反映正常和异常组织的血流灌注情况。通过将超声对比剂与超声造影谐波成像等低机械指数显像技术相结合,可利用血液中气体微泡在声场中的非线性效应和所产生的强烈背向散射获得对比增强的超声图像,能够有效地增强心肌、肝、肾等器官灰阶超声图像的对比分辨力。UCA 的引入可以极大地改变组织的声环境,可以凭借其独特的声学物理特性放大这些组织声学信号的变化,从而显著提高超声检出病变的敏感性和特异性。

1968 年,格雷米亚克(Raymond Gramiak)和沙(Pravin M.Shah)在 X 线主动脉造影时,经左心导管内注入吲哚菁绿染料,在 M 型超声心动图上偶然观察到主动脉出现"云雾状"的回声增强现象,开启了超声对比剂临床应用的新纪元,之后超声对比剂的发展经历了不同的阶段。

一、普通超声对比剂

普通超声对比剂经历了三个发展阶段(表 1-5-1)。

1. 早期超声对比剂　是以自由气体(空气、氧气、过氧化氢、二氧化碳)为主要成分的无壳型气泡对比剂。这种对比剂在气泡外无膜包裹,相对分子质量小,性能不稳定,受动脉压影响大,气泡里的自由气体在血液中扩散很快,气泡壁容易塌陷而迅速失去声散射性。该类气泡在血液中持续时间短,经外周静脉注射后很快在血液中扩散,多数只能通过心导管插入主动脉或心腔内进行显像,属有创性操作。此外,该类气泡的尺寸较大,无法通过肺循环继而随血流分布至全身,只能用于右心系统的显影,因此应用范围受到很大的限制。

2. 第一代超声对比剂　是在自由气体外包裹一层薄的膜样壳结构,壳的成分可为白蛋白、脂类、聚合物或表面活性剂,是一种有壳型微泡对比剂。因为微泡外有膜包裹,所以稳定性好,能在血液中持续 5 min 左右。此外,微泡的尺寸小(<8 μm),因此在经外周静脉注射后,能通过肺循环到达左心及外周血管,从而能使

表 1-5-1　普通超声对比剂的分类

普通超声对比剂分类	内部成分	外壳
早期超声对比剂（不能通过肺循环）		
自由气泡	空气、氧气、过氧化氢、二氧化碳等	无
第一代超声对比剂（可通过肺循环,经外周静脉注射之后半衰期 <5 min）		
Albunex	空气	声振白蛋白
Levovist	空气	半乳糖 / 棕榈酸
第二代超声对比剂（可通过肺循环,经外周静脉注射之后半衰期 >5 min）		
SonoVue	六氟化硫	磷脂
Definity	全氟丙烷	磷脂
Optison	八氟丙烷	声振白蛋白
EchoGen	十二氟戊烷	悬浮滴、表面活性剂
Sonazoid	氟烷	表面活性剂

全身大部分器官和结构实现增强成像。第一代超声对比剂代表产品有 Albunex、Levovist 等,由于成像时间短、成像效果不佳,目前已基本退出市场。

3. 第二代超声对比剂　是以氟碳类或氟硫类气体作为填充物的新型有壳型微泡对比剂。微泡外有膜包裹,由于引入了低溶解性、低弥散性的高相对分子质量气体,显著提高了微泡在血流中的稳定性,在血液中的持续时间能延长到 5 min 以上,可在心血管系统中反复循环历经多个心动周期,甚至能够通过冠脉循环获得心肌显影。同时,微泡的膜层材料也逐步多样化,稳定性进一步提高。第二代超声对比剂代表产品有 SonoVue、Definity、Optison、EchoGen 和 Sonazoid 等。

二、靶向超声对比剂

近年来,出现了几种靶向型的超声分子影像对比剂,如 BR55 等,使超声造影的临床研究发展到了一个新的阶段。与普通微泡对比剂不同的是,靶向微泡对比剂表面连接有针对特定组织特异性受体的配体或是针对特异性抗原的抗体。靶向微泡经外周静脉注入后,通过肺循环达到感兴趣的组织或器官,选择性地与对应的受体或抗原相结合,增强靶区的超声回波信号,有利于局部组织疾病的诊断,如血栓、炎症、动脉粥样硬化斑块等的增强显像。靶向配体（大多为蛋白质分子）可直接连接到微泡膜壳上,如配体通过共价键直接连接到微泡的白蛋白膜上,还可以通过生物素 – 抗生物素蛋白连接桥将配体连接到微泡的表面上。

三、超声对比剂的优势

临床上广泛应用的超声对比剂 SonoVue 与 X 线或 MR 对比剂的药代动力学不同,超声对比剂只停留在血池中,不会进入细胞外间隙,是真正的血池显像剂。新型超声对比剂如 Sonozoid 等,在某些器官（如肝、脾）内有较长的血管后期,可以提供更多关于单核吞噬细胞系统功能的诊断信息。

目前,广泛使用的微泡超声对比剂无肝肾毒性,也不会影响甲状腺功能。发生危及生命的过敏反应的概率约为 0.001%,远低于增强 CT 检查,具有安全性高、耐受性好的特点。检查过程中如有必要,可以在短时间内重复经静脉注射超声对比剂实施超声造影检查。

（孟悛非　徐辉雄）

数字课程学习……

📖 学习目标和重点提示　📚 教学PPT　📦 图片　📖 拓展阅读　🌐 中英文小结　📝 自测题

第 六 章

影像的分析与诊断

影像诊断是以各种影像学手段获取的图像为基础,诊断的正确性在很大程度上取决于对影像解剖、各种影像特点、异常征象病理基础的认识和正确的诊断思维方法。在影像的分析和诊断中,应遵循全面观察、认识正常、分辨异常、分析征象、结合病理、联系临床的原则和步骤。

观察影像学图像前,先要核对患者的姓名、检查号等,以免张冠李戴。看图时首先要搞清楚是何种图像,初学者尤应避免将 CT 和 MRI 图像混淆。然后根据影像的种类,注意其技术条件和检查方法。如是 X 线片,先了解其投照条件是否合适,投照位置是否正确,照片质量能否满足诊断要求,是平片还是造影片,造影方法是什么;如是 CT 片,则要注意扫描部位体位摆放是否标准,窗宽、窗位是否适于显示所要重点观察的组织或病变,是平扫还是增强,是常规增强还是动态增强;如是 MRI,也要先注意扫描部位体位摆放是否标准,用什么扫描序列,是何种权重的图像,强化方式是什么,图像的层面方向及图像质量等。

要养成按一定的顺序、全面系统地观察图像的习惯,才不至于遗漏病变或征象。观察的过程中,切忌被大或明显的异常所吸引而忽略了全面观察,有时决定诊断的征象并不是引人注目的。观察胸部 X 线片时,应仔细了解胸壁、肺、纵隔和心脏、膈肌及胸膜,并据临床情况着重对某一部分观察。例如临床上考虑肺炎,则应着重观察肺。在观察肺时,应从一侧到另一侧,从肺尖到肺底,从肺门到外围逐一观察,特别要注意被心脏和膈肌遮掩的部分。观察 CT 图像时,可从上到下或从下到上逐层观察各个器官或解剖部位,也可以各个器官或部位分别逐层观察,以求得到全面的立体概念。如有各种重建图像,也要与原始图像互相对照和印证。如是增强扫描,要尽量找出增强前后的同一层来比较同一器官或病变的密度变化,判断有无强化和强化的程度。观察 MRI 图像时,除了像 CT 图像一样逐层观察外,还要将不同层面方向(横、矢、冠、斜)的图像互相对照和印证,以便更准确地了解病变的形态、解剖定位、与邻近组织器官的关系;另外还要观察同一组织或病变在不同序列、不同权重的图像上的表现,有无强化及强化的程度等,以区别正常和异常及判定病变的病理性质(图 1-6-1)。由于流空效应,血管常在 MRI 上显示,可以观察病变与血管的关系和大血管的

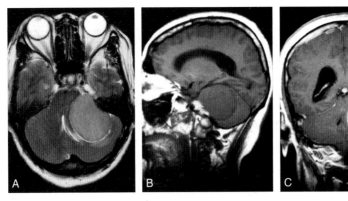

图 1-6-1　颅后窝脑膜瘤
A. 横断面 MRI 平扫 T_2WI　B. 矢状面 MRI 平扫 T_1WI　C. 冠状面 MRI 增强扫描 T_1WI
示后颅窝左侧一较大的占位性肿块,脑干和第Ⅳ脑室受压、移位。在 T_1WI 和 T_2WI 上其信号强度与
脑灰质相仿,信号均匀,有明显的均匀强化;冠状位图像显示其与天幕相连并可见脑膜尾征(白箭)。

病变。

　　区分正常和异常是观察分析影像学图像的第一步,因此,熟悉全身各部位的正常影像学解剖及其变异非常重要,是发现病变、判定病变的影像学表现的基础。人体的多数结构是左右对称的,如四肢、躯干和颅脑、五官,对这些部位左右对比观察有利于认识正常和发现病变。如观察肺部影像时可将左、右肺进行对比。一侧肢体的影像难于判断有无异常时,可以用同样的方法和体位检查对侧肢体,以资对比。

　　观察分析异常影像学表现时,应着重注意病变的:①部位,有的病变有一定的好发部位,如肺结核多见于上肺的后部,骨肉瘤多见于干骺端。②数目,转移瘤常为多发。③分布,如急性血行播散性肺结核的粟粒病灶分布均匀,而亚急性和慢性血行播散性肺结核的粟粒病灶多分布于两上肺,向肺底渐次减少。④形状,如肺不张的实变常为尖端指向肺门的三角形,而大叶性肺炎时肺实变的形态与该叶的形态一致;肺癌多为分叶状。⑤大小,如骨样骨瘤的瘤巢多 <1.5 cm,肺结核球多 <3 cm。⑥边缘,如肺癌常边缘不清且有毛刺,肺囊肿边缘光滑锐利。⑦密度或信号回声的改变,如泌尿系结石常为高密度影,超声下为强回声伴有声影,MRI 显示其为低信号。⑧病变器官的功能变化及病变与邻近组织器官的关系,如膈肌麻痹时可见膈矛盾运动,主动脉关闭不全时可见左心室和主动脉搏动增强,一侧肺气肿时纵隔常向对侧移位。⑨动态变化过程,如肺炎经治疗后多在 2 周内吸收,而肺结核虽经治疗在短期内并无明显变化。观察者依据上述观察结果可以推断该异常影像的病理基础。在分析思维的过程中,常是先找出一个或几个有关键意义的影像学征象,列出数个可有这些征象的疾病,再据其他征象来肯定或排除一些疾病,这样可找出一个或几个可以解释所观察到的影像学表现的疾病,形成初步的影像学诊断。

　　形成初步的影像学诊断后,还必须参考临床资料,如患者的年龄、性别、职业史、生活史、接触史、症状、体征、实验室检查结果、其他影像学检查结果及治疗经过等,如初步的影像学诊断与临床资料相吻合,诊断的准确性就比较高;如相互不吻合,就要重新审视影像征象的观察和分析是否准确,判断推理是否符合逻辑,初步的影像学诊断是否得当。如果这些方面没有明显失误,则要复核临床资料是否准确、全面,必要时应亲自询问病史、查阅病历或检查患者,以得到正确的临床资料。对于复诊的患者应注重复习既往的影像学资料,不仅有利于发现病变、判断病变的性质,还能动态观察疾病的变化以了解治疗效果,并可通过临床实践进一步检验既往的影像学诊断是否正确。

　　在实际工作中,能肯定诊断的特异性征象很少(如骨折线对于骨折诊断的确立),大多数情况下很多病变具有相同的一个或几个征象,或者同一病变具有多种影像学征象,造成影像学诊断的复杂性,这就需要对各个具体的病例按上述原则进行具体分析。影像学的诊断有以下三种情况。一是经上述观察和分析可以得出肯定性诊断。二是经影像学诊断可以排除某些疾病,如超声或肾盂造影见肾盂、肾盏形态大小正常可以除外肾盂积水,但要做出否定性诊断时或看到否定性诊断的影像学报告时,还要充分了解影像学检查的局限性。现代医学影像学采用多种影像手段,其发现病变和诊断病变的能力较过去单纯的 X 线检查有了极大提高,但不论影像学如何发展,它还是有局限性的。疾病从发生到出现影像学表现有一个时间过程,在这个时间之内,影像学尚不能发现病变。就目前而言,一些疾病的早期或很小的病变,影像学方法不一定能发现。另外,影像学方法选择不当,或技术操作欠妥,如正侧位片未见骨折,但未照斜位,而未发现骨折线;肝 CT 扫描时未能良好屏气而遗漏小病变;MRI 扫描所选择的序列不能很好显示某种病变,这些都影响病变的发现和诊断。三是发现了某些征象但要肯定为某种病变尚依据不足,只能列出几种可能的诊断,需要通过其他影像学检查、临床检查、病理活检或治疗观察等来进一步明确诊断。

(冯仕庭　余深平)

数字课程学习……

　　📖 学习目标和重点提示　　📑 教学 PPT　　📄 图片　　📕 拓展阅读　　🌐 中英文小结　　📝 自测题

第七章
如何阅读影像检查报告

影像检查报告是影像科医师观察、分析影像检查的图像，并经过归纳、提炼、总结而成，是临床各科医师日常工作中最常接触的重要医疗文件之一，既是临床诊疗中必不可少的记录和总结，又是临床教学科研的重要参考资料。通常影像检查报告由一般信息资料、影像检查的名称和技术方法、影像征象描述和影像诊断结论这几部分构成，但不少阅读影像检查报告的医师只阅读影像诊断结论这一项，这很不全面。临床医师在阅读影像检查报告时需注意以下几方面。

1. 查对影像检查的一般信息资料　一般信息资料包括被检查者的姓名、性别、年龄等基本信息，被检查者的门诊号、床位号、住院号等医疗信息，以及负责检查单位的相关信息等。查对影像检查报告的一般信息资料，可以再次确认影像检查报告的被检查者，及时发现和排除误报告的情况。

2. 明确影像检查的名称和技术方法　医学影像学包括了 X 线、CT、MRI、DSA、核医学、超声等多个亚学科，影像检查名称各不相同，检查方法多种多样，还有许多新应用的技术。临床医师了解和掌握这些影像检查的名称和技术方法，有助于看懂和理解影像检查报告，并针对疾病的不同病种、部位、发病年龄等，合理选择与运用影像检查手段，在临床诊断工作中，特别是在申请影像检查时，做到有的放矢，最大限度地利用影像检查的价值。

3. 阅读影像检查报告的影像征象描述内容　影像检查报告的描述内容是述及本次检查的影像所见征象，一般包括本次影像检查所见的所有阳性征象和重要阴性征象。这些征象与其后的影像诊断是相呼应的。因此，对这些描述内容的阅读，可使阅读者对图像有一个全面的了解，能够准确从影像检查的图像上发现征象，并认识影像征象的形态特点和功能特征，完整掌握本次检查所得到的详细信息。要做到这一点，不仅要求阅读者具备解剖学、病理学、病理生理学等基础医学知识，还要求阅读者具备一定的医学影像学基础理论、基本知识，能够理解相关影像征象的含义，并将两者结合起来。

4. 准确理解影像检查报告的诊断结论　影像诊断结论是影像检查报告的关键部分。各种成像设备虽有差别，但在诊断疾病方面所需的解剖学、生理学、病理生理学知识及逻辑推理是相同的。影像诊断有两种类型和三种结论，两种类型包括形态学诊断、功能诊断，三种结论包括肯定性诊断、否定性诊断、可能性诊断。另外，影像检查未能得到明确诊断时，在结论部分还可以列出进一步检查的建议。对于一些疾病，影像检查有时可以得出肯定性诊断，如脑出血、骨折等；但是对某些疾病或当疾病处于某些过程时，影像检查只能提示一些可能性诊断或否定性诊断，或需要结合其他的检查和信息才能得到肯定性诊断。阅读影像检查报告的结论，需要准确理解诊断结论在疾病临床诊治过程中的价值。

要指出的是，影像检查有一定的局限性，一些疾病的早期阶段或当病灶很小时，影像检查时可以没有异常表现，这时的影像诊断是"未见异常"，但并不能认为是"完全正常"。

疾病处于不断变化的过程之中，可能有些临床症状在影像检查之前未能发现，或有些临床症状在影像检查之后才出现。当影像检查报告是可能性诊断时，临床医师需要综合更为全面的临床资料来进一步明确诊断。当影像检查报告与临床不相符时，临床医师要及时与影像诊断医师共同探讨其原因，一是有利于及时汲取经验教训，纠正错误；二是能够在下一阶段更好地利用影像检查随诊患者。

5. 核对诊断者签名　签名的医师即是这份影像检查报告的责任人。核对诊断者的签名，其意义在于明确本次影像检查报告的有效性、合法性。

此外,在阅读影像检查报告的过程中,要坚持以下两个原则。

(1)坚持"临床－影像－病理三结合"的原则　在目前的临床诊疗工作中,影像检查起着非常重要的作用,但在绝大多数情况下影像诊断仍不是"金标准"。因此,临床医师在准确阅读影像检查报告后,还必须将临床、影像和医学基础有机结合起来,才能够做到掌握病情变化、探究疾病真相、指导疾病治疗。

(2)坚持阅读影像检查报告与阅片相结合的原则　通过阅读影像检查报告的上述内容,临床医师可以对本次影像检查有一个全面的了解。但只有根据影像征象和诊断结论并结合阅读影像图像才能真正对疾病做到定位、定性、定量和定期的了解,才能"心中有数",以便制订精确的疾病诊疗计划。

在今后医疗信息数字化、网络化的发展中,临床医师不仅可以通过医院信息系统(hospital information system,HIS)检索影像检查的报告,还可以从影像存储与传输系统(picture archiving and communication system,PACS)中直接调阅影像检查的图像。

作为医学生,在学习阶段即要开始学习正确阅读影像检查报告的方法,在以后的临床实践中,更需要巩固医学影像学基础知识,坚持继续教育和知识更新,不断提高阅读影像检查报告和影像学图像的能力,才能更好地利用影像检查来进行临床诊疗工作。

(余深平　冯仕庭)

数字课程学习……

学习目标和重点提示　教学PPT　图片　拓展阅读　中英文小结　自测题

第八章

介入影像学简介

介入影像学是以 Seldinger 技术为基础和操作手段发展起来的。其基本定义是：以影像学诊断为基础，在影像设备监视下，采用经皮穿刺和导管技术，对病变进行非外科性微创治疗，或取得组织学、细胞学、细菌学或生理和生化等资料以明确诊断。介入影像学（interventional radiology）一词于 1967 年由美国的马古利斯（Margulis）教授提出，最初被译为"介入放射学"并在国内一直沿用。本教材采用的中文命名为"介入影像学"，英文仍旧采用 interventional radiology 这一国际公认名词。

第一节　介入影像学的主要影像设备

一、X 射线透视

X 射线透视设备为最基本、传统的监视手段，可实时显像。通常 800 mA 的 X 线机配以电视透视即可开展最基本的介入影像学工作，而先进的数字减影血管造影（DSA）设备则更有利于介入工作。

二、CT

螺旋 CT 和非螺旋 CT 均是较好的导向设备。多层螺旋 CT 可以实时显影和立体成像，对颅内和实质器官病变的穿刺活检、引流等介入操作能起到更准确的定位作用。

三、MRI

介入操作主要用开放型 MRI 作为影像设备。因适用于 MRI 介入操作的器械不断被研制和开发应用，利用 MRI 导向的介入操作也越来越广泛。

四、USG

USG 使用方便，实时显像，应用较为普及。可以便捷地应用于介入治疗的导向，如肝、肾肿瘤的穿刺活检和灭活治疗及囊肿或脓肿的引流等。

第二节　介入治疗概述

一、介入治疗的器械

1. 穿刺针（needle）　通常使用的为配有针芯的鞘管穿刺针，该针针芯前部尖锐，而鞘管前部平钝，插入动脉后须退出针芯才能放置导丝（图 1-8-1A）。此外还有一种无针芯的鞘管穿刺针，该针前部尖锐，可直接穿刺动脉，无需退出针芯就能放置导丝（图 1-8-1B）。

2. 导丝（guide wire）　主要作用是引入导管。根据其物理特性分为超滑导丝、超硬导丝、可塑导丝等。

3. 导管鞘（catheter sheath）　放置在被穿刺部位的血管内，是血管内外沟通的主要通道，在使用导丝、导管的交换过程中起保护局部组织和血管不受损伤的作用(图1-8-2)。留置在体外的部分为活瓣阀门和相连接的冲洗导管。

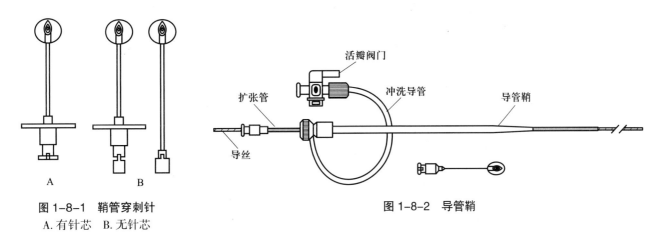

图1-8-1　鞘管穿刺针
A. 有针芯　B. 无针芯

图1-8-2　导管鞘

4. 导管(catheter)

(1)诊断性造影导管　以血管造影导管为主,根据人体不同部位的血管及其不同血流动力学改变导管前端被设计成不同形状。通常还可经造影导管内进行药物灌注、栓塞等介入治疗。

(2)双腔球囊导管　导管前端外部有一可充气膨胀的球囊,该导管可以进行管腔狭窄的扩张治疗;还可以暂时性阻断血流,防止栓塞物反流造成误栓(图1-8-3)。

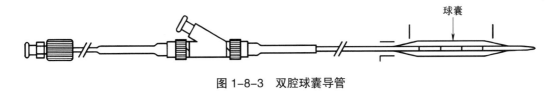

图1-8-3　双腔球囊导管

(3)同轴导管　又称微导管,导管外径在1 mm以下,主要是用于超选择性血管造影和介入治疗。该导管可以插入更细小的动脉分支,大大提高了栓塞治疗的准确性和安全性。

5. 支架(stent)　目前临床上常用的支架是一种医用管状金属网,可以放置在管腔(动静脉、胆管、食管、气道、尿道等)内起有效支撑作用,人为建立通道,主要用于管腔狭窄的再通治疗(图1-8-4,图1-8-5)。主要有外周血管支架、冠状动脉支架、食管支架、胆管支架、尿道支架等。

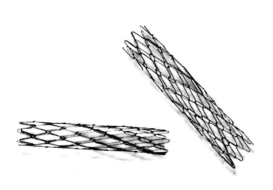

图1-8-4　支架

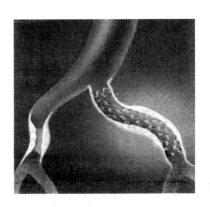

图1-8-5　支架治疗(示意图)

二、介入治疗的栓塞材料和药物

1. 介入治疗的栓塞材料

（1）自身血块　抽取患者自身血液在体外制成，主要用于暂时性栓塞（24~48 h）。

（2）明胶海绵（gelfoam）　由明胶海绵制成条状、颗粒状或粉状，除机械性栓塞血管外，还可引起继发性血栓形成。明胶海绵可在 2~4 周被吸收，属中期栓塞物（图 1-8-6）。

（3）医用弹簧圈（coil）　为不锈钢制成，螺圈间附有绒毛、合成纤维等。除机械性栓塞血管外，其绒毛可吸附血细胞促进血栓形成，为永久性栓塞物（图 1-8-7）。

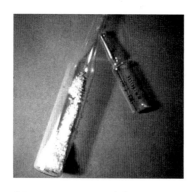
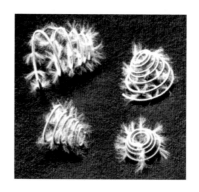

图 1-8-6　医用明胶海绵、生物胶　　　图 1-8-7　医用弹簧圈

（4）碘化油　为含碘油剂，可在 X 线下显影。主要与抗肿瘤药物混合后应用于肿瘤栓塞治疗，尤其广泛应用于肝癌栓塞治疗。它既可阻塞细小肿瘤血管，又能缓慢释放化学治疗药物，还可较长时间滞留于肿瘤内，便于追踪观察。

（5）其他　医用组织黏合剂（异丁基 -2- 氰丙烯酸盐）、可脱性球囊、白及生物胶、血管硬化剂（鱼肝油酸钠、平阳霉素）等。

2. 介入治疗的药物

（1）止血药物　有垂体后叶素等，主要用于急性消化道出血经导管内药物灌注治疗。

（2）溶栓药物　有尿激酶、链激酶、蛇毒和组织型纤溶酶原激活剂等，主要用于急性动脉闭塞和静脉血栓的经导管内药物灌注溶栓治疗。

（3）肿瘤化学治疗药物　有顺铂、多柔比星、丝裂霉素、氟尿嘧啶、羟喜树碱等，主要用于经导管内肿瘤药物灌注化学治疗。

（4）肿瘤灭活溶剂　有无水乙醇、乙酸等。

三、介入治疗的基本技术

1. Seldinger 技术　于 1953 年由 Seldinger 创立，其主要特点是：①利用鞘管穿刺针经皮肤穿刺。②通过导丝和导管交换的方式放置导管。经皮穿刺放置导管的动脉主要是股动脉，其次为颈动脉、腋动脉、肱动脉和腘动脉等。具体步骤为：常规消毒穿刺部位，摸到动脉搏动后，将鞘管穿刺针插入动脉内，拔出针芯，缓慢回抽针鞘，当有血液经针鞘内喷出后即时插入导丝，退出针鞘，根据需要沿导丝放置导管鞘或相应导管，再拔出导丝即可进行选择性插管和血管造影，并进行后续介入操作（图 1-8-8）。

2. 经皮器官穿刺　术前需经 USG、CT、MRI 等影像定位。穿刺部位常规消毒后经皮穿刺，穿刺针到达预定部位时需再次经影像确认，穿刺成功后可进行组织或细胞活检，或采用导丝导管交换方式进行后续介入操作。

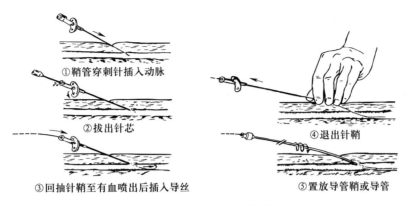

①鞘管穿刺针插入动脉

②拔出针芯

③回抽针鞘至有血喷出后插入导丝

④退出针鞘

⑤置放导管鞘或导管

图 1-8-8 Seldinger 技术

第三节 介入影像学的临床应用范围

一、血管造影术

血管造影术为诊断性技术,也是血管性介入治疗的基础。具体方法是采用 Seldinger 技术穿刺后,进行选择性靶血管造影,再根据血管的形态改变对病变进行诊断,为进一步的介入治疗提供依据。

二、血管性介入治疗

血管性介入治疗是指以血管为途径,采用 Seldinger 技术穿刺后,进行选择性血管造影,在诊断明确的基础上进行的相应介入治疗。

(一)血管栓塞术

血管栓塞术是指在诊断性血管造影后,经导管内将选用的栓塞物在影像监视下缓慢注入或送达栓塞部位靶血管处,闭塞血管,阻断血流,而达到治疗目的的技术。临床常应用于如下。

1. 控制出血 栓塞治疗可以控制多种原因所导致的出血,疗效肯定。

(1)外伤性出血 肝、脾、肾外伤性破裂出血,骨盆骨折所致盆腔大出血等。

(2)病理性出血 肝血管瘤或肝癌破裂出血,肺癌或支气管扩张伴大咯血,胃十二指肠溃疡出血,肠道肿瘤或血管畸形出血,产后大出血等。

(3)医源性出血 外科术后吻合口出血等。

2. 治疗血管性疾病 对各部位的动静脉畸形、动静脉瘘、血管瘤,介入治疗均有良好疗效,尤其脑内动静脉畸形、脑动脉瘤、外伤性颈内动脉海绵窦瘘、真性与假性内脏动脉瘤的介入栓塞治疗价值更大。许多外伤、医源性出血也以假性动脉瘤的方式表现。

3. 治疗肿瘤 通过对肿瘤血管床的栓塞,可使肿瘤缺血、坏死、萎缩,而达到治疗目的。对于恶性肿瘤及某些良性肿瘤,采用直接灌注化学治疗药物或把化学治疗药物和栓塞剂充分混合后再注入肿瘤血管床中,产生化学治疗药物持久在肿瘤内发挥作用的效果。肿瘤栓塞主要用于两方面:①术前栓塞,填塞肿瘤血管床和堵塞肿瘤供血动脉,阻断肿瘤血供,使其缩小,减少手术出血。②姑息治疗,对不能手术切除的肿瘤行栓塞治疗,以缓解症状,减少痛苦,提高生存质量。

4. 消除病变器官功能 主要用于脾、肾,又分别称为"内科性脾切除"和"内科性肾切除"。前者是针对不同原因所引起的脾大、脾功能亢进;后者是通过栓塞肾动脉造成肾缺血梗死,以消除肾分泌生物活性物质的功能。

(二)血管再通术

1. 溶栓(thrombolysis) 主要针对急性动脉闭塞和静脉血栓,经导管内灌注溶栓药物,药物局部浓度增高,并直接作用于血栓,使其在短时间内有效溶解。

2. 经皮腔内血管成形术(percutaneous transluminal angioplasty,PTA)　可使动脉粥样硬化或其他原因所致狭窄或闭塞的血管再通,方法包括球囊成形术、激光成形术、粥样斑块切除术和经皮腔内血管支架放置术,多在其他血管再通治疗基础上进行。例如,经导管内放置支架,人为重建通道,使狭窄或闭塞的血管再通。

(三)心脏介入治疗

心脏介入治疗目前主要在心内科中应用。

1. 心脏瓣膜成形术　包括二尖瓣、肺动脉瓣、主动脉瓣成形术等。

2. 先天性心脏病介入治疗　如动脉导管未闭栓塞术、房间隔缺损闭合术。

三、非血管性介入治疗

(一)管腔狭窄扩张成形术

管腔狭窄扩张成形术主要是指食管、胆道、气管支气管、尿道及导管腔狭窄时采用球囊扩张及放置支架治疗。

(二)经皮穿刺活检、引流与抽吸术

经皮穿刺活检、引流与抽吸术包括对于各部位的肿块、囊肿、脓肿、血肿及积液等病变,在影像监视下除经皮穿刺活检之外,还可进行抽吸与引流,经引流管内灌注抗生素、化学治疗药物、硬化剂等进行相应治疗。

1. 穿刺活检针和导向技术

(1)穿刺活检针　经皮穿刺活检针分为抽吸针和切割针,前者口径较细,一般只能抽吸病变组织细胞;后者口径较粗,可获取较大的组织块。

(2)导向技术　穿刺活检是否成功在很大程度上依赖于导向技术,X射线透视、CT、MRI和USG均可作为导向技术,但以CT和USG最为常用。

2. 临床应用

(1)脑内疾病的穿刺活检及血肿抽吸治疗　CT引导下对颅内占位性病变穿刺活检,可在手术前明确诊断。也可在CT引导下进行颅内血肿穿刺抽吸,操作简便、疗效显著,可避免开颅手术。

(2)胸部疾病的经皮穿刺活检　对性质不明病变,经皮穿刺活检可明确诊断。还可进行胸腔积液的穿刺引流。胸部经皮穿刺活检或引流损伤小,较安全,但要注意气胸、出血、空气栓塞等并发症。

(3)腹部疾病的经皮穿刺活检　在USG,特别是在CT引导下对肝、脾、胰、肾、肾上腺、后腹膜及盆腔肿块经皮穿刺活检,定位精确,活检成功率高,可减少腹部探查手术次数。

(4)乳腺穿刺活检　目前,先进的数字化乳腺摄影机配有定位穿刺装置,可精确定位及穿刺。

(三)经皮穿刺肿瘤灭活

经皮穿刺肿瘤灭活一般是在经皮穿刺的基础上进行。肝内直径小于3 cm的肿瘤或胰、脾、肾等部位直径较小的肿瘤,均可在影像监视下进行经皮穿刺,直接向肿瘤瘤体内注入乙醇、乙酸等,使其直接作用于肿瘤组织,达到灭活目的。

(四)其他

1. 结石的介入处理

(1)胆结石　可经T形管、经皮经肝穿刺取石或溶石,或将结石推至肠腔再自然排出。

(2)尿道结石　经皮穿刺肾盂造口,经导管网篮套取、钳取或推至膀胱等。

2. 椎间盘突出症的介入治疗　经皮穿刺椎间盘切割术和溶解术是椎间盘突出症的微创治疗方法。

3. 经皮腹腔神经丛阻滞术　对于晚期癌肿所致腹部顽固性疼痛,可经皮穿刺,向腹腔神经丛处注入乙醇或苯酚,阻断神经传入途径,消除疼痛,目前在国内介入科及疼痛科均有不同程度的应用。

第四节 介入操作的并发症

一、一般性反应

1. 穿刺部位血肿　多无需特别处理,可逐渐吸收。
2. 栓塞后综合征　动脉栓塞或肿瘤局部穿刺治疗后,由于组织缺血或被栓塞部位坏死,可出现疼痛、发热、暂时性功能受限,还可出现恶心、呕吐等,称为"栓塞后综合征"。临床可对症处理,一般在 1 周内逐渐减轻、消失。

二、严重并发症

严重并发症较少。可见误栓,指栓塞物误入正常血管导致栓塞,使正常器官缺血、梗死、坏死,引起正常器官功能障碍而出现相应临床症状和体征,如正常脑动脉被栓塞导致偏瘫等。此外,不同介入操作方法在不同系统、器官可引起不同的并发症。

（卢再鸣　张立欧）

数字课程学习……

🖼 学习目标和重点提示　　📋 教学 PPT　　📖 图片　　📕 拓展阅读　　🌐 中英文小结　　📝 自测题

第 九 章
图像存储与传输系统 *e*

（孟悛非　冯仕庭　王霁朏）

数字课程学习……

学习目标和重点提示　　教学 PPT　　图片　　拓展阅读　　中英文小结　　自测题

第十章
医学影像新进展

（冯仕庭　孟悛非　陈颖茜）

数字课程学习……

　　📺 学习目标和重点提示　　📋 教学 PPT　　📖 图片　　📒 拓展阅读　　🌐 中英文小结　　📝 自测题

第二篇　胸部

第 一 章
胸廓、肺部与纵隔、横膈

第一节　正常影像解剖

熟悉胸廓、肺部与纵隔、横膈的正常影像表现是胸部疾病影像学诊断的基础，其正常影像表现包括正常X线、CT、MRI及USG表现。

一、胸廓

（一）骨骼和软组织

胸廓主要由骨骼和软组织构成。正常胸廓双侧对称。骨骼包括肋骨、锁骨、肩胛骨、胸骨及胸椎。肋骨前段自外上向内下倾斜走行形成肋弓。第1~10肋骨前端有肋软骨与胸骨相连，肋软骨未钙化时不显影，故胸部X线片上肋骨前端呈游离状。通常于25~30岁开始出现肋软骨钙化。肋骨有多种先天性变异，常见的有颈肋、叉状肋及肋骨联合。胸壁软组织主要包括胸部肌肉和脂肪。胸部X线片上常见的软组织影有胸锁乳突肌、胸大肌、女性乳房及乳头影（图2-1-1A）。通常一个CT横断面上可见多根肋骨的部分断面，其肋骨断面呈弧形排列，且两侧对称。第1肋软骨钙化往往凸向肺野内，注意不要误为肺内病灶。CT可分辨椎体、椎板、椎弓、椎管、横突、棘突、小关节及黄韧带。螺旋CT三维重建可立体显示胸部骨骼，且可从任意方向观察，便于对胸部骨骼的整体及毗邻关系的理解。在胸部CT横断面上，前胸壁的前外侧有胸大肌与胸小肌覆盖，其前方为乳腺；后胸壁肌肉较复杂。胸壁最深的肌肉是肋间肌。腋窝的前壁为胸大肌和胸小肌，后壁是背阔肌、大圆肌及肩胛下肌。腋窝内充满大量脂肪，有时可见小淋巴结影。胸壁肌肉、骨在MRI上的形态与CT所见一致，其信号与其他部位的肌肉、骨相同。肋软骨的信号高于骨皮质的信号，而低于骨松质的信号。

（二）胸膜

胸膜（pleura）菲薄，只有在胸膜走行与X线平行时方可显示为线状致密影。右侧斜裂约起自第5后肋水平，向前下斜行，下端止于距膈面前缘2~3 cm处。左侧斜裂因起点较高，故倾斜度较大，其前下端达肺的前下缘，斜裂只能在胸部侧位X线片上显示。水平裂位于右肺上叶与中叶之间，由肺外缘至肺门外侧接近水平走行，可在胸部侧位X线片上显示。

常规CT横断面上肺叶间无肺纹理的"透亮带"提示叶间胸膜所在的位置，而高分辨率CT则显示叶间裂为高密度的"线状"影。由于斜裂从后上向前下走行，与X线束有一定的角度，因此通常可辨认出斜裂的位置，斜裂后方区域即为下叶。水平裂如与X线束平行，仅表现为三角形无肺纹理或少肺纹理区域，在薄层检查时，水平裂也可常表现为高密度的线状影，尤其在高分辨率CT上显示更佳（图2-1-2）。

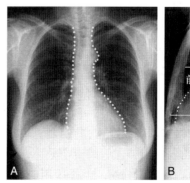
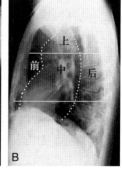

图2-1-1　正常胸部X线片（成年女性）（1）
A.正位，虚线之间为纵隔结构，黑箭所示为乳房影
B.左侧位，两条水平线及两条纵行线分别将纵隔分为上、中、下三区，以及前、中、后三区

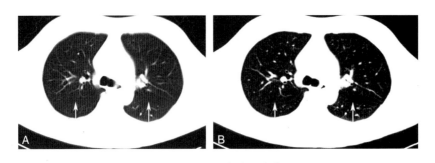

图 2-1-2　正常叶间胸膜

A.胸部横断面常规 CT,示左、右斜裂走行区呈条状无肺纹理区域(白箭)

B.同一层面的高分辨率 CT,示左、右斜裂呈线状致密影(白箭)

二、肺部

(一)肺野

在胸部 X 线片上,充满气体的两肺表现为均匀一致较透明的区域,称为肺野(lung field)。为便于指明病变的部位,常将两侧肺野分别划分为上野、中野、下野及内带、中带、外带。分别在左、右第 2、4 肋骨前端下缘连线,将肺部分为上、中、下三野;分别沿侧胸壁的弧线纵行将两肺分为三带,即为内、中、外三带(图 2-1-3A)。此外,第 1 肋圈外缘以内的部分称肺尖区,锁骨以下至第 2 肋圈外缘以内的部分称锁骨下区。

两侧肺野内自肺门向外呈放射分布的树枝状影,称为肺纹理(lung marking)。肺纹理主要由肺动脉、肺静脉组成,支气管、淋巴管及少量间质组织也参与。在胸部正位 X 线片上,肺纹理自肺门向外延伸,且逐渐变细,至肺野外带几乎不能辨认。两侧肺野透明度基本相同,其透明度与肺内所含气体量成正比。

CT 观察肺野使用肺窗,不同的 CT 扫描层面或不同的层厚肺野有不同的 CT 表现。肺纹理因走行不同,CT 上可表现为条形、圆形或椭圆形影。支气管分支与肺动脉分支伴行,两者管径大小相近。MRI 上由于肺内氢质子含量很少,所产生的信号很微弱,肺野呈低信号,肺纹理显示较差。USG 不能显示正常的肺内组织。

(二)肺门

肺门(hilum of lung)影是肺动脉、肺静脉、支气管及淋巴组织的总和投影,其中肺动脉和肺静脉的大分支为主要组成部分。在胸部正位 X 线片上,肺门位于两侧中肺野内带,左肺门略高。两侧肺门可分上、下两部,上、下两部相交所形成的夹角称肺门角,右侧显示较清楚。在胸部侧位 X 线片上,两侧肺门大部分重叠,表现为一尾巴拖长的"逗号"影,其拖长的尾巴为两下肺动脉干构成(图 2-1-3B)。正常胸部后前位 X 线片上左肺门影呈逗号状,右肺门影呈横放的"人"字形,左肺门影略高于右肺门影,肺门影和肺纹理主要由肺动脉构成,肺静脉与支气管仅起次要的作用,右下肺动脉宽度不超过主动脉结水平的气管横径。正常胸部 X 线片肺门影和肺纹理边缘清晰,下肺野肺纹理多于上肺野,肺纹理从肺门起由内向外逐渐变细,在肺野的外带较少见到肺纹理。胸部侧位 X 线片上肺门影中间为气管支气管形成的透亮影,气道前方的血管影主要由右肺动脉和肺静脉形成,气道后方的血管影主要由左肺动脉构成。数字化的胸部 X 线片比传统的胸部 X 线片有更好的对比分辨力,通常所见肺纹理要更多一些,在肺野的外带也较易见到肺纹理,这是技术因素引起的改变,在读片分析时要注意。虽然数字化胸部 X 线片是大势所趋,但目前还有一些基层医院在用胶片摄影,对胶片摄影的图像也需要有所了解。

CT 观察肺门主要用纵隔窗,肺门血管表现为结节状软组织密度影,形态不甚规则,边缘清楚锐利,右侧肺门偏前。MRI 上由于肺血管的流空效应,肺动、静脉均呈管状的无信号影,而肺门部的支气管也呈管状无信号影,所以两者常难以分辨。但是应用快速成像序列,动、静脉均表现为高信号,则可以鉴别。

(三)肺叶

肺叶(lobe of lung)由叶间胸膜分隔而成,右肺分上、中、下三肺叶,左肺分上、下两肺叶,每个肺叶由 2~5 个肺段组成。副叶是由副裂深入肺叶内而形成,属于肺分叶的先天变异,常见的副叶有奇叶、下副叶。高质量的胸部 DR 正侧位片上可显示叶间裂,可以据此区分肺叶(图 2-1-3C)。在高分辨率 CT 横断面和矢状面、

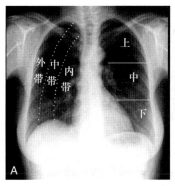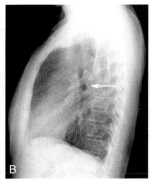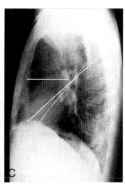

图 2-1-3　正常胸部 X 线片(成年女性)(2)

A. 正位,示肺野的划分;右肺野纵行虚线为肺野内、中、外带的划分,左肺野水平实线为肺野上、中、下野的划分　B. 左侧位,示肺门结构;两侧肺门大部分重叠,表现为一尾巴拖长的"逗号"影,其拖长的尾巴为两下肺动脉干构成(白箭)　C. 左侧位,示叶间裂及肺叶的划分;水平实线示右侧水平裂位置,斜行实线示右侧斜裂位置,斜行虚线示左侧斜裂位置;右侧斜裂前方、水平裂上方为右肺上叶,斜裂前方、水平裂下方为右肺中叶,斜裂后方为右肺下叶,左侧斜裂前方为左肺上叶,后方为下叶

冠状面重建图上可显示叶间胸膜,从而可区分各肺叶。常规 MR 序列一般不能显示叶间裂,只能大致指明肺叶的位置。

(四)肺段

肺段(lung segment)由多个肺小叶组成,每个肺段有其单独的肺段支气管。肺段通常呈圆锥形,尖端指向肺门,底部朝向肺的外围,但肺段之间并没有明确的分界。各肺段的名称与其相应的支气管一致(图 2-1-4)。肺段的大致位置只能依据肺段支气管及伴随的血管位置及其走行来进行推测或估计。肺小叶是肺组织的最小单位,每个小叶的中部有小叶支气管及小叶动脉进入。肺小叶由小叶核心、小叶实质和小叶间隔组成,小叶的直径为 10~25 mm。每个小叶又由 3~5 个呼吸小叶(又称腺泡)构成。小叶核心主要是小叶肺动脉和细支气管,其管径约 1 mm。小叶实质为小叶核心的外围结构,主要为含气呼吸性细支气管和肺泡。小叶间隔构成肺小叶的边界,主要由来自胸膜基质的结缔组织构成,其内有小叶静脉及淋巴管走行。

(五)气管与支气管

气管起于喉部环状软骨下缘,于纵隔中部垂直下行,可轻度右偏,长为 10~13 cm,宽为 1.5~2 cm,在第 5~6 胸椎平面分为左、右主支气管。气管分叉部略偏右侧,其下壁形成隆突,分叉角度为 60°~85°,一般不应

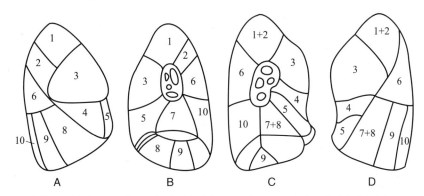

1. 尖段;2. 后段;3. 前段;4. 中叶外段(左叶上舌段);5. 中叶内段(左叶下舌段);
6. 背段;7. 内基底段;8. 前基底段(左叶前内基底段);9. 外基底段;10. 后基底段

图 2-1-4　肺段的划分
A、B. 右肺外面观和内面观　C、D. 左肺外面观和内面观

超过 90°。右侧主支气管可视为气管的直接延续,长 1~4 cm,与体轴中线成 20°~30° 角。左侧主支气管长 4~7 cm,与体轴中线成 40°~55° 角。两侧主支气管分别分为肺叶支气管,继而又分出肺段支气管,经多次分支,最后分支为终末细支气管。

在高千伏胸部 X 线片上可见气管和左、右主支气管影。CT 横断面上气管多呈圆形或椭圆形,有的呈马蹄形或倒梨状。40 岁以上者,气管壁的软骨可发生钙化,表现为不连续的高密度影。常规 CT 能显示肺叶支气管和肺段支气管(图 2-1-5)。薄层检查可显示亚段支气管。MRI 上由于气管与主支气管腔内为无质子的

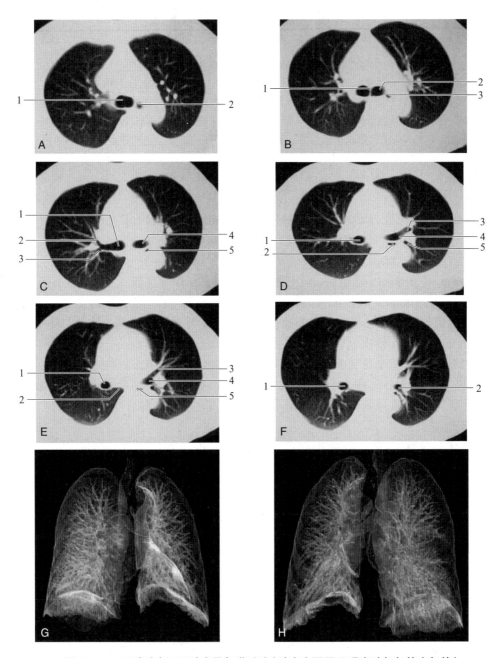

图 2-1-5　正常胸部 CT 肺窗及气道重建(肺窗主要用于观察肺与气管支气管)
A. 气管下端层面,1. 气管;2. 食管　B. 气管隆突层面,1. 右主支气管;2. 左主支气管;3. 食管　C. 右上叶支气管层面,1. 右主支气管;2. 右上叶前段支气管;3. 右上叶后段支气管;4. 左主支气管;5. 食管　D. 中间支气管层面,1. 中间支气管;2. 食管;3. 右上叶支气管;4. 左主支气管;5. 左下叶背段支气管　E. 左主支气管层面,1. 中间支气管;2. 食管奇静脉隐窝;3. 左上叶支气管;4. 左主支气管;5. 食管　F. 心室层面,1. 右下叶支气管;2. 左下叶支气管　G~H. 气管及支气管三维重建图

气体,因而无信号,管腔由周围脂肪的高信号衬托而勾画出其大小和走行。

三、纵隔

纵隔(mediastinum)介于两肺之间,主要结构有心脏、大血管、气管、支气管、食管、胸腺和神经等,此外尚有淋巴组织、脂肪和疏松结缔组织等。在胸部 X 线片上由于气管和主支气管含气而易于分辨,其余则均为软组织密度,只能观察其形态及与肺相邻部分的轮廓。纵隔的分区在纵隔病变的影像诊断中具有重要意义。纵隔的分区方法有多种,九分区法为:胸部侧位 X 线片上,自胸骨柄、体交界处至胸 4 椎体下缘连线以上为上纵隔,胸 8 椎体下缘水平线以下为下纵隔,两条线之间为中纵隔。以心脏、升主动脉和气管前缘的连线为前、中纵隔的分界,再以食管前壁作为中、后纵隔的分界,食管以后及胸椎旁区为后纵隔。上、中、下纵隔各分为前、中、后三区(图 2-1-1B)。

对纵隔行 CT 增强扫描,可清楚显示心脏各房室及大血管。在左、右心膈角部可见三角形脂肪密度影,右侧多大于左侧,为心包外脂肪垫。胸腺主要位于上纵隔血管前间隙,多见于主动脉弓与主肺动脉之间的层面,分左、右两叶,形状似箭头,尖端指向胸骨。老年人胸腺几乎全部萎缩,仅见一些细纤维索条状结构。CT 通常能显示正常大小的纵隔淋巴结,其直径多小于 10 mm(图 2-1-6)。

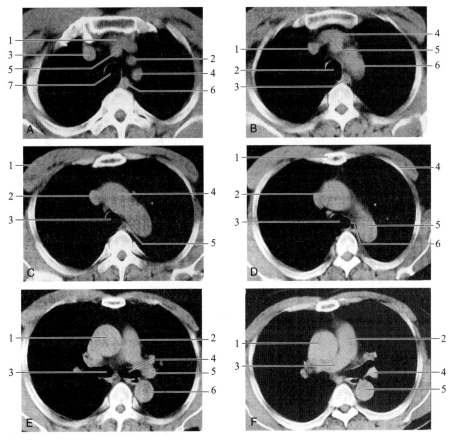

图 2-1-6 正常胸部 CT 增强纵隔窗(纵隔窗主要用于观察纵隔与肺门结构)
A. 胸锁关节层面,1. 左头臂静脉;2. 左颈总动脉;3. 右头臂静脉;4. 左锁骨下动脉;5. 头臂干;6. 食管;7. 气管 B. 主动脉弓上层面,1. 右头臂静脉;2. 气管;3. 食管;4. 左头臂静脉;5. 头臂干;6. 主动脉顶 C. 主动脉弓层面,1. 胸大肌;2. 上腔静脉;3. 气管;4. 主动脉弓;5. 食管 D. 气管分叉层面,1. 胸骨;2. 升主动脉;3. 气管;4. 肋骨;5. 降主动脉;6. 食管 E. 肺动脉干与左肺动脉层面,1. 升主动脉;2. 肺动脉干;3. 右主支气管;4. 左主支气管;5. 左肺动脉;6. 胸主动脉 F. 肺动脉干与右肺动脉层面,1. 升主动脉;2. 肺动脉干;3. 右肺动脉;4. 左肺下叶动脉;5. 胸主动脉

　　纵隔的 MRI 上,血管腔内血流所产生的流空效应通常为无信号,血管腔内的低信号与周围的脂肪高信号形成鲜明对比,从而勾画出血管的走行和管径的大小。胸腺表现为均质信号影,T_1WI 信号强度低于脂肪。T_2WI 信号强度与脂肪相似。胸段食管多显示较好,其腔内常见气体。纵隔淋巴结多易于显示,为均质圆形或椭圆形结构,T_1WI 呈中等偏低信号,T_2WI 呈中等偏高信号(图 2-1-7)。

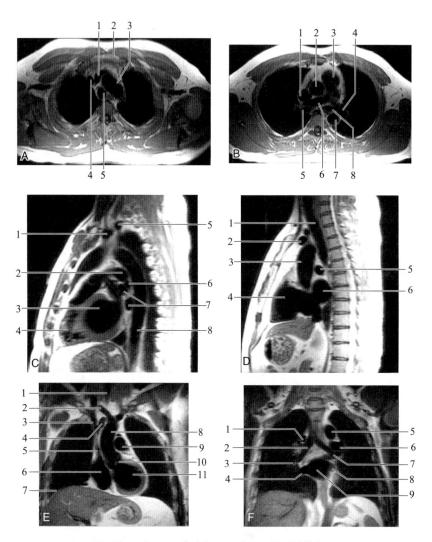

图 2-1-7　正常胸部 MRI(显示纵隔结构)

A. 经主动脉弓横断面,1. 左头臂静脉;2. 胸骨柄;3. 主动脉弓;4. 右头臂静脉;5. 气管　B. 经肺动脉干与右肺动脉横断面,1. 上腔静脉;2. 升主动脉;3. 肺动脉干;4. 左肺动脉;5. 右主支气管;6. 右肺动脉;7. 胸主动脉;8. 左主支气管　C. 经主动脉弓旁矢状断面,1. 左头臂静脉;2. 肺动脉干;3. 左心室;4. 右心室;5. 左锁骨下动脉;6. 左主支气管;7. 左肺静脉;8. 胸主动脉　D. 经脊柱矢状断面,1. 气管;2. 头臂静脉;3. 升主动脉;4. 右心室;5. 右肺动脉;6. 左心房　E. 经升主动脉冠状断面,1. 气管;2. 头臂干;3. 右头臂静脉;4. 左头臂静脉;5. 上腔静脉;6. 右心房;7. 膈肌;8. 升主动脉;9. 肺动脉;10. 主动脉瓣;11. 左心室　F. 经气管分叉冠状断面,1. 奇静脉;2. 右主支气管;3. 右下肺动脉;4. 右下肺静脉;5. 主动脉弓;6. 左肺动脉;7. 左主支气管;8. 左下肺静脉;9. 左心房

四、横膈

　　横膈(diaphragm)由薄层肌肉和腱膜构成,介于胸、腹腔之间。左、右横膈均呈圆顶状,一般右膈顶在第

5 肋前端水平,通常左膈比右膈低 1~2 cm。在胸部正位 X 线片上,膈内侧与心脏形成心膈角,外侧与胸壁间形成肋膈角。在胸部侧位 X 线片上,膈前端与前胸壁形成前肋膈角,后端与后胸壁形成后肋膈角。

平静呼吸时,膈运动幅度为 1~2.5 cm,深呼吸时可达 3~6 cm,两侧膈运动大致对称。部分膈较薄弱或张力不均时,在膈穹隆上缘局部呈一半圆形突起,吸气时更明显,称为局限性膈膨出,右侧较常见,为正常变异。因膈肌附着于不同的肋骨,深吸气时受牵引,膈顶有时可呈波浪状,称为"波浪膈"。横断位 CT 难以显示紧贴于心、肝、脾等部位的横膈影,只有当横膈有脂肪衬托时才能分辨,多呈光滑或轻微波浪状线形影。横膈后下部形成两侧膈肌脚,为膈肌与脊柱前纵韧带相连续而形成。MRI 冠状面及矢状面能较好显示横膈的高度和形态,由于横膈的信号强度低于肝、脾的信号强度,横膈多可显示弧形线状影。

第二节 病变的基本影像学征象

一、肺的异常影像学征象

(一)局限性异常

1. 片状影 为肺野内不呈球形和结节状的实变影。根据其大小又可分为斑片状、小片状及大片状,大片状可占据多个肺段的范围。片状影可单发或多发,可较为聚集,也可相对分散。肺部以实质改变为主的病变多表现为片状影(图 2-1-8)。片状影的密度或信号可均匀,也可不均匀;病变的急性阶段或实变较重时多均匀,病变的吸收消散阶段或实变较轻时多不均匀。片状影的边缘可清楚,也可不清楚;病变为胸膜所限制的地方其边缘清楚。肺实质的急性炎症主要表现为渗出,肺泡内的气体被渗出的液体、蛋白质及细胞所代替,而形成实变。大片状影中有时可见其内充气的支气管影,称为空气支气管征或支气管气像,多见于大叶性肺炎。急性渗出性病变的片状影经治疗多可吸收消失。渗出性实变通常在 T_1WI 上显示为边缘不清的片状略高信号影,T_2WI 呈较高信号影。

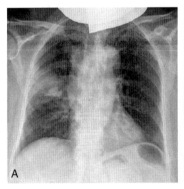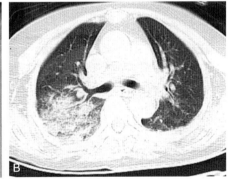

图 2-1-8 片状影

A. 右上肺炎,胸部正位 X 线片,示右上肺野不规则片状高密度影,上缘模糊,下缘因叶间裂显示较清 B. 右肺上叶肺炎,横断面 CT 肺窗,示右肺上叶后段不规则片状高密度影,边缘模糊(另一病例)

2. 条状影 在肺部病变的形态可表现为索条状。条状影的密度往往较高,其边缘也多较清楚(图 2-1-9)。条状影通常是病变吸收消散后遗留所致,其病理基础是肺的局部纤维化,因此,条状影的邻近结构常有不同程度的改变,如肺气肿、胸膜牵拉或肺纹理走行改变。有时,条状影也可见于肺癌向肺门的引流或向外围的扩散。少许条状影有时需与正常的肺纹理区别。由于正常肺野 MRI 信号很低,较大的条状影多能在低信号的肺野背景上显示,在 T_1WI 上和 T_2WI 上均呈中等信号影。

3. 空洞影 空洞为肺内病变组织发生坏死后经引流支气管排出后形成。空洞壁可为坏死组织、肉芽组

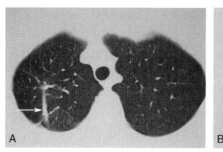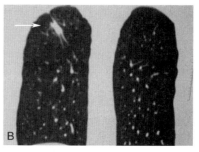

图 2-1-9 条状影

A.肺结核,胸部横断面 CT,示右上肺后段可见长条状密度增高影,粗细不均,走行较直,与胸膜有粘连,局部肺纹理较粗乱　B.同一病例冠状面 CT 重建图,示右上肺条索状密度增高影,边缘清楚,与胸膜有粘连

织、纤维组织或肿瘤组织等。根据空洞壁的厚度可分为厚壁空洞(>3 mm)与薄壁空洞(≤3 mm)。空洞多见于肺结核、肺癌。空洞内有液化坏死组织则可形成液 – 气平面,多见于肺脓肿。长时间存在的空洞可继发真菌感染,由真菌的菌丝、黏液、细胞碎片与纤维蛋白纠集成圆形团块,在空洞内形成真菌球。空洞在 T_1WI 和 T_2WI 上均呈低信号影。空洞壁的信号强度依病变的性质、病程的长短及洞壁的厚薄而不同(图 2-1-10)。如结核性空洞形成早期,洞壁厚而内壁不光整,洞壁在 T_1WI 和 T_2WI 上呈中等或中等偏高信号。随病情发展,干酪性物质陆续溶解排出,洞壁变薄且较光整,洞壁在 T_1WI 和 T_2WI 上均呈中等偏低信号。

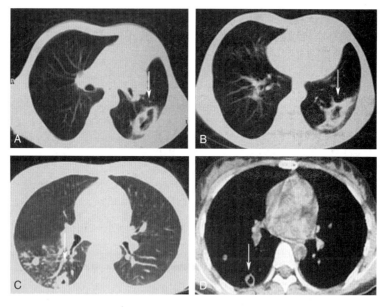

图 2-1-10 空洞影

A、B.癌性空洞,横断面 CT 肺窗不同层面所显示的空洞,其形态不规则,内壁凹凸不平　C、D.结核性空洞,CT 肺窗(C)示空洞形态较规则,邻近有多数斑片状高密度影;纵隔窗(D)示空洞壁规则

4. 空腔影　空腔与空洞不同,是肺内生理腔隙的病理性扩大,如肺大疱、含气肺囊肿及肺气囊等都属于空腔。空腔的壁薄而均匀,周围无实变,腔内无液体,合并感染时,腔内可见液平面,空腔周围亦可见实变影(图 2-1-11)。寄生虫囊肿如包虫囊肿穿破后,当囊液及内囊完全咳出可形成含气囊腔,如部分囊液排出则囊腔内可形成气 – 液平面及内囊塌陷漂浮于液面上的"水上浮莲征"。由于空腔壁薄且其内多无液体,周边多无实变,MRI 上显示不满意。

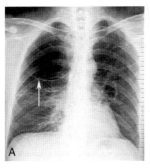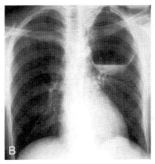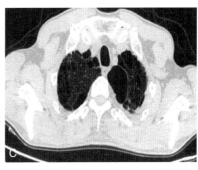

图 2-1-11　空腔影

A.肺大疱,胸部正位 X 线片,示右上肺野圆形透亮度增高影,其内无肺纹理,可见弧形线状影,为空腔壁;右中下肺野肺纹理集中,为空腔压迫所致　B.肺大疱并感染,胸部正位 X 线片,示左上肺野圆形透亮度增高影,壁菲薄,其内可见液 - 气平面　C.肺大疱,CT,示双肺尖多发薄壁囊泡状透光影

5. 结节影　结节也是肺内病灶的一种基本的病变形态,呈圆形或类圆形,其直径小于 3 cm,可单发,也可多发。CT 对于肺结节的显示明显优于 X 线片。根据密度的不同,分为实性肺结节和亚实性肺结节,亚实性肺结节又可分为部分实性结节和纯磨玻璃结节(图 2-1-12)。磨玻璃结节(ground glass nodule,GGN)是指肺内稍高密度,且不掩盖其中肺血管影的结节灶。GGN 是磨玻璃影(ground glass opacity,GGO)的特殊表现类型,在 X 线片上多不能显示,而在薄层 CT 上易于显示,可为单发或多发。GGN 可见于多种原因,如炎性病变、局灶性纤维化、出血及肿瘤等。单纯性者良性多见,混合性者恶性多见。良性结节边缘光滑,边缘清楚且周围可见卫星病灶者多为结核球。恶性结节呈浸润性生长,边缘不锐利,可见短细毛刺(毛刺征)向周围伸出,靠近胸膜时可有线状、幕状或星状影与胸膜相连形成胸膜凹陷(胸膜凹陷征),多见于周围型肺癌。

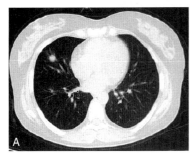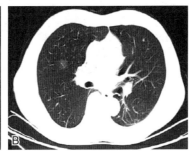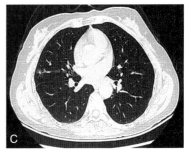

图 2-1-12　结节影

A.实性结节,右肺中叶外侧段见类圆形实性结节影,边缘毛糙,可见毛刺　B.纯磨玻璃结节,右肺中叶外侧段见磨玻璃密度结节影,边界较清　C.亚实性结节,右肺中叶外侧段见混合密度结节影,边界较清,病灶以磨玻璃密度为主,中心见少许实性成分

6. 肿块影　肿块是肺内病灶较常见的病变形态,其直径大于 3 cm,多单发,也可多发(图 2-1-13)。与结节影一样,单发者常见于肺癌、结核球、炎性假瘤等,多发者最常见于肺转移瘤,其他可见于血源性金黄色葡萄球菌肺炎、坏死性肉芽肿、多发性肺囊肿及寄生虫囊肿等。良性肿块多有包膜,边缘锐利光滑;恶性肿块多无包膜,其轮廓常呈分叶状。结核球常为圆形,中心可有点状钙化,周围常有卫星病灶。炎性假瘤近叶间胸膜或外围时可见邻近胸膜的粘连、增厚。错构瘤可有"爆米花"样的钙化。转移瘤常多发,大小不一,以中下肺野较多,密度均匀,边缘整齐。结节影和肿块影的区别只在于其大小。肿块内的组织不同,MRI 信号也不同。慢性肉芽肿、干酪样结核或错构瘤在 T_2WI 上呈低信号,原发癌或肺转移瘤在 T_2WI 上呈高信号。肿块坏死腔在 T_1WI 上呈低信号,在 T_2WI 上呈高信号。囊性肿块在 T_1WI 上呈低信号,在 T_2WI 上呈高信号。

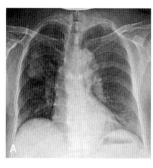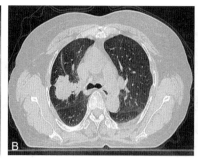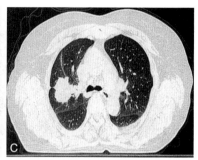

图 2-1-13　肿块影

A.肺癌,胸部正位 X 线片,示右肺上中野见一团块状密度增高影　B、C.同一病例,横断面
CT,示右肺上叶后段软组织密度团块影,呈分叶状,边缘毛糙,牵拉邻近胸膜

7. 钙化影　钙化在病理上属于变质性病变,一般发生在退行性变或坏死组织内。多见于肺或淋巴结干酪样结核病灶的愈合阶段。某些肺内肿瘤组织内或囊肿壁也可发生钙化。在 X 线片或 CT 上,钙化表现为边缘清楚锐利、大小形状不同的很高密度影,可为斑点状、块状及球形(图 2-1-14)。肺结核或淋巴结结核钙化呈单发或多发斑点状,错构瘤的钙化呈"爆米花"样,周围型肺癌的钙化呈单发点状或局限性多发颗粒状、斑片状,肺囊肿或寄生虫囊肿壁可以发生弧形钙化或沿囊肿壁分布的断续线样钙化。MRI 上钙化的信号强度不定。

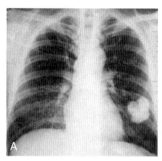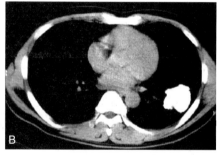

图 2-1-14　钙化影

A.错构瘤,胸部正位 X 线片,示左下肺野见块状高密度影,其密度高于肋骨
密度,边缘清楚　B.同一病例,横断面 CT 纵隔窗,示左下肺块状高密度影,
边界清晰

(二) 弥漫性异常

1. 粟粒病变　弥漫性粟粒病灶是两肺弥漫分布的粟粒样(≤4 mm)小结节影。多数粟粒病灶发生于肺间质内,多见于急性血行播散性肺结核、粟粒性肺转移瘤、特发性肺含铁血黄素沉着症等。急性血行播散性肺结核的粟粒病灶特点是病灶的分布、大小、密度均匀。粟粒性肺转移瘤粟粒病灶的特点是病灶的分布、大小较不均匀,动态观察短期内可增大、增多。较小的粟粒病灶多见于肺泡微石症,而较大的粟粒病灶则多见于粟粒性肺转移瘤、肺泡癌及 Ⅱ 期硅沉着病等(图 2-1-15)。粟粒病灶在 X 线胸透有时仅见肺透亮度减低,因此易漏诊。CT 显示粟粒病灶有优势,而 MRI 和 USG 均不能显示粟粒病灶。

2. 网状病变　是以间质改变为主的病变。引起肺间质改变的病变很多,如纤维结缔组织增生、肉芽组织增生、肿瘤细胞淋巴管浸润及炎性细胞浸润,渗出液及漏出液也可积聚于间质内。网状病灶多为弥漫性,且多呈对称性。早期主要见于两中、下肺的胸膜下区。随着病变的发展,可弥漫性分布于两肺。弥漫性网状病变可表现为自肺门区向外伸展的紊乱条索状、网状或蜂窝状影。网状病变多见于慢性支气管炎、特发性肺纤维化及晚期肺尘埃沉着病。常规 CT 可见支气管血管束增粗、支气管壁增厚及血管断面增粗,有时可

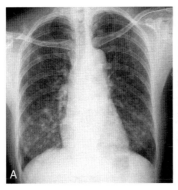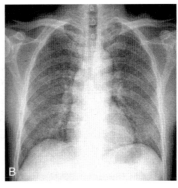

图 2-1-15 粟粒病变

A. 浸润性肺腺癌，胸部正位 X 线片，示两肺弥漫粟粒病灶，大小不一，肺透亮度减低，肺纹理显示不清　B. 急性血行播散性肺结核，胸部正位 X 线片，示两肺弥漫分布粟粒状密度增高影，肺纹理显示不清

见数毫米的小结节影。高分辨率 CT 可以发现早期轻微网状病灶，显示肺小叶内间质增厚和小叶间隔的增厚等微细改变（图 2-1-16）。MRI 显示网状病灶不如 CT。

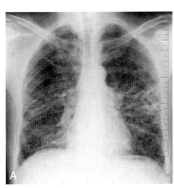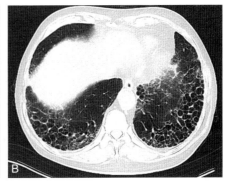

图 2-1-16 网状病变

A. 肺间质纤维化，胸部正位 X 线片，示两侧肺野对称性网状密度增高，以中、下肺野明显，两侧肺门、心缘及膈面不清　B. 另一肺间质纤维化病例，横断面 CT 肺窗，示两下肺网状密度增高影，以胸膜下区明显，肺纹理粗乱，小叶间隔增厚

二、气管及支气管的异常影像学征象

（一）支气管扩张

支气管扩张（bronchiectasis）是指支气管管径异常扩大。少数为先天性，系支气管弹力纤维不足或软骨发育不全，形成末端小支气管扩张。多数为后天性，主要为支气管阻塞及感染所致，多见于两下肺及右肺中叶。支气管扩张的形态有多种：①囊状支气管扩张（cystic bronchiectasis），多见于小支气管，表现为多数簇状分布或散在分布的囊腔，典型表现为葡萄串状，腔内可见液平面，腔外多较光滑。如合并感染，其周围可见炎症实变影。②柱型支气管扩张（cylindrical bronchiectasis），多见于肺段以下的分支，表现为支气管壁增厚，管腔增宽，扩张的支气管走行与 CT 扫描层面平行时可表现"轨道征"，与扫描垂直时显示为环状，支气管管径可明显大于伴行的血管，且与伴行血管断面形成"印戒征"。扩张的支气管内充满黏液时，CT 上可表现为柱状或结节状高密度影。③曲张型支气管扩张（varicose bronchiectasis），其表现与柱型支气管扩张相似，但管壁不规则，可呈串珠状（图 2-1-17）。

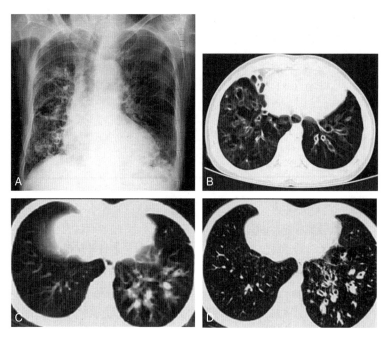

图 2-1-17　支气管扩张

A.胸部正位 X 线片,示两侧中下肺野中带肺纹理粗乱,并多发囊状透亮影　B.另一病例,横断面 CT 肺窗,示两肺多发囊状影,呈蜂窝状、串珠状改变　C.另一病例,横断面 CT 肺窗,示左下肺条状高密度影　D.另一病例高分辨率 CT,示柱型支气管扩张所致的左下肺多发管状影

(二) 支气管阻塞

支气管阻塞常由支气管腔内阻塞所致,也可由外在性压迫引起。腔内阻塞的病因可以是异物、肿瘤、炎性狭窄、分泌物淤积、水肿,也可以是血块等。外压性阻塞主要由邻近肿瘤或肿大淋巴结压迫所致。支气管异物多见于 5 岁以下儿童。由于阻塞的病因、阻塞的程度、阻塞的时间不同,可以引起不同的阻塞性改变。支气管阻塞可以引起阻塞性肺气肿、阻塞性肺不张和阻塞性肺炎,即"三阻征象"(图 2-1-18)。

1. 阻塞性肺气肿(obstructive emphysema)　多见于肿物直接阻塞或从外压迫支气管,引起不全性阻塞,吸气时胸腔压力降低,气道增宽,气体可通过;而呼气时气道变窄,气体不易呼出,致使阻塞远侧肺泡过度充气。阻塞性肺气肿可分局限性与弥漫性。局限性阻塞性肺气肿根据支气管阻塞的部位又有一侧性阻塞性肺气肿、肺叶性阻塞性肺气肿、肺段性阻塞性肺气肿。X 线片或 CT 表现为支气管阻塞以远的所属肺透亮度增高,相应部位的肺体积增大,肺纹理稀少(图 2-1-18E、F)。较大的肺叶或一侧肺的肺气肿可推压纵隔向健侧移位,患侧横膈下降,透视下可有纵隔摆动,即呼气时纵隔偏移向健侧,吸气时纵隔移向正常位置。局限性阻塞性肺气肿通常是中央型肺癌的早期征象,因此认识和发现轻度局限性阻塞性肺气肿非常重要。弥漫性阻塞性肺气肿为终末细支气管慢性炎症及狭窄,形成活瓣性阻塞,导致终末细支气管以远的肺泡过度充气。X 线片或 CT 表现为两肺野透亮度增高,且呼气相与吸气相肺野透亮度改变不明显,肺的外围部位可见大小不等的肺大疱,肺纹理分布稀疏。胸廓前后径增宽,横膈低平,后肋呈水平位,心影狭长呈垂位心形。

2. 阻塞性肺不张(obstructive atelectasis)　是支气管完全阻塞的后果,以支气管腔内阻塞多见。根据病程可分急性阻塞性肺不张和慢性阻塞性肺不张。根据范围可分一侧肺肺不张、肺叶肺不张、肺段肺不张及小叶肺不张。肺不张的基本影像学表现是不张的肺(叶、段、小叶)体积缩小,密度增高。肺不张的具体表现取决于不张所累及的部位及范围,一侧肺肺不张表现为患侧肺野呈均匀一致密度增高,患侧胸廓塌陷、横膈升高;纵隔向患侧移位,健侧肺有代偿性肺气肿。肺叶肺不张的基本表现为不张的肺叶体积缩小、密度增高,

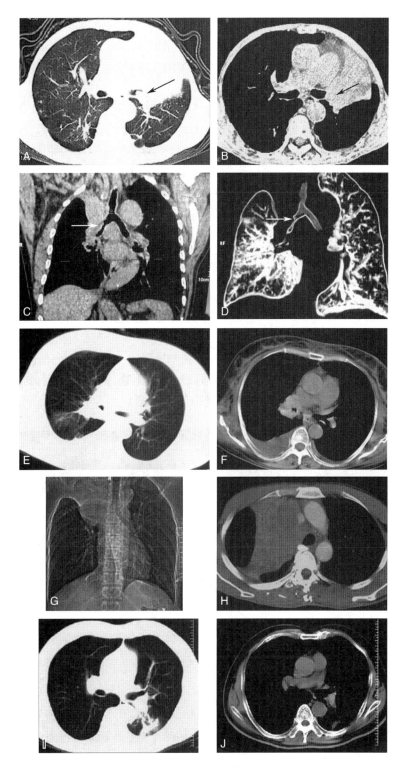

图 2-1-18　支气管阻塞

A、B. 支气管腔内阻塞,横断面 CT 肺窗(A)及纵隔窗(B)示左主支气管内小结节状密度增高影,左上叶肺不张

C、D. 支气管腔外压迫,冠状面 CT 重建成像(C)示纵隔内结节状影,右主支气管受压变窄,气管支气管树成像(D)示右主支气管受压变窄　　E、F. 阻塞性肺气肿,CT 横断面肺窗(E)示右肺门结节状影,右主支气管变窄,右肺野前部透亮度增高;纵隔窗(F)示右肺门增大,两侧胸腔有积液　　G、H. 阻塞性肺不张,胸部正位 X 线片(G)示右上肺野呈实变,下缘呈横"S"状,为右上肺中央型肺癌引起右上叶不张的特征性征象,中、下肺野透亮度增高,为代偿性肺气肿表现;横断面 CT 纵隔窗(H)示右肺野高密度影,形如风帆状,边缘内凹,为右上肺不张表现

I、J. 阻塞性肺炎,横断面 CT 肺窗(I)及纵隔窗(J)示左肺门区结节状影,左下肺背段可见不规则小片状高密度影

移位且边缘内凹,尖端指向肺门;邻近肺叶可出现代偿性肺气肿,肺门及纵隔可不同程度地向患侧移位,患侧横膈可有升高(图 2-1-18G、H)。肺段肺不张表现为尖端指向肺门的三角形密度增高影;小叶肺不张常表现为斑片状密度增高影,均不易与肺炎鉴别。肺不张在 MRI T_1WI 上表现为较高信号影,在 T_2WI 上为略高信号影。

3. 阻塞性肺炎(obstructive pneumonia) 多见于支气管的慢性不全性阻塞,由支气管阻塞以远部位的所属支气管分泌物引流不畅所致,表现为相应部位反复出现吸收缓慢的炎性片状影。因此,同一部位反复出现炎症性病变的征象,提示所属支气管有阻塞,应引起重视,查明支气管阻塞的原因。急性支气管完全阻塞,所属肺泡腔内的气体在一日之内被血液吸收,肺泡萎陷而肺体积缩小。慢性支气管完全阻塞,支气管内黏液潴留可产生支气管扩张,也可并发阻塞性肺炎。阻塞性肺炎表现与肺不张不同,所属肺体积不缩小,密度多不均匀,其内可有液化灶,病变边缘多较模糊(图 2-1-18I、J)。

三、肺门的异常影像学征象

(一)肺门的大小改变

肺门的大小改变以增大居多,缩小则少见;可以单侧,也可以两侧。一侧肺门增大的常见原因是中央型肺癌形成的肺门肿块或转移性淋巴结肿大,也可见于结核性淋巴结肿大。两侧肺门增大多见于结节病、淋巴瘤、肺血流增加或肺循环压力增高(图 2-1-19)。一侧肺门缩小可见于肺动脉分支先天狭窄或闭锁。两侧肺门缩小可见于法洛四联症,系肺动脉瓣或 / 和漏斗部狭窄所致。CT 发现肺门的结节或肿块时,常可见邻近支气管的受压变形。增强扫描可明确肺门正常结构以外的赘生物,同时可鉴别血管性病变与非血管性病变。MRI 能敏感检出肺门增大及鉴别血管性病变与非血管性病变。

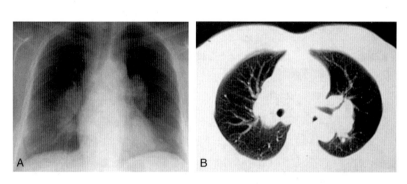

图 2-1-19　肺门增大
A.结节病,胸部正位 X 线片,示两侧肺门对称性增大,伴两侧肺门对称性密度
增高　B.同一病例,横断面 CT 肺窗,示两侧肺门对称性增大,两侧主支气管
未见明显受压变窄

(二)肺门的位置改变

肺门的位置改变多为肺门的上、下移位,常为同侧肺的不张或大量纤维化所致。上叶肺不张或大量纤维化常使肺门上移,而下叶肺不张可使肺门下移。肺叶切除术后,同侧肺门也发生移位。肺门的位置改变可提示同侧有肺容积缩小的病变存在。

(三)肺门密度的改变

肺门增大多伴有密度增高。中央型肺癌的管壁型或管外型肿块大小未超出肺动脉上干及下干的横径时,可仅表现为肺门密度增高。

四、纵隔的异常影像学征象

(一)纵隔的位置改变

纵隔的位置改变主要是指纵隔左右移位,可向健侧移位,也可向患侧移位。肺不张是引起纵隔移位的常见原因之一。肺段范围以下的肺不张一般不引起纵隔移位。大叶性肺不张,尤其是一侧肺的不张,可引起纵隔向患侧较明显移位。广泛的肺硬变或广泛胸膜粘连增厚等引起肺容积缩小,可牵拉纵隔向患侧移位。而大量胸腔积液或积气、胸膜肿瘤、肺内巨大肿瘤及偏侧生长的纵隔肿瘤等均可推压纵隔向健侧移位。因此,根据纵隔位置改变的方向和程度可推测病变的侧别及性质。一侧主支气管不完全阻塞时,两侧胸腔压力失去平衡,呼气时患侧胸腔内压升高,纵隔向健侧移位,吸气时纵隔恢复原位,称此为纵隔摆动(图2-1-20)。

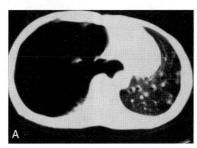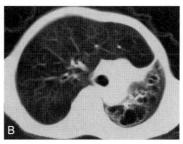

图2-1-20 纵隔的位置改变
A.右肺肺气肿,横断面CT肺窗,示右肺透亮度增高,肺体积增大,肺纹理很稀少,纵隔向左侧明显移位 B.先天性左肺发育不良,横断面CT肺窗,示左肺体积小,肺呈多发气囊状,右肺代偿性气肿,纵隔明显向左移位

(二)纵隔的形态改变

纵隔的形态改变主要表现为纵隔局限性隆突或普遍性增宽,可分为局限性和弥漫性,多为局限性。引起纵隔局限性形态改变的常见病变有纵隔肿瘤或局部淋巴结肿大及某些大血管病变。引起纵隔弥漫性形态改变的病变有纵隔炎症、纵隔内出血及淋巴瘤等。纵隔的形态改变以纵隔肿瘤引起最常见,胸腺瘤引起前纵隔的形态改变,淋巴瘤主要引起中纵隔的形态改变,神经源性肿瘤则主要引起后纵隔的形态改变。支气管囊肿好发于支气管周围部、气管或食管旁及肺门部。由于纵隔肿瘤有其好发的部位,因此,结合肿瘤的位置、密度或信号的表现及邻近结构的改变,多可推测其来源及性质。此外,脂肪组织增加、异位器官、腹腔组织或器官疝入胸腔也可使纵隔增宽、变形。MRI可清晰显示纵隔肿瘤的部位与形态、信号强度与邻近改变。严重的弥漫性肺气肿时,纵隔可变为狭长。

(三)纵隔的密度改变

软组织病变密度与正常纵隔密度多无差异而难于分辨。气管支气管损伤等原因发生的纵隔气肿,可见纵隔内低密度的气带影,纵隔气肿常与气胸及皮下气肿并存。腹腔空腔器官疝入纵隔时,可见其内有不规则的低密度空气影。畸胎瘤所含的骨和牙、动脉瘤壁钙化、淋巴结结核钙化均表现为纵隔内高密度影。

五、胸膜及胸膜腔的异常影像学征象

(一)胸腔积液

胸腔积液(pleural effusion)的病因较多,因此,积液的性质也是多样的,可以是渗出液或漏出液,也可以是血性或乳糜性液体。根据积液是否完全依重力和表面张力在胸膜腔内分布可分为游离性胸腔积液(free pleural effusion)、局限性胸腔积液(focal pleural effusion)和肺下积液(subpulmonic effusion)。

1. 游离性胸腔积液 根据其积液量多少又可分为:①少量积液,液量达250 mL左右时,胸部站立位X线片仅见肋膈角变钝、变浅或填平。随液量增加可依次闭塞外侧肋膈角、掩盖膈顶。②中量积液,积液上缘在第4肋前端平面以上,第2肋前端平面以下、中下肺野呈均匀致密影,其上缘呈外高内低的弧形凹面。③大量积液,积液上缘达第2肋前端以上,患侧肺野呈均匀致密影,肋间隙增宽,纵隔向健侧移位(图2-1-21A)。

2. 局限性胸腔积液 胸腔积液因胸膜粘连而局限于胸腔的某一部分。根据其积液部位分为:①包裹性胸腔积液(encapsulated pleural effusion):多见于胸下部侧后胸壁,切线位X线片上表现为自胸壁向肺野凸出之半圆形或扁丘状阴影,其上下缘与胸壁的夹角为钝角,密度均匀,边缘清楚(图 2-1-21B)。②叶间积液(interlobar effusion):为局限于叶间裂的积液,可单独存在,也可与游离性积液并存,胸部侧位 X 线片上其典型表现是叶间裂部位的梭形中等密度影,密度均匀,边缘清楚(图 2-1-21C)。

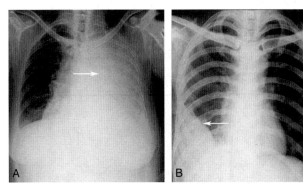
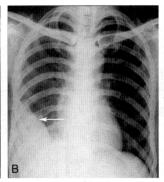
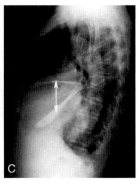

图 2-1-21 胸腔积液
A. 左侧大量游离性胸腔积液,胸部正位 X 线片,示左侧肺野呈一致性密度增高,纵隔向右侧移位　B. 右侧包裹性胸腔积液,胸部正位 X 线片,示右下侧胸壁可见梭形密度增高影凸向肺,密度均匀,边界清晰,可见与胸壁的夹角为钝角,易与肺内病变鉴别　C. 叶间积液,胸部左侧位 X 线片,示水平裂走行区与斜裂走行区可见条状密度增高影,边缘清楚,易与肺内病变鉴别

3. 肺下积液　为位于肺底与横膈之间的胸膜腔积液,右侧较多见,立位上液体的上缘表现为向上隆突的弧形易误诊为膈升高,如立位向一侧倾斜 60°或取仰卧位检查时见液体弥散于胸膜腔,正常位置的膈顶显露。

CT 可较敏感发现少量胸腔积液(图 2-1-18F),由于其密度均匀,且近似水密度,结合其部位及形态,多可做出定位及定性诊断。MRI 在显示胸腔积液方面比 CT 更具优势,一般非出血性的积液在 T_1WI 上多呈低信号;而结核性胸膜炎引起的积液及外伤等所致的积液,由于其内含有较高蛋白质和细胞成分,在 T_1WI 上可呈中高信号。胸腔积液不论其性质如何,在 T_2WI 上均为较高信号。MRI 可多轴位进行检查,有利于包裹性胸腔积液及叶间积液的观察,也利于胸腔积液、腹腔积液的鉴别。USG 可见液性无回声暗区,如果胸腔积液黏稠,则在无回声区内出现散在漂浮的点、带状较低回声。

（二）气胸或液气胸

空气进入胸膜腔内称为气胸(pneumothorax),胸膜腔内既有空气又有液体,称液气胸(hydropneumothorax)。无外伤时肺内空气进入胸膜腔(如胸膜下肺大疱的破裂),称自发性气胸。当胸膜裂口具活瓣作用时,气体只进不出或进多出少,可形成张力性气胸。壁胸膜、脏胸膜因直接损伤而破裂,体外或肺内空气可进入胸腔(如胸壁穿通伤等),为外伤性气胸。少量气胸时,首先自外围将肺向肺门方向压缩,气胸区无肺纹理,同时可见被压缩肺的脏胸膜,称为气胸线。大量气胸时,气胸区可占据肺野的中外带,压缩的肺呈密度均匀软组织影。同侧肋间隙增宽,横膈下降,纵隔向健侧移位。液气胸时可见气 – 液平面。超声能够通过判断肺滑动和寻找肺点等影像特征快速诊断气胸,但对于大量气胸患者,肺点往往很难发现(图 2-1-22)。

（三）胸膜增厚、粘连及钙化

胸膜炎性纤维素渗出、肉芽组织增生及出血机化等均可引起胸膜增厚(pleural thickening)、粘连(adhesion)。胸膜增厚与粘连常同时存在。胸膜钙化是陈旧胸膜增厚的表现,多见于结核性胸膜炎、脓胸、出血机化、肺尘埃沉着病等。轻度局限性胸膜增厚、粘连多发生在肋膈角区,表现为肋膈角变浅、变平,横膈运动轻度受限。广泛胸膜增厚、粘连时,可见患侧胸廓塌陷,肋间隙变窄,胸部 X 线片可见患侧肺野密度增高,沿胸壁可见带状密度增高影,肋膈角近似直角或闭锁,膈升高且膈顶变平,膈运动微弱,纵隔可向患侧移位。胸膜钙化呈片状、不规则点状或格栅状高密度阴影,包裹性胸膜炎胸膜钙化可呈弧线形或不规则环形。CT 显示胸膜增厚、粘连与钙化比胸部 X 线片更敏感(图 2-1-23)。

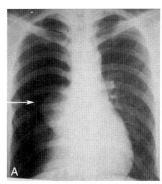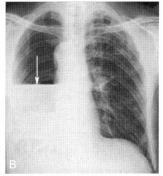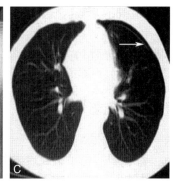

图 2-1-22 气胸与液气胸

A. 右侧气胸, 胸部正位 X 线片, 示右侧肺野透亮度增高, 未见肺纹理, 右侧肋间隙增宽, 右侧横膈下降, 右肺压缩至肺门, 纵隔向健侧移位　B. 右侧液气胸, 胸部正位 X 线片, 示右上肺野透亮度增高且不见肺纹理, 下肺野密度均匀增高且见液－气平面　C. 左侧气胸, 横断面 CT 肺窗, 示左侧前外部胸壁下方有新月形透亮带, 可见脏胸膜 (气胸线, 白箭)

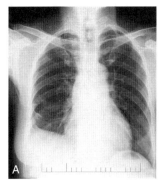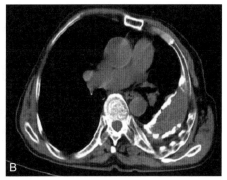

图 2-1-23 胸膜增厚、粘连及钙化

A. 胸部正位 X 线片, 示右膈升高, 失去正常的穹隆状形态, 右肋膈角闭塞, 为胸膜增厚粘连的表现　B. 另一病例, 横断面 CT 纵隔窗, 示左侧胸膜塌陷, 左侧胸壁下可见不规则梭状密度增高影, 沿胸壁有不规则条状钙化, 为包裹性胸腔积液的胸膜增厚、粘连及钙化

(四) 胸膜肿块

胸膜肿块 (pleural mass) 表现为半球形、扁丘状或不规则形, 基底紧贴胸壁, 凸缘多与胸壁成钝角相交, 密度均匀, 边缘清楚 (图 2-1-24)。CT 有时可见肿块周边与胸膜相延续而形成胸膜尾征, 增强扫描时肿块多

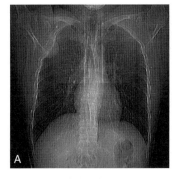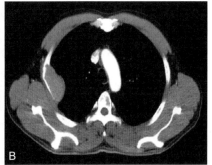

图 2-1-24 胸膜肿块

A. X 线片　B. CT

右上胸壁可见一丘状团块影, 密度均匀, 边缘清楚, 与胸壁的夹角为钝角, 邻近骨质破坏。

有较明显强化。MRI 的 T_1WI 上肿瘤呈中等信号，T_2WI 上信号强度增高。USG 上显示与胸壁相邻接的圆形或椭圆形中等回声团块，良性肿块大多回声均匀，包膜完整；恶性肿块大多回声不均匀，无完整包膜。胸膜肿块可为局限性或弥漫性，弥漫性均为恶性。弥漫性胸膜肿块多伴有弥漫性胸膜增厚，表面高低不平，呈结节状或波浪状，范围较广者可累及整个一侧胸膜腔。

六、横膈的异常影像学征象

（一）横膈的形态改变

膈肌局部较薄弱时，由于腹腔压力大于胸腔压力，可使膈局限性膨出。局限性膈膨出 X 线片上表现为膈顶局限性半圆形凸向肺野。结核或炎症引起的膈胸膜粘连时，膈面上可见幕状阴影。膈胸膜增厚、粘连可使膈平直，且常伴肋膈角变钝或闭锁。

（二）横膈的位置改变

膈上病变如肺不张、肺毁损、肺叶切除术后、膈神经麻痹及膈下病变（如腹部肿瘤、膈下脓疡），均可使患侧膈升高，大量腹腔积液及腹腔巨大肿瘤可使两侧膈升高，严重肺气肿则可使膈下降且膈顶变平。

（三）横膈的运动改变

胸膜粘连、膈膨出均可使膈运动减弱甚至消失。肿瘤等引起的膈麻痹，透视下呼吸时的膈运动患侧与健侧相反，即吸气时膈升高，呼气时膈反而下降，称为矛盾运动。

第三节　常见疾病的影像学诊断

胸廓、肺部与纵隔、横膈的疾病种类很多，不同的疾病，病变的分布不一样，可以是分布较局限的局限性病变，也可以是弥漫性分布的弥漫性病变。

一、局限性病变

（一）大叶性肺炎

【病理与影像】

大叶性肺炎（lobar pneumonia）为细菌引起的急性肺部炎症，主要致病菌为肺炎球菌。炎性渗出主要在肺泡，支气管及间质很少有改变。大叶性肺炎病理改变可分为四期：①充血期，为发病后 12~24 h，此时患部毛细血管扩张、充血，肺泡内有浆液性渗出液，渗出液中细胞不多，肺泡内仍可含气体。炎性渗液及细菌经细支气管及肺泡壁上的肺泡孔扩展到邻近肺泡而使炎症区扩大。充血期由于很多肺泡尚充气，X 线片或 CT 可无异常所见或仅见病变区肺纹理增强。②红色肝样变期，为发病 2~3 d 后，肺泡内充满大量纤维蛋白及红细胞等渗出物，使肺组织变硬，切面呈红色肝样。③灰色肝样变期，为再经过 2~3 d，肺泡内红细胞减少，而代之以大量的白细胞，肺组织切面呈灰色肝样。红色肝样变期及灰色肝样变期表现为均匀的大片状中等密度影，实变区形态与受累的肺段或肺叶的轮廓相符合。实变肺组织内有时可见透亮的支气管影，称空气支气管征或支气管气像。病变的边缘模糊不清，但病变发展到脏胸膜时可显示清楚的界线。④消散期，为发病 1 周后，肺泡内的渗出物开始溶解而被排出或吸收，肺泡重新充气。表现为实变影的密度逐渐降低，病变呈散在的、大小不一和分布不规则的斑片状影，病灶逐渐吸收消散而恢复正常。在与病变邻接的叶间裂处可遗留有增厚的叶间胸膜影。少数病例可因长期不吸收而演变为机化性肺炎。典型病例图像见图 2-1-25。

【临床表现】

本病在冬、春季节发病较多，多见于青壮年。临床上起病急，以突然高热、恶寒、胸痛、咳嗽、咳铁锈色痰为临床特征。在不同病变期间可有不同的阳性体征，如实变期局部叩诊浊音、语颤增强、呼吸音减低和肺部啰音等。若病变范围较广，静脉血不能在肺部充分氧合，则造成动脉氧合度降低，出现气急和发绀等症状。血常规检查白细胞总数及中性粒细胞明显增高。

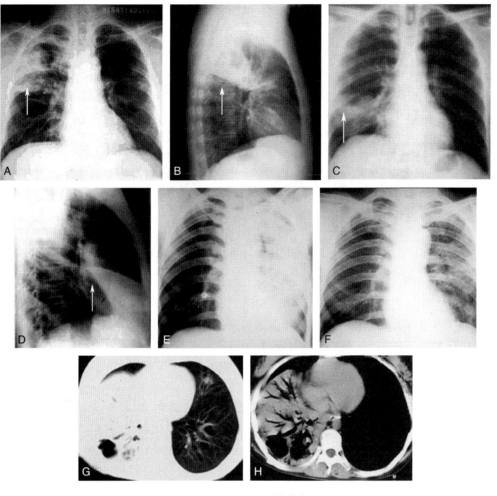

图 2-1-25　大叶性肺炎

A、B. 右肺上叶大叶性肺炎,胸部正位(A)及右侧位(B)X 线片示右肺上叶大片状高密度影(白箭)　C、D. 右肺中叶大叶性肺炎,胸部正位(C)及右侧位(D)X 线片示右肺中叶大片状中等密度影(白箭)　E、F. 左肺上叶大叶性肺炎,治疗前(E)、后(F)的胸部正位 X 线片示病灶经治疗可基本吸收消散　G、H. 右肺下叶大叶性肺炎,横断面 CT 肺窗(G)示右下肺大片状中等密度影,纵隔窗(H)示空气支气管征

【诊断与鉴别诊断】

大叶性肺炎患者临床症状较典型,实变期的影像学表现亦较典型,所以诊断一般不难。

有时由于及时治疗或病变处于吸收阶段,大叶性肺炎可表现不典型,尚需与干酪性肺炎、肺不张、其他肺部炎症或肺炎型肺癌等鉴别。

(二) 支气管肺炎

【病理与影像】

支气管肺炎(bronchopneumonia)又称小叶性肺炎(lobular pneumonia)。病原体可为细菌性,也可为病毒性,以细菌性较常见。常见的致病菌为链球菌、葡萄球菌和肺炎球菌等,两肺下部血液淤滞可诱发感染。支气管肺炎多由支气管炎和细支气管炎发展而来。肺泡病变以小叶支气管为中心,经终末细支气管延及肺泡,在支气管和肺泡内产生炎性渗出物。病变范围为小叶性,呈散在性两侧分布,也可融合成片状。由于细支气管炎性充血水肿及渗出,易导致细支气管不同程度的阻塞,可出现小叶性肺气肿或肺不张,也可阻塞节段支气管引起节段性不张。病变多见于两肺中下野的内带、中带,为沿支气管分布的斑点状或斑片状密度增高影,边缘较淡且模糊不清,病变可融合成片状或大片状。长期卧床患者的坠积性支气管肺炎,病灶多见于脊柱两旁及两下肺野,肺纹理增多、增粗且较模糊。病灶液化坏死可形成空洞,表现为斑片状影中可见类圆形透亮影。有时可见肺气囊,为引流支气管因炎症而形成活瓣作用所致。典型病例图像见图2-1-26。

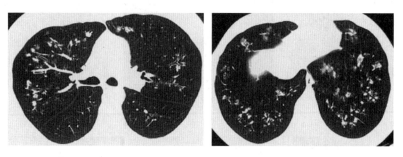

图2-1-26 支气管肺炎
高分辨率CT肺窗,不同层面示两中、下肺野对称性多发性小
片状密度增高影,主要沿肺纹理分布。

【临床表现】

支气管肺炎多见于婴幼儿、老年人及极度衰弱的患者或术后及长期卧床患者,临床表现较重,多有高热、咳嗽、咳泡沫样黏痰或脓痰,并伴有呼吸困难、发绀及胸痛等。胸部听诊有中、小水泡音。发生于极度衰竭的老年患者时,因机体反应性低,体温可不升高,血白细胞计数也可不增多。

【诊断】

支气管肺炎好发于两中下肺野的内带、中带,病灶沿支气管分布,形态为结节状或斑片状,常合并阻塞性肺气肿或小叶肺不张的影像特点,结合临床多见于婴幼儿及年老体弱者,有相应的临床症状和体征,多可做出诊断。

(三) 肺脓肿

【病理与影像】

肺脓肿(lung abscess)是多种化脓性细菌所引起的破坏性疾病。早期为肺实质的化脓性炎症,继而发生液化坏死形成脓肿。按病程可分急性肺脓肿与慢性肺脓肿,感染途径为吸入性、血源性及邻近器官直接蔓延。①吸入性:为最常见的感染途径,带有化脓性细菌的分泌物或异物进入终末细支气管或呼吸性支气管,细菌在其内生长和繁殖,发生炎变和坏死,坏死物质液化并穿破细支气管进入肺实质,引起肺组织坏死及反应性渗出。随病变发展,在坏死组织周围肉芽组织和纤维组织增生,形成脓肿壁,将坏死组织与未坏死组织隔开。如坏死区与支气管相通,则有空气进入其内形成空洞。急性肺脓肿的空洞周围有较厚的炎性浸润,邻近胸膜可有少量无菌性渗液或局部有胸膜炎症或胸膜粘连,脓肿可破入胸膜腔引起脓胸或脓气胸。②血源性:常继发于金黄色葡萄球菌引起的脓毒血症,病变常为多发性。③邻近器官直接蔓延:为胸壁感染、膈下脓肿或肝脓肿直接蔓延累及肺部。急性化脓性炎症阶段,病灶呈较大片状的致密影,中央密度较低,边缘模糊。空洞形成后可见洞内壁光滑或高低不平,空洞中可见液平面,洞壁较厚,外缘多模糊,边界不清。血源性肺脓肿多为两肺多发性、圆形或类圆形高密度影或/和厚壁空洞影。增强扫描可见病灶有强化,脓肿壁形成者表现为环形强化。典型病例图像见图2-1-27。

【临床表现】

急性肺脓肿发病急剧,有高热、寒战、咳嗽、胸痛等症状。发病后1周左右可有大量脓痰咳出,有腥臭味,放置后可分三层,有时痰中带血。全身中毒症状较明显,有多汗或虚汗。白细胞总数显著增多。由厌氧菌引起的肺脓肿起病比较隐匿,呈亚急性或慢性发展过程,多数患者仅有低热、咳痰。慢性肺脓肿临床上以咳嗽、脓痰或脓血痰、胸痛、消瘦为主要表现,白细胞总数可无明显变化。

【诊断与鉴别诊断】

肺脓肿早期表现为大片状致密影,中央可见局限性低密度区,随病变发展,其内可形成空洞,伴有液 –

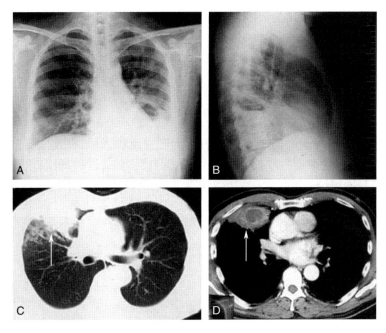

图 2-1-27 肺脓肿

A.胸部正位 X 线片,示左中下肺野可见团块状密度增高影,边缘较模糊,
部分与心腔影重叠,其内可见气 – 液平面　B.左侧位 X 线片,示脊柱旁圆
形高密度影,可见空洞,洞壁较厚、较规则　C.另一病例的横断面 CT 肺窗,
示右上叶前段块状高密度影,边缘模糊　D.另一病例的增强扫描纵隔窗,
示病灶有强化,其内有圆形低密度无强化区

气平面或液 – 液平面,洞壁内缘光滑。结合临床起病急,有高热、寒战、咳脓痰或脓血痰、白细胞计数升高等
表现,可诊断为急性肺脓肿。

在肺脓肿形成空洞之前,需与大叶性肺炎进行鉴别。大叶性肺炎按肺叶分布,肺脓肿则可跨叶分布。
慢性肺脓肿形态不规则,洞壁较厚,应注意与肺结核空洞、肺癌空洞鉴别。结核空洞内多无气 – 液平面,周
围常有卫星病灶,同侧和 / 或对侧伴有结核灶。肺癌空洞壁厚薄不均,内壁呈结节状凹凸不平,外缘可呈分
叶状,常可见毛刺。多发性肺脓肿需与转移瘤鉴别。

(四)肺结核

肺结核(pulmonary tuberculosis)是由结核分枝杆菌在肺内所引起的一种常见的慢性传染性疾病。结核
分枝杆菌初次侵入肺部和再次感染时由于免疫力的不同,在肺内产生的病理演变也不同。肺内基本病变主
要为渗出性病变、增殖性病变及变质性病变,三者常常同时存在于同一个病灶内,而以其中某一种为主。渗
出性病灶可自行缓慢地吸收或经治疗后较快地吸收,如早期不吸收,则形成结核性肉芽组织,成为增殖性病
灶。增殖性病灶需经纤维化才能愈合。渗出性病灶如迅速发展或相互融合可形成干酪性肺炎,干酪性病灶
则大都需经钙化才能愈合。

肺结核病的转归取决于治疗和机体的免疫力。根据影像学表现及痰菌检查,肺结核可分为三期,即进展期、
好转期和稳定期。①进展期:结核病灶范围扩大,病灶干酪性坏死而形成空洞或经支气管播散至肺的其他部位,
痰内结核分枝杆菌阳性。②好转期:结核病灶范围缩小(或空洞缩小甚至闭合),痰内结核分枝杆菌连续 3 个月
阴性。③稳定期:结核病灶纤维化或钙化,空洞闭合,痰内结核分枝杆菌连续 6 个月以上阴性。病变的进展与
好转不是单独进行的,可以相互转化。病变的稳定也不是绝对的,即使已静止或愈合的病灶也可能复发。

肺结核具有复杂的临床、病理及影像学表现,较难制定一种满意的分类。1998 年,中华结核病学会制
定了我国新的结核病分类法,即原发性肺结核(primary pulmonary tuberculosis)(Ⅰ 型)、血行播散性肺结核
(hematogenous disseminated pulmonary tuberculosis)(Ⅱ 型)、继发性肺结核(secondary pulmonary tuberculosis)

（Ⅲ型）、结核性胸膜炎（tuberculous pleuritis）（Ⅳ型）及肺外结核（extrapulmonary tuberculosis）（Ⅴ型）。

肺结核的诊断以临床症状、实验室检查及影像学表现为依据。痰检找到结核分枝杆菌或纤维支气管镜检找到结核性病灶是肺结核诊断的可靠依据。结核菌素试验阳性有助于青少年肺结核的诊断。影像学检查在肺结核的诊断与鉴别诊断、动态观察方面具有重要的作用，是肺结核诊断中不可缺少的手段。

1. 原发性肺结核（Ⅰ型）

【病理与影像】

（1）原发综合征（primary complex）　结核分枝杆菌经呼吸道吸入后，经支气管、细支气管、肺泡管到肺泡，在肺实质内产生急性渗出性炎症性改变，其大小多数为 0.5~2 cm，这种局限性炎性实变称为原发病灶。原发病灶内的结核分枝杆菌很快经淋巴管向局部淋巴结蔓延，引起结核性淋巴管炎和结核性淋巴结炎。肺部原发灶、局部淋巴管炎和所属淋巴结炎三者结合起来为原发综合征。原发病灶可融合或扩大，甚至可累及整个肺叶。原发病灶表现为大小不等的云絮状或类圆形密度增高影，边缘模糊不清，多位于中肺野。淋巴管炎表现为一条或数条较模糊的条索状影自原发病灶引向肺门。淋巴结炎表现为肺门或纵隔淋巴结肿大。原发病灶、淋巴管炎与肿大的肺门淋巴结连接在一起，形成"哑铃"状，为典型的原发综合征表现。有的患者原发病灶范围较大，常可掩盖淋巴管炎和淋巴结炎。淋巴结肿大主要见于肺门、纵隔气管旁及隆突下，增强扫描多呈环形强化。肿大淋巴结可融合成团块。肺门肿大淋巴结压迫支气管可引起肺叶或肺段的不张。典型病例图像见图 2-1-28A。

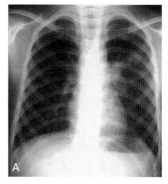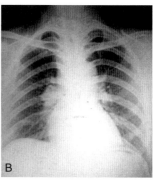

图 2-1-28　原发性肺结核
A. 原发综合征，胸部正位 X 线片，示左上肺中带片状模糊阴影，左肺门增大，两者间见数条条索状影　B. 胸内淋巴结结核，胸部正位 X 线片，示右肺门增大，密度增高，边缘模糊

（2）胸内淋巴结结核（tuberculosis of intrathoracic lymph nodes）　原发综合征虽为原发性肺结核的典型表现，但由于原发病灶的病理反应一般较轻，易被吸收或掩盖，而淋巴结内干酪样坏死较严重，其吸收愈合的速度较慢，当原发病灶完全吸收时，纵隔和 / 或肺门淋巴结肿大则成为原发性肺结核的重要表现，称此为胸内淋巴结结核。淋巴结肿大，常伴周围组织渗出性炎性浸润，称为炎症型，表现为肺门增大，边缘模糊，与周围肺组织分界不清；或上纵隔影一侧或两侧呈弧状增宽，边缘轮廓模糊不清（图 2-1-28B）。淋巴结周围炎吸收后，在淋巴结周围有一层结缔组织包绕，称为结节型，表现为肺门区或纵隔圆形或卵圆形边界清楚的软组织密度影突出，主支气管可有受压变窄的表现。如数个相邻淋巴结均肿大可呈分叶状边缘，甚至使纵隔影增宽，边缘呈波浪状。MRI 的 T_1WI、T_2WI 上肿大淋巴结呈中等信号。

【临床表现】

原发性肺结核最常见于儿童，少数可见于青年。多数原发综合征患者临床症状不明显，可有低热、盗汗、乏力、食欲欠佳及轻咳等。少数可有高热，体温甚至可达 40℃。胸内淋巴结结核患者临床症状较轻。

【诊断与鉴别诊断】

原发综合征影像学表现为典型的"哑铃"状，诊断多不难。

当原发病灶较大，将肺门淋巴结炎及引流淋巴管炎掩盖而表现为片状密度增高影时，需与肺部炎症鉴别。胸内淋巴结结核表现为多数淋巴结肿大时，需与淋巴瘤鉴别，发病年龄轻、增强扫描可呈多个环形强化，有助于结核的诊断。

2. 血行播散性肺结核（Ⅱ型）　本型肺结核详见本节后文弥漫性病变部分所述。

3. 继发性肺结核（Ⅲ型）

【病理与影像】

继发性肺结核是肺结核中最常见的类型，多见于成年人。多为已静止的原发病灶重新活动，即内源性。

偶为外源性再感染,即结核分枝杆菌被再次从外界吸入肺部,因为机体已产生特异性免疫力,结核分枝杆菌不再在淋巴结内引起广泛干酪性病灶,故肺门淋巴结一般不大。病变趋向局限于肺的局部,多在肺尖、锁骨下区及下叶背段。其影像学表现多种多样,与病变性质有关。根据其病变特点可分为以下三种类型,即以渗出浸润为主型、以干酪病变为主型和以空洞为主型,常多种形态并存,以其中一种为主。

(1) 以渗出浸润为主型　病灶大多呈斑片状或云絮状,边缘模糊。病灶可单发或多发,同时见于两肺锁骨上、下区是较为典型的表现(图 2-1-29A)。浸润性病变常与纤维化并存,故常伴有肺容积缩小和支气管扩张,有时也可见局限性肺气肿表现。邻近肺野的肺纹理可增粗、紊乱、扭曲。浸润性病灶也可与肺内粟粒状或结节状病灶、不规则钙化灶等同时存在。空洞可为薄壁、厚壁,有时可见较广泛或散在的支气管播散灶,表现为同侧或对侧低于空洞位置的斑点状或斑片状影,常见于肺下叶背段和基底段。

(2) 以干酪病变为主型　包括结核球和干酪性肺炎。结核球为由纤维组织包围干酪性病变而成的球形病灶,呈圆形或椭圆形,好发于肺上叶尖后段与肺下叶背段,多为单发,其大小多为 2~3 cm,轮廓较光滑整齐,密度较高且较均匀(图 2-1-29B)。有的病灶内可见成层的环形或散在的斑点状钙化。结核球邻近的肺野可见散在的增殖性或纤维性病灶,称之为卫星病灶。干酪性肺炎为大量结核分枝杆菌经支气管侵入肺组织而迅速引起的干酪样坏死性肺炎,多见于机体抵抗力极差,对结核分枝杆菌高度过敏的患者。多表现为肺上叶的大叶性实变,其内可见多个虫蚀样空洞(图 2-1-29C、D),下肺常可见沿支气管分布的播散病灶。

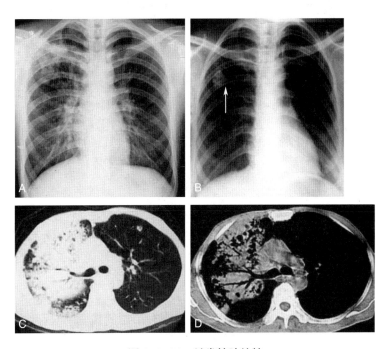

图 2-1-29　继发性肺结核
A. 胸部正位 X 线片,示右上肺野锁骨上、下区片状密度增高影,边界不清　B. 结核球,胸部正位 X 线片,示右上肺野锁骨下区结节状密度增高影,边界清楚　C、D. 干酪性肺炎,横断面 CT 肺窗(C),示右上肺大片状密度增高影,其内见小空洞,左肺野亦可见斑片状影,纵隔向右移位;纵隔窗(D),示右上肺病灶内可见空气支气管征

(3) 以空洞为主型　以纤维厚壁空洞、广泛的纤维性病变及支气管播散病灶组成病变的主体。此型患者痰中可查出结核分枝杆菌,是结核病的主要传染源。锁骨上、下区有形状不规则的慢性纤维空洞,周围伴有较广泛的条索状纤维性病变和散在的新老不一的病灶,常见钙化。肺纹理粗乱扭曲,在同侧和/或对侧多可见斑点状的支气管播散病灶。由于广泛的纤维收缩,常使同侧肺门上提,肺纹理垂直向下呈垂柳状。可合并支气管扩张。未被病变所累及的肺野呈代偿性肺气肿表现。肺内病变范围广泛,且以纤维性病变为主

时称肺硬变。肺的广泛纤维化及胸膜增厚引起同侧胸廓塌陷,邻近肋间隙变窄,纵隔被牵拉向患侧移位,肋膈角变钝,同时可伴有横膈圆顶幕状粘连(图 2-1-30)。可继发肺动脉高压及肺源性心脏病,出现相应的影像学表现。纤维组织和空洞壁在 MRI 的 T_1WI 及 T_2WI 上均呈较低信号,空洞内气体无信号。

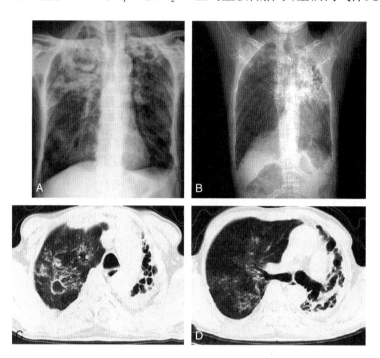

图 2-1-30 以空洞为主型的继发性肺结核
A、B. 胸部正位 X 线片,示两上肺野片状不均匀密度增高影,其内可见空洞影,两侧肺门上提,两下肺纹理呈垂柳状,两下肺可见小片状播散病灶;C、D. 另一病例 CT,示双上肺片状不均匀密度增高影,内见空洞,左侧胸廓塌陷,左侧部分肺组织毁损

【临床表现】

继发性肺结核临床表现个体差异很大,与病变的发展阶段也有关。有的可无任何临床症状,因体格检查而发现。有的仅有咳嗽、咯血及胸痛。但有些患者除了这些症状外,尚有较明显的全身中毒症状,可表现为低热、盗汗、乏力、食欲减退和消瘦等。

【诊断与鉴别诊断】

继发性肺结核好发于两肺上叶尖后段及下叶背段,以多种形态的病变同时存在为其特点。多表现为云絮状渗出性病灶,常有纤维性病灶、增殖病灶及钙化灶同时存在,据以上多能做出诊断。

以渗出浸润为主型肺结核病理演变复杂,临床症状轻重不一,影像学表现多样,与诸多疾病的影像学表现相似,特别是有时与肺癌和肺炎很相似,在诊断时应注意鉴别。以干酪病变为主型肺结核表现为球形病灶时,需与周围型肺癌和炎性肿块鉴别;表现为肺段、肺叶阴影时,需与中央型肺癌及慢性肺炎鉴别。以空洞为主型肺结核常有较明确的久治未愈的肺结核病史,影像学表现为上部胸廓塌陷,纵隔、气管向病侧移位,邻近胸膜增厚;肺叶体积缩小,在大范围纤维化的基础上,可见空洞、钙化影及肺门上移,下肺叶肺纹理呈垂柳样,膈肌升高等,一般诊断不难。积极痰检找结核分枝杆菌、纤维支气管镜检、动态观察等均有助于诊断与鉴别诊断。

4. 结核性胸膜炎（Ⅳ型）

【病理与影像】

结核性胸膜炎可与肺结核同时出现,也可单独发生。前者多系淋巴结中的结核分枝杆菌经淋巴管逆流至胸膜所致,后者多系邻近胸膜的肺内结核灶直接蔓延所致。结核性胸膜炎在临床上分为干性结核性胸膜炎及渗出性结核性胸膜炎。干性结核性胸膜炎指不产生明显渗液或仅有少量纤维素渗出的胸膜炎,胸部X线片上常无明显改变。渗出性结核性胸膜炎多发生于初次感染的后期,多为单侧,渗出液多为浆液性。结核性胸膜炎的胸腔积液常呈游离状态,也可局限于胸腔的某一部位。病程较长者,有大量纤维素沉着,则引起胸膜肥厚、粘连或钙化(图2-1-31)。胸腔积液及胸膜增厚、粘连、钙化的影像表现可参见本章第二节中"胸膜及胸膜腔的异常影像学征象"部分。

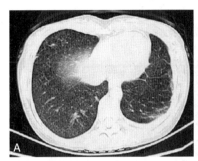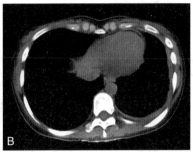

图2-1-31　粟粒型肺结核、左侧结核性胸膜炎
A.横断位肺窗,示双肺多发粟粒状小结节　B.横断位纵隔窗,示左侧胸膜明显增厚

【临床表现】

结核性胸膜炎多见于儿童与青少年,可见于原发性肺结核或继发性结核。干性结核性胸膜炎的临床症状主要为发热及胸痛,深呼吸或咳嗽时胸痛加剧。渗出性结核性胸膜炎胸痛相对较轻,胸腔积液量大时,可出现胸闷、气短,叩诊浊音,听诊呼吸音减弱甚至消失。

【诊断与鉴别诊断】

对渗出性结核性胸膜炎的胸腔积液,结合临床患者年轻,有低热、轻咳、盗汗等表现,诊断多不难。

当胸腔积液量大时,有时需与胸膜恶性病变所引起的胸腔积液鉴别,CT或MR检查多能发现胸膜恶性病变的征象。

(五) 肺癌

【病理与影像】

肺癌发生于支气管上皮、细支气管或肺泡上皮及腺体,其全称是支气管肺癌。肺癌的常见病理组织类型为鳞状上皮癌(鳞癌)、腺癌、小细胞癌和大细胞癌,肺泡癌为腺癌的一个亚型。腺癌最常见,多见于女性,以周围型多见。鳞癌也常见,多见于男性,多为中央型。小细胞癌发病年龄轻,可见于40岁以下。大细胞癌较少见,多为周围型。肺癌的分化程度有高、中、低之分。根据肺癌的生长阶段、瘤体大小等,可将肺癌划分为早期肺癌和进展期肺癌。瘤体直径小于2 cm,且无转移者为早期肺癌。进展期肺癌包括中、晚期肺癌,肿瘤体积较大或有转移。肺癌较易发生转移,主要是淋巴转移及血行转移,以淋巴转移多见。淋巴转移表现为肺门及纵隔淋巴结肿大。血行转移也较常见,以脑、骨和肝转移多见,也可在肺内发生转移,或转移到胸膜引起胸腔积液和胸膜结节,转移到心包引起心包积液。腺癌较易发生转移,且较早发生转移。鳞癌生长慢,发生转移较晚。小细胞癌生长快且转移早。吸烟、大气污染及接触工业致癌物与肺癌的发生有密切关系。肺癌可分中央型、周围型和弥漫型三型。典型病例图像见图2-1-32。

(1) 中央型肺癌　是指发生于肺段或肺段以上支气管的肺癌,有管内型、管壁型和管外型三种。中央型肺癌早期胸部X线片上可无异常表现或仅见某些阻塞性征象,CT和MRI可见支气管壁增厚、支气管腔狭窄或支气管腔内结节。进展期中央型肺癌的直接征象是肺门肿块影,边缘清楚,可有分叶(图2-1-32A、B)。其间接征象是阻塞性肺气肿、阻塞性肺炎及阻塞性肺不张,即所谓"三阻"征象。右上叶肺不张时,上叶体积缩小并向上移位,其凸向上方的肺叶下缘与肺门肿块下缘形成反置的或横置的S状,称为反S征或横S征。中央型肺癌MRI的T_1WI呈中等信号,T_2WI呈中高信号。

(2) 周围型肺癌　是指发生于肺段以下支气管的肺癌,发生于小支气管,以局部形成小结节的方式生

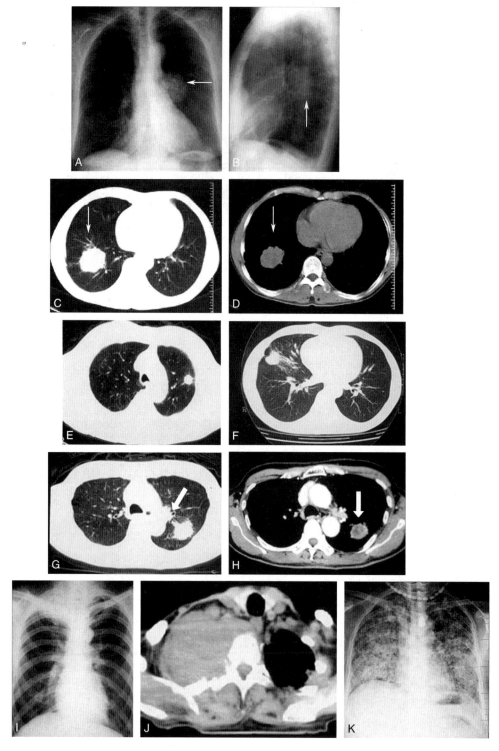

图 2-1-32 肺癌

A、B. 左侧中央型肺癌,胸部正位(A)及侧位(B)X线片,示左肺门肿块 C、D. 右侧周围型肺癌,横断面CT肺窗(C)及纵隔窗(D),示肿块边缘凹凸不平(分叶征) E. 左侧周围型肺癌,横断面CT肺窗,示左肺类圆形结节影,边缘毛糙(毛刺征) F. 右侧周围型肺癌,横断面CT肺窗,示右肺结节状阴影,与邻近胸膜有幕状粘连(胸膜凹陷征) G、H. 左下肺周围型肺癌,横断面CT肺窗(G),示肿块与肺门间有条状高密度影,为引流的淋巴管;增强扫描纵隔窗(H),示肿块有强化,左肺门有肿大淋巴结
I、J. 右侧肺上沟瘤,胸部正位X线片(I),示右肺尖一肿块影;横断面CT纵隔窗(J),示邻近肋骨有骨质破坏 K. 弥漫型肺癌,胸部正位X线片,示两肺对称性分布的粟粒状影,部分病灶融合成片

长,形成肿块。进展期周围型肺癌肿块较大,多在 3 cm 以上,密度一般比较均匀。

瘤体内有时可见小的透光区,称为空泡征或小泡征。肿块边缘呈凹凸不平的分叶状轮廓,称为分叶征(图 2-1-32C、D)。瘤灶边缘毛糙,有短的毛刺状突起,称毛刺征(图 2-1-32E)。由于瘤体内的瘢痕组织牵拉邻近的脏胸膜引起胸膜凹陷,表现为肿瘤与胸膜间的线形或幕状影,称为胸膜凹陷征(图 2-1-32F)。较大的肿瘤内部可发生坏死液化而形成空洞,空洞壁多较厚,且厚薄不均,内缘凹凸不平。肺上沟瘤(Pancoast tumor)是指发生在肺尖部的周围型肺癌,又称为肺尖癌,常可见邻近肋骨的侵蚀破坏(图 2-1-32I、J)。周围型肺癌 MRI 的 T_1WI 呈中等信号,T_2WI 呈中高信号。瘤体内有坏死、液化时,液化区的 T_1WI 呈低信号,T_2WI 呈高信号。

(3)弥漫型肺癌　是指细支气管肺泡癌,癌灶在肺内弥漫性分布。弥漫型肺癌少见,其表现较为复杂,多表现为两肺多发弥漫结节或斑片状影,结节呈粟粒大小至 1 cm 不等,其密度相似,以两肺中下部较多;或表现为肺叶、肺段的实变,近肺门处可见空气支气管征。含气的支气管不规则狭窄、扭曲及具有僵硬感,细小分支消失截断(图 2-1-32K)。

【临床表现】

肺癌是一种常见病,多见于中、老年,男性多于女性,近年来发病有年轻化趋势。临床表现主要为咯血、刺激性咳嗽和胸痛。间歇性痰中带血是本病的重要临床表现,也可为早期肺癌的唯一表现。中央型肺癌的临床症状较重且较早。有的周围型肺癌可无任何临床表现,而在胸部影像学检查时偶然发现。当肿瘤发生转移后,随转移的部位而出现相应的临床症状和体征。肿瘤侵犯上腔静脉引起上腔静脉阻塞综合征,出现颈静脉怒张、头颈部水肿和气促等;侵犯喉返神经引起声音嘶哑。肺上沟瘤还可引起特征性临床表现,如侵犯臂丛神经出现肩背部和上肢疼痛、局部感觉丧失及运动障碍。

【诊断与鉴别诊断】

中央型肺癌肺门区可见肿块影及其阻塞性肺部改变,相应的支气管可见狭窄征象,可有肺门及纵隔淋巴结肿大。结合临床为中、老年男性,有长期吸烟史或工业致癌物接触史,有痰中带血等症状,多能做出诊断。

周围型肺癌早期应与结核球及错构瘤鉴别,结核球及错构瘤内多可见钙化灶,边缘光整,多易于鉴别。进展期或晚期周围型肺癌,肿块可见分叶征、空泡征、毛刺征或胸膜凹陷征,常可见肺门或纵隔淋巴结肿大,也可据此做出诊断。对一时难以定性的,要穿刺活检或密切观察。弥漫型肺癌两肺多发斑片影及肺叶、肺段实变影,与肺炎鉴别困难,当病变内有小结节影时,有助于弥漫型肺癌的诊断;病变经抗感染治疗不吸收,有淋巴结肿大,也可与肺炎区别。

(六)肺转移瘤

【病理与影像】

肺是转移瘤的好发器官。头颈部、乳腺、消化系统、肾、睾丸、骨等原发恶性肿瘤均易转移到肺部。肺转移瘤的途径有血行转移、淋巴转移和肿瘤直接侵犯,以血行转移最为常见,为肿瘤细胞经腔静脉回流到右心而转移到肺。瘤栓到达肺小动脉及毛细血管后,可浸润并穿过血管壁,在周围间质及肺泡内生长,形成肺转移瘤。血行性肺转移瘤表现为两肺多发结节或 / 和肿块,也可表现为单发的结节或肿块,以两肺中下肺野常见。病变密度一般均匀,边缘清楚,较大的肿块内可有空洞(图 2-1-33A~D)。成骨肉瘤的肺转移结节内可有钙化或骨化。淋巴转移又称淋巴管炎型转移,多由血行转移至肺小动脉及毛细血管床,继而穿过血管壁侵入支气管血管周围淋巴管,癌瘤在淋巴管内增殖,形成多发的小结节病灶,可见支气管血管束增粗,并有结节;小叶间隔呈串珠状改变或增粗,并有胸膜下结节,常合并胸腔积液;约 50% 的患者有纵隔及肺门淋巴结肿大(图 2-1-33E、F)。肿瘤向肺内直接转移的原发病变为胸膜、胸壁及纵隔的恶性肿瘤,可见肿瘤直接侵犯邻近的肺且形成肿块。

【临床表现】

肺转移瘤多见于中、老年人。多数患者先有原发肿瘤的临床症状及体征,也有些患者缺乏原发肿瘤的临床表现。肺转移瘤病变较轻微的患者可无任何症状。主要的临床表现为咳嗽、呼吸困难、胸闷、咯血和胸痛等。

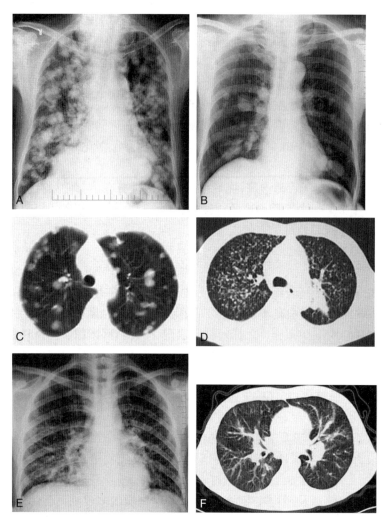

图 2-1-33 肺转移瘤

A. 甲状腺癌肺转移,胸部正位 X 线片,示两肺内大小不一的棉团状密度增高影,肺野透亮度略减低　B. 肠癌肺转移,胸部正位 X 线片,示两肺内大小不一结节状及团状密度增高影　C. 多发结节肺转移,横断面 CT 肺窗,示病灶主要分布于胸膜下区　D. 弥漫粟粒性肺转移(横断面 CT 肺窗)　E. 淋巴管炎型转移(胸部 X 线片)　F. 淋巴管炎型转移(肺部 CT,与 E 同一病例)

【诊断与鉴别诊断】

肺转移瘤多见于中、老年人,多可发现原发病灶,多数影像学表现典型,因此,影像诊断多不难。

肺转移瘤有时需与肺结核、肺炎、真菌病、胶原病、肺尘埃沉着病、结节病等鉴别。多发结节性转移需与血行播散性肺结核结节鉴别。有时需与多发结核球鉴别,结核球周围无卫星灶时鉴别困难,需结合临床及实验室诊断。淋巴转移的支气管血管束均匀增粗,需与间质性肺水肿鉴别。

(七) 错构瘤

【病理与影像】

错构瘤(hamartoma)是肺内最常见的良性肿瘤,其主要成分为纤维组织、平滑肌、软骨及脂肪等。在部位上错构瘤分为周围型及中央型,以前者多见。位于肺段以下支气管和肺内的称为周围型错构瘤,在肺内形成结节及肿块,主要由软骨组织构成,并混杂有纤维结缔组织、平滑肌和脂肪等组织。病变边缘清楚,可有浅分叶表现(图 2-1-34)。部分病变有钙化,典型的钙化呈 "爆米花" 样,部分病变具有脂肪密度,CT 值为 -90~-40 Hu。增强检查时绝大多数病灶无明显强化。发生在肺段和肺段以上支气管内的称为中央型错构瘤,其内脂肪组织较多,也可阻塞支气管引起阻塞性肺炎和肺不张。CT可显示主支气管或肺叶支气管腔内的肿瘤结节,边缘光滑清楚。结节附着处的支气管壁无增厚。肺段支气管的错构瘤仅表现为支气管截断。HRCT能够清楚显示支气管内结节及管腔狭窄截断。螺旋CT多平面重建可从支气管长轴方向显示病变与支气管的关系。

【临床表现】

周围型错构瘤较小时无任何症状,只在体检时偶然发现,较大的肿瘤可引起咳痰、咯血等。中央型错构瘤较小时很少有临床表现,较大的错构瘤主要表现为阻塞性肺炎而引起的咳嗽、咳痰、发热及胸痛。

【诊断与鉴别诊断】

错构瘤的临床表现无特异性,诊断主要依据影像学检查。

周围型错构瘤边缘光滑、清楚,有钙化及脂肪密度可与周围型肺癌区别,脂肪密度有重要诊断意义。而无钙化及脂肪的错构瘤有时不易与肺癌区别,需采用经皮穿刺活检术。中央型错构瘤需与中央型肺癌鉴别,中央型错构瘤支气管外无肺门肿块,也无淋巴结转移,多能与中央型肺癌鉴别;但不易与早期肺癌区别,往往需用支气管镜检查。

图 2-1-34 错构瘤

横断面CT纵隔窗,示右肺下叶结节状密度增高影,边缘清楚锐利,其内见爆米花样钙化(白箭,CT值约 549 Hu)。

(八) 纵隔肿瘤

纵隔肿瘤(mediastinal tumor)大多有其好发部位,前纵隔比较常见的有胸内甲状腺肿、胸腺瘤、畸胎瘤等,中纵隔有淋巴瘤、支气管囊肿等,后纵隔有神经源性肿瘤等。因此,纵隔肿瘤的定位对诊断是非常重要的,MRI和CT除准确定位外,还能发现不同的组织或成分(如脂肪、出血及液体等),有助于定性诊断。肿瘤的临床表现依肿瘤的大小、部位、良恶性的不同而异。

1. 胸内甲状腺肿

【病理与影像】

胸内甲状腺肿(struma endothoracia/intrathoracic goiter)分两类,一类是胸骨后甲状腺肿,为甲状腺向胸骨后的延伸,与颈部甲状腺相连,较多见;另一类为迷走甲状腺肿,与颈部甲状腺无结构上的联系,少见。病理上可为甲状腺增生肿大、甲状腺囊肿、甲状腺腺瘤,少部分为恶性。胸骨后甲状腺肿X线检查可见上纵隔增宽及密度增高,有软组织影向两侧或一侧凸出;凸出的软组织影与颈部相连,透视可见其随吞咽而上下移动;气道可受压变形、移位。CT可见肿瘤大多位于气管前方和侧方,邻近结构受压移位(图 2-1-35)。CT冠状面重建可以直接显示瘤体与颈部甲状腺组织直接或间接相连。病变多为稍高密度,可有囊变、出血、钙化

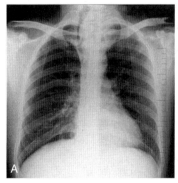
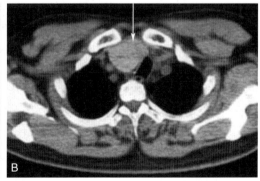

图 2-1-35 胸内甲状腺肿

A.胸部正位X线片,示上纵隔轻度增宽,气管受压变形且向右移位 B.横断面CT纵隔窗,示在胸廓上口平面两锁骨内端后方有类圆形块影,密度较高,边缘光整,气管受压且向左后移位(另一病例)

等;CT 增强可见其实质部分强化明显,且强化的持续时间较长,提示具有摄碘功能。MRI 可见肿块呈长 T_1 长 T_2 信号,信号不均匀,其内可见无信号的钙化影。胸内迷走甲状腺肿极少见,可位于纵隔内任何部位,与颈部甲状腺无结构上的联系。

【临床表现】

胸内甲状腺肿临床上可无症状,肿物较大时可出现邻近结构的压迫症状。

【诊断与鉴别诊断】

胸内甲状腺肿多位于气管的前方或侧位,多与颈部甲状腺相连,CT 和 MRI 增强检查可见其实质强化明显,多数病灶可随吞咽上下移动,一般不难诊断。

右上纵隔的胸骨后甲状腺肿需与无名动脉伸展扭曲及无名动脉瘤鉴别,后者有搏动等可资鉴别。

2. 胸腺瘤

【病理与影像】

胸腺瘤(thymoma)被认为是起源于未退化的胸腺组织,是前纵隔最常见的肿瘤,多位于前纵隔中部偏上,少数位置较高或发生于后纵隔甚至纵隔外,如颈部、胸膜或肺。小的胸腺瘤多位于中线一侧,大的胸腺瘤可位于中线两侧。胸腺瘤分为上皮细胞型、淋巴细胞型和混合型,又有侵袭性和非侵袭性之分。非侵袭性胸腺瘤包膜光整;侵袭性则包膜不完整,邻近结构受侵犯,如侵及胸膜可以引起胸腔积液,侵及心包可引起心包积液(图 2-1-36)。肿瘤呈类圆形,可有分叶,增强检查可见肿瘤呈近似均匀性强化。肿瘤 MRI 的 T_1WI 呈低信号,T_2WI 呈高信号。部分胸腺瘤可有囊变,完全囊变时为胸腺囊肿。

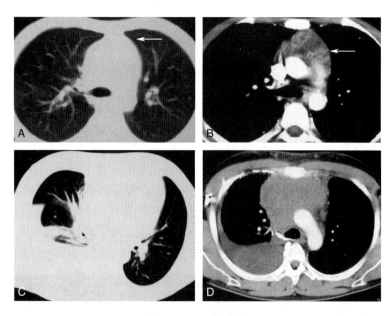

图 2-1-36 胸腺瘤
A、B. 非侵袭性胸腺瘤,横断面 CT 肺窗(A)及纵隔窗(B),示前纵隔肿块,
境界清楚 C、D. 侵袭性胸腺瘤,横断面 CT 肺窗(C)及纵隔窗(D),示前纵
隔肿块,境界不清楚,邻近结构受侵犯,右侧胸腔积液

【临床表现】

胸腺瘤多发病于成年人。临床上可无症状,肿瘤较大时可出现邻近结构的压迫症状。约 15% 的胸腺瘤患者合并重症肌无力。

【诊断与鉴别诊断】

胸腺瘤好发于成年人,多见于前纵隔,典型病例有重症肌无力的临床表现,诊断不难。

胸腺瘤主要应与胸腺增生进行鉴别,鉴别要点为后者胸腺虽然增大,但其正常形态仍然存在,且其密度亦较高。

3. 畸胎瘤

【病理与影像】

畸胎瘤(teratoma)为纵隔内常见的肿瘤,多认为是由胚胎时期第3、4 对鳃弓发育异常,部分多潜能组织、细胞脱落,并随心血管的发育进入纵隔所致。病理上,畸胎瘤分为囊性畸胎瘤和实性畸胎瘤两种类型。囊性畸胎瘤即皮样囊肿(dermoid cyst),含外胚层和中胚层组织,多呈单房囊状,壁的外层为纤维组织,内层为复层鳞状上皮及脂肪、汗腺、毛发、毛囊肌肉组织,可有钙化、牙齿及骨骼。实性畸胎瘤在组织学上含三个胚层,结构复杂。良性者多呈类圆形,边缘光滑;恶性者多呈分叶状,边缘可不规则。X 线片、CT 可见其内的钙化灶、骨及牙齿结构,CT、MRI 可区分囊性、实性瘤体,发现瘤灶内的脂肪成分(图2-1-37)。

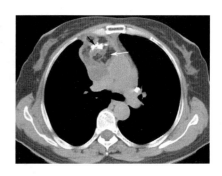

图 2-1-37　畸胎瘤

横断面 CT 纵隔窗平扫,示前纵隔偏右肿块影,邻近大血管受压移位,肿块内有脂肪密度影(白箭)和钙化影(黑箭)。

【临床表现】

畸胎瘤在肿瘤较小时可无任何症状,多在常规检查中发现;肿瘤较大时,可出现相应的压迫性症状。发生支气管瘘时可出现咳嗽、咯血,可咳出毛发、钙化物等。

【诊断与鉴别诊断】

畸胎瘤多见于前纵隔,密度不均匀,瘤灶内出现钙化、骨骼或牙齿及脂肪等多种组织成分,多可明确诊断。瘤灶呈浸润性生长,增强检查呈一过性显著强化提示为恶性。

少数畸胎瘤瘤灶呈均一软组织密度,表现不典型,诊断较困难,需与纵隔内其他肿瘤鉴别。

4. 支气管囊肿

【病理与影像】

支气管囊肿(bronchogenic cyst)是胚胎时支气管胚芽移入纵隔伴发育异常所致。支气管囊肿多发生于中纵隔的中上部,与气管、支气管及纵隔内大血管关系密切。病理上囊壁结构与支气管壁类似,可含软骨、平滑肌、淋巴组织、弹性纤维组织和神经组织。这些组织可单独存在或合并存在,囊壁可有钙化。X 线片上囊肿呈类圆形均匀致密影。CT 可见病变呈均匀低密度,增强检查无强化。MRI 可显示其囊性病灶的信号特征。囊肿边缘光滑整齐,紧邻气道的一侧边界多较平直,相应的气道壁可见轻度受压征象。囊肿可随体位、呼吸变形,与大血管相邻时可以产生传导性搏动。支气管囊肿的密度或信号与其内容物的性质(浆液性或黏液性、合并感染或囊内出血)和支气管是否相通等密切相关(图 2-1-38)。

【临床表现】

支气管囊肿临床上多无表现,常在体检时发现,囊肿较大时可出现压迫性症状。如与气道相通继发感染,可有咳嗽、胸痛、咯血。

【诊断与鉴别诊断】

支气管囊肿多位于中纵隔,呈类圆形,边缘光整,紧邻的气道壁可见轻度受压,可随体位、呼吸变形,增强检查无强化,结合临床症状轻,多可诊断。

有时,支气管囊肿需与食管囊肿或淋巴管囊肿等鉴别。

5. 淋巴瘤

【病理与影像】

淋巴瘤(lymphoma)是全身性恶性肿瘤,起源于淋巴结或结外淋巴组织,以颈部、腋下、腹股沟、纵隔、腹膜后淋巴结最易受累,可累及多器官。病理上,淋巴瘤分为霍奇金淋巴瘤(Hodgkin lymphoma,HL)和非霍奇金淋巴瘤(non-Hodgkin lymphoma,NHL)两大类。特征性区别在于,霍奇金淋巴瘤中可找到 R-S 细胞,而非霍奇金淋巴瘤中则无。纵隔淋巴瘤以霍奇金淋巴瘤多见,常与颈部及全身淋巴结病变同时发生,或纵隔病变先于其他部位的淋巴结病变。胸部 X 线片主要表现为纵隔影增宽,以上纵隔为主,边缘清楚,呈分叶状。

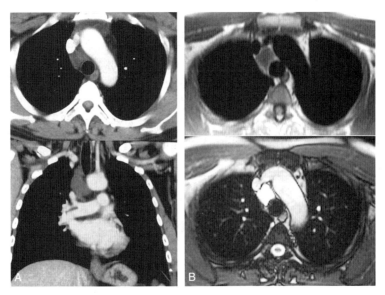

图 2-1-38 支气管囊肿

A. CT 增强横断位（上）及冠状位（下），示纵隔中上部偏右侧一囊状不规则
肿块，密度均匀，无强化，边界清晰，气管轻度受压 B. MRI 平扫 T_1WI（上）、
T_2WI（下），示肿块位于气管右前方，呈水样信号，边界清晰

CT 显示，纵隔肿大淋巴结的分布以前纵隔和支气管旁、气管与支气管组和隆突下组常见，肿大的淋巴结可以融合成块，也可以分散存在，增强检查可见轻度强化；肿块较大时中心可发生坏死；淋巴瘤亦可侵犯胸膜、心包及肺组织，表现为胸腔积液、胸膜结节、心包积液、肺内浸润病灶；纵隔内结构可受压移位；腋窝可见结节影。MRI 能明确显示肿大淋巴结的分布，肿大淋巴结在 T_1WI 上呈等信号，在 T_2WI 上呈较高信号（图 2-1-39）。

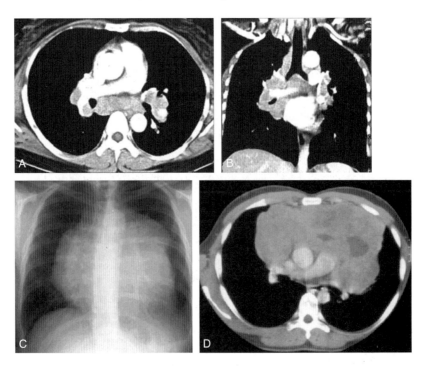

图 2-1-39 淋巴瘤

A、B. 横断面 CT 纵隔窗（A）及经气管分叉冠状面重建成像（B），示纵隔及两侧肺门
均见肿大淋巴结影 C、D. 另一病例，胸部正位 X 线片（C），示纵隔明显增宽；横断
面 CT 纵隔窗（D），示肿大淋巴结主要位于前、中纵隔，呈融合状，其内有液化坏死

【临床表现】

淋巴瘤临床上主要见于青年,其次为老年。早期常无症状,可仅触及颈淋巴结增大。中晚期常出现发热、疲劳、消瘦等全身症状。气管、食管或上腔静脉受压可出现相应症状。

【诊断与鉴别诊断】

纵隔淋巴瘤肿大淋巴结的分布以中纵隔为主,可融合成块,多见于青年,临床有发热等,其他处多有淋巴结肿大,一般诊断不难。

淋巴瘤需注意与结节病、淋巴结核及转移性淋巴结肿大等鉴别。结节病临床表现轻微,淋巴结肿大具有对称性且以肺门为主。淋巴结核多为一侧性,增强检查呈环形强化,肺内多有结核病变。转移性淋巴结肿大多有原发病灶,肿大淋巴结多为一侧性,同时引流情况与原发病灶对应,多见于老年。

6. 神经源性肿瘤

【病理与影像】

神经源性肿瘤(neurogenic tumor)是常见的纵隔肿瘤,多起源于肋间神经近脊椎段或交感神经链,因此绝大多数病变位于后纵隔的椎旁间隙,少部分肿瘤偏前。后纵隔神经源性肿瘤主要分周围神经源性和交感神经源性两大类,周围神经源性常见的有神经鞘瘤、神经纤维瘤和恶性神经鞘瘤,交感神经源性最常见的有节细胞神经瘤、节神经母细胞瘤和交感神经母细胞瘤。神经纤维瘤及神经鞘瘤为最常见的神经源性肿瘤。X 线片可见肿瘤多位于脊柱旁,呈类圆形或经椎间孔侵犯椎管内外而呈哑铃状,椎间孔扩大,邻近骨质有吸收或破坏。CT 显示病变密度大致均匀、较肌肉低,良性者边缘光滑锐利,可压迫邻近骨质造成骨质吸收,形成压迹;恶性者呈浸润性生长,边界不清楚,内部密度不均匀。MRI 上肿瘤呈长 T_1、长 T_2 信号,并可显示脊髓受压征象(图 2-1-40)。

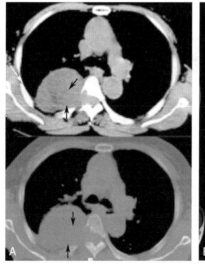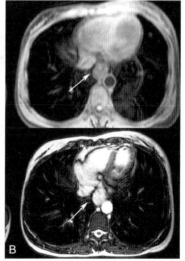

图 2-1-40　神经鞘瘤

A. CT 平扫纵隔窗(上)及骨窗(下),示右后纵隔脊柱旁软组织密度肿块(白箭),边界清楚,密度不均;肿块向椎管内生长,呈哑铃状,同侧椎间孔扩大,邻近骨质吸收(黑箭)　B. MRI 平扫 T_1WI(上)、T_2WI(下),示肿块位于降主动脉右前方(白箭),呈 T_1WI 稍低信号、T_2WI 稍高信号影,边界清晰(另一病例)

【临床表现】

神经源性肿瘤多无明显症状及体征,常偶然发现,肿瘤较大时可以出现压迫症状。

【诊断与鉴别诊断】

神经源性肿瘤发病年龄常较小,瘤灶多见于后纵隔,可见椎间孔扩大、邻近椎体破坏等特点,不难做出诊断。

本病常需与椎旁脓肿、脑脊膜膨出等鉴别。影像学检查可见椎旁脓肿多呈梭形,内可见沙粒状死骨或钙化,病灶中心为液化区,增强扫描可见周边强化,结合椎体结核的其他特征性表现不难鉴别。脑脊膜膨出为先天性脊椎畸形,结合病变与脊柱的关系及其内部密度,不难鉴别。

(九)胸部外伤

胸部外伤很常见,引起胸部外伤的原因很多,如车祸、挤压、钝挫、爆炸等。胸部外伤的严重性主要取决于胸部外伤的程度及方式,胸部外伤可以引起胸壁软组织、骨(肋骨、胸骨等)、胸膜、肺、气管、支气管、纵隔及横膈的损伤。胸部 X 线片检查是胸部外伤诊断的基础,CT 是常规的检查方法。

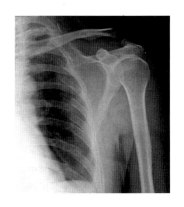

图 2-1-41　肋骨骨折
左侧肩关节正位 X 线片,示左肩锁关节脱位,左侧多根肋骨骨折。

1. 肋骨骨折　较常见,骨折可单发,也可多发即某一肋骨多处骨折或多骨骨折。肋骨骨折多见于第 3~10 肋,骨折可为完全骨折,也可为不完全骨折。完全骨折可为对线对位良好,也可为对线对位不良,有明显错位。多根肋骨多处骨折时可引起胸廓塌陷(图 2-1-41)。

2. 气胸及液气胸　胸部外伤累及胸膜,使气体进入胸膜腔称为外伤性气胸,可为单纯性气胸、液气胸和张力性气胸。其影像学表现参见本章第二节相关内容。

3. 肺挫伤(pulmonary contusion)　可由直接撞击或高压气浪引起,多见于外伤的着力部位,也可见于对冲部位。肺挫伤多见于肺的外围部,多在外伤后 6 h 左右出现,其主要病理改变为肺内的液体渗入,渗出液可为一般的渗出液,也可为血液。早期肺挫伤由于肺血管周围出现渗液,胸部 X 线片可见肺纹理边缘模糊不清,失去正常锐利的边界。局部肺泡内出现渗出或出血时,肺内可见渗出性病变的表现。CT 检查可显示轻微的肺挫伤(图 2-1-42)。肺挫伤所致的渗出在短期内可吸收,据此可与炎性病灶鉴别。

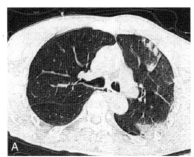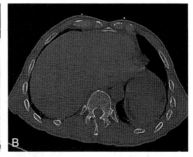

图 2-1-42　肺挫伤
A. 横断面 CT 肺窗,示左肺不规则片状密度增高影,边缘模糊不清
B. CT 骨窗,可见肋骨骨折

4. 肺撕裂伤(laceration of lung)与肺血肿(hematoma of lung)　主要由肺部钝性外伤引起,主要病理改变为肺组织裂伤和血肿形成。影像学检查可见受伤相关部位的渗出改变,外伤性血肿呈高密度影。同时,常可见肋骨骨折、气胸等表现。肺撕裂伤与肺血肿的吸收较肺挫伤缓慢,有的可残留局部纤维化。

5. 气管裂伤(laceration of trachea)和支气管裂伤(laceration of bronchus)　较少见,多为较严重的外伤引起,气管裂伤多见于近隆突处,支气管裂伤大多见于隆突下 1~2 cm 处,左侧多于右侧。常伴有颈、胸部皮下气肿。X 线检查可无明显异常,仅见纵隔气肿或皮下气肿等间接征象或继发性肺不张。多排螺旋 CT 多能显示气管、支气管裂伤的部位及程度,有助于对病变的分析。

(十)肺动脉栓塞

【病理与影像】

肺动脉栓塞(pulmonary embolism,PE)简称肺栓塞,是肺动脉分支被外源性血栓或栓子堵塞后引起的相应肺组织供血障碍。大多数肺栓塞患者的栓子源自下肢的深静脉血栓（deep vein thrombosis，DVT），如久病卧床、妊娠、外科术后、心肌梗死、心功能不全和抗血栓因子Ⅲ缺乏等，可发生深静脉血栓，是发生肺栓塞的主要病因。原发于肺动脉的血栓称为肺动脉血栓形成。

　　肺栓塞多发生在叶、段肺动脉及其以下分支，多为双侧多支血管栓塞。血栓部分或完全阻塞血管腔后约不到 10% 的 PE 患者可发生肺梗死，可在肺栓塞后即刻或 2~3 d 后发生。肺梗死（pulmonary infarction）是指肺栓塞后引起相应肺组织的缺血坏死。多累及肺段，单发或多发，偶可累及肺叶。肺梗死的组织学特征为肺泡出血和肺泡壁坏死，梗死灶的周围部分有水肿和不张。肺梗死在疾病后期可形成纤维化，局部胸膜皱缩。CT 肺动脉造影（computed tomographic pulmonary angiography，CTPA）目前广泛用于肺栓塞的诊断，表现为肺血管内充盈缺损，严重时肺动脉完全阻塞，管腔截断。发生肺梗死时，表现为与受累肺动脉供血区相匹配肺内实变影，边界不清；若为肺段实变，则边界清楚，呈楔形，基底部较宽紧连胸膜，顶端指向肺门。可合并少量胸腔积液。约 50% 患者的病灶在 3 周内可完全消散。病变吸收后梗死部位残留条索状纤维化，并有局限性胸膜增厚及粘连。典型病例图像见图 2-1-43。

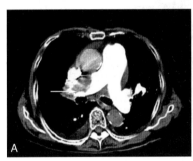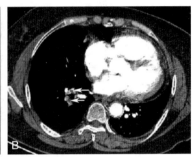

图 2-1-43　肺栓塞
A.肺血管 CTA，示右肺动脉干内见片状充盈缺损（白箭），右侧胸腔少量积液　B.肺血管 CTA，示右下肺基底段肺动脉内结节状充盈缺损（白箭）
（另一病例）

【临床表现】

　　肺栓塞患者可无明显临床症状，或仅有轻微的不适。急性肺栓塞典型的临床表现为呼吸困难、胸痛，少见咯血。肺动脉大分支或主干栓塞或广泛的肺动脉小分支栓塞可出现严重的呼吸困难、发绀、休克或死亡。较大的栓子堵塞肺动脉大分支或主干可引起急性右心衰竭而死亡。

【诊断与鉴别诊断】

　　对有下肢静脉栓子脱落高危因素患者，临床表现见起病急、胸闷憋气或呼吸困难、剧烈胸痛，相应心电图和 D- 二聚体阳性，可疑诊此病。CTPA 可明确诊断。

　　本病急性期在临床上需要与急性冠脉综合征、急性主动脉综合征鉴别；影像学方面，慢性肺栓塞需要与各种病因导致的肺动脉高压合并肺动脉内血栓形成鉴别。并发肺梗死时，需与肺炎、肺不张等鉴别。

二、弥漫性病变

（一）慢性支气管炎

【病理与影像】

　　慢性支气管炎（chronic bronchitis）是指支气管黏膜及周围组织的慢性非特异性炎症，为一种多病因的呼吸道常见病。支气管的炎性改变最初发生在较大支气管，随病变发展而自上至下逐渐累及细支气管。炎症改变起于黏膜层，逐渐侵及支气管壁的各层，最后可侵及周围间质及血管。病理改变主要为支气管黏膜充血、水肿、糜烂或溃疡；黏液腺体增生、肥大，分泌亢进；纤毛上皮倒伏或脱落，净化功能减低，分泌物淤积。较小支气管的慢性炎症可导致管壁软骨变性萎缩，管壁弹力纤维破坏，呼气性支气管塌陷，同时分泌物淤积,从而导致支气管的不完全阻塞。支气管黏膜慢性炎症导致肉芽组织及纤维组织增生,管壁增厚及管腔狭窄,也可导致支气管不完全阻塞。慢性炎症引起纤维结缔组织增生,支气管周围间质纤维化可引起小血管的扭曲、变形,肺泡壁纤维化可形成纤维小结。慢性支气管炎的早期可无异常影像学征象,主要改变为肺纹理增多、紊乱、扭曲及变形。由于支气管增厚,当其走行与 X 线垂直时,可表现为平行的线状致密影,形如双轨,故称为"轨道征"。肺组织的纤维化可表现为索条状或网状阴影,其内可伴有小点状阴影。由于弥漫性末梢支气管痉挛或狭窄,肺泡过度充气,肺野透亮度增加,肋间隙增宽,心脏呈垂直形,膈低平,为弥漫性肺气肿的表现(图 2-1-44)。细支气管的部分阻塞及炎症破坏肺泡壁,可表现为肺透亮度不均匀或形成肺大疱,为小叶中心性肺气肿表现。

【临床表现】

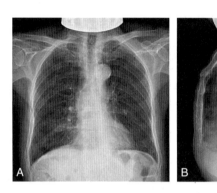

图 2-1-44　慢性支气管炎、肺气肿
胸部正侧位 X 线片,示胸廓呈桶状,两肺肺纹理增多增粗、
紊乱,心缘垂直,膈肌低平。

慢性支气管炎多见于老年人,尤其是长期吸烟者。早期症状主要是咳嗽、咳痰,痰为白色黏液泡沫状。并发感染时,痰量增多且呈黄色脓性,有时可带血丝,多在冬季发病。咳嗽、咳痰反复发作而病情加重,易并发呼吸道感染。晚期因阻塞性肺气肿和/或肺源性心脏病可出现气急、呼吸困难、心悸,甚至不能平卧等症状。

【诊断与鉴别诊断】

慢性支气管炎影像学表现无特征性,但结合临床病史、症状,一般可做出提示性诊断。出现肺气肿者表现较典型,较易做出诊断。

引起肺纹理改变及产生肺气肿的疾患较多,在诊断时尚需与间质性肺炎、结缔组织疾病、肺尘埃沉着病、细支气管炎等鉴别。

(二)血行播散性肺结核(Ⅱ型)

【病理与影像】

急性血行播散性肺结核(acute hematogenous disseminated pulmonary tuberculosis)又称急性粟粒型肺结核(acute miliary pulmonary tuberculosis),是由大量结核分枝杆菌一次或短时间内数次侵入血液循环所引起。进入血液循环的结核分枝杆菌可来自原发病灶、气管支气管及纵隔淋巴结结核的破溃,或来自体内其他器官(如泌尿生殖器官或骨关节)结核病灶的恶化溶解,干酪样坏死物破溃进入血管,在肺内形成弥漫性小结节结核病灶。表现为广泛均匀地分布于两肺的粟粒大小的结节状密度增高影,其特点为病灶分布均匀、大小均匀和密度均匀,即"三均匀"。分布密集的粟粒样结核可将肺纹理遮盖,使正常的肺纹理不易辨认,两肺野可呈磨玻璃样改变;晚期粟粒状密度增高影常有融合的倾向。典型病例图像见图 2-1-45。

亚急性或慢性血行播散性肺结核(subacute or chronic hematogenous disseminated pulmonary tuberculosis)是由较少量的结核分枝杆菌在较长时间内多次侵入血液循环所致。进入血液循环的结核分枝杆菌多来源

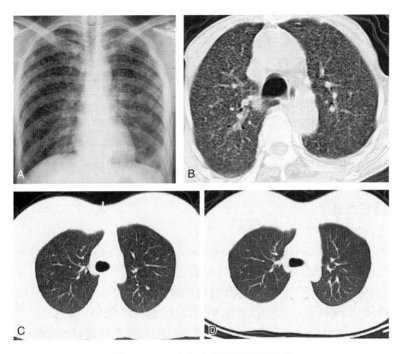

图 2-1-45　急性血行播散性肺结核
A. 胸部正位 X 线片,示两肺野透亮度减低,可见弥漫粟粒状结节影,结节大小一致,密度均匀,分布亦均匀,肺纹理显示不清　B. 横断面 CT 肺窗,示两肺弥漫分布粟粒状结节影,结节大小、密度及分布均匀(另一病例)　C、D. 横断位 CT(C)示双肺上叶弥漫粟粒状小结节,结节大小、密度及分布均匀,为该病例抗结核治疗后,病灶明显减少(D)

于泌尿生殖器官或骨关节等结核灶的播散,先后在肺内形成弥漫性小结节结核病灶。病灶分布不均,从肺尖至肺底病灶分布由密到疏、由陈旧到新鲜,钙化病灶大多位于肺尖和锁骨下,新的渗出增殖病灶大多位于下方;病灶大小不一,从粟粒样至直径 1 cm 左右;病灶密度不一,有的为较淡的渗出增殖性病灶,有的则为致密的钙化灶;此为"三不均匀",即病灶分布、大小、密度皆不均匀(图 2-1-46)。

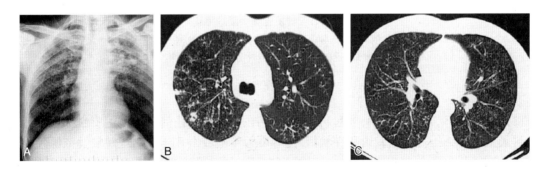

图 2-1-46　亚急性血行播散性肺结核
A. 胸部正位 X 线片,示两肺以中上肺野为主粟粒状病灶,呈大小不均,密度不均,分布不均　B、C. 横断面 CT 肺窗,示两肺粟粒状病灶,呈大小不均,密度不均,分布不均(另一病例)

【临床表现】
　　急性血行播散性肺结核多见于儿童及原发性肺结核阶段。临床上起病急,可有高热、咳嗽,甚或呼吸困难等症状,有的仅有低热、全身乏力及食欲减退等。结核菌素试验可阴性,但红细胞沉降率多增快。

亚急性或慢性血行播散性肺结核临床上起病多不明显,可有低热、盗汗、乏力、咳嗽、痰中带血等症状,有的仅有咳嗽或痰中带血,有的无明显临床症状。

【诊断与鉴别诊断】

急性血行播散性肺结核在临床上发病急,可见高热、呼吸困难等,影像学表现为粟粒病灶,其分布、大小、密度均匀,根据临床和影像学表现多能诊断。

本病有时需与硅沉着病及血行粟粒性肺转移瘤鉴别,硅沉着病多见于成年人,有粉尘接触史,肺内可见纤维化病灶,肺门淋巴结可见钙化;血行粟粒性肺转移瘤多见于中老年,多可查到原发灶。

亚急性或慢性血行播散性肺结核在影像上表现为小结节影,需与肺泡癌、转移瘤及炎症鉴别。小结节密度不均,可见钙化,且上肺野病灶密度高于下肺野病灶密度,有助于结核的诊断。

(三)特发性肺间质纤维化

【病理与影像】

特发性肺间质纤维化(idiopathic interstitial pneumonia,IIP)为病因不明的弥漫性肺泡壁损伤所引起的非感染性炎性反应性疾病。病变早期,肺泡内皮细胞和基底膜受损害,肺的末梢气腔及其周围的间质内有蛋白样物质渗出,且常伴有透明膜形成,继而有淋巴细胞和单核细胞的渗入。肺泡内皮细胞再生覆盖在渗出物表面并使其整合入肺间质,从而引起肺间质纤维组织增生,肺间质增厚。病变发展到一定阶段,两下肺可见弥漫性网状、条索状、结节状影。晚期,广泛纤维化使肺组织结构严重破坏,两肺可见广泛的蜂窝状影,主要分布两肺基底部胸膜下区(图2-1-47)。肺体积缩小变硬,在范围较大的纤维化区域,可有直径数毫米至2 cm不等的囊样含气腔隙,为终末气道的代偿性扩张。并可见肺动脉高压、肺源性心脏病的表现。中小支气管扩张,多为柱状扩张,可伴支气管扭曲、并拢。

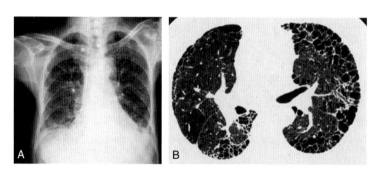

图2-1-47 特发性肺间质纤维化
A.胸部正位X线片,示两肺弥漫性网状、条索状影 B.横断面CT肺窗,
示两肺广泛的蜂窝状影,主要分布于胸膜下区

【临床表现】

特发性肺间质纤维化常见于中年,多起病隐匿,初期在临床上无任何症状。主要症状为进行性呼吸困难和干咳,进展快者1~2年可出现发绀和杵状指,慢者可数年甚或十几年后出现缺氧及肺源性心脏病。本病易合并肺部感染,可见发热、咳嗽及咳痰。肺功能检查呈限制性通气障碍及程度不同的低氧血症。

【诊断与鉴别诊断】

特发性肺间质纤维化影像学表现无特异性,但病变的分布主要在两肺下部的外围区,即使病变累及肺中央部,但表现为病变从胸膜下至肺门逐渐减轻的规律时,则提示本病的可能。特发性肺间质纤维化的病种繁多,应根据病史、各项检查、综合影像学表现进行分析,做出诊断。

需与本病鉴别的疾病主要有结缔组织疾病、肺尘埃沉着病等。

(四)弥漫型肺癌

弥漫型肺癌是肺癌的一种少见类型,详见本节"局限性病变"部分。

（五）弥漫性肺转移瘤

广泛的肺转移瘤和淋巴管炎型转移属肺弥漫性病变,详见本节"局限性病变"部分。

（张小明 汤梦月）

数字课程学习……

学习目标和重点提示　　教学 PPT　　图片　　拓展阅读　　中英文小结　　自测题

第二章
心脏与大血管

心脏与大血管主要位于纵隔内,与周围含气肺组织形成良好的天然对比,X线检查即可很好地显示心脏与大血管的轮廓。近年来,数字化摄片使胸部X线片的对比分辨力等有了明显的提高,但心脏内部的结构还需通过超声心动图、CT、磁共振和心血管造影等影像学方法来确定。由于心脏是一个不停运动的器官,其影像检查是各系统中对设备与技术要求最高的。

第一节　正常影像解剖

一、X线片

胸部X线片所见的心影为各房室相互重叠的投影,可显示心脏与大血管和肺部等结构交界处的轮廓情况,但不能显示其内部的分界所在。X线片可用不同的角度投照,来显示心脏与大血管的边缘。

1. 后前位　正常心影约1/3位于中线右侧,约2/3位于中线左侧。心尖指向左下,心底朝右上,形成斜的纵轴,该轴与水平面成角为45°左右时,称为斜位心;矮胖者心脏纵轴与水平面成角小于45°,称为横位心;瘦长者心脏纵轴与水平面成角大于45°,称为垂位心。

心影右缘分为上、下两段,两者之间常有一个较浅切迹,上段为上腔静脉与升主动脉影,在儿童主要为上腔静脉影,其边缘较直,向上延伸到锁骨下缘,升主动脉隐于其内。随年龄增长,主动脉生理性伸展,逐渐凸出于上腔静脉边缘之外。心右缘下段为右心房影,右心缘的下半部比较圆隆,右心缘与横膈相交成心膈角,右侧的心膈角锐利,在深吸气时可见垂直或斜行影,为下腔静脉影。

心影左缘分为三段,上段为主动脉结影,主动脉结是主动脉弓降部在后前位上的投影,该段主动脉几乎呈前后向走行,投影呈密实的圆形阴影,在老年人明显,儿童不明显。中段为肺动脉段,又称心腰,主要由肺动脉主干构成,偶可有左肺动脉参与构成,此段较平,在儿童肺动脉段可较凸出。心影左缘下段由左心室构成,为最长的一段,向左下伸展,该段下端逐渐内收,形成X线上的"心尖"(cardiac apex),恰好位于膈面上方。心影左缘中段与下段的交界点称为相反搏动点,在透视下,心室收缩,肺动脉扩张,该点上下两段心缘呈"跷跷板"样相反搏动,它是衡量左、右心室增大的标志。有时在肺动脉段下方与左心室段之间,可见一浅弧形的小突起,为左心耳边缘,通常左心耳边缘融合在左心室段内,两者不能区分。胸部降主动脉沿椎体的左前方向下走行,在数字化胸部X线片上显示更清楚。肥胖者左心膈角常有心包脂肪垫,为密度较低的软组织影(图2-2-1,图2-2-2)。

确定心脏整体有无增大最简单的方法,是在后前位片上测量心胸比例(cardiothoracic ratio,CTR)。心胸比例是心影最大横径与胸廓最大横径之比,心影最大横径是心影左、右缘最凸出点到胸廓中线垂直距离之和,胸廓最大横径是在右膈顶平面两侧肋骨内缘之间的距离。正常成年人的心胸比例≤0.5。心脏的大小受到许多因素的影响,婴幼儿心影接近球形,小儿心胸比例可达0.55。随年龄增长,心脏形态轮廓由右心室优势型逐渐向左心室优势型过渡,心脏逐渐变成斜位心,到学龄期,心胸比例≤0.5,与成年人相同(图2-2-3)。

2. 左侧位　心脏大血管影偏前,心后缘上段为左心房,下段为轻度后凸的左心室,两者无明确分界,后心膈角处的带状或三角形影为下腔静脉。心前缘下段为右心室前壁,中段为右心室漏斗部和肺动脉主干,

上段为升主动脉前壁,升主动脉垂直走行或略向前膨隆。右心室下段小部分可与前胸壁接触(图 2-2-4,图 2-2-5)

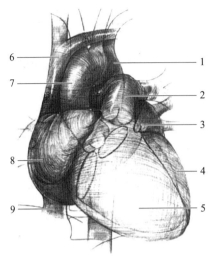

1.主动脉弓;2.肺动脉主干;3.左心耳;4.左心室;5.右心室;6.上腔静脉;7.升主动脉;8.右心房;9.下腔静脉

图 2-2-1　心脏左右缘结构解剖(示意图)

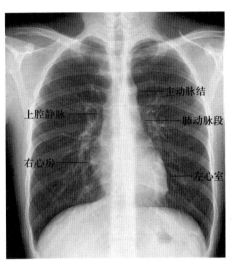

图 2-2-2　正常胸部后前位 X 线片
示主动脉结、上腔静脉、肺动脉段、右心房和左心室。

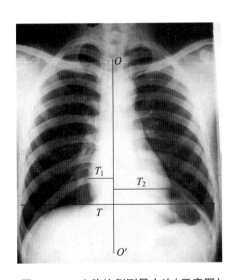

图 2-2-3　心胸比例测量方法(示意图)
心胸比例 = $(T_1+T_2)/T$。

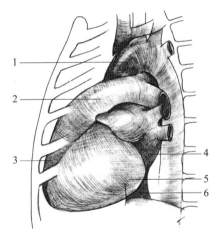

1.升主动脉;2.肺动脉主干;3.右心室
4.左心房;5.左心室;6.下腔静脉

图 2-2-4　胸部侧位 X 线片解剖(示意图)

二、超声心动图

1. **M 型超声心动图**　常见波群有二尖瓣波群、主动脉波群、三尖瓣波群和心室波群等。正常二尖瓣前叶曲线呈双峰改变。主动脉波群可测量主动脉瓣开放和关闭的时间。正常三尖瓣波群一般只能探及三尖瓣前叶。心室波群可测量左心室内径及室间隔和左心室壁的厚度。

2. 二维超声心动图　有许多切面,最常用的切面为左心室长轴切面、主动脉短轴切面和心尖四腔切面等(图2-2-6)。

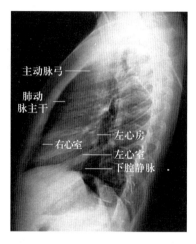

图2-2-5　胸部左侧位 X 线片
示主动脉弓、肺动脉主干、右心室、
左心房、左心室和下腔静脉。

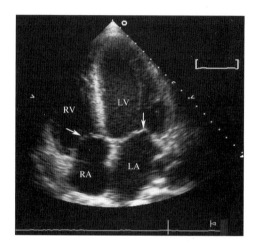

图2-2-6　心尖四腔切面图
示左心房(LA)、左心室(LV)、右心房(RA)、右心室(RV)。心房与心室之间的膜状回声为房室瓣(箭头),左心房室之间的为二尖瓣,右心房室之间的为三尖瓣。分隔心房的为房间隔,分隔心室的为室间隔。

3. 多普勒超声心动图　有频谱多普勒和彩色多普勒两种。彩色多普勒一般朝向探头的为红色血流信号,背离探头的为蓝色血流信号,血流速率越快,色彩越亮。频谱多普勒可从频谱曲线上了解血流的性质、方向、流速等。超声心动图对心脏的解剖和功能都可显示,也方便做床边和术中检查;由于没有电离辐射,也能用于胎儿心脏的检查。

三、CT

心脏与大血管 CT 平扫可以显示心脏的大小和位置,可用于冠状动脉钙化积分计算或观察瓣膜、心包、动脉导管韧带和主动脉壁等的钙化。但心脏 CT 检查通常是采用注射对比剂后的增强 CT 扫描来显示心脏与大血管结构,扫描均为横断面,螺旋 CT 和宽探测器 CT 的图像可做多平面重建、最大密度投影重建和表面遮盖法三维重建(图 2-2-7,2-2-8),还可较好地显示冠状动脉形态(图 2-2-9)。较新的设备还可能显示心脏搏动和心肌灌注情况。

三、MRI

对心脏与大血管采用不同的扫描序列,如心电门控的自旋回波 T_1WI 序列、梯度回波的电影序列和对比增强的磁共振血管成像序列等,可得到各种对比不同的图像和动态图像。在自旋回波 T_1WI 序列中,由于血液的流空效应,心脏与大血管内腔呈黑色的极低信号区,而心肌呈灰色的中等信号,纵隔内脂肪组织呈高信号。梯度

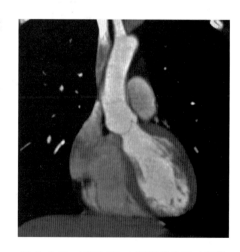

图2-2-7　增强 CT 心脏冠状位重建图像
可见心脏边缘各段的构成。

回波的电影序列和对比增强的磁共振血管成像序列虽成像原理不同,但心脏与大血管内腔均呈白色的高信号区。梯度回波的电影序列可显示心脏的动态电影图像,并可显示异常血流影。心脏磁共振技术在不

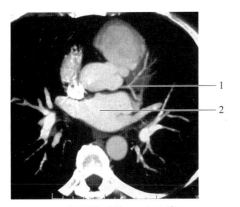

1. 左冠状动脉；2. 左心房

图 2-2-8 增强 CT 左心房水平
横断位图像

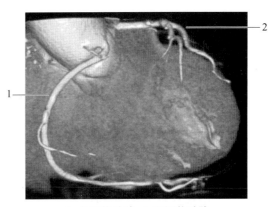

1. 右冠状动脉；2. 左冠状动脉

图 2-2-9 多层螺旋 CT 增强扫描表面遮盖法
三维重建图像

断进步，目前已经可以准确地测定血流的流速、流量，并已出现了四维血流成像技术。磁共振对心肌组织特性的测定，对于心肌灌注情况的显示都已广泛用于临床。磁共振利用膈肌导航技术，也已能显示冠状动脉，随着压缩感知等新技术的出现，磁共振对心脏的显示还会进一步改善。（图 2-2-10~ 图 2-2-13）

五、心血管造影

正常心血管造影可见右心房位于心脏右侧，略呈椭圆形；腔静脉从上下两面进入；右心耳宽大，呈三角形；三尖瓣环位于中线右侧，与右心室相连；房间隔呈右后向左前的斜形走行。

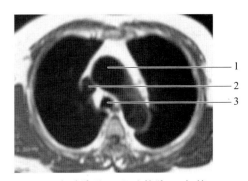

1. 主动脉弓；2. 上腔静脉；3. 气管

图 2-2-10 主动脉弓层面横断位心脏 MRI

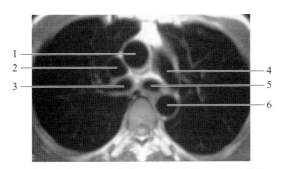

1. 升主动脉；2. 上腔静脉；3. 右支气管；4. 左肺动脉；
5. 左支气管；6. 降主动脉

图 2-2-11 气管分叉层面横断位心脏 MRI

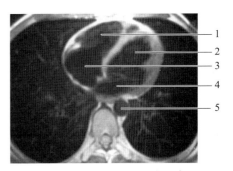

1. 右心室；2. 左心室；3. 右心房；
4. 左心房；5. 降主动脉

图 2-2-12 心房心室层面横断位心脏 MRI

左心房位于心脏后方中央略偏左侧，呈横放的椭圆形，四根肺静脉从左右两面进入。左心耳狭长。

右心室位于心脏前方中央，呈圆锥状，右缘为三尖瓣口，与右心房相连。右心室上部为流出道，较光滑，经肺动脉瓣口与肺动脉相连；右心室下部为流入道，也较光滑；右心室左缘为小梁区，肌小梁粗糙明显（图 2-2-14）。

左心室位于心脏左后方，呈卵圆形，前上缘为主动脉瓣，后上缘为二尖瓣，主动脉瓣与二尖瓣之间呈纤维连续，左心室肌小梁光滑。室间隔为弧形，呈右后向左前的斜形走行，左前斜位时室间隔呈切线位，左、右

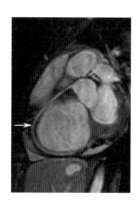

图 2-2-13　心脏 MRI
示冠状动脉,图中为右
冠状动脉(白箭)。

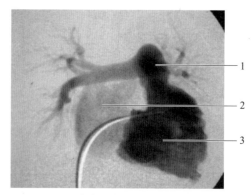

1. 肺动脉;2. 右心房;3. 右心室

图 2-2-14　正常右心室正位 DSA
由于导管经三尖瓣进入右心室,有对比剂反流
入右心房。

心室分开显示最好(图 2-2-15)。

主动脉起于左心室,主动脉瓣位置低于肺动脉瓣,主动脉根部的主动脉壁有三个囊袋状凸出部分,称为主动脉窦。正常心脏与大血管的心血管造影时,不仅各心腔大血管形态位置正常,其对比剂充盈和排空的顺序也与正常生理规律相符。

选择性冠状动脉造影可清楚显示冠状动脉解剖,左冠状动脉起于左主动脉窦,主干分为左前降支和左回旋支,左前降支走行于前室间沟,左回旋支走行于左房室沟。右冠状动脉起于右主动脉窦,走行于右房室沟。正常冠状动脉管径呈逐步由粗变细改变(图 2-2-16)。

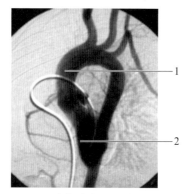

1. 升主动脉;2. 左心室

图 2-2-15　正常左心室左前斜
位 DSA

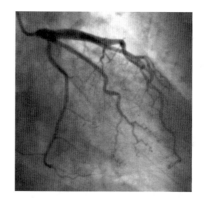

图 2-2-16　正常左冠状动脉右前
斜位选择性左冠状动脉造影

第二节　病变的基本影像学征象

一、心脏位置异常

心脏位置异常包括两种情况,一种是由于胸膜病变、气胸、肺不张等心外疾病使心脏位置异常,而心脏本身并无畸形,称为心脏移位(cardiac displacement);另一种是心脏位置的先天性异常,称为心脏异位(ectopia cordis),异位的心脏可位于胸部以外(胸外心脏),但绝大多数位于胸腔内。

胸内心脏异位时,心脏的位置可依心底到心尖的轴线指向而定,当心脏轴线指向右侧,胃、脾位于右上腹,肝位于左上腹为镜像右位心(mirror-image dextrocardia)。镜像右位心者不一定伴有先天性心脏病(先心病)。当心脏左位,腹腔器官反位,为孤立性左位心(isolated levocardia),又称左旋心(levoversion of heart)(图 2-2-17)。孤立性左位心者几乎均伴有先心病,且多为复杂先心病。当心脏右位,腹腔器官正位,为孤立性右位心(isolated dextrocardia),又称右旋心(dextroversion of heart),绝大多数伴有先心病,其中以矫正性大动脉转位最常见。心脏异位时,通常心房位置和主支气管位置一致;支气管反位,即右主支气管长而左主支气管短时,心房反位。两侧支气管对称时,为双侧右心房或双侧左心房,称心房异构(atrial isomerism)。

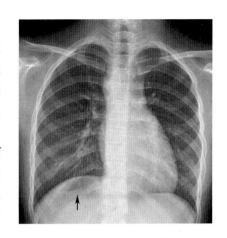

图 2-2-17 孤立性左位心
胸部后前位 X 线片,示胃泡
在右膈下(黑箭)。

二维超声心动图剑突下四腔切面及心尖四腔切面中可根据心尖的指向及心脏在胸腔中的位置判断心脏的位置。还可根据横膈水平腹主动脉、下腔静脉与脊柱的相对位置关系来判断心房位置。

CT 和 MR 检查不仅可显示心尖的指向,还可依靠最小密度投影重建显示双侧主支气管形态来推断心房位置;CT 和 MR 检查还可显示腹腔器官和腹部大血管的位置,依此推断心房位置。

心脏位置异常解剖畸形的诊断应按节段分析法进行。心房位置的确定可依据心耳的形态而定,心耳宽大的为形态学右心房,心耳狭长的为形态学左心房。心室位置的确定要观察心室肌小梁的粗糙程度,肌小梁光滑的心室为形态学左心室,肌小梁粗糙的心室为形态学右心室。在心房位置、心室位置及房室连接确定后,要进一步注意观察大动脉位置并分析心室大动脉连接。

二、心脏大小异常

心脏增大是心脏与大血管疾病的重要征象,包括心肌肥厚和心腔扩大,在胸部 X 线片上心腔扩大对心影增大的影响更大,确定心脏增大的最简单方法是测量心胸比例。在后前位上,成年人和学龄儿童心胸比例超过 0.5 为心脏增大,0.51~0.55 为轻度增大,0.56~0.6 为中度增大,0.6 以上为重度增大。心影增大时,不同的疾病引起不同的心腔增大,可使心脏形态有不同的改变,可根据 X 线上心脏形态的改变推断是何心腔增大。

左心室增大常见于二尖瓣关闭不全、主动脉瓣关闭不全、主动脉瓣狭窄、心肌病、高血压和室间隔缺损等。胸部后前位 X 线片可见心尖向左下延伸,心影左缘下段圆隆并向左伸展,相反搏动点上移。侧位心影后下缘向后膨凸,心后食管前间隙消失(图 2-2-18,图 2-2-19)。

右心室增大的常见原因有肺源性心脏病、二尖瓣狭窄、肺动脉瓣狭窄、肺动脉瓣关闭不全、三尖瓣关闭不全、房间隔缺损和法洛四联症等。后前位可见心影右缘下段向右膨凸,其最凸出点偏低,肺动脉段凸出,心尖圆隆上翘,相反搏动点下移。侧位心前间隙缩小,心影前缘与胸骨接触面增加(图 2-2-20,图 2-2-21)。

左心房增大的常见原因有二尖瓣狭窄、二尖瓣关闭不全和动脉导管未闭等。左心房增大时,一般先是向后增大,然后向上、向左、向右增大。后前位可见心影中央密度增加,左心耳在肺动脉段下部处凸出形成心左缘四弓,左心房构成心影右缘,可形成心右缘双边缘(图 2-2-22,图 2-2-23)。左主支气管可受压抬高。食管吞钡侧位 X 线片可见食管下段前缘受压。

右心房增大的常见原因有三尖瓣关闭不全和房间隔缺损等。后前位可见心影右缘下段向右膨凸,其最凸出点偏高(图 2-2-24,图 2-2-25)。

心影增大是心脏病胸部摄片时最常见到的异常,实际工作中很少有单独一个心腔增大,往往是两个或两个以上心腔同时增大。在两个心腔同时增大时,X 线片

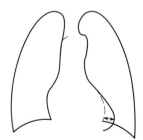

图 2-2-18 左心室增大
胸部正位 X 线片解剖示意图。

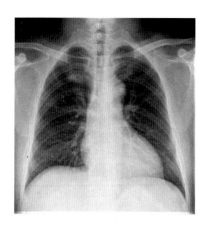

图 2-2-19 左心室增大
胸部后前位 X 线片,示心左缘
第三弓向左下延伸。

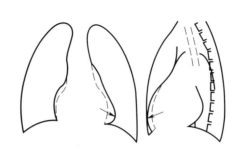

图 2-2-20 右心室增大
胸部正侧位 X 线片解剖示意图。

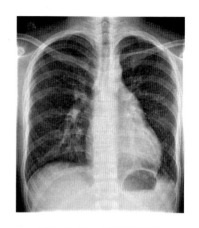

图 2-2-21 右心室增大
胸部后前位 X 线片,示肺动脉
段凸出,心尖圆隆。

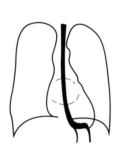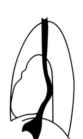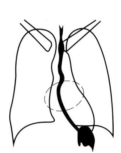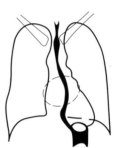

图 2-2-22 左心房增大
胸部正侧位 X 线片解剖示意图。

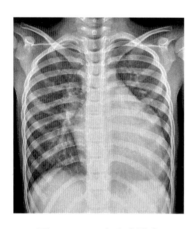

图 2-2-23 左心房增大
心左缘四弓,心右缘双边缘。

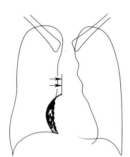

图 2-2-24 右心房增大
胸部正侧位 X 线片解剖示意图。

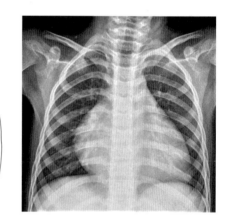

图 2-2-25 右心房增大
胸部后前位 X 线片,示心右下弓
向右凸出。

有时可见各心腔增大的基本改变同时存在,如左心房、左心室增大时,既可见心右缘双边缘等左心房增大的表现,又可见心尖向左下延伸等左心室增大的表现。当两个心腔同时增大,X 线片改变可反映哪个心腔增大占优势,如左、右心室增大时,以左心室增大为主,相反搏动点上移;反之,相反搏动点下移。

通过 USG、CT、MRI 和心血管造影都可准确测量各心腔的各条径线,可根据各种检查方法的诊断测量标准来判断有无各房室增大,也可根据不同年龄段的解剖学正常值来判断有无各房室增大。

三、肺循环的基本病变和影像学征象

判断肺循环的基本病变是心脏病胸部 X 线检查最主要的任务之一,肺循环的基本病变可分为肺血减少和肺血增加两大类。

肺血减少通常见于右心梗阻和右向左分流的先天性心脏病,如法洛四联症和肺动脉闭锁等,后前位可见两肺纹理变细、稀疏,肺门影缩小,肺门动脉细小,肺野清晰,透亮度增加(图 2-2-26)。肺血减少时,常可见两侧肺纹理不对称,代表一侧肺动脉更为狭窄;有时可见肺纹理紊乱或呈网状,代表侧支循环血管形成。

肺血增加又可分为肺充血和肺淤血两大类。肺充血常见于左向右分流的先天性心脏病(如房间隔缺损、室间隔缺损和动脉导管未闭等),亦见于循环血量增加的疾病(如甲状腺功能亢进症和贫血等)。肺充血于后前位可见肺门影增大,肺动脉扩张,右下肺动脉直径在成年人大于 1.5 cm,在儿童大于主动脉弓水平的气管横径;两肺纹理增粗,肺纹理从肺门向外周伸展,逐步变细,肺纹理边缘清晰锐利;下肺野肺血管影多于上肺野,整个肺野透亮度正常(图 2-2-27)。长期肺充血,可使肺小动脉痉挛,内膜增生,管腔变窄,形成器质性肺动脉高压,此时胸部 X 线片可见肺动脉段明显凸出,肺门血管扩张而肺小动脉突然变细,出现肺门截断现象(图 2-2-28)。

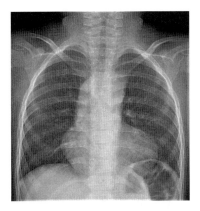

图 2-2-26　肺血减少
胸部后前位 X 线片,示两肺纹理减少,肺野透亮度增高。

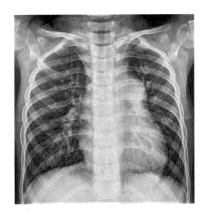

图 2-2-27　肺充血
胸部后前位 X 线片,示两肺纹理增粗,肺动脉扩张。

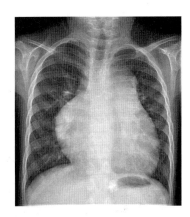

图 2-2-28　肺动脉高压
胸部后前位 X 线片,示肺动脉段明显凸出,肺门血管扩张,中外带肺动脉分支变细。

肺淤血是另一大类的肺血增加病变,常见于左心功能不全、风湿性心脏病二尖瓣病变和梗阻性肺静脉异位引流、左心发育不良等先天性心脏病。肺淤血于后前位可见肺野透亮度下降,肺门影增大,肺纹理增粗,肺门影及肺纹理模糊;上肺野肺血管影增多,并可多于下肺野,还可见横行走向的肺血管影增多(图 2-2-29)。引起肺淤血的病变较严重时,由于肺静脉压力增高,可出现间质性肺水肿和肺泡性肺水肿。间质性肺水肿可表现为各种间隔线,以克利 B 线(Kerley B-line)最多见,为在肋膈角区出现与侧胸壁垂直的横形线条影,长 1~3 cm,较细(图 2-2-30)。间质性肺水肿还可伴叶间胸膜增厚、肋膈角闭塞,也可出现一定量的胸腔积液。肺静脉压力进一步升高,血浆外渗至肺泡,为肺泡性肺水肿,表现为肺内边缘模糊的斑片状渗出影,常位于肺门周围,形成"蝶翼状"改变。

通过 USG、CT、MRI 和心血管造影都可以准确地测量肺动脉主干和左、右肺动脉的直径,可根据不同年龄段的解剖学正常值来判断肺动脉是扩张还是变细,最简单的方法是比较肺动脉主干和升主动脉的直径。肺动脉主干直径与升主动脉直径应基本相等,婴幼儿肺动脉略宽而中老年人主动脉略宽,据此可判断肺动脉是扩张还是变细(图 2-2-31)。超声心动图、CT、MRI 和心血管造影对造成肺血减少、肺充血和肺淤血的病因也能较好地显示。

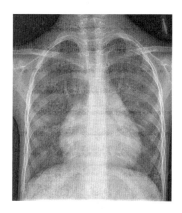

图 2-2-29　肺淤血
胸部后前位 X 线片示,肺门影
增大,肺纹理模糊,上肺野血管
影多

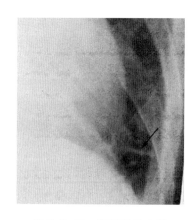

图 2-2-30　间质性肺水肿
左肋膈角处可见克利 B 线
(黑箭)。

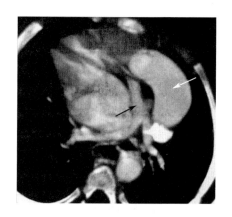

图 2-2-31　肺动脉狭窄
多层螺旋 CT 最大密度投影重建图像,示
肺动脉(黑箭)明显细于升主动脉(白箭),
该患者为孤立性右位心。

四、体循环大血管病变的基本影像学征象

右位主动脉弓是胸部 X 线片较常见的主动脉位置异常,见于法洛四联症等先天性心脏病,主动脉结影位于气管的右侧,气管位置居中或略偏左,脊柱右侧密度略高于左侧(图 2-2-32)。升主动脉扩张是较常见到的主动脉形态异常,见于主动脉瓣关闭不全、主动脉瓣狭窄和高血压性心脏病等,后前位上见升主动脉影向右凸出,主动脉结影增大,上升达到或超过胸锁关节水平并向左凸出(图 2-2-33)。

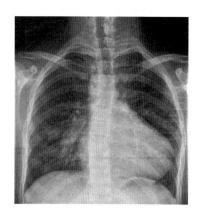

图 2-2-32　右位主动脉弓
胸部后前位 X 线片,示主动脉结影
位于气管右侧,气管偏左,降主动脉
影位于脊柱右侧。

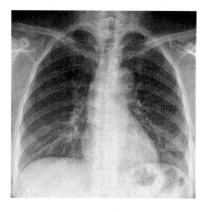

图 2-2-33　升主动脉扩张
胸部后前位 X 线片,示升主动脉影
向右凸出,主动脉结影增大并向左
凸出。

上腔静脉扩张常见于三尖瓣关闭不全、右心衰竭和肺静脉异位引流等疾病,胸部 X 线片上表现为右上纵隔增宽并向上延伸的带状影,密度较低。左上腔静脉为上腔静脉的胚胎发育异常,胸部 X 线片上表现为左上纵隔增宽并向上延伸的带状影,密度较低。

通过 USG、CT、MRI 和心血管造影都可以准确地测量升主动脉和上腔静脉的直径,用以诊断升主动脉扩张和上腔静脉扩张;对主动脉位置异常和腔静脉先天性畸形也可很好地显示,CT 和 MRI 还可很好地明确主动脉、腔静脉与邻近结构的相互关系。

五、心脏与大血管结构异常的基本影像学征象

1. 分流性异常　包括房间隔缺损、室间隔缺损和动脉导管未闭等。X 线片不能显示分流性异常的直接征象,只可根据肺血改变和哪些房室增大来推断分流性异常的存在。

USG 可显示心脏房室间隔连续性中断或有动脉导管未闭等异常通道存在,并可见相关的房室增大,彩色血流对于确定心内有无分流、分流途径、方向(左向右或右向左)等均有独到的价值。应用频谱多普勒对分流血流进行定量分析,可测定分流血流速率,估测心内压力及分流量(图 2-2-34)。分流性异常在 CT 和 MR 检查中都可见到心脏房、室间隔连续性中断或有动脉导管未闭等异常通道存在等直接征象(图 2-2-35),并可见相关的房室增大,心脏房、室间隔缺损有时在梯度回波的电影序列可见低信号的异常血流影。分流性异常心血管造影时主要表现为对比剂充盈顺序改变,如向左心室注入对比剂而右心室立即显影,提示心室间隔缺损存在。选择合适的投照角度,即可显示缺损的直接征象,明确其大小、部位等。

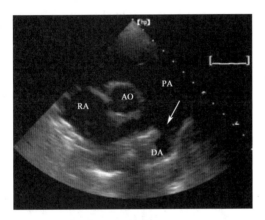

图 2-2-34　分流性异常,动脉导管未闭

心底短轴切面图,示肺动脉(PA)增宽,肺动脉宽于主动脉(AO),肺动脉与降主动脉(DA)之间见未闭动脉导管(白箭),呈管状无回声区。

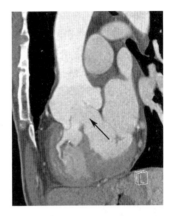

图 2-2-35　分流性异常,室间隔缺损

多层螺旋 CT 图像,示室间隔连续性中断,缺损存在(黑箭),主动脉瓣有脱垂。

2. 反流性异常　包括二尖瓣关闭不全、主动脉瓣关闭不全、三尖瓣关闭不全等。胸部 X 线片不能显示反流性异常的直接征象,只可根据房室增大来推断反流性异常的存在,心影增大明显而肺血改变相对不明显是反流性异常的 X 线片特点。

反流性异常时 USG 可清楚地直接显示瓣膜的形态结构和活动,并可见相关的房室增大,血流失去正常的层流状态而变为湍流状态。在 CT 检查中可见到心脏瓣膜的形态结构,并可见相关的房室增大,但不能显示血流情况。在 MR 检查中可见到瓣膜的形态结构和活动,可见到相关的房室增大,在 MRI 梯度回波的电影序列还可见低信号的异常血流影(图 2-2-36)。磁共振也能测定心室的舒张末容量及射血分数等。

反流性异常心血管造影时主要表现为对比剂逆向充盈,如升主动脉内注射对比剂后见左心室有对比剂充盈,左心室注入对比剂后见左心房有对比剂充盈,即为逆向充盈。

3. 梗阻性异常　包括二尖瓣狭窄、肺动脉瓣狭窄、主动脉瓣狭窄、右心室流出道狭窄和主动脉缩窄等。胸部 X 线片通常不能显示梗阻性异常的具体形态,只可根据血管狭窄后扩张等改变和哪些房室增大来推断梗阻性异常的存在和严重程度。例如,肺动脉瓣狭窄时可见肺动脉主干有狭窄后扩张,但没有肺充血改变(图

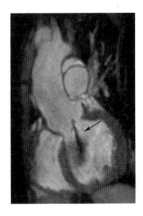

图 2-2-36　反流性异常,主动脉瓣关闭不全

MRI 梯度回波电影序列,示低信号的异常血流影(黑箭),在心室舒张期经关闭不全的主动脉瓣口反流入左心室。

2-2-37）。

梗阻性异常时 USG 可直接显示瓣叶增厚变形、开放受限等改变，并可见相关的心室向心性肥厚等，彩色多普勒可显示狭窄处血流束变细，狭窄后有高速湍流等特征性改变，并可定量测量。CT 检查中可见到心脏瓣膜的增厚变形等改变，并可见相关的心室向心性肥厚、大血管狭窄后扩张等改变，但不能显示血流情况。MR 检查中可见心脏瓣膜的增厚、开放受限，大血管狭窄或狭窄后扩张，心室的向心性肥厚等，也能显示血流异常，并可做流速流量的定量测量，也能测定心室的射血分数等。心血管造影时可见到血流通过狭窄口时形成的射流征，还可显示瓣叶增厚变形、开放受限，大血管狭窄或狭窄后扩张，心腔向心性肥厚等。心导管资料可较超声和磁共振更精确地反映梗阻性病变引起的压力阶差的大小。目前，许多梗阻性病变可以通过心导管做介入治疗。

4. 心脏与大血管结构连接异常　多见于复杂先天性心脏病，如右心室双出口、大血管错位等。胸部 X 线片通常不能显示心脏与大血管结构连接异常的直接征象，有时可根据大血管位置改变等来推断连接异常的存在。

USG、CT、MRI 和心血管造影通过观察各心腔形态特点来判断有无连接异常，心耳形态是区别左、右心房的关键，心耳宽大的为形态学右心房，心耳狭长的为形态学左心房。心室肌小梁光滑的为形态学左心室，肌小梁粗糙的为形态学右心室。形态学右心房与形态学右心室相连，形态学左心房与形态学左心室相连称为房室连接一致。形态学右心房与形态学左心室相连，形态学左心房与形态学右心室相连称为房室连接不一致；主动脉起于形态学左心室，肺动脉起于形态学右心室称心室大动脉连接一致；主动脉起于形态学右心室，肺动脉起于形态学左心室称心室大动脉连接不一致。房室连接一致而心室大动脉连接不一致为完全型大动脉转位（图 2-2-38），房室连接不一致而心室大动脉连接也不一致为矫正型大动脉转位。

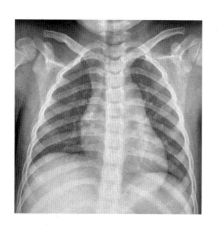

图 2-2-37　梗阻性异常，
肺动脉瓣狭窄
胸部后前位 X 线片，示肺动脉
主干有狭窄后扩张。

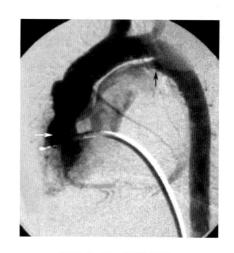

图 2-2-38　连接异常，
完全型大动脉转位
左侧位右心室造影图像，示右心室（白
箭）发出主动脉，肺动脉位于主动脉后
方，有未闭动脉导管（黑箭）。

5. 钙化性异常　心脏与大血管的钙化性异常包括心包钙化、冠状动脉钙化、二尖瓣钙化、主动脉瓣钙化、动脉导管韧带钙化和主动脉壁钙化等。胸部 X 线片可以显示心脏与大血管结构的钙化性异常，表现为不同部位的高密度影。

CT 对心脏与大血管的钙化性病变可很好地显示，表现为 CT 值很高的高密度影，CT 可准确定位是哪一部位的钙化（图 2-2-39），还可进行冠状动脉钙化积分计算。其他影像学方法如超声和 MRI 等对钙化的显示均不如 CT。

6. 心肌、心包和心腔异常　心肌异常主要包括各种心肌病、继发性心肌肥厚、心肌梗死和室壁瘤等。心包异常主要包括心包积液、缩窄性心包炎和心包肿瘤等。心腔异常主要包括心脏肿瘤和血栓等。X线片不能显示心肌、心包和心腔异常的直接征象，只可显示心肌、心包和心腔异常所导致的心脏增大，搏动减弱和钙化。

USG 能准确测定心肌厚度，实时显示室壁运动。心包积液时 USG 可见脏层和壁层心包分离，中间为无回声积液区。心脏肿瘤 USG 可见心腔内团块状回声等异常改变。CT 对心肌厚度（图 2-2-40）、心内占位及有室壁瘤时心室壁的局限性膨出都可很好地显示，目前的 CT 也可显示室壁运动情况。CT 可清晰显示心包异常，心包积液表现为心包腔增宽；心包腔内液体因性质不同 CT 值可有差异，血液及渗出液 CT 值较高，漏出液 CT 值较低；缩窄性心包炎时心包可增厚并常伴有钙化。对心脏肿瘤 CT 可表现为心腔内充盈缺损，可显示肿瘤是否为脂肪密度，有无钙化，注射对比剂后有无强化等。

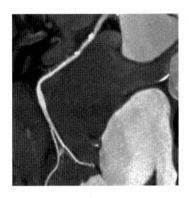

图 2-2-39　钙化性异常
多层 CT 图像，示密度比对比剂更
高的冠状动脉钙化影。

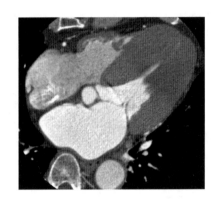

图 2-2-40　心肌肥厚
横断位 CT 图像，示左心室壁和
室间隔明显肥厚。

MR 检查对于肥厚型心肌病及各种原因引起的心室阻力负荷增加所致的心肌肥厚，包括非对称性间隔肥厚及室壁瘤时局部心壁外凸、变薄，均显示良好。对心肌病，还常需了解心脏收缩功能，梯度回波电影序列可清楚地显示心脏的搏动情况，可测量心室舒张末容量和射血分数等。对一些特殊的心肌病，如致心律失常性右心室心肌病 MR 检查有特征性改变。磁共振心肌首过灌注成像和延迟增强成像对发现心肌缺血和了解心肌灌注储备有很高的价值。对于心包病变，MR 检查可明确有无心包积液，心包积液的多少、部位，心包增厚的程度，但对心包的钙化显示不佳。对于心脏肿瘤，MR 检查不仅可明确肿瘤的部位、大小，还可通过注射对比剂前后的自旋回波 T_1WI 图像的比较，了解肿瘤的血供特点，便于对心脏肿瘤定性。

透视和心血管造影可显示心脏的搏动情况，了解心脏收缩功能。当心肌出现缺血和梗死时，该区于收缩期活动减低、无运动或矛盾运动，出现室壁瘤时局部心壁外凸、变薄。心血管造影和 CTA 是目前了解冠状动脉有无狭窄的常用方法，磁共振冠状动脉成像技术也在不断发展中。心血管造影是冠状动脉狭窄介入治疗前必做的检查，但心血管造影诊断心包病变和心脏肿瘤效果一般，与其他非创伤性检查相比并无优势。

第三节　常见疾病的影像学诊断

一、有肺淤血改变的心脏病

1. 二尖瓣狭窄（mitral stenosis）　是风湿性心脏病风湿性瓣膜炎的后遗损害，表现为心室舒张时二尖瓣开放受限。

【病理与影像】

风湿性心脏病二尖瓣狭窄时瓣膜增厚、僵硬,瓣口缩小。二尖瓣狭窄时,左心房压力升高,左心房增大,肺静脉压力升高,继而肺小动脉痉挛收缩,肺动脉压力升高,左心室则因充盈不足而缩小。

胸部 X 线片可见心影增大,呈梨形,也称二尖瓣型心,左心房增大,右心室增大,肺动脉段凸出,主动脉结及左心室不大或变小,二尖瓣瓣膜有时可见钙化,两肺呈肺淤血改变,晚期可有肺水肿和肺动脉高压表现。USG 可见二尖瓣回声增强,开放受限,左心房、右心室扩大。二尖瓣口舒张期血流速率增快。二尖瓣狭窄 CT 可见二尖瓣增厚,有时可见瓣膜钙化及左心房内血栓,左心房、右心室扩大,CT 有时还可见二尖瓣开放受限。MRI 自旋回波 T_1WI 序列可见二尖瓣瓣膜增厚,腱索增粗,左心房、右心室增大而左心室不大。梯度回波电影序列可见二尖瓣开放受限,有异常血流,为从左心房向左心室的射流。心血管造影可见,心室舒张期由从左心房来的不含对比剂的血流勾画出的二尖瓣口变小。典型病例图像见图 2-2-41。

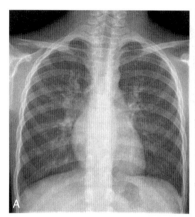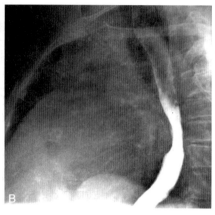

图 2-2-41 风湿性心脏病二尖瓣狭窄

A. 胸部后前位 X 线片,示肺淤血,上肺野纹理增多,左心房增大,心影中央密度增深,左支气管抬高,左心室不大 B. 胸部左侧位 X 线片,示左心房增大压迫食管

【临床表现】

风湿性心脏病二尖瓣狭窄患者心尖区有隆隆样舒张期杂音,早期可无症状,或仅有轻度活动后心悸、气短,一旦代偿失调,则心悸、气短加重,咯血及肺水肿为病变加重的表现。

【诊断与鉴别诊断】

心尖区有舒张期杂音,胸部 X 线片见肺淤血,左心房增大,而左心室不大,是二尖瓣狭窄诊断的重要依据。USG 检查是本病进一步检查的首选手段,CT 检查较少用于本病,MR 检查则是很有应用前途的诊断手段。

有无左心室增大是二尖瓣狭窄与二尖瓣关闭不全胸部 X 线片的主要鉴别点。二尖瓣狭窄伴二尖瓣关闭不全也很常见。

2. 二尖瓣关闭不全(mitral insufficiency) 单纯的风湿性心脏病二尖瓣关闭不全并不多见,二尖瓣关闭不全合并二尖瓣狭窄更为常见。

【病理与影像】

风湿性心脏瓣膜炎时,二尖瓣瓣叶收缩、变形及腱索缩短使二尖瓣关闭不全。早期由反流引起的左心房压力升高仅限于心室收缩期,其后由于大量反流,左心房增大,产生肺淤血等一系列肺循环演变过程。

胸部 X 线片可见心影增大,反流较轻时,仅见左心房和左心室轻度增大;如反流在中度以上,则左心房和左心室明显增大,两肺呈肺淤血改变。二尖瓣瓣膜有时可见钙化,可见心影增大比肺血改变更明显。USG 可见二尖瓣回声增强,瓣口对合欠佳,左心房内有收缩期反流血流。CT 检查可见二尖瓣增厚,有时可见瓣膜钙化。MRI 可见二尖瓣瓣膜增厚,在梯度回波电影序列可见有低信号的异常血流影反流入左心房,异常血流到达的部位反映了反流的严重程度。心血管造影在左心室造影可见对比剂经二尖瓣口反流入左心房,左心房排空延迟。可根据左心房是部分显影、大部显影、全部显影或肺静脉也显影来判断二尖瓣反流的程度。各种检查方法均可显示左心房增大、左心室增大,有时右心室亦可增大。典型病例图像见图 2-2-42。

【临床表现】

二尖瓣关闭不全患者早期就有心尖区粗糙的全收缩期吹风样杂音,可无明显症状;病情晚期则心悸、气短加重,出现心力衰竭。

【诊断与鉴别诊断】

心尖区收缩期杂音,X 线片心影增大,肺淤血,左心房增大,左心室增大,是二尖瓣关闭不全诊断的重要依据。

有无左心室增大是二尖瓣狭窄与二尖瓣关闭不全胸部 X 线片的主要鉴别点。

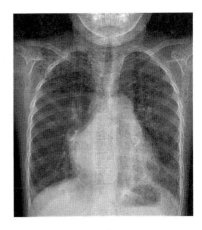

图 2-2-42 风湿性心脏病二尖瓣关闭不全
胸部后前位 X 线片,示肺淤血,克利B 线,左心房增大,心影中央密度增深,左支气管抬高,左心室增大。

二、有肺充血改变的心脏病

1. 室间隔缺损(ventricular septal defect,VSD) 系指在心室间隔上存在一个或数个缺损,是最常见的先天性心脏病,部分 VSD 会自然闭合。

【病理与影像】

室间隔缺损通常分为:①膜周型 VSD,最常见;②漏斗部 VSD,可并发主动脉瓣脱垂和关闭不全;③肌部VSD。VSD 可引起心室水平左向右分流,小型缺损分流量小,左心室容量稍增加,中型缺损分流量较大,导致左心房、左心室、右心室容量性负荷增加。大型缺损其分流量取决于肺血管阻力,肺血管阻力未显著增高时,肺血流量可在体循环三倍以上;当肺血管收缩产生肺动脉高压时,左向右分流的分流量减少,甚至出现双向分流和右向左分流。

VSD 的 X 线表现和缺损的大小有关。小型 VSD 心影正常,肺血正常,左心房、左心室无明显扩大或左心室略增大。中等大小的 VSD 心影常轻度增大,肺动脉段稍凸出及肺血稍增加,为肺充血改变,左心室增大,左心房、右心室可轻度增大也可无明显增大。大的室间隔缺损当肺血管阻力不增加或轻度增加时,心影明显增大,肺动脉段凸出,肺血明显增加,左心房、左心室增大,右心室轻度增大,可伴有肺部病变(如肺炎、左下肺不张等)。大的室间隔缺损伴严重的肺动脉高压(艾森门格综合征)时,心影不大或轻度增大,以右心室增大为主,肺动脉段明显凸出,有肺门血管扩张但外周肺动脉变细等肺动脉高压表现。在 USG 中见到室间隔连续中断,为诊断室间隔缺损的依据。如同时应用彩色多普勒有助发现较小的 VSD。CT 和 MR 检查,可通过观察室间隔连续性是否中断来判断有无室间隔缺损,MRI 可观察室间隔连续性是否中断,若同时在梯度回波电影序列上发现异常的血流,则是诊断 VSD 可靠的依据。CT 和 MR 检查还可清楚地显示左心房增大、左心室增大、右心室增大、肺动脉扩张等。室间隔缺损的心血管造影常用长轴斜位(左前斜70°复合向头成角20°)左心室造影,此时 X 线与室间隔相切,对室间隔膜部缺损及肌部缺损可显示直接征象。右前斜位30° 左心室造影,X 线与漏斗部室间隔相切,可显示漏斗部缺损的直接征象。典型病例图像见图2-2-43。

【临床表现】

室间隔缺损多见于儿童,临床表现为易发生呼吸道感染,生长发育差,胸骨左缘第 3、4 肋间可闻及粗糙的全收缩期杂音,伴有震颤,缺损小者杂音更响。

【诊断】

闻及收缩期杂音,胸部 X 线片显示肺充血,左、右心室增大,以左心室增大为主,左心房增大,即可做出初步诊断。心脏 USG 检查一般可明确室间隔缺损的诊断,对于少数心脏 USG 检查不能明确诊断者,CT 和 MR 检查有时会有一些帮助。

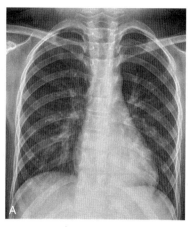
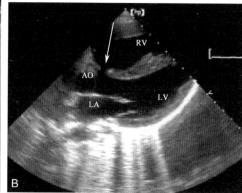
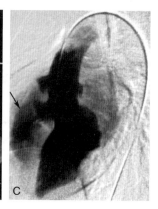

图 2-2-43　室间隔缺损

A. 胸部后前位 X 线片,示肺充血,左心室增大,左心房、右心室稍增大　B. USG 左心室长轴切面图,示室间隔与主动脉(AO)前壁连续中断(白箭),左心室(LV)血流经缺损处分流入右心室(RV)　C. 长轴斜位左心室造影,示右心室(黑箭)显影

2. 房间隔缺损(atrial septal defect,ASD)　是常见的先天性心脏病之一。可单独存在,也可与其他心血管畸形并存。

【病理与影像】

ASD 可分原发孔型和继发孔型。继发孔型又分为中央型和静脉窦型等,中央型最多见。ASD 血液自左心房向右心房分流,右心房、右心室及肺动脉血流量增加。肺动脉压一般正常或轻度升高,重度肺动脉高压少见,出现也较晚。

胸部 X 线片可见心影增大,右心房增大,右心室增大,肺动脉段明显凸出,左心房、左心室不大,主动脉结正常或变小,肺部呈肺充血表现。ASD 小、分流量少时,胸部 X 线片上表现可大致正常。USG 可见右心房、右心室扩大和右心室流出道增宽,房间隔中部或上部连续性中断。彩色多普勒可见分流自左心房经缺损流向右心房。CT 可见房间隔连续性中断,右心房、右心室增大,肺动脉扩张,左心室不大。MRI 可显示分流,可区分房间隔缺损的类型,中央型房间隔缺损见房间隔连续性中断,缺损边缘圆钝,缺损与房室瓣间有房间隔组织残留。典型病例图像见图 2-2-44。

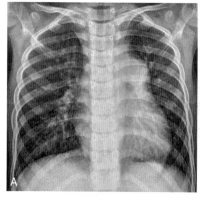
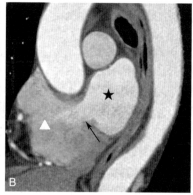
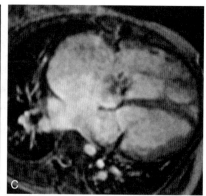

图 2-2-44　房间隔缺损

A. 胸部后前位 X 线片,示肺充血,右心房、右心室增大　B. 继发孔中央型房间隔缺损 CT,示房间隔连续性中断(黑箭),含对比剂的血流自左心房(星号)经房间隔的缺损进入右心房(白三角)　C. MRI 梯度回波电影序列扫描,示房间隔连续性中断,缺损与房室瓣间有房间隔组织残留,三尖瓣有关闭不全

【临床表现】

房间隔缺损患者的常见症状为心悸、气短。体征有胸骨左缘第 2~3 肋间可闻及收缩期杂音,肺动脉第二音亢进。

【诊断与鉴别诊断】

胸骨左缘第 2~3 肋间可闻及收缩期杂音,胸部 X 线片可见右心房增大,右心室增大,肺充血,一般不难做出诊断,USG 可进一步证实。

房间隔缺损心脏形态与二尖瓣狭窄相似,但二尖瓣狭窄为肺淤血,房间隔缺损为肺充血,可鉴别。

三、有肺缺血改变的心脏病

有肺缺血改变的心脏病主要为法洛四联症(tetralogy of Fallot),包括肺动脉狭窄、室间隔缺损、主动脉骑跨和右心室肥厚四种畸形,是最常见的发绀型先心病。

【病理与影像】

法洛四联症虽有四种畸形,但从胚胎发育观点来看,圆锥间隔向右心室方向移位是根本原因。

法洛四联症的胸部 X 线表现与其通过肺循环的血流量密切有关,右心室流出道狭窄很轻时,X 线片上表现为肺血正常,心脏大小正常或轻度增大,肺动脉段平直。当右心室流出道狭窄较明显时,X 线片上表现为心脏不大,肺动脉段平直或轻度凹陷,肺血减少。当右心室流出道梗阻严重,肺动脉重度狭窄或闭锁时,X 线片上表现为心脏增大,心影呈靴形,肺动脉段凹陷,心尖上翘,肺血明显减少并可见肺纹理紊乱等侧支循环征象。其他法洛四联症 X 线表现尚有升主动脉增宽和右位主动脉弓等,右位主动脉弓对法洛四联症有很高的诊断价值。USG 检查见主动脉明显增宽,主动脉前壁与室间隔连续性中断,右心室流出道变窄,心底短轴切面肺动脉内径明显小于主动脉。CT 检查可见室间隔连续性中断,CT 对法洛四联症的肺动脉主干狭窄,肺动脉分叉部狭窄,左、右肺动脉起始部狭窄及肺内周围肺动脉狭窄均可很好地显示。MRI 能较好地显示室间隔缺损和右心室漏斗部狭窄,对主动脉骑跨也能显示。对比增强磁共振血管成像序列则对法洛四联症的肺动脉主干狭窄,左、右肺动脉狭窄均可很好地显示。法洛四联症在 CT 和 MR 检查时都需要注意观察有无冠状动脉走行异常。法洛四联症右心室造影主要观察肺动脉及右心室流出道的解剖。右心室造影时,升主动脉与肺动脉干同时显影,可见肺动脉主干明显窄于升主动脉。左心室造影能很好地显示室间隔缺损的直接征象。左心室造影冠状动脉能很好地显示,要注意观察有无冠状动脉走行异常,这对法洛四联症手术很有影响。典型病例图像见图 2-2-45。

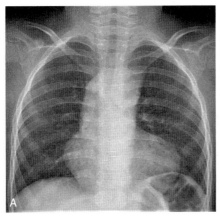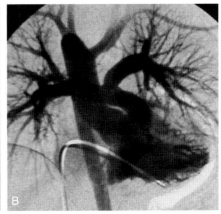

图 2-2-45　法洛四联症
A.胸部后前位 X 线片,示肺缺血,右心室增大,主动脉增宽　B.右心室造影,
示右心室漏斗部狭窄,肺动脉狭窄,右位主动脉弓

【临床表现】

法洛四联症患者喜蹲踞,有发绀,伴杵状指(趾)。胸骨左缘 2~4 肋间可闻及较响亮的收缩期杂音,可扪及震颤。肺动脉第二音减弱或消失,心电图示右心室肥厚。

【诊断与鉴别诊断】

根据患者有发绀,胸骨左缘有收缩期杂音伴肺动脉第二音减弱或消失,心电图右心室肥厚,胸部 X 线片主动脉增宽,心腰平直或凹陷,心尖圆隆上翘,肺血减少,应首先想到法洛四联症。USG、CT、MRI 和心血管造影检查均可确诊。

法洛四联症需与其他发绀型先天性心脏病鉴别,如完全型大动脉转位等,完全型大动脉转位心影增大明显,肺血可增多,上纵隔窄,心影呈斜蛋形等是鉴别要点。

四、肺血基本正常的心脏病

肺血基本正常的心脏病主要为冠状动脉粥样硬化性心脏病(coronary atherosclerotic heart disease),简称冠心病,是常见的心脏病,国内发病率近年来呈上升趋势。

【病理与影像】

冠状动脉粥样硬化的主要病理改变是冠状动脉内膜下脂质沉着,纤维增生,粥样斑块形成,血栓形成等,其结果是冠状动脉狭窄。轻度冠状动脉供血不足,心肌多无明显改变;重度冠状动脉供血不足,且无足够侧支循环时,心肌可发生梗死。大片贯通性心肌梗死,可形成心脏室壁瘤。

冠心病的 X 线片多数无异常发现。少数患者可有心影增大,以左心室增大为主;心功能不全时可有左心房增大,肺淤血,肺水肿;心肌梗死形成室壁瘤时,可见左心室缘局限性膨凸,局部搏动减弱、消失或相反。USG 可见包括运动减弱和矛盾运动等缺血区心肌局部室壁运动异常;室壁瘤形成时,常于心尖区见局部室壁膨出,变薄,呈矛盾运动等。CT 平扫可显示冠状动脉钙化,表现为沿房室沟或室间沟走行的高密度钙化影,还可进行冠状动脉钙化积分计算,对诊断有一定的帮助。CT 增强扫描还可较好地显示冠状动脉形态,对冠状动脉狭窄、心肌桥和冠状动脉旁路移植术后血管的通畅情况有很高的诊断价值。室壁瘤形成时,CT 增强扫描可见局部心壁变薄外凸,如有附壁血栓,CT 扫描也可显示。近年来,CT 设备发展很快,CT 冠状动脉成像的阴性预测率已经很高,冠状动脉CT 血流储备分数技术的出现,有望进一步改善CT 对冠心病的诊断效果。人工智能目前已在冠状动脉 CT 血管成像的诊断中开始应用,使诊断更快捷。MRI 梯度回波电影序列可显示梗死处室壁变薄,运动减弱;有室壁瘤时,局部心壁变薄外凸,局部矛盾运动。近年来,随着 MRI 技术的进展,用磁共振心肌首过灌注成像和延迟增强技术来发现心肌缺血程度和了解心肌灌注储备已越来越多地应用于临床。膈肌导航的冠状动脉 MRA 技术,已可较好地显示冠状动脉形态。随着压缩感知等使磁共振成像速度更快的技术的出现,磁共振对冠心病的诊断效果有望进一步改善。心血管造影检查常进行冠状动脉造影和左心室造影,冠状动脉造影一般采用多角度投照。选择性冠状动脉造影目前仍是诊断冠状动脉狭窄的"金标准",可动态显示细小的冠状动脉形态,显示管腔有无狭窄、闭塞及侧支循环等情况(图 2-2-46)。目前很多冠心病采用支架治疗,血管造影检查更是必不可少。左心室造影可用于显示左心室腔的形态、大小和运动,测量左心室舒张末容量,计算左心室的射血分数,观察有无室壁瘤表现。

【临床表现】

冠心病的临床表现主要有心绞痛、心肌梗死及各种心肌梗死的并发症。心肌梗死时疼痛明显并有心电图和酶学改变。

【诊断】

冠心病的最初诊断主要依靠临床症状和心电图检查。普通 X 线检查只是在发现冠心病的某些并发症和左心功能不全方面有一定的帮助。目前 CT 冠状动脉成像已经相当成熟,在冠心病的诊断中起到了重要的作用,但当冠状动脉有较多的钙化时,对 CT 诊断会有影响,需要注意观察。

冠状动脉造影是目前诊断冠心病最可靠的方法,且不受钙化斑块影响,也是介入治疗前的必需检查手段。磁共振心肌灌注成像和延迟强化等技术,对了解心肌存活情况有较高的价值,对于是否需要做介入能

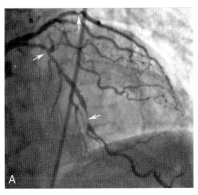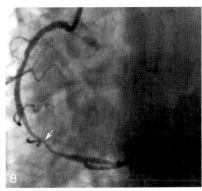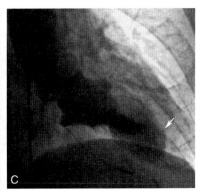

图 2-2-46 冠心病

A. 选择性左冠状动脉造影,示左冠状动脉多发性狭窄(白箭) B. 选择性右冠状动脉造影,示右冠状动脉狭窄(白箭)
C. 左心室造影收缩期,示室壁瘤(白箭)

提供更多的信息。磁共振冠状动脉成像也不受钙化斑块影响,正在逐步进入临床。

五、心包病变

心包病变主要为心包炎(pericarditis),心包炎是指发生于心包的炎性病变,其病因有感染、外伤、肿瘤和自身免疫病等,可分为急性心包炎和慢性心包炎两类。

【病理与影像】

心包腔内有较多的渗液称渗出性心包炎或心包积液(pericardial effusion)。心包积液的液体可为浆液性、化脓性、血性和乳糜性等。心包腔内积液迅速增加或有大量积液时,心包腔压力升高,可出现心脏压塞。

缩窄性心包炎为心包脏层和壁层粘连,形成纤维组织,限制心脏舒张和静脉回流受阻,引起静脉压升高。少量心包积液心影形态和大小改变也常不明显;中等量以上积液(300 mL 以上)时,后前位可见心影向两侧增大,心影形态呈烧瓶状或球形心(图 2-2-47A)。心缘各段的正常分界消失,心脏搏动明显减弱或消失,但主动脉搏动正常。上腔静脉影增宽,而主动脉影缩短。胸部立、卧位 X 线片对照可见卧位时上纵隔增宽。有时胸部 X 线片上可见弧形低密度的心包膜下脂肪层影内移。缩窄性心包炎的 X 线片可见心影大小正常或轻度增大,心脏搏动一般明显减弱或消失,心缘变直僵硬,各段的正常分界不清,上腔静脉影增宽。缩窄性心包炎的特征是心包钙化,但 X 线片上的检出率并不高,心包钙化可为蛋壳状、带状或斑片状高密度影。心包炎肺血改变与静脉回流受阻有关,如腔静脉回流受阻则右心房和右心室血流减少,使肺血偏少;如肺静脉回流受阻,可见肺淤血表现。心包炎伴胸腔积液也较常见。心包炎在 USG 检查时发现液性暗区,是心包积液的可靠征象。CT 检查对发现心包积液也很敏感,少量积液多见于心脏背侧;中量积液和大量积液时,不对称的环带状液体密度影围绕整个心脏(图 2-2-47B)。不同性质的心包积液的 CT 值有所不同,漏出液 CT 值较低,血液或渗出液 CT 值较高。缩窄性心包炎则可见心包钙化影。MR 检查对发现心包积液也很敏感,对明确积液的性质也有一定的帮助,在自旋回波 T_1WI 序列图像上,浆液性心包积液为低信号影,渗出性心包积液多为不太均匀的较高信号影,血性心包积液则呈高信号影。但 MRI 对心包钙化显示较差。

【临床表现】

心包积液患者可有心悸、乏力、腹胀等症状,体征有颈静脉怒张、心音低钝遥远、肝大、腹腔积液、下肢水肿等,心电图示低电压。

【诊断与鉴别诊断】

少量心包积液,X 线片可无阳性发现,但 USG、CT 和 MRI 对发现心包少量积液很敏感。中等量以上的心包积液,根据 X 线检查心影形态呈烧瓶状,心缘各弓分界消失,心脏搏动减弱或消失,主动脉搏动正常等表现,诊断并无困难。

心包积液需注意与扩张型心肌病等鉴别,扩张型心肌病多有肺淤血或间质性肺水肿,心脏搏动减弱但

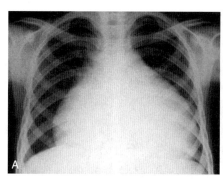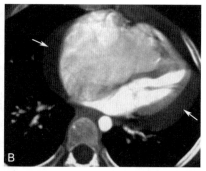

图 2-2-47　心包积液
A. 胸部后前位 X 线片,示心影明显增大,呈烧瓶样　B. 横断位 CT 增强扫描,
示右心房及右心室增大,心包内有低密度的积液(白箭)

不消失,心右缘搏动较正常。心包积液心缘各段的正常分界消失,心脏搏动明显减弱或消失,主动脉搏动正常,胸部立、卧位 X 线片对照可见卧位时上纵隔增宽,有时胸部 X 线片可见弧形低密度的心包膜下脂肪层影内移有助于鉴别。USG、CT 和 MRI 对确诊有很大帮助。缩窄性心包炎需与限制型心肌病鉴别,心包钙化是重要鉴别点。

六、主动脉夹层 🅔

第四节　疾病影像学检查方法的比较和选择

用于心脏与大血管疾病的影像学检查方法主要有 X 线片、USG、CT、MRI、心血管造影检查、SPECT 和 PET-CT 等,了解各种影像学检查新技术,充分利用各种影像学检查的特点,可使患者以最小的创伤、最低的价格得到最可靠的诊断。

X 线片是最古老的影像学检查方法,但在观察心脏和主动脉弓的位置和形态,了解肺血的多少,测算心胸比例及观察胸廓、脊柱、支气管、肝、胃等其他器官的形态和位置,判断有无伴随的肺部疾病方面,仍有不可替代的作用。X 线检查简单、方便、快捷、成本低廉,虽其对心内结构无法分辨,但仍为心脏与大血管诊断最基本的影像学方法。充分理解 X 线片所提供的形态学信息,初步推断哪个房室增大,对于进一步影像学检查与正确诊断有着至关重要的作用。

如果 X 线片心胸比例大于 0.5,表明心脏增大。在胸部后前位 X 线片上左心室增大表现为左心缘的第三弓向左延伸,心尖向下移位。当右心室增大时,肺动脉段膨隆,心尖抬高。当左心房增大时,在心影中部可以见到双房影,在右心缘可以看到双弧影,左心缘可以看到四弓征象,在后前位 X 线片上可以看到左主支气管抬高,在侧位 X 线片上可以看到食管中段受压后移。如果右心房增大,右心缘则向右凸出。

胸部 X 线片可以显示肺循环的改变。在肺充血时,X 线片显示肺动脉段膨隆,肺门影增大,肺纹理增粗且边界清楚。在肺淤血时,肺门增大模糊,双肺的肺纹理增多,双肺透光度减低,上肺野的肺纹理增多,并且可以看到肺水肿。如果是肺血减少,则显示为肺门变小,周围肺纹理稀疏,肺野透光度高。

心脏与大血管疾病超声检查应用非常广泛,USG 为无创伤和无放射线损伤的检查方法,费用相对较低,分辨软组织的能力甚佳,能实时成像,不仅可显示心脏与大血管的形态,还可对心脏功能进行测量,使超声诊断更加全面、准确。但 USG 的效果与操作者的技术水平有关,此外骨骼、气体和瘢痕等的存在也会影响超声检查的效果。

CT 所获得的是横断面解剖图像,其密度分辨力明显优于传统的 X 线图像,且检查简便、迅速,适合急诊检查。宽探测器 CT 和多层螺旋 CT 在心脏病诊断方面的价值很高,其图像空间分辨力要高于磁共振和超声,在冠状动脉异常显示方面目前 CT 优于 USG 和 MRI。CT 检查对伴随的肺部病变显示较好,对钙化及金属显示较好。虽然 CT 检查的射线剂量已经有了大幅度的降低,但 CT 扫描还是存在一定的辐射剂量,对心脏功能改变的显示目前不如 USG 和 MRI。

心脏与大血管的 MR 检查近年来迅速增加,MRI 具有无创伤、无射线、软组织对比分辨力高、视野大和能直接做冠状位、矢状位和各种斜位成像的优点,同时还可进行各种心脏功能测量,如流速流量、射血分数等,且其重复性很好。磁共振另一优势是对组织定性的效果要优于 USG 和 CT,MRI 对心肌活性、心脏肿瘤、心肌病变、先天性心脏病和心外大血管异常都有很高的诊断价值。现在的磁共振对冠状动脉的显示也有了长足的进步。但磁共振成像技术也有一些不足之处,如装有心脏起搏器者不能做磁共振检查、检查时间比较长等。

心血管造影多年来一直是心脏与大血管疾病诊断的"金标准",心血管造影图像有极高的时间分辨力和空间分辨力,且可直接测量各种压力等生理指标,但为创伤性检查。近年来随着非创伤性的 USG、磁共振和多层螺旋 CT 的发展,诊断性的心血管造影检查有所减少,然而通过心导管对心脏与大血管疾病做介入性治疗的病例在迅速增加。

影像设备和技术的发展,使心血管影像产生的图像数据越来越多,目前人工智能已经开始在心血管影像诊断领域应用,并取得了令人鼓舞的初步效果。

(朱铭)

数字课程学习……

    🖥 学习目标和重点提示   📚 教学 PPT   📖 图片   📔 拓展阅读   🌐 中英文小结   📝 自测题

第三章
乳　　腺 *e*

（顾雅佳　周世崇　肖勤）

数字课程学习……

🖥 学习目标和重点提示　　📒 教学PPT　　📖 图片　　📕 拓展阅读　　🌐 中英文小结　　📝 自测题

第三篇　腹部

第 一 章
食管和胃肠道

第一节　正常影像解剖

一、食管

食管是连接下咽部与胃之间的肌性管道,分为颈、胸、腹三段,胸段食管又分胸上、中、下三段,胸廓上口至主动脉弓上缘为上段,主动脉弓上缘至肺下静脉下缘为中段,肺下静脉下缘以下为下段。食管入口与咽连接处及膈食管裂孔处各有一生理性狭窄区。

钡餐造影右前斜位 X 线片在食管前缘可见三个生理压迹,从上至下分别为主动脉弓压迹、左主支气管压迹和左心房压迹(图 3-1-1)。于主动脉弓与左主支气管压迹之间,食管往往略膨出,注意不要误诊为憩室。

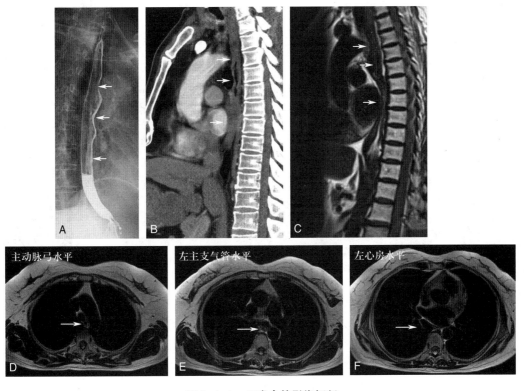

图 3-1-1　正常食管影像解剖
A. 双对比造影右前斜位,三个白箭自上而下分别显示主动脉弓压迹、左主支气管压迹及左心房压迹
B、C. CT 及 MRI 矢状位,三个白箭自上而下分别显示主动脉弓压迹、左主支气管压迹及左心房压迹
D~F. MRI T₂WI 轴位,示不同平面食管断层图像(白箭)

食管黏膜皱襞表现为数条纵行、相互平行、连续的纤细条纹状影，与胃小弯的黏膜皱襞相连续。贲门口上方长 3~5 cm 的一段食管，具有特殊的神经支配和功能，称为胃食管前庭段，此段是一高压区，有防止胃内容物反流的重要作用。它的左侧壁与胃底形成一个夹角，称为食管胃角或角切迹，在造影正位像或 CT/MRI 冠状位可清晰显示。

CT 显示食管位于后纵隔区，与气管、主动脉、胸椎及左心房毗邻。食管壁由黏膜、黏膜下层、肌层和外膜构成，正常厚度为 2~3 mm，CT 难以区分各层结构，MRI 软组织分辨力高，有可能显示 2~3 层结构。轴位图像可显示病变食管的厚度及与邻近器官的关系，矢状位则可明确病变沿长轴浸润的范围。

二、胃

X 线解剖通常将胃分为食管胃结合部、胃底、胃体、胃角、胃窦、幽门六个区域，常用解剖标志名称还有胃小弯、胃大弯、角切迹、贲门、幽门管（图 3-1-2A）。

在钡剂造影的充盈相上胃小弯边缘轮廓为光滑、规则的连续性曲线，胃底及胃体大弯轮廓常呈锯齿状，系横、斜走行的黏膜皱襞所致。双对比相显示胃的边缘为光滑连续的曲线，无明显的突起和凹陷。双对比相能清晰显示胃黏膜的胃小沟和胃小区等微细结构，正常胃小沟粗细一致，轮廓整齐，密度淡而均匀；胃小区为由胃小沟包绕形成的网格状区域。

在应用低张药物及充盈剂充分扩张胃腔的前提下，正常胃壁 CT 图像上显示厚度均匀，一般不超过 5 mm，黏膜及浆膜面光滑、走行连续，组织对比清晰，增强扫描强化均匀，动脉期黏膜多呈线样明显强化，随时相延迟渐向外层充填过渡（图 3-1-2B）。扩张不良的正常胃壁厚度可超过 1 cm，但多能显示光滑连续呈波浪状的胃黏膜及黏膜沟内小气泡，可与病理性胃壁增厚鉴别。胃周毗邻器官包括肝、胆囊、胰、脾、结肠，彼此通过系膜及韧带固定连接，胃恶性肿瘤可沿上述多条途径蔓延浸润或种植播散。

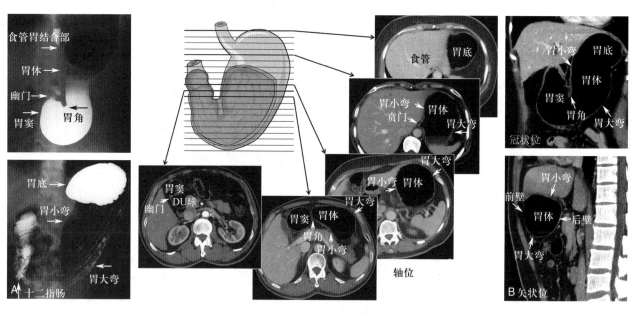

图 3-1-2 正常胃影像解剖

A. 正常胃钡剂造影，充盈相（立位，钩型胃）及气钡双对比相（仰卧位），示食管胃结合部、胃底、胃体、胃窦、幽门、胃角、胃小弯、胃大弯、十二指肠　B. 正常胃解剖与 CT 断层图像对照

三、十二指肠

十二指肠全程呈 "C" 形，胰头被包绕其中。十二指肠由近及远分为球部、降部、水平部和升部。球部呈三角形，顶部指向右后上方，基底部两侧为对称的穹隆，轮廓光滑整齐，球部收缩时黏膜皱襞为纵行的平行

条纹。降部位于第 1~3 腰椎的右前缘,在约第 3 腰椎高度向左上形成十二指肠升部,降部与升部间横行肠管称为水平段。十二指肠球部以远肠管黏膜皱襞呈羽毛状。低张双对比造影下,球部边缘呈纤细白线,降部、水平部和升部的肠腔增宽,黏膜皱襞呈环状和龟背状花纹(图 3-1-3)。降部中段内侧壁可显示乳头,为胆总管末段进入十二指肠的开口,表现为圆形或椭圆形边缘光滑的隆起影。

CT 及 MRI 可显示十二指肠断面,肠壁厚度 3~5 mm,偶可显示分层结构;黏膜皱襞断面呈均匀连续齿状形态,外膜面光滑。可配合轴、冠、矢三平面区分四个分段,并沿胆总管走行确定十二指肠乳头的位置(图 3-1-3)。十二指肠周围毗邻胰、肝、肾、胆囊及主动脉和下腔静脉,肿瘤病变时应注意观察与这些器官的关系。

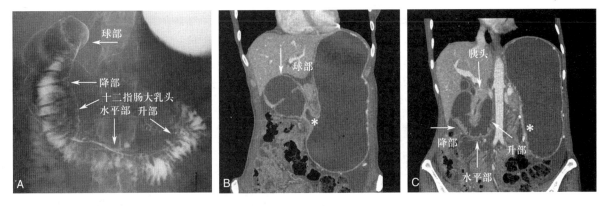

图 3-1-3　正常十二指肠影像解剖
A.正常十二指肠低张气钡双对比造影,示十二指肠球部、降部、水平部、升部,并可见十二指肠乳头形成内侧壁充盈缺损
B.CT 冠状位,示十二指肠球部图像　C.CT 冠状位图像,示十二指肠降部、水平部、升部

四、小肠

小肠通过肠系膜与后腹壁相连,活动范围很大,属腹膜内位器官。小肠长度为 5~7 m,3/5 为空肠,位于左中上腹;2/5 为回肠,位于右中下腹及盆腔,两者间无明确分界,空肠向回肠逐渐移行,肠腔逐渐变细,管壁逐渐变薄。充钡后扩张的空肠黏膜皱襞环行排列,肠蠕动活跃;钡剂排空后空肠黏膜皱襞呈羽毛状,钡涂布少时则呈雪花状(图 3-1-4)。回肠肠腔略窄于空肠,蠕动慢而弱,有时可见分节现象。回肠黏膜皱襞少而

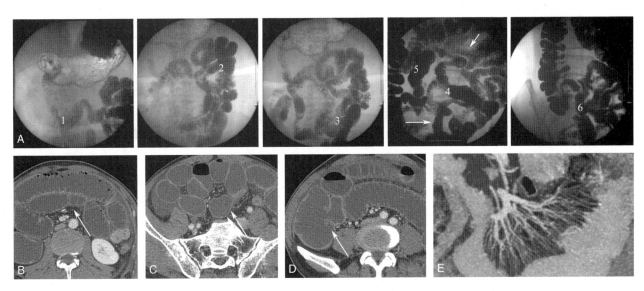

图 3-1-4　正常小肠影像解剖
A.钡剂造影,示正常小肠分段(图中数字 1~6 组),空肠黏膜呈羽毛状(白短箭),回肠黏膜皱襞少而浅(白长箭)
B~E.正常小肠 CT 及肠系膜血管,B 至 E 依次示空肠黏膜、回肠黏膜、回盲瓣及小肠系膜血管

浅,在肠腔扩张时无明显黏膜皱襞。末端回肠在右髂窝处与盲肠相连接。服钡 2~6 h 后钡剂前端可达盲肠,7~9 h 经小肠排空。

CT 上空肠可见较多的横行环状黏膜皱襞,较为粗大,称为克尔克林(Kerckring)皱襞,即使在肠管明显扩张时该皱襞也很难消失;而回肠的黏膜皱襞则较为平坦、细小,数目相对较少,肠管扩张后消失。空肠内常见含气,回肠内则少见含气。CT 薄层增强可显示小肠系膜血管由近及远的各级分支,呈梳齿样排布(图 3-1-4)。

五、大肠

大肠由阑尾、盲肠、升结肠、横结肠、降结肠、乙状结肠及直肠组成。结肠的主要 X 线特征为大致对称的袋状突起,称为结肠袋。它们之间由半月皱襞形成不完全的间隔,其数目、大小、深浅因人、因时而异,横结肠以近明显,降结肠以远逐渐变浅,至乙状结肠接近消失。直肠通常可见上、中、下三个横襞(图 3-1-5)。

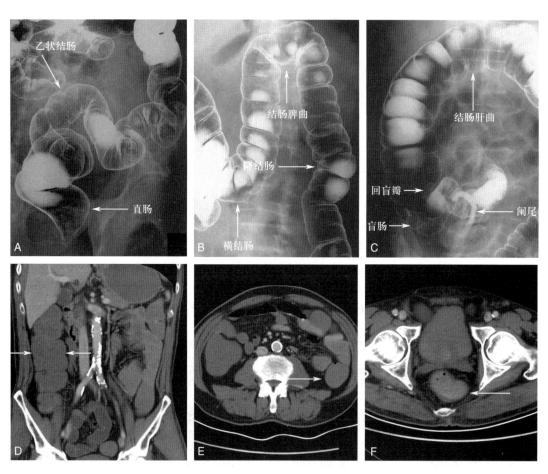

图 3-1-5　正常大肠解剖影像

A. 对比造影,乙状结肠及直肠　B.对比造影,降结肠、结肠脾曲及横结肠左半　C.对比造影,盲升结肠及结肠肝曲　D. 增强 CT 冠状位,示升结肠轻度扩张积液,可清晰显示大致对称的结肠袋结构(白箭)　E. 增强 CT 轴位,示降结肠轻度扩张积液,与对侧升结肠相比结肠袋变浅(白箭)　F. 增强 CT 轴位,示直肠轻度扩张积液

回肠末端形成凸入盲肠腔内的瓣状结构为回盲瓣。通常位于盲肠的后内侧壁。回盲瓣的上下缘呈对称的唇状突起,在充盈相上呈透亮影。阑尾在钡餐或钡灌肠时都可能显影,为位于盲肠内下方的长条状影,粗细均匀,边缘光滑,易于推动。

CT 显示结肠位于腹腔环周,管腔较小肠明显宽大,肠壁菲薄,可见结肠袋束缚而成的袋状突起。肠腔内常见含气及混杂密度内容物影。MRI已成为直肠癌首选的治疗前评价手段,高分辨率MRI可显示直肠壁的分层结构及直肠周围系膜筋膜、腹膜反折、肛门括约肌及肛提肌、直肠肛管交界等影响治疗方案选择的重要结构。

第二节　病变的基本影像学征象

一、隆起

隆起是指管壁向腔内的局限性突起。在钡剂造影检查中,隆起致使食管和胃肠道局部不能充盈钡剂,这时由钡剂勾画出的食管和胃肠道轮廓形成局限性的内凹改变,称为充盈缺损(图3-1-6)。隆起可见于肿瘤,如癌、胃肠道间质瘤、淋巴瘤等;也可见于非肿瘤性病变,如炎性息肉、副胰等。

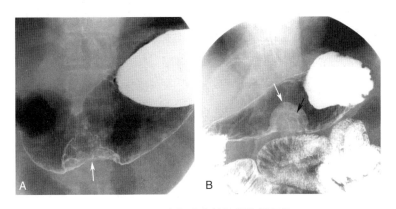

图3-1-6　隆起病变的钡剂造影征象

A. 胃体大弯癌,钡剂造影黏膜相,示胃体大弯充盈缺损,与周围胃壁分界清晰,表面不规则分叶状,黏膜破坏紊乱(白箭)　B. 胃体部胃肠道间质瘤,钡剂造影黏膜相,示胃体充盈缺损(白箭),与周围胃壁分界清晰,表面光滑,黏膜连续,可见桥样皱襞(黑箭)

CT及MRI可直观显示食管和胃肠道隆起病变的位置、大小、形态、密度、血供等信息,并可通过黏膜强化辅助判断病变起源。起源于黏膜者,高强化黏膜线消失,且失去黏膜覆盖的病变表面往往凹凸不平;而起源于肌层者,由于病变表面有黏膜覆盖,增强扫描可见线样高强化的黏膜跨过病变表面,称桥样皱襞(图3-1-7)。

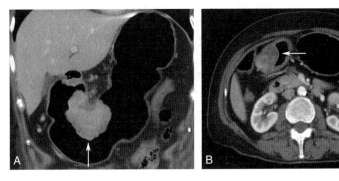

图3-1-7　消化管隆起病变的CT征象

A. 胃癌,冠状位增强CT,示胃角隆起病变,黏膜表面凹凸不平,高强化黏膜线消失,桥样皱襞征阴性(白箭)　B. 胃部间质瘤,轴位增强CT,示胃窦隆起病变表面黏膜线样高强化,桥样皱襞征阳性(白箭)

二、凹陷

凹陷是指管壁的局限或广泛缺损。黏膜缺损未累及黏膜肌层时称为糜烂,如缺损延及黏膜下层时则称为溃疡。在钡剂造影检查中,当黏膜面形成的凹陷或溃疡达到一定深度时可被钡剂填充,X线切线位投影时,形成外凸的钡斑影像,称为龛影(图 3-1-8)。

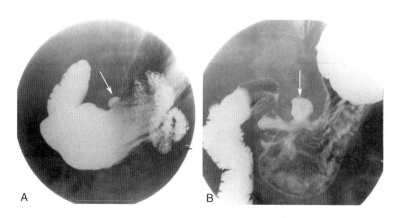

图 3-1-8　胃良恶性溃疡凹陷的钡剂造影征象

A. 胃角癌,胃角部充盈缺损(癌肿)的基础上,中心钡剂填充呈现龛影征象,故溃疡整体位于胃腔轮廓之内,为恶性溃疡凹陷的常见表现(白箭)　B. 消化性溃疡,无肿瘤性隆起的基础,溃疡为直接穿透水肿胃壁形成,故多位于胃腔轮廓之外,为良性溃疡凹陷的表现(白箭)

CT 或 MRI 可直观显示肿瘤溃疡凹陷形态特点,进而辅助判断肿瘤起源于黏膜或肌层。黏膜层起源肿瘤所形成的溃疡,最常见的为胃癌,凹陷多呈火山口状,为黏膜病变直接坏死脱落形成;黏膜下层起源肿瘤(常见于肌层)所形成的溃疡,最常见的是胃肠道间质瘤,因其表面黏膜完整,溃疡多由黏膜下肿瘤内部坏死液化后,张力逐渐增高,达到极限时在黏膜表面形成破口,坏死物排出后形成的空腔所致,故溃疡多呈潜掘样、裂隙状或口小底大的烧瓶样形态(图 3-1-9)。

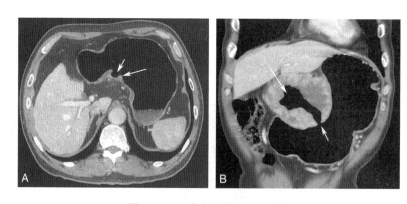

图 3-1-9　肿瘤溃疡的 CT 征象

A. 胃角癌,突向胃腔内肿瘤病变中心坏死脱落后形成凹陷溃疡(白短箭),周围环堤隆起(白长箭)　B. 胃角部胃肠道间质瘤,外生性肿块内部可见潜掘样溃疡形成的深凹陷(白长箭),黏膜侧见小破口与胃腔连通(白短箭)

三、管壁增厚

多种疾病可引起食管和胃肠道管壁的增厚。在管腔获得良好扩张的条件下,正常管壁厚度一般不超过 5 mm；若管腔充盈不佳，则正常胃壁也可表现出增厚假象，故对胃部检查前的充分充盈非常重要。CT 及 MRI 均能清晰显示管壁增厚征象，并可结合部位、范围、厚度、僵硬度、强化等征象辅助诊断。炎性疾患如克罗恩病等，可引起肠壁广泛增厚；而肿瘤所致管壁增厚多为局限性、向心性增厚，甚至形成团块（图 3-1-10）。

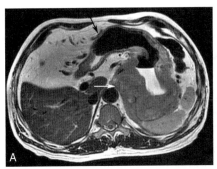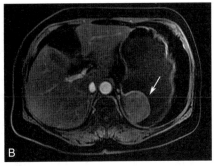

图 3-1-10 管壁增厚的 MRI 征象
A. 胃体癌，上腹部 T_2WI，示胃体部胃壁显著增厚，呈稍长 T_2 信号（白箭），远端柔软的正常胃壁，充分充盈扩张后厚度不超过 5 mm（黑箭） B. 上腹部 T_1WI+FS，示胃底胃肠道间质瘤造成胃壁局限性显著增厚呈肿块形态，中高强化（白箭），病变表面黏膜线样高强化连续完整，桥样皱襞征阳性

四、管壁僵硬

管壁僵硬是指管壁失去正常的柔软度，形态固定，即使在压迫相中形态也无明显改变，受累管壁蠕动波明显减弱或消失，同时常伴有管腔的缩窄（图 3-1-11）。

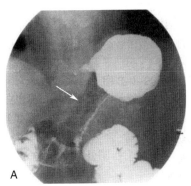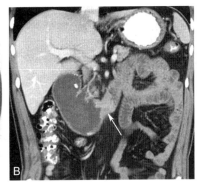

图 3-1-11 管壁僵硬征象
A. 上消化道钡餐造影，示胃体部博尔曼分型Ⅳ型胃癌，钡剂造影显示胃体壁明显僵硬、管腔显著缩窄，呈"铅管征"（白箭） B.CT 上腹部冠状重组图，示十二指肠水平段癌，肠壁显著增厚、僵硬变直，管腔明显变窄（白箭）

五、管腔狭窄或扩张

超过正常限度的管腔持久性缩小称为管腔狭窄。病变性质不同，引起管腔狭窄的形态亦不相同。炎性狭窄范围较广泛，有时呈多节段性，狭窄边缘较光整；癌性狭窄范围局限，管壁僵硬，边缘不规则（图 3-1-11）；外压性狭窄多偏于管腔一侧且伴有移位，管腔压迹光整；痉挛性狭窄具有形态不固定和可消失的特点。

超过正常限度的管腔持续性增大称为管腔扩张。管腔扩张常由梗阻或麻痹引起，可有积液和积气，伴有胃肠道蠕动增强或减弱。

六、异常密度/信号及强化

CT 或 MRI 可通过食管和胃肠道病变的密度或信号变化,辅助对病变内部成分和结构的判断,如黏液腺癌的黏液湖表现为 CT 低密度及 MRI T_2WI 高信号,且 CT 可显示泥沙样钙化。通过 CT 增强扫描血供的差异,可提高小病变的检出率并辅助病变的鉴别诊断,如胃炎性病变往往导致黏膜下水肿而表现为低强化,癌性病变血供增加表现为明显强化,淋巴瘤表现为均匀中等强化等。结合强化特征还可辅助鉴别胃肠道间质瘤、神经鞘瘤及平滑肌瘤等黏膜下肿瘤。MRI T_2WI 高分辨率成像或 CT 增强扫描可显示食管和胃肠道管壁的分层结构,有助于胃肠道癌的 T 分期。

七、管腔外改变

食管和胃肠道恶性肿瘤可穿透外膜或浆膜,引起周围脂肪层模糊、密度增高,亦可导致邻近器官浸润、淋巴结转移和远处转移等;胃肠道的某些炎症可造成邻近系膜或韧带水肿、充血和结缔组织增生。CT 或 MRI 可以较好地显示这些征象(图 3-1-12)。

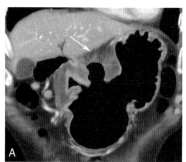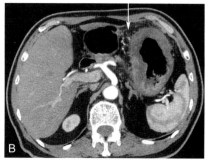

图 3-1-12 管腔外改变
A. 上腹部 CT 增强冠状重组图,示胃角部消化性溃疡,病变浆膜面毛糙,周围脂肪间隙内炎性浸润导致密度增高、伴密集长索条影(白箭) B. 上腹部 CT 增强扫描,示胃体部癌 cT4a,癌肿浸出浆膜导致浆膜面多发细短索条毛刺影,伴周围脂肪间隙密度增高(白箭)

第三节　常见疾病的影像学诊断

一、肿瘤性疾病

影像学是评估食管和胃肠道肿瘤性疾病的重要手段,需要提供诊断和鉴别诊断、分期、并发症判断、疗效评价、随访等多方面信息,为外科手术及内科药物治疗提供重要依据。食管和胃肠道各类肿瘤中以上皮来源的癌最为常见,从食管、胃、十二指肠、空回肠到结直肠均可发生,影像征象有相似之处又各具特征。间叶组织来源的肿瘤类型多样,以胃肠道间质瘤最为常见。

(一)食管癌

【病理与影像】

食管癌(esophageal carcinoma)起源于食管黏膜,多为鳞状上皮癌。中段食管癌较为多见,下段次之,上段较少。

早期食管癌包括原位癌和早期浸润癌,肿瘤仅侵及黏膜和黏膜下层。钡剂 X 线造影表现为:①病变区黏膜皱襞增粗、迂曲、紊乱、中断、边缘毛糙;②增粗、紊乱的黏膜面上可见大小不等的小龛影;③局限性小充盈缺损;④管壁局限性柔软度和舒张度减低,略为僵硬,有时伴有轻度痉挛。

中晚期食管癌钡剂 X 线造影表现为:典型征象有局部食管黏膜皱襞中断、破坏和消失,腔内充盈缺损及龛影,管腔狭窄,管壁僵硬,扩张受限,蠕动减弱甚至消失。食管癌大体形态表现为四种类型,由于食管壁薄、管腔窄,CT 或 MRI 常难以准确区分,在钡剂 X 线造影表现为:①髓质型,腔内充盈缺损伴管腔狭窄,黏膜破坏,与正常食管移行段呈斜坡状;②蕈伞型,管腔内较低平的充盈缺损,管腔偏心性狭窄,可伴表浅溃疡;③溃疡型,以不规则溃疡为主,切线位溃疡深入食管壁,可形成"半月征",管腔无明显狭窄;④缩窄型,以对称性、节段性管腔环状或漏斗状狭窄为特征,病变段长 3~5 cm,管壁僵硬,狭窄段上方食管扩张(图 3-1-13)。

对于早期食管癌,CT、MRI 检出率较低。中晚期食管癌在 CT 和 MRI 图像中表现为食管壁环状或偏心状不规则增厚,或腔内肿块。MRI 平扫瘤体呈等 T_1 长 T_2 信号。CT、MRI 增强扫描,肿瘤可明显强化(图 3-1-13)。

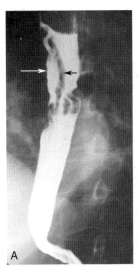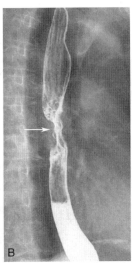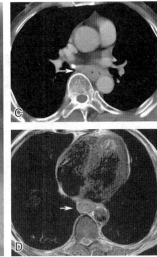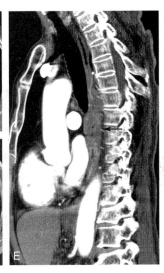

图 3-1-13 食管癌影像征象

A. 溃疡型食管癌,双对比造影,示癌性溃疡形成的不规则钡斑位于食管的一侧壁(白箭),钡斑周围可见环堤(黑箭)
B. 缩窄型食管癌,双对比造影,示肿瘤累及食管全周,形成明显环周狭窄(白箭) C. 与 B 同一患者,食管癌位于中下段,横断面 CT 增强,示食管壁环周增厚(白箭),与主动脉关系密切 D. 另一患者,横断面 MRI 平扫 T_2WI,示病变呈稍高信号,管壁增厚,部分层面肌层低信号带中断消失,与主动脉脂肪间隙清晰(白箭) E. 与 B 同一患者,CT 重建矢状位,示癌肿沿长轴侵犯的范围(黑箭)

在食管癌诊断中,CT、MRI 对于判定肿瘤浸润深度、气管支气管的受侵情况、肿瘤与大血管的关系、心包有无受累、纵隔等处淋巴结有无肿大、有无远处转移等方面具有较大优势,有助于食管癌分期、可切除性及预后的判断。

【临床表现】

食管癌好发于 40~70 岁,男性发病率高于女性。早期食管癌很少有症状。进行性吞咽困难是中晚期食管癌的典型和主要临床症状,可伴有胸骨后灼痛、钝痛。当发生食管梗阻时可出现食管反流。长期摄食不足可导致明显慢性脱水、营养不良、消瘦和恶病质。肿瘤侵犯喉返神经时可出现声音嘶哑、呼吸困难等症状。病变位置较高或形成食管气管瘘,则可造成进食时呛咳或继发呼吸道及纵隔炎症。

【诊断与鉴别诊断】

早期食管癌需与轻度静脉曲张及食管炎伴溃疡相鉴别。静脉曲张形态可变,食管溃疡等有时需要借助食管镜活检来确诊,对于活检阴性而又高度怀疑的病例则需要定期复查。

中晚期食管癌影像学显示黏膜破坏,管腔狭窄,食管局限性肿块,腔内龛影,腔内充盈缺损,管壁僵硬等征象,结合进行性吞咽困难等临床症状,易于明确诊断。

中晚期食管癌应与食管良性肿瘤、消化性食管炎、食管静脉曲张、食管贲门失弛缓症、食管良性狭窄、食管裂孔疝、食管外压性改变等相鉴别。黏膜破坏是食管癌与其他疾病相鉴别的要点。

(二) 胃癌

【病理与影像】

早期胃癌(early gastric cancer)定义为癌组织浸润深度局限于胃的黏膜层或黏膜下层,未侵犯固有肌层。根据形态分为隆起型、平坦型、凹陷型三类。因病灶局限于黏膜层且范围往往较小,CT 和 MRI 对早期胃癌的诊断价值有限。钡剂 X 线造影可敏感显示早期胃癌黏膜破坏征象,包括:①隆起型,肿瘤呈类圆形或扁平状隆起,边界清楚,表面粗糙,可伴有浅溃疡,压迫法显示为不规则的充盈缺损,边界清晰。②平坦型,表现为大小不等的颗粒影,颗粒较正常胃小区稍大而圆隆,形态不规则、密度浓淡不均的钡斑影,胃壁边缘伸展不良和不光滑,局部胃小区形态与周围黏膜的不一致等。③凹陷型,肿瘤形成明显凹陷,轮廓不规则,凹陷底呈颗粒状凹凸不平,凹陷边缘可有隆起,常伴有黏膜集中,皱襞尖端出现狭窄、膨大增粗、中断等改变(图 3-1-14)。

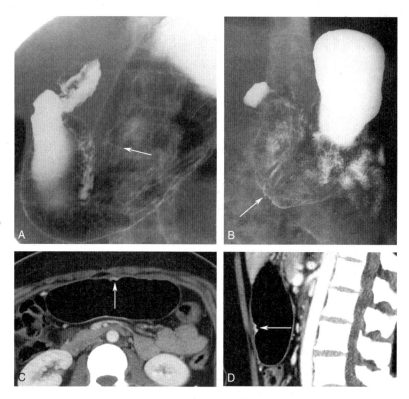

图 3-1-14 早期胃癌影像征象(凹陷型)

A. 钡剂造影黏膜相,示胃角小弯侧小龛影,可见尖角征及环堤,周围黏膜纠集,皱襞尖端增粗、中断改变(白箭) B. 钡剂造影黏膜相,示胃角后壁胃大弯侧小凹陷性病变(白箭),凹陷底不平整,周围黏膜纠集,皱襞尖端有增粗、中断改变 C、D. 轴位及矢状位增强 CT,示胃体前壁胃黏膜局限性增厚、高强化、中央凹陷(白箭),下方低强化黏膜下层连续完整,分期为 cT1

进展期胃癌(advanced gastric cancer)是指癌浸润深度已达肌层或更深者,此时在规范的低张充盈 CT 或 MR 检查多可清晰显示。进展期胃癌的病理大体分型多采用博尔曼分型(Borrmann classification):①博尔曼分型Ⅰ型(巨块型或蕈伞型),癌肿外形呈结节状、巨块状、蕈伞状、菜花状、孤立的息肉状等,表面凹凸不平,边缘可有切迹,基底部与周围胃壁分界清楚。②博尔曼分型Ⅱ型(局限溃疡型),癌肿形成较明显的腔内溃疡,溃疡的边缘呈堤状隆起(环堤),局限性生长,与正常胃壁分界清楚。③博尔曼分型Ⅲ型,溃疡大而浅,环堤宽而不规则,外缘呈斜坡状,向周围浸润性生长,与周围胃壁分界不清。④博尔曼分型Ⅳ型(浸润型),胃腔狭窄,胃壁增厚,蠕动消失,黏膜异常,狭窄的胃腔可呈多种形状,如铅管胃、哑铃胃、革囊胃等(图3-1-15)。

进展期胃癌的CT和MRI征象主要有:①局限性或弥漫性胃壁增厚,黏膜面凹凸不平。②腔内肿块,可为孤立隆起,也可为增厚胃壁向胃腔内的明显凸出。③腔内溃疡。④浆膜面毛糙或明显结节状外凸,周围脂肪间隙密度增高或信号异常,出现索条毛刺影,提示癌肿已穿透浆膜。⑤癌肿与邻近器官间脂肪层消失,接触面凹凸不平呈嵌插征,提示邻近器官受侵。⑥CT平扫时癌肿病灶密度与正常胃壁相近,增强扫描时病灶多较正常胃壁强化明显。胃癌动脉期表面明显强化,常较正常胃黏膜增厚、不规则,伴溃疡时可破坏、消失,随时相延迟强化范围多由黏膜面向浆膜侧扩展。因胃癌组织易于发生成纤维反应,阻挡对比剂的廓清,故强化幅度多呈渐进性(图3-1-16)。MRI扫描病灶 T_1WI 呈中等或稍低信号,T_2WI 呈中高信号,扩散加权成像(DWI)显示为高信号,可突出显示病变,增强扫描强化特征同CT增强。

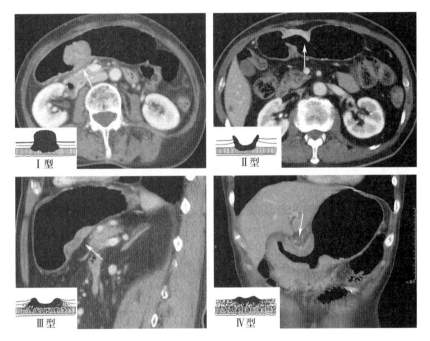

图3-1-15 进展期胃癌博尔曼分型CT与模式图对照

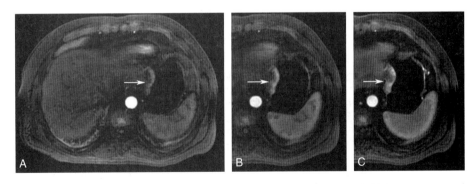

图3-1-16 胃癌强化特征(胃体小弯侧癌MRI增强扫描)
A.动脉早期　B.动脉晚期　C.静脉期,可见胃癌癌肿(白箭)
从黏膜侧开始强化,并随时相逐渐向浆膜侧充填,强化幅度逐渐升高。

与胃双对比造影和胃镜不同,CT和MRI可获得病灶的多方位断面图像,易于判定癌肿浸润深度及浆膜面情况,提高T分期的准确性,已被中国临床肿瘤学会(Chinese Society of Clinical Oncology,CSCO)胃癌诊疗指南和美国国家综合癌症网络(National Comprehensive Cancer Network,NCCN)指南确定为胃癌首选的影像学检查手段。此外,CT、MRI 三维重组图像还可较好地显示肿瘤的隆起、溃疡、环堤、黏膜集中及管腔的狭窄和管壁僵硬。CT、MRI 还可显示胃壁外浸润及淋巴结转移和远处转移等情况。

【临床表现】

胃癌是我国最常见的恶性肿瘤之一,发病年龄以 40~60 岁为多见,但 40 岁以下仍占 15%~20%,男性发病率高于女性。胃癌早期,临床症状多不明显,可有上腹不适、隐痛、嗳气、反酸、食欲减退等,类似胃十二指肠溃疡或慢性胃炎等。随病情发展,胃部症状日益明显,上腹疼痛、食欲缺乏,出现消瘦、体重减轻。胃窦癌可出现幽门部分或完全梗阻而发生呕吐,食管胃结合部癌和胃体小弯侧癌可有进食梗阻感。癌肿破溃或侵袭到血管,可导致出血或突发性胃肠道大出血,也可能发生急性穿孔。

【诊断与鉴别诊断】

胃低张双对比造影检查有助于早期胃癌的检出和诊断,确诊需病理活检。CT 是进展期胃癌诊断、分期和疗效评价的主要影像学方法,联合 MRI、PET 等多模态影像学手段对胃癌的临床分期和治疗方案的制订有重要意义。

胃癌应注意与以下疾病鉴别。①良性消化性溃疡及胃炎性病变:胃溃疡良恶性的鉴别诊断见表 3-1-1。CT 不是消化性溃疡和胃炎性病变的首选和常规检查手段,但 CT 检查偶然发现此类胃壁增厚时需与恶性溃疡进行鉴别。消化性溃疡多为腔外溃疡,溃疡口部的胃壁可形成环周隆起,并向溃疡口轻度翻入,造成溃疡口部相对较窄,相当于钡餐造影的项圈征或狭颈征。溃疡周围的胃壁增厚常以黏膜下水肿改变为主,CT 增强多为低强化。②胃肠道间质瘤:呈肿块形态,与多数胃癌呈胃壁增厚伴溃疡改变不同,需要鉴别的是 I 型隆起型早期胃癌和博尔曼分型 I 型蕈伞型进展期胃癌,两者均可表现为凸向胃腔内肿块。鉴别的要点在于两者起源不同,GIST 起源于黏膜下,由于表面黏膜覆盖并保护肿瘤,往往出现"桥样皱襞"征象,CT 动脉期显示高强化的黏膜层跨过肿瘤表面,并与邻近正常胃黏膜相延续;而胃癌起源于黏膜本身,表面黏膜已破坏,故无桥样皱襞,且由于病变直接与胃腔接触,表面往往较 GIST 粗糙不平。另外,两者的溃疡形态不同,胃肠道间质瘤溃疡的形成机制为肿瘤内部坏死,坏死物穿透黏膜后排入胃腔内,故多呈潜掘状、裂隙状和烧瓶状形态;而胃癌溃疡为黏膜面病变直接坏死脱落形成,多呈较宽大的火山口状。③淋巴瘤:多表现为胃壁增厚,但其生物学行为与胃癌不同,肿瘤细胞往往在正常组织间隙内排列浸润而很少造成纤维化,胃壁相对较软且外侵改变不明显,CT/MRI 增强扫描强化程度较低且均匀,胃壁明显增厚与胃腔狭窄不明显、浆膜面外侵程度较轻不成比例。

表 3-1-1 胃溃疡良恶性的鉴别

鉴别点	良性溃疡	恶性溃疡
位置	胃腔轮廓外	胃腔轮廓内
质地	软,加压形态变化大	硬,加压形态变化小
底部	较光滑	凹凸不平
边缘	光滑、整齐	不光整,有颗粒状隆起
口部	黏膜水肿,黏膜线、项圈征、狭颈征	指压迹样充盈缺损,不规则环堤
周围黏膜	黏膜纠集直达龛影口	黏膜皱襞尖端狭窄、中断、增粗、融合
邻近胃壁	柔软,有蠕动波	僵硬,平直,蠕动消失

(三) 结直肠癌

【病理与影像】

结直肠癌(colorectal cancer)多为腺癌,依其浸润深度分为早期癌和进展期癌。早期结直肠癌是指癌肿的浸润深度限于黏膜层和黏膜下层者;进展期结直肠癌国际上通常也采用博尔曼分型,大多数进展期癌为溃疡型癌(博尔曼分型 II 型或博尔曼分型 III 型)。结直肠癌的发病部位多见于直肠和乙状结肠,其次为升结肠、盲肠、横结肠、降结肠。

X线表现：博尔曼分型Ⅰ型（巨块型或蕈伞型），癌肿凸向肠腔内形成较大肿块，境界清楚，表面呈菜花状，可伴有轻微凹陷，基底部与周围肠壁分界清楚；较少引起肠腔狭窄，但常引起肠套叠。博尔曼分型Ⅱ型（局限溃疡型），表现为周围伴有境界清楚环堤的溃疡型肿瘤，当癌肿沿肠壁环周浸润超过肠管周径的3/4时，呈典型的"苹果核征"（apple-core sign），其两端为环堤形成的隆起边界，中央的管腔狭窄段为癌性溃疡所形成的癌性隧道。博尔曼分型Ⅲ型（浸润溃疡型），病灶边缘钝，环堤较为低矮，部分环堤出现破溃，溃疡边缘亦可向周边破溃而不完整；本型更易向肠壁外生长；癌肿沿肠壁环周浸润可造成管腔狭窄，出现"苹果核征"，但其两端与周围肠壁的分界不锐利，有沿肠管长轴浸润的征象。博尔曼分型Ⅳ型（浸润型），表现为范围较长的管腔狭窄，由于癌肿沿黏膜下层及其深层弥漫性浸润，不形成明显的环堤或溃疡，病变区的肠壁僵硬，移动性差，黏膜表面可见粗大皱襞、结节状隆起及小浅钡斑。

CT表现：结直肠癌的主要CT征象有肠壁的增厚、肿块，肠腔狭窄和局部肠壁的异常强化。与结肠镜和钡剂造影不同，CT的重要价值在于判定癌肿是否穿透肠壁，邻近器官是否受侵，有无并发症、淋巴结转移和远处转移等，为选择合理的治疗方案提供依据。

MRI表现：MRI在直肠的应用价值已被写入CSCO及NCCN指南，作为结直肠癌首选的影像学检查手段，其较CT具有更高的软组织分辨力，可更准确地评价直肠癌T、N分期。直肠癌在MRI上多表现为长T_1长T_2信号，伴黏液腺癌成分时多表现为接近液性的明显长T_2信号。直肠癌MRI的优势在于可清晰显示腹膜反折点，有助于临床精确分期及术前放射治疗的选择，以及显示肿瘤对肛门内外括约肌和肛提肌的侵犯情况，辅助手术方案的制订。

结直肠癌的典型影像图像见图3-1-17。

【临床表现】

结直肠癌是常见的胃肠道恶性肿瘤之一，多见于老年人，常发生于50岁以上者，发病高峰年龄为60~70岁，男女比例为3∶2。临床表现为腹部包块、便血、腹痛，有时可伴有腹泻或便秘。直肠癌患者还可有粪便变细和里急后重感。

【诊断与鉴别诊断】

低张双对比造影检查有助于早期及较小癌肿的检出和诊断，确诊需病理活检。CT和MRI对于肿瘤分期、并发症及复发的诊断有重要作用。

结直肠癌在诊断中应注意与以下疾病鉴别。①黏膜下肿瘤：常见的有淋巴瘤、胃肠道间质瘤等，黏膜下肿瘤的隆起边缘较为平缓，表面较光滑，溃疡的范围相对较小，病变部位肠壁较为柔软。②肠结核：好发于回肠末段与盲肠，常同时受累；可形成与肠管长轴相垂直的带状溃疡，可见肠管缩短和管腔狭窄，但与正常肠壁间为逐渐移行过渡，不似结直肠癌分界明显。③克罗恩病：病变范围较结直肠癌广，呈节段性分布，系膜侧常可见到纵行的裂隙状溃疡、痉挛、收缩和不规则的小结节样充盈缺损，病变对侧肠壁常表现假憩室样改变，黏膜面出现铺路石征是有价值的鉴别诊断征象。④溃疡性结肠炎：病变范围大，呈连续性分布，可见广泛多发的小溃疡和假息肉，管腔边缘可见纽扣状或小刺状溃疡。

（四）胃肠道间质瘤

【病理与影像】

胃肠道间质瘤（gastrointestinal stromal tumor，GIST）是消化道最常见的原发性间叶组织来源的肿瘤，曾有相当长的一段时期被误划分在平滑肌瘤中，但随着病理学的发展，人们逐渐认识到GIST具有独特的形态学、免疫表型和遗传学特征，其由梭形细胞构成，表达CD117和/或DOG-1蛋白，目前倾向其起源于控制胃肠道起搏的卡哈尔间质细胞。好发部位为胃（60%~70%），其次为小肠（20%~30%），食管和结直肠占5%~10%，另有极少数可原发于网膜和肠系膜。

GIST多起源于消化道壁肌层内，消化道造影显示为表面光滑、与周边消化道壁分界截然的充盈缺损，可见完整、光滑、连续的黏膜皱襞跨过肿瘤表面，形成"桥样皱襞"，偶见龛影形成，多为窄口，部分深而大或呈裂隙状（图3-1-18）。GIST的生长方式以结节、肿块状居多，可凸出于胃肠腔内外或呈哑铃状，形态学上可分为壁间型（Ⅰ型）、内生型（Ⅱ型）、外生型（Ⅲ型）和哑铃型（Ⅳ型），通过CT或MRI可直观显示肿瘤形态进行

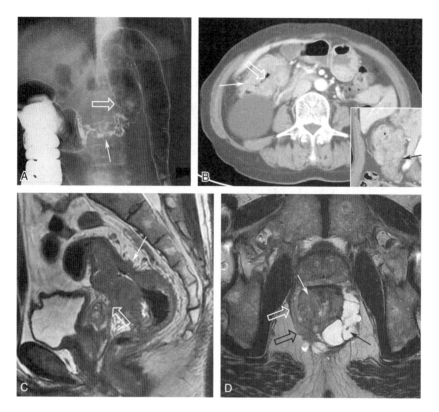

图 3-1-17 结直肠癌影像征象

A. 横结肠癌, 博尔曼分型Ⅲ型, 双对比造影, 示横结肠管腔狭窄呈"苹果核征"(白箭), 肛侧环堤外缘呈斜坡状, 与周围正常肠壁无明确分界(空心箭) B. 升结肠癌, 结肠肠壁不规则增厚, 增强后呈高强化(白箭), 管腔明显缩窄(空心箭), 外膜面模糊, 周围脂肪间隙密度增高; 可见近段升结肠套叠征象(右下角冠状位局部放大图, 黑箭所示) C. 直肠中上段癌, MRI 矢状位 T_2WI, 示肿瘤沿直肠长轴侵犯, 局部结节样外侵凸出(白箭), 肿瘤下缘跨过腹膜反折点(空心箭) D. 直肠下段癌, MRI 轴位高分辨 T_2WI, 示高信号癌肿侵犯直肠近环周(白箭), 左侧可见明显长 T_2 信号黏液腺成分(黑箭), 右侧低信号肛提肌(白空心箭)至外后方受肿瘤侵犯, 信号增高(黑空心箭)

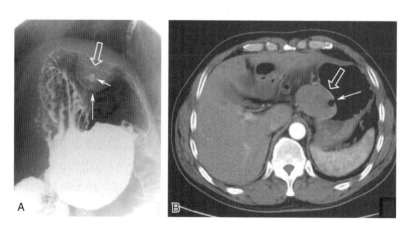

图 3-1-18 胃肠道间质瘤影像征象

A. X 线双对比造影, 示胃体部边界清晰的充盈缺损(白长箭), 可见黏膜面连续的桥样皱襞(空心箭)及小龛影(白短箭) B. 同一病例横断面 CT 增强, 示黏膜下肿物, 表面明显强化的桥形皱襞清晰(空心箭), 局部可见窄口小溃疡(白箭)

大体分型(图3-1-19)。CT或MRI增强扫描可显示黏膜面线状明显强化的完整连续的桥样皱襞;肿块较大时,内部密度及信号多不均匀,常见囊变、黏液变、出血、坏死等导致的混杂密度及信号;偶见团块状钙化;溃疡一旦形成,常呈潜掘状、裂隙状;血供丰富,增强扫描呈中高度强化,延迟强化幅度可持续升高;肿块起源处胃肠壁内血管扩张可导致强化增高,肠道及系膜来源者可见消化系统供血动脉及引流静脉进入肿块内部;小肠GIST可见引流静脉提前显影;肝转移、腹腔种植转移多见,淋巴结转移罕见。

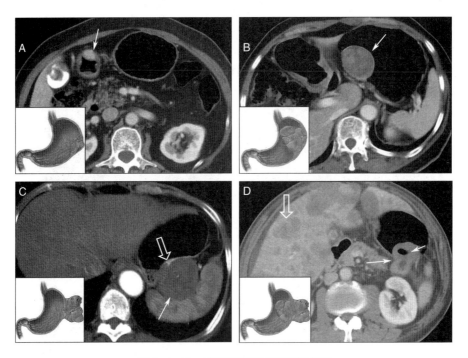

图3-1-19 胃肠道间质瘤形态学分型

A. I型,壁间型,CT增强静脉期显示胃窦前壁类圆形结节,位于胃壁内,均匀高强化(白箭) B. II型,内生型,CT增强静脉期显示胃体后壁肿块,凸向胃腔内生长,不均匀高强化,黏膜面可见桥样皱襞征象(白箭) C. III型,外生型,CT增强动脉期显示胃底胃大弯侧肿块,凸向胃腔外生长(白箭),与胃壁及脾均分界不清;肿块相邻胃壁内血管扩张、强化升高(空心箭),起源血供征阳性,提示病变起源于胃 D. IV型,哑铃型,CT增强静脉期显示胃大弯后壁肿块,同时凸向胃腔内外侧生长,跨胃壁部分略凹陷(白长箭),导致肿瘤整体呈哑铃状形态,内可见坏死成分及潜掘样溃疡腔(白短箭);患者同时合并远端胃癌,注意肝内弥漫转移呈现腺癌转移特征(空心箭),并非GIST转移而来

【临床表现】

GIST早期可无任何症状和体征,常常是在体检或腹部手术过程中发现。GIST病变较大时可伴随胃肠道出血、腹痛不适及腹部肿块,有时还可伴发热、食欲减退、体重减轻和贫血。有报道,个别病例以肿瘤自发性破裂合并弥漫性腹膜炎为首发表现。

【鉴别诊断】

胃GIST应与肿块形态的I型早期胃癌及博尔曼分型I型进展期胃癌鉴别,鉴别要点见前文"胃癌"部分。GIST还需要与同位于肌层的其他间叶源性肿瘤鉴别,主要包括神经鞘瘤和平滑肌瘤,GIST多强化明显且不均匀,后两者则多为均匀中低强化;此外,神经鞘瘤可伴反应性肿大淋巴结,平滑肌瘤形态较为扁长且多数发生于食管胃结合部。

(五)胃肠淋巴瘤

【病理与影像】

胃肠淋巴瘤可分为原发性和继发性两类,起源于胃肠壁或最早以消化系统症状为表现的淋巴瘤多为原发性淋巴瘤;胃肠病变为全身淋巴瘤一部分者称为继发性淋巴瘤,临床上以后者多见。胃黏膜相关淋巴组织淋巴瘤(gastric mucosa-associated lymphoid tissue lymphoma)是一种特殊类型的淋巴瘤,属于非霍奇金淋巴瘤中的外周 B 淋巴细胞肿瘤。目前多数研究表明,胃黏膜相关淋巴组织淋巴瘤的发病与幽门螺杆菌感染关系密切,在抗原的长期刺激下,胃黏膜相关淋巴组织产生免疫应答及局部炎症,发生免疫反应性淋巴增殖,继而产生异常克隆而导致淋巴瘤。

胃淋巴瘤 CT 显示胃壁增厚明显,常 >2 cm,与正常胃壁呈渐进移行;因淋巴瘤易于浸润肌间神经丛,同时又很少产生成纤维反应,病变消化道壁相对柔软。CT 上表现为两个不成比例:显著增厚的胃壁和胃腔缩窄程度不成比例,增厚的胃壁和浆膜外侵程度不成比例(图 3-1-20)。增强扫描下,肿瘤多呈中度均匀强化,内部可见增粗迂曲的血管穿行;常可伴肿大淋巴结,圆而光滑,强化均匀,坏死少见;还可伴有脾大,强化均

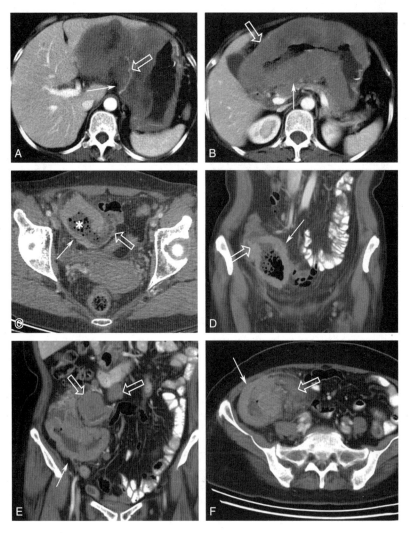

图 3-1-20 胃肠淋巴瘤 CT 影像
A. 胃淋巴瘤,近端胃壁显著增厚(白箭),低强化,其内见迂曲增粗血管穿行(空心箭) B. 胃淋巴瘤,胃体胃窦壁环周显著增厚(白箭),>3 cm,均匀中低强化,浆膜面较光滑(空心箭) C. 小肠淋巴瘤,末端回肠壁不规则增厚(白箭),肠腔动脉瘤样扩张(星号),可见病变肠段与近段小肠(空心箭)相通,故内部腔隙为中央隧道 D. 与 C 同一病例,冠状位,示回盲部肠壁增厚(白箭),累及回盲瓣,回盲瓣呈开放状态(空心箭),与结肠相通 E. 盲升结肠淋巴瘤,示盲升结肠壁增厚,均匀中等强化(白箭),肠腔略扩张,肠系膜可见多发肿大淋巴结(空心箭) F. 盲升结肠淋巴瘤,示盲升结肠壁增厚(白箭),周围系膜浸润(空心箭)

匀。胃黏膜相关淋巴组织淋巴瘤胃壁增厚程度相对较轻,常 <2 cm,且因继发于炎性反应,增强扫描下可呈不均匀中高强化,影像学上与胃癌鉴别困难,多需内镜活检明确诊断。

小肠淋巴瘤常累及末段回肠,CT 显示肿瘤引起较长段的肠壁环周增厚,黏膜面可形成溃疡;由于肌间神经丛浸润,肠腔可表现为动脉瘤样扩张;增强扫描下呈轻中度强化;肠系膜内可见多发肿大淋巴结,可融合成团,轻中度均匀强化;肠梗阻少见。结肠淋巴瘤常累及盲肠,CT 显示回盲部肿块影或肠壁环周增厚,病变处肠腔可呈动脉瘤样扩张,可合并肠套叠(图 3-1-20)。

【临床表现】

胃淋巴瘤最常见的症状为上腹痛、体重下降及厌食,与胃癌相比恶病质较少见。淋巴瘤不易引起管腔狭窄,也不易影响蠕动,故梗阻少见或程度较轻。淋巴瘤一般不引起溃疡,黑便或大便隐血相对少见。部分患者可触及腹部肿块,穿孔并发症较胃癌多见,可能由淋巴瘤纤维化较少所致。

【鉴别诊断】

胃淋巴瘤应与博尔曼分型Ⅳ型胃癌鉴别,结合胃壁增厚程度及淋巴瘤两个不成比例的特点多能鉴别。博尔曼分型Ⅳ型胃癌厚度较少超过 3 cm,且此时胃腔狭窄和浆膜外侵程度均较重,强化程度也较高。另外,双对比造影时根据胃壁软硬度也可辅助判断。小肠淋巴瘤较大,形成肿块时应与 GIST 鉴别,此时可结合多平面重建观察肿块内部腔隙为肠腔(中央隧道)还是溃疡形成的空腔(潜掘溃疡),若为连续走行的小肠腔,则淋巴瘤可能性大。

二、非肿瘤性病变

(一)胃和十二指肠溃疡

【病理与影像】

胃和十二指肠溃疡自黏膜层开始,逐渐向深层侵犯,常深达肌层。其直径多为 5~20 mm,深为 5~10 mm。溃疡口部周围呈炎性水肿,底部平坦或高低不平。慢性溃疡如深达浆膜层时,称穿透性溃疡。如浆膜层被穿破且穿入腹腔为急性穿孔。后壁溃疡易致慢性穿孔,与网膜、胰等粘连甚至穿入其中。溃疡长久不愈,底部及周围伴有纤维结缔组织大量增生者,称为胼胝性溃疡。溃疡愈合后,常有不同程度的瘢痕形成,严重者可使胃和十二指肠变形或狭窄。溃疡常单发,少数为多发。胃溃疡(gastric ulcer)好发于胃小弯;十二指肠溃疡(duodenal ulcer)好发于十二指肠球部,占 90% 以上;其次为球后溃疡。胃和十二指肠同时发生溃疡者为复合性溃疡(compound ulcer)。

X 线气钡双对比造影是胃和十二指肠溃疡的首选影像学检查手段,CT 及 MRI 一般不作为常规应用。

胃和十二指肠溃疡的 X 线表现可分为直接征象(溃疡本身的改变)和间接征象(溃疡所造成的功能性和瘢痕性改变)。

1. 胃溃疡

(1)直接征象 ①龛影:胃小弯多见,其切线位呈乳头状、锥状或其他形状,边缘光滑整齐,密度均匀,底部平整或稍不平(图 3-1-21A)。龛影口部常有一圈黏膜水肿所造成的透明带,这种黏膜水肿带是良性溃疡的特征(图 3-1-21B)。②黏膜纠集:慢性溃疡周围的瘢痕收缩,造成黏膜皱襞均匀性纠集。这种皱襞如辐辏状向龛影口部集中且达到口部边缘并逐渐变窄,是良性溃疡的又一特征(图 3-1-21C)。③少数溃疡形成的钡斑呈细线状,称为线状溃疡,常见于溃疡修复期。

(2)间接征象 为病变附近或其周围继发的器质性或功能性改变。功能性改变包括胃壁痉挛收缩、胃分泌增加和蠕动增强或减弱等。胃溃疡引起的瘢痕性改变可造成胃腔变形和狭窄,胃小弯处的溃疡可使胃小弯缩短,在胃大弯的相对处出现较深的切迹,这是由溃疡累及胃的环肌引起胃壁痉挛性或瘢痕性收缩所致,形成"葫芦胃"或"砂钟胃"。幽门处溃疡还可造成幽门狭窄和梗阻。

(3)特殊表现 ①穿透性溃疡:龛影深而大,深度和大小均超过 1 cm,如囊袋状,其中常出现液面和分层现象,即气、液、钡三层现象或气、钡两层现象。②胼胝性溃疡:龛影较大,可达 1.5~2 cm,深度一般不超过 1 cm,龛影口部相对完整,有一圈较宽的透明带,边界清楚而整齐,常伴有黏膜皱襞纠集。这种溃疡应注意与恶性溃疡鉴别。

胃溃疡愈合时龛影变小、变浅,周围水肿减轻或消失,较小溃疡愈合后可不留痕迹;较大的溃疡愈合后可遗留一些瘢痕,使局部胃壁平坦而蠕动呆滞,但无龛影。

慢性胃溃疡发展到一定阶段,可在良性溃疡表现的基础上出现一些与恶性溃疡相似的表现:龛影周围出现小结节状充盈缺损,犹如指压迹;周围黏膜皱襞呈杵状增粗和中断;龛影周围不规则或边缘出现尖角征;治疗过程中龛影不愈合反而增大。出现上述征象时应结合胃镜活检进一步明确诊断。

2. 十二指肠溃疡

(1)直接征象 ①龛影,十二指肠溃疡常较胃溃疡小,直径多在 4~12 mm,大都在前壁或后壁,表现为类圆形钡斑,边缘多光滑整齐,周围常有一圈透明带,或有放射状黏膜纠集;切线位上,溃疡凸出腔外呈小锥形、乳头状或半圆形龛影,可单发,也可多发(图 3-1-21D)。龛影通常使用加压法和双对比造影法才能显示。②球部变形,是球部溃疡常见而重要的征象,许多球部溃疡不易显示龛影,但如有恒久的球部变形,仍可确定溃疡的诊断。球部变形主要由瘢痕收缩、黏膜水肿和痉挛所致,球部失去正常的三角形,可呈山字形、双叶形、三叶草形或花瓣形等(图 3-1-21E)。

(2)间接征象 ①激惹征:为球部炎症刺激所致,表现为钡剂到达球部不易停留,迅速排出。②幽门痉挛,开放延迟。③胃分泌增多,胃张力和蠕动改变,以及伴发胃炎的一些表现,如胃黏膜皱襞的增粗、迂曲、紊乱等。

十二指肠球后溃疡大小不一,溃疡周围的十二指肠常有痉挛收缩或瘢痕狭窄,形成梗阻,致使胃排空延迟和球部扩张,狭窄段中央上缘可见一点状龛影(图 3-1-21F)。

【临床表现】

胃与十二指肠溃疡是常见疾病,好发于 20~50 岁,十二指肠溃疡的发病率约为胃溃疡的 5 倍。本病的

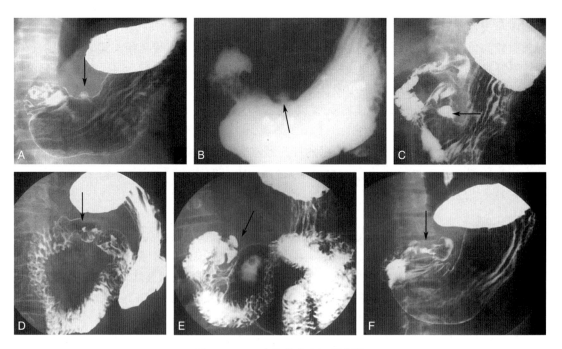

图 3-1-21 消化道溃疡钡剂造影

A. 胃角溃疡,钡剂造影黏膜相,示胃角部一囊袋状凸出胃腔外龛影(黑箭),轮廓光整 B. 胃角溃疡,充盈相,示胃角胃小弯龛影口部狭小,呈"狭颈征"(黑箭) C. 胃窦溃疡,钡剂造影黏膜相,示胃窦后壁较大龛影(黑箭),边缘光整,周边黏膜纠集 D. 十二指肠球部溃疡,钡剂造影黏膜相,示十二指肠球部一米粒状龛影(黑箭),伴有黏膜皱襞纠集 E. 十二指肠球部溃疡(另一患者),钡剂造影充盈相,示十二指肠球部变形明显,呈花瓣状(黑箭) F. 十二指肠球后溃疡(另一患者),钡剂造影黏膜相,示十二指肠球后段明显狭窄,狭窄段中央上缘可见一点状龛影(黑箭)

临床表现主要是上腹部疼痛,具有反复性、周期性和节律性的特点。严重者可继发大出血、穿孔和幽门梗阻,少数胃溃疡可恶变。

【诊断与鉴别诊断】

根据慢性病程、周期性发作、节律性上腹痛等临床症状和典型的影像学表现,胃与十二指肠溃疡一般不难诊断。

胃与十二指肠溃疡的鉴别诊断主要是胃良性溃疡与恶性溃疡的鉴别。详见本节"胃癌"相关内容。

(二)食管静脉曲张

【病理与影像】

食管静脉曲张(esophageal varices)是指食管黏膜下层的静脉丛异常迂曲扩张,绝大多数由门静脉高压引起。

钡剂造影检查是发现食管静脉曲张有效、简便和安全的方法。早期表现为食管黏膜皱襞稍宽或略显迂曲,管壁柔软,边缘稍不光整。随着病变进展,食管黏膜皱襞明显增宽、迂曲,呈蚯蚓状或串珠状充盈缺损,管壁边缘呈锯齿状。严重静脉曲张还可出现下述表现:食管张力降低,管径扩大,蠕动减弱,钡剂排空延迟,病变逐渐向上发展,但管壁仍柔软,收缩自如,无局部狭窄或阻塞。CT诊断食管静脉曲张通常需要增强扫描,表现为向食管腔内凸出的类圆形、条形或结节样高密度曲张静脉影。同时,CT图像还可观察到伴随的食管周围及胃底的静脉曲张影(图3-1-22)。

【临床表现】

轻度的食管静脉曲张可无明显临床症状,仅在行造影和内镜检查时发现。比较明显的食管静脉曲张,

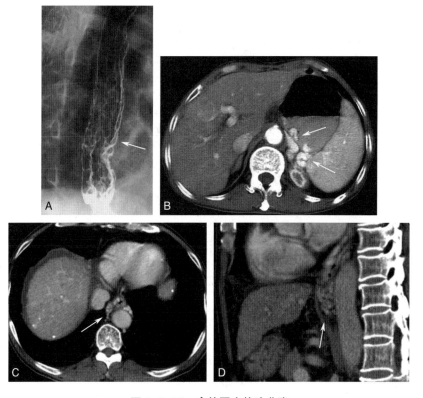

图 3-1-22　食管胃底静脉曲张

A.钡剂造影黏膜相,示食管中下段黏膜皱襞增宽、迂曲,呈大小不等颗粒状、串珠状充盈缺损,管壁边缘不规则(白箭)　B.横断面 CT 增强扫描,示胃底部条状及蚯蚓状强化影,为迂曲扩张的静脉(白箭)　C.横断面 CT 增强扫描,示食管腔呈星芒状,多发点状强化影为曲张的静脉断面(白箭)　D.矢状位 CT 增强扫描,示食管胃底处迂曲扩张的静脉(白箭)

由于静脉曲张部位食管黏膜变薄,使得食管静脉易受粗糙食物的损伤或因黏膜的溃烂而破裂,发生呕血,常是本病致死原因,呕血是食管静脉曲张的主要临床症状。食管静脉曲张破裂是上消化道出血常见的原因之一。

【诊断与鉴别诊断】

食管静脉曲张可根据造影检查显示食管黏膜增粗、迂曲,呈串珠状改变;透视观察管壁柔软,伸缩自如;结合肝硬化门静脉高压病史及呕血等临床症状明确诊断。

本病主要应与食管癌鉴别。食管癌多发生在食管中段,常伴有进行性吞咽困难,影像学表现为环形狭窄、腔内龛影或充盈缺损、黏膜破坏、管壁僵硬。

(三) 克罗恩病

【病理与影像】

克罗恩病(Crohn disease)为非特异性节段性肉芽肿性炎性疾患,多认为与自身免疫、细胞免疫缺陷、传染性感染及遗传等有关。克罗恩病可累及全胃肠道,主要累及回肠,其次为结肠近端和其他部位。病变肠段与正常肠段相间呈多节段分布。病理改变主要为肉芽肿性炎症,自黏膜下层起始,渐进累及肠壁全层。病变初期表现为增大的淋巴结滤泡及口疮样溃疡,炎性浸润引起黏膜水肿增厚,可出现纵行的裂隙状溃疡。肉芽组织增生表现为鹅卵石状黏膜,肠壁纤维化可致肠壁增厚及管腔狭窄,溃疡穿通肠壁可形成脓肿和窦道。

钡剂造影显示回肠末端黏膜皱襞增粗,口疮样溃疡呈直径 1~2 mm 周围透亮的钡点影。病变呈节段性、非对称性分布,肠系膜侧较重,由于痉挛和瘢痕收缩,肠系膜对侧壁可扩张形成假憩室。当侵及黏膜下层时出现大量肉芽组织增生,表现为铺路石样或息肉样充盈缺损。纵行溃疡多在肠系膜侧,与肠管长轴平行。晚期可伴有肠壁增厚、变硬、狭窄(图 3-1-23)。

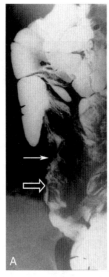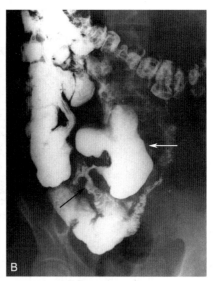

图 3-1-23 回肠克罗恩病

A. 回肠远端克罗恩病,钡剂造影充盈相,示回肠远端肠腔缩窄、变形(白箭),黏膜形态不规则,伴有黏膜集中(空心箭) B. 回肠中段克罗恩病,钡剂造影充盈相,示回肠局限性非对称性狭窄(黑箭),狭窄近段小肠明显囊状扩张(白箭)

CT 及 MRI 可显示肠壁增厚、脓肿和肠系膜及肠曲的异常改变。急性期肠壁可显示分层现象,表现为靶征或双晕征,低密度环为黏膜下组织水肿所致,CT 增强扫描时处于炎症活动期的黏膜和浆膜可强化;慢性期随纤维化程度加重,肠壁呈均匀增厚及强化,伴肠腔狭窄。肠系膜脂肪增生变厚,肠间距增大;炎性浸润时肠系膜脂肪密度增高;肠系膜蜂窝织炎表现为混杂密度肿块影,边缘模糊。CT 增强扫描下肠系膜血管增多、增粗、扭曲、直小动脉拉长、间隔增宽，沿肠壁呈梳状排列，称为梳样征，提示克罗恩病处于活动期。CT 对窦道、腹腔及腹壁的脓肿、瘘管等并发症的诊断价值高于钡剂造影。窦道形成时，CT 可见窦道内含有气体或有对比剂进入（图 3-1-24）。

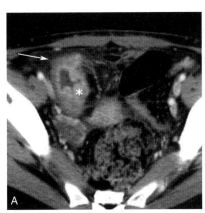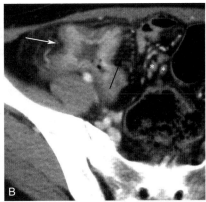

图 3-1-24　回盲部克罗恩病
A. CT 轴位增强扫描，示末端回肠肠壁增厚（白箭），可见分层现象，黏膜面明显强化，黏膜下组织水肿呈低强化，黏膜面可见铺路石征（星号）；邻近肠系膜脂肪密度增高，可见索条影；肠系膜血管增多，直小动脉拉长、间隔增宽　B. CT 轴位增强扫描，示盲肠肠壁增厚（白箭），黏膜面欠光整伴溃疡；肠系膜血管增多、直小动脉拉长、间隔增宽，沿系膜侧垂直于肠壁排列，呈梳样征（黑箭）；邻近肠系膜内可见多发小淋巴结（星号）

CT 和 MRI 表现上克罗恩病可分为四种亚型：急性炎症型、瘘管及穿孔型、纤维狭窄型和再生型。急性炎症型的典型征象包括肠壁水肿及炎性浸润导致肠壁增厚、分层样强化，深溃疡形成，系膜侧梳样征。瘘管及穿孔型可以为内瘘或外瘘，表现为从病变肠段浆膜层向外延伸的脓腔。纤维狭窄型是由病变肠段全层纤维化引起，表现为累及肠段肠壁增厚及固定性狭窄。再生型病变肠段无任何急性炎症的征象，增强扫描无强化。克罗恩病会增加患结直肠癌及淋巴瘤的风险，通常克罗恩病的反应性淋巴结增大，短径不超过 8 mm，当肿大淋巴结短径超过 10 mm 时应警惕是否合并淋巴瘤或结直肠癌。

【临床表现】

克罗恩病多见于 20~30 岁的青年人。常见症状为腹胀、腹泻、腹痛、低热、贫血、厌食及体重减轻等，结肠受累时有黏液便或脓血便。

【诊断与鉴别诊断】

克罗恩病好发于小肠末端，常伴有右侧结肠损害，病变呈节段性、非对称性，病损黏膜呈铺路石征，可伴纵行溃疡及内、外瘘形成，都具有一定特征性，结合临床不难诊断。

克罗恩病应注意与肠结核鉴别。克罗恩病的溃疡为肠系膜侧纵行溃疡，而肠结核的为系膜缘对侧为主的横行带状溃疡；克罗恩病更易发生穿孔，形成瘘或窦道，肠结核更易累及回盲瓣（表 3-1-2）。

表 3-1-2　克罗恩病与肠结核的鉴别点

鉴别点	肠结核	克罗恩病
累及部位	盲肠	末端回肠
累及长度	短	长
多处累及	少见	多见
跳跃征	少见	多见

续表

鉴别点	肠结核	克罗恩病
强化方式	均匀强化	分层强化
肛周瘘管	少见	多见
肠系膜脓肿	罕见	可见
肠内瘘	罕见	多见
狭窄	向心性	偏心性,伴假憩室
肠结石	多见	少见
肠系膜血供增加	少见	多见
脂肪增生	少见	多见
肠系膜淋巴结	较大,伴坏死	较小,均匀
累及大网膜	多见	罕见
腹腔积液	常见	少见
实性器官受累	可见	罕见

(四) 肠结核

【病理与影像】

肠结核(intestinal tuberculosis)多继发于肺结核,好发于青壮年,常与腹膜结核和腹腔肠系膜淋巴结结核并存。肠结核好发于回盲部和升结肠,常伴有小肠特别是回肠末端受累。在病理学上将其分为溃疡型和增殖型,事实上,由于结核的慢性过程,使得这两种病理过程常同时存在,不易截然区分。肠结核多首先发生于黏膜和黏膜下层的淋巴滤泡内,结核菌在此增殖,发生干酪坏死、破溃,在黏膜表面出现溃疡。随后病变沿肠壁内的淋巴管浸润,使溃疡面扩大。在溃疡的基础上出现继发性改变,包括炎性息肉、纤维瘢痕等。由于肠壁内的淋巴管大多是沿肠壁短轴向肠系膜侧引流,因此溃疡面多沿着与肠管长轴垂直的方向分布。在溃疡基础上出现的炎性息肉及瘢痕性改变,也是多与肠管长轴垂直;肠管的淋巴分布(空肠、回肠、盲升结肠、结肠其他部位)各不相同,其出现的溃疡与肠管变形也各有特点。

造影表现:①受累肠管变形、短缩,累及右半结肠可导致肠管上移,回盲瓣受瘢痕影响时可明显缩窄或增宽;②常伴有小肠病变,多表现为小肠局限性狭窄,肠壁增厚,肠腔轮廓呈锯齿状,但改变较为对称,病变常为多发;③肠腔狭窄多为环状狭窄,可呈节段性分布;④溃疡多为星形或横行带状,常与正常肠管相间(图3-1-25);⑤结核性肉芽组织表现为大小不等、形状不一的隆起性改变;⑥肠道功能失调,动力增加,钡剂通过加快,呈激惹征(或称跳跃征)。

CT及MRI能够更好地显示黏膜及肠外受累,已逐渐取代钡剂造影。肠结核可分为活动期及愈合期。活动期多表现为回肠末端、回盲部及盲肠肠壁环周增厚,肠腔狭窄;CT增强扫描可见黏膜层或肠壁全层强化;肠系膜可见肿大淋巴结,中心干酪样坏死呈低密度影。愈合期表现为短缩的肠壁增厚,肠腔狭窄,不伴有异常强化;回盲瓣由于纤维化而狭窄,其近端可见肠管扩张;少数情况下亦可见回盲瓣扩张,失去正常瓣膜功能;此时淋巴结缩小或出现钙化。合并结核性腹膜炎时肠系膜、大网膜及壁腹膜可出现结节样增厚,严重者可形成网膜饼并伴高密度腹水,小肠粘连成团。肠结核的并发症包括肠梗阻、肠穿孔,增殖型肠结核可引起肠套叠,少数情况下可形成瘘管或脓肿,CT及MRI均可清晰显示及定位(图3-1-26)。

【临床表现】

肠结核的临床表现为起病缓慢,长期低热,有腹痛、腹泻、消瘦、乏力等,少数患者可有肠梗阻、腹膜炎等表现。

【诊断与鉴别诊断】

钡剂造影检查发现回盲部肠管狭窄、短缩,典型的激惹征,横行带状溃疡及回盲瓣增宽或缩窄等改变,

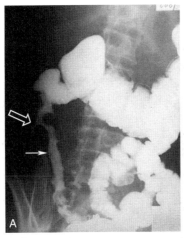
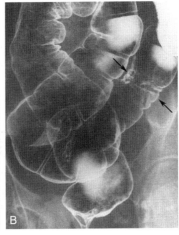

图 3-1-25　肠结核钡剂造影征象

A. 钡剂造影,示回肠末端、盲肠肠腔狭窄(白箭),肠腔轮廓呈锯齿状,多
发小点状、小刺状龛影(空心箭),盲升结肠缩短、僵直　B. 双对比造影,
示降结肠与乙状结肠交界区见一带状溃疡(黑箭),溃疡长轴与肠管长轴
垂直,黏膜紊乱,肠壁边缘局限性不规则(另一患者)

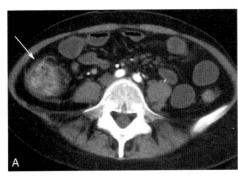
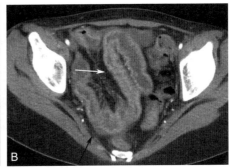

图 3-1-26　回盲部肠结核 CT 征象

A. CT 轴位增强扫描,示回盲部肠壁增厚(白箭),肠管挛缩变形,伴明显强化,邻近可见肿大淋
巴结(黑箭)　B. 回肠末端连续性肠壁增厚(白箭),高强化,肠周可见少许积液(黑箭)

同时出现腹痛、低热、腹腔积液等症状或伴有肺结核,应考虑肠结核的可能。

　　肠结核主要需与克罗恩病鉴别,详见前述"克罗恩病"部分。

(五)溃疡性结肠炎

【病理与影像】

　　溃疡性结肠炎(ulcerative colitis)是一种病因不明的结肠黏膜慢性炎症病变。主要病理特征为广泛溃疡形成和弥漫的黏膜炎性改变。可累及结肠各段,但以直肠、乙状结肠为主,偶见于回肠。病变初期结肠黏膜充血,黏膜隐窝有小脓肿形成。脓肿逐渐扩大,局部肠黏膜表层坏死脱落,形成表浅小溃疡并可累及黏膜下层。溃疡可融合扩大或相互穿通形成窦道。病变进一步发展,肠黏膜可出现大片坏死并形成大的溃疡。残存的肠黏膜充血、水肿并增生形成息肉样外观,称假息肉。病变部结肠伸展性降低,结肠袋消失。肠壁可因水肿、脂肪沉积、肌层增生等原因而增厚。

　　钡剂造影表现:①早期黏膜水肿,结肠微皱襞模糊和粗糙,黏膜出现颗粒状或砂粒状改变。②纽扣样溃疡,当黏膜下脓肿破溃后形成底较宽、口较小的溃疡,切线位观如纽扣状。③假性息肉和炎性息肉,假性息肉是由黏膜脱落坏死后形成的溃疡间残留的炎性黏膜相对隆起所致,炎性息肉由炎性肉芽组织及增生上皮所组成,息肉在双对比相上表现为小环状影或小颗粒状透光区。④结肠管腔变窄和缩短,结肠袋消失

（图 3-1-27）。

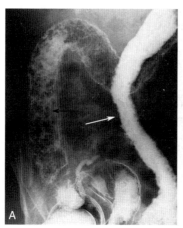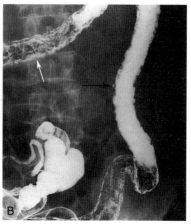

图 3-1-27 溃疡性结肠炎
A. 双对比造影充盈相,示病变累及全结肠,结肠袋消失,边缘呈不规则毛刺状(白箭),双对比相示黏膜呈颗粒状(黑箭) B. 双对比造影,示病变累及全结肠,管腔变窄和短缩,结肠袋消失,腔壁线明显增厚、粗糙,黏膜呈粗颗粒状(白箭),结肠边缘见多发凸出肠腔轮廓外的纽扣样溃疡(黑箭)

溃疡性结肠炎随病程延长癌变率显著增高,15 年癌变率为 5%~8%,20 年癌变率约 20%,25 年癌变率约达 25%。对于病程较长的患者,CT 出现肠壁显著非对称性增厚或肠壁厚度超过 1.5 cm 时,应注意恶变的可能。

CT 及 MRI 表现:由于溃疡性结肠炎主要累及直肠、结肠的黏膜层及黏膜下层,肠镜可充分评估其严重程度,CT 及 MRI 运用较少。溃疡性结肠炎急性期肠壁水肿呈颗粒状,此时 CT 及 MRI 往往难以显示。病变逐渐加重,肠壁水肿可表现为肠壁增厚,在 MRI T_2WI 图像中可见黏膜及黏膜下层呈高信号,增强扫描可见黏膜层高强化。亚急性期及慢性期时,表现为肠壁增厚,肠管短缩,结肠袋消失呈铅管样改变,形态较为固定,MRI T_2WI 图像可见急性期黏膜及黏膜下层高信号消失,CT 增强扫描肠壁无明显强化,直肠周围可见大量脂肪沉积(图 3-1-28)。随着病变修复,病变黏膜再生,少数情况下黏膜过度增生形成炎症后假息肉,表现为肠腔内多发息肉样改变伴强化。

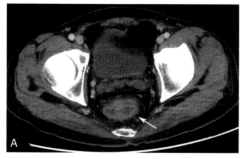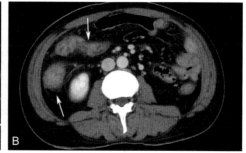

图 3-1-28 溃疡性结肠炎
A、B. CT 轴位增强扫描,示直肠(白箭)、乙状结肠、降结肠、横结肠(白箭)、升结肠(白箭)连续性肠壁增厚,肠壁呈分层样强化,黏膜面高强化,黏膜下层水肿呈相对低强化,黏膜面欠光整,提示溃疡形成,结肠袋变浅、消失。肠管外膜面可见索条影,周围脂肪间隙密度增高。

【临床表现】
本病发病年龄多为 20~40 岁,无男女性别差异。多数病变起病缓慢,病程可为持续性,或呈活动期与缓解期交替的慢性过程。常见症状有左下腹痛,伴黏液脓血便,有疼痛→便意→便后缓解的特点。

【诊断与鉴别诊断】

钡剂灌肠见黏膜面粗乱,多发溃疡及假息肉形成,肠管短缩,结肠袋消失等改变;结合临床持续反复发作性黏液血便、腹痛等症状或结肠镜检查,可以明确溃疡性结肠炎的诊断。

溃疡性结肠炎应与结肠克罗恩病鉴别,如伴有明显的小肠病变或回肠末端受累,结肠病变呈跳跃式和不对称性,出现瘘等,多为克罗恩病。

第四节 疾病影像学检查方法的比较和选择

经过多年的发展,食管和胃肠道造影已经成为比较完善、独立的常规影像检查手段。钡剂造影可以清晰地显示胃肠道黏膜面改变,全面、动态地观察胃肠道的轮廓及病变的形态,尤其对于一些微细结构的观察比较理想。

CT 和 MRI 是断层成像,可以观察食管和胃肠道管壁的分层结构及壁内病变的大小、形态、边缘、强化等多方面特征,辅助病变诊断、鉴别诊断、分型分期和治疗疗效评价,弥补了钡剂造影只能观察黏膜面的不足。对于钡剂造影不能观察到的食管和胃肠道管壁外情况,如淋巴结、腹膜、周围器官等,CT 和 MRI 也能清晰显示。CT 和 MRI 三维重建成像、仿真内镜、电影等技术的应用,可以立体、动态地观察病变,模拟内镜或造影的观察效果,弥补断层成像对黏膜立体形态及静态观察的不足。CT 和 MRI 功能成像如双能 CT、MRI 扩散加权成像等,还可以提高病变检出能力、辅助生物学行为的判断及治疗疗效评价。CT 和 MRI 已分别成为国内外胃癌和直肠癌诊疗指南推荐的首选影像学评价手段,其在食管和胃肠道其他病变诊断中的应用也在不断扩展,如炎性肠病、肠梗阻、肠系膜血管病变等,可为临床提供比单用钡剂消化道造影更为丰富的信息。

(唐磊　李佳铮)

数字课程学习……

💻 学习目标和重点提示　　📑 教学 PPT　　📖 图片　　📓 拓展阅读　　🌐 中英文小结　　📝 自测题

第 三 章
肝、胆、胰、脾

第一节　正常影像解剖

一、上腹部不同横断层面解剖与影像

图 3-2-1~ 图 3-2-4 分别是上腹部第二肝门、肝门、胆囊和肾门四个典型横断层面的 CT 增强图像和相应的解剖线图,反映肝、胆道系统、胰和脾在上腹腔的解剖位置、正常影像学表现及其与消化道、腹部大血管等的解剖毗邻关系。

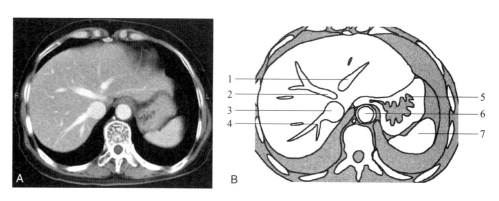

图 3-2-1　第二肝门平面
A. CT 图像　B. 解剖示意图,1. 肝左静脉;2. 肝中静脉;3. 下腔静脉;
4. 肝右静脉;5. 胃;6. 腹主动脉;7. 脾

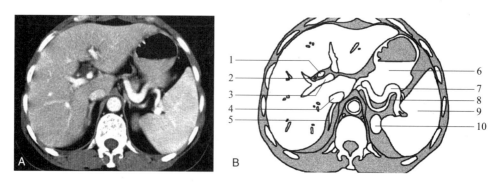

图 3-2-2　肝门平面
A. CT 图像　B. 解剖示意图,1. 肝总管;2. 肝动脉;3. 门静脉;4. 下腔静脉;
5. 右肾上腺;6. 胃;7. 脾静脉;8. 脾动脉;9. 脾;10. 左肾

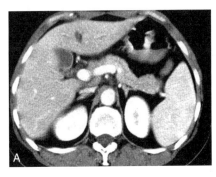
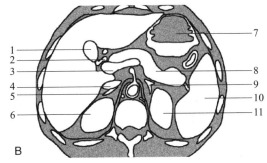

图 3-2-3 胆囊平面
A. CT 图像 B. 解剖示意图, 1. 胆囊; 2. 胆总管; 3. 门静脉; 4. 下腔静脉; 5. 右肾上腺;
6. 右肾; 7. 胃; 8. 胰; 9. 左肾上腺; 10. 脾; 11. 左肾

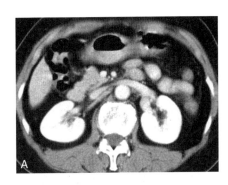
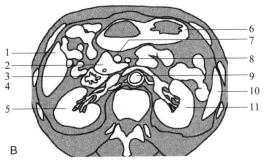

图 3-2-4 肾门平面
A. CT 图像 B. 解剖示意图, 1. 肝; 2. 胰腺钩突; 3. 十二指肠; 4. 下腔静脉; 5. 右肾;
6. 胃; 7. 肠系膜上静脉; 8. 肠系膜上动脉; 9. 主动脉; 10. 脾; 11. 左肾

二、肝

(一)外形及肝叶、肝段划分

肝位于右膈下的右上腹腔内。正常肝表面光整、圆钝。除了可以清晰地显示肝的形态外,断面影像学检查还能够准确划分肝叶和肝段,甚至亚段解剖。Couinaud 分段法以三条肝静脉,肝内门静脉左、右支和肝裂为解剖标志,将肝划分为八个段(图 3-2-5)。

(二)肝血管造影表现和肝内血管结构

1. 肝动脉造影表现 依肝内血管显影的次序,可将肝动脉造影(hepatic arteriography)图像分为三期。①肝动脉期:可见肝内自肝门向肝左、右叶自然走行的肝动脉影,呈树枝状均匀分布,管径逐渐变细(图 3-2-6A);②实质期:动脉影消失,代之以多数纤细小毛细血管影和肝实质的均匀性密度增高;③静脉期:肝内静脉显影,并汇合成肝左、肝中和肝右三支静脉,在第二肝门处回流入下腔静脉(图 3-2-6B)。在腹腔动脉干造影时,由于脾静脉回流,还可见肝内门静脉显影。

2. 肝门静脉系统 断面影像图像上能够观察到肝内的门静脉血管。CT 和 MRI 增强扫描所采集的数据,经各种二维和三维图像后处理后,可以获得立体的肝内门静脉血管图。采用 MRI 快速梯度回波序列,在不用 MRI 对比剂的情况下,也能使

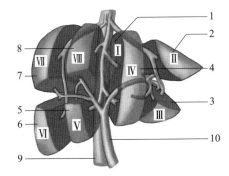

1. 尾叶(Ⅰ段); 2. 左叶外上段(Ⅱ段); 3. 左叶外下段(Ⅲ段); 4. 左叶内段(Ⅳ段); 5. 右叶前下段(Ⅴ段); 6. 右叶后下段(Ⅵ段); 7. 右叶后上段(Ⅶ段); 8. 右叶前上段(Ⅷ段); 9. 下腔静脉; 10. 门静脉

图 3-2-5 Couinaud 分段法肝段划分解剖示意图

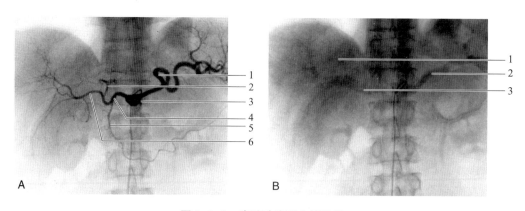

图 3-2-6 腹腔动脉干血管造影

A. 动脉期,1. 脾动脉;2. 左肝动脉;3. 腹腔干;4. 肝总动脉;5. 胃十二指肠动脉;6. 右肝动脉

B. 静脉期,1. 肝静脉;2. 脾静脉;3. 门静脉

肝门静脉系统良好显示(图 3-2-7)。

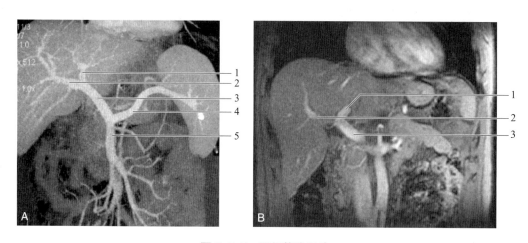

图 3-2-7 肝门静脉系统

A.CT 增强扫描(MIP 法),示门静脉系统,1.门静脉左支;2.门静脉右支;3.门静脉;4.脾静脉;5.肠系膜上静脉　B.MRI 平扫快速梯度回波序列,T_2WI 冠状面,示门静脉系统,1.门静脉左支;2.门静脉右支;3.门静脉主干

(三)肝实质

正常肝实质在 USG 上表现为均匀分布的细小光点、中等回声(图 3-2-8A)。CT 平扫肝实质呈均匀的软组织密度,CT 值为 45~70 Hu,略高于脾、胰、肾等器官;门静脉和肝静脉血管密度低于肝实质,显示为管道状或圆形影(图 3-2-8B)。增强后肝实质和肝内血管均有强化,密度较平扫明显升高,其强化程度取决于 CT 对比剂的剂量、注射速率及扫描的时相。在肝动脉期,动脉呈显著的高密度影,而肝实质和肝内静脉均尚无明显强化(图 3-2-8C);门静脉期门静脉强化明显,肝实质和肝静脉也开始强化,肝实质 CT 值逐渐升高,但门静脉血管的密度仍高于肝实质(图 3-2-8D)。肝实质期或平衡期,由于对比剂从血管内弥散至细胞外间隙,门静脉内对比剂浓度迅速下降,而肝实质达到强化的峰值(CT 值最高可达 140~150 Hu),此时静脉血管的密度与肝实质相当或低于后者。一般而言,正常肝实质在 T_1WI 上呈均匀的中等信号(灰白),较脾信号稍高(图 3-2-8E);在 T_2WI 上信号强度则明显低于脾,呈灰黑信号(图 3-2-8F)。肝门区和肝裂内的脂肪组织在 T_1WI 和 T_2WI 上均呈高和稍高信号。肝内血管由于流空效应的作用,在 T_1WI 和 T_2WI 上均为黑色流空信号,与正常肝实质形成明显对比。采用钆对比剂增强后,肝实质呈均匀强化,信号强度明显升高,同时肝内血管亦出现对比增强(图 3-2-8G)。

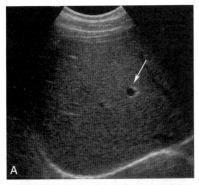

图 3-2-8 正常肝实质的影像学表现

A.USG 声像图,肝实质为分布均匀的细小点状中等回声,中间圆形无回声区为门静脉横断面(白箭),后缘弧状强回声带为膈肌 B.CT 平扫,肝实质呈均匀的软组织密度,门静脉左支(白箭)和肝静脉分支(白箭头)血管密度低于肝实质,显示为管道状或圆形影 C.CT 增强扫描(动脉期),肝门部肝动脉强化明显(白箭),呈高密度管道状或圆点,肝实质无明显强化 D.CT 增强扫描(静脉期),门静脉和肝静脉强化明显,肝实质强化 E.MRI 平扫 T_1WI,肝实质呈中等均匀信号,比脾信号稍高 F.MRI 平扫 T_2WI,肝实质信号强度明显低于脾 G.MRI 增强扫描 T_1WI(门静脉期),肝实质在增强后呈均匀强化,同时肝血管结构亦出现对比增强

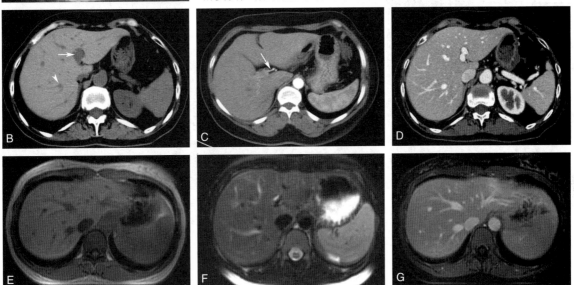

三、胆道系统

胆道系统由各级胆管和胆囊组成。

(一)胆管

正常时,肝内胆管呈树枝状分布,纤细、整齐,逐级汇合成左、右肝管,后两者在肝门区再汇合成肝总管。肝总管直径 0.4~0.6 cm,长 3~4 cm,在与胆囊管汇合后形成胆总管(common bile duct)。整个胆道系统形呈树枝状,故称为胆管树。在正常情况下,肝内胆管分支细小,USG 和 CT 一般不能显示。MRI 对水较敏感,故含胆汁的肝内胆管有时可在薄层 MRI 上得到显示,表现为圆点状或长条状 T_1WI 低信号和 T_2WI 高信号,而 MRCP 可以显示正常肝内胆管及其 3~4 级分支。USG、CT 和 MRI 均能显示左、右肝管和肝总管,表现为位于门静脉前外侧的圆形或管状影,USG 为液性低回声,CT 为液性低密度。胆总管总长 7~8 cm,直径 0.5~0.8 cm,一般不超过 1 cm。胆囊切除后胆总管可出现代偿性增粗,直径可达 1.3~1.5 cm。内镜逆行胰胆管造影(endoscopic retrograde cholangiopancreatography,ERCP)、经皮经肝胆管造影(percutaneous transhepatic cholangiography)和 MRCP 均可以显示胆道系统的全貌(图 3-2-9),而横断面图像(USG、CT、MRI)能显示圆形或椭圆形的胆管切面、管壁厚度及与周围结构的毗邻关系。

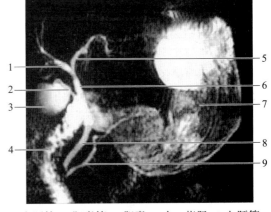

1.右肝管;2.胆囊管;3.胆囊;4.十二指肠;5.左肝管;6.肝总管;7.胃;8.胆总管;9.胰管

图 3-2-9 正常胆道的 MRCP 表现

（二）胆囊

在 USG 上，胆囊壁为纤细、光滑的带状回声，囊腔内为液性无回声区，后壁和后方回声可有增强（图 3-2-10A）。CT 显示为位于肝左叶内侧段下方胆囊窝内的水样密度卵圆形囊腔影，囊壁光滑，与周围结构分界清楚（图 3-2-3）。在 MRI T_1WI 上，胆囊内胆汁一般呈均匀低信号，但由于胆汁内成分（蛋白质、脂质、胆色素等）的变化，胆汁可表现出"分层"现象，即患者仰卧位时胆汁上份为低信号，下份为稍高或高信号（图 3-2-10B）；在 T_2WI 上胆汁表现为均匀高信号（图 3-2-10C）。CT 增强扫描和 MRI 有助于胆囊壁厚度的判断。

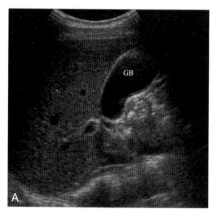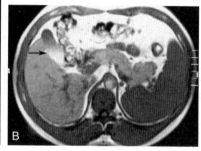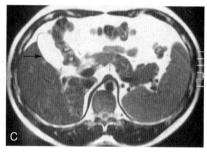

图 3-2-10 胆囊的影像表现

A. USG 声像图，正常胆囊（GB）壁为光滑、带状回声，囊腔内为无回声液性暗区，后壁有回声增强效应　B. MRI 平扫 T_1WI，胆汁表现出"分层"现象，胆汁上份为低信号，下份为稍高或高信号（黑箭）　C. MRI 平扫 T_2WI，胆汁表现为均匀高信号（黑箭）

四、胰

胰位于腹膜后间隙内，为一狭长、柔软、稍呈浅分叶状的腺体器官，其左侧端伸达脾门（图 3-2-11）。主胰管［又称魏氏管（Wirsung duct）］由胰尾开始，走行于胰实质内偏后，管径从胰尾到胰头逐渐增粗，为 0.1~0.3 cm。胰表面仅覆盖一层稀疏的结缔组织被膜，因此胰腺疾病容易突破被膜，在胰周和腹膜后间隙内广泛扩散、蔓延。

腹部 X 线片和上消化道造影检查，仅能显示胰区域的钙化、结石和胰腺疾病造成的胰周围消化道的继发性改变，如十二指肠环扩大、淤张、结肠切断征（colon cut-off sign）、胃结肠间距扩大等，从而间接推断胰腺疾病。

作为断面影像学检查方法，USG、CT 和 MRI 均可以直观显示胰全貌，包括胰的形态、分布、大小、质地、胰管状态和周围血管情况。胰实质在 USG 上呈均匀细小光点回声，多数情况下稍强于肝回声；胰管无增粗时不易显示。在 CT 平扫上胰密度均匀，呈略低于脾的软组织密度（CT 值 35~55 Hu）；增强时在动脉期由于血供丰富而出现均匀性的显著强化，CT 值可达 90~120 Hu；在门静脉期和胰实质期，胰强化程度逐渐减退（图 3-2-3，图 3-2-4）。有时，胰腺体萎缩和脂肪浸润可使胰边缘呈"羽毛状"或"锯齿样"改变，但胰周结构清晰，层次分明。CT 上不易显示正常胰管，但若采用薄层技术（层厚 1~2 mm）时，胰管的 CT 分辨率会大大提高。胰实质的 MRI 信号特点与肝基本一致，在 T_1WI 上呈现中等强度软组织灰白信号，在 T_2WI 上呈中等强度软组织灰黑信号，胰管表现细长条状影，在薄层 T_2WI 上易于显示。MRCP 和

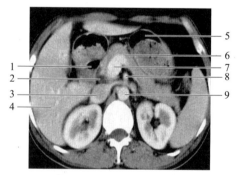

1. 十二指肠球部；2. 胆总管；3. 下腔静脉；
4. 肝；5. 胃；6. 胰；7. 门静脉；
8. 肠系膜上动脉；9. 腹主动脉

图 3-2-11 胰平面 CT 增强扫描

ERCP 均能显示胰管全貌如走行、分支、管径、管腔内异常等,多层螺旋 CT 三维重建技术还可显示胰周动脉、静脉的解剖全貌(图 3-2-12)。

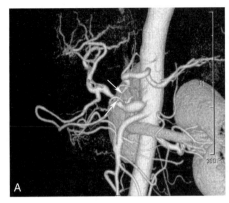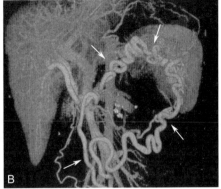

图 3-2-12　多层螺旋 CT 三维重建显示胰周血管
A. 容积再现技术(VR)重建动脉成像,腹腔干的部分分支狭窄(白箭),这些胰周动脉因胰头癌(因密度的原因在 VR 图上未显示)侵犯而狭窄　B. VR 重建静脉成像,脾静脉未显示,在胰和脾静脉所在的区域周围有大量迂曲扩张的静脉由脾引向门静脉(白箭),为胰尾巨大囊腺瘤(由于密度的原因胰和囊腺瘤均未能显示)压迫阻塞脾静脉致静脉侧支循环形成

五、脾 🖉

第二节　病变的基本影像学征象

一、肝

(一)形态异常

肝的形态异常体现在肝外形、轮廓、大小、肝叶/段比例、肝裂宽度等方面。如典型肝硬化时,肝体积一般缩小;肝表面边缘呈结节样凹凸不平;肝叶和肝段比例失常,常常是肝右叶(特别是肝右后段)萎缩,而尾叶和左叶(特别是左叶外侧段)肥大;肝纵裂与横裂增宽,肝门扩大;胆囊位置外移或上翻等(图 3-2-13)。肝的各种占位性病变也常常造成肝局部的轮廓改变。

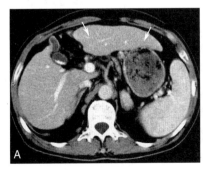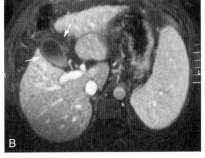

图 3-2-13　肝硬化
A. CT 增强(门静脉期),肝体积缩小,形态失常,肝缘凹凸不平,左叶外侧段肥大(白箭),胆囊内高密度条状影为附壁胆囊结石　B. MRI T_1WI 增强扫描,肝表面边缘呈结节样凹凸不平,肝纵裂与横裂增宽,肝门扩大,胆囊位置外移(白箭)

(二) 实质异常

肝实质是指除肝内管道系统(肝内血管、胆管、淋巴管)和管道周围的纤维支架结构(格林森鞘)以外的肝组织,绝大部分由单层排列成板状的肝细胞所构成的肝小叶组成,也含少许其他细胞,如库普弗细胞、肝星形细胞、隐窝细胞等。肝实质的异常,从其发生和演变的病理生理过程来看,可以是局限、灶性的,也可以是广泛、弥漫性的。

肝实质异常分为局灶性和弥漫性两大类。

1. 局灶性肝实质异常 主要是指肝内单发、孤立的病变,或虽为多发病变,但病变本身并不造成背景肝广泛而又显著的形态学和病理学异常。按此定义,肝各类原发性良恶性肿瘤(图 3-2-14)、转移性肿瘤(单发或多发)、肿瘤样病变、脓肿(单发或多发)、部分寄生虫病(图 3-2-15)均属局灶性肝实质异常。通常以正常背景肝组织作为参照,把肝内病灶划分为三类:①USG 上的弱回声、等回声、高回声和强回声。②CT 上的低密度、等密度和高密度。③MRI 上的低信号、等信号和高信号。若一个病灶内兼有两种或两种以上的质地,则称为混杂回声/密度/信号病灶。大多数肝内病灶在 USG、CT 或 MRI 上与周围正常肝组织之间有明显差异。

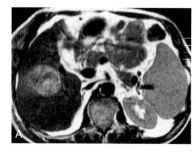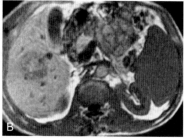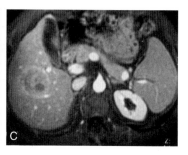

图 3-2-14 右肝原发性肝癌 MRI

A. T_2WI 平扫,病变总体呈稍高信号,但内部信号混杂不均 B. T_1WI 平扫,病变总体为稍低信号,内有稍高信号灶 C. T_1WI,脂肪抑制和增强扫描,病变周边强化明显,内部强化不均匀,呈混杂信号,手术及病理发现病变内有液化坏死和脂肪变性灶

通常为了对肝实质异常进行准确诊断和鉴别诊断,需要观察病灶的增强表现及强化演变。含碘的 CT 对比剂与顺磁性 MRI 对比剂(Gd-DTPA)具有类似的血流动力学特点,即对比剂经肝内血管迅速弥散至细胞外间隙内,达到平衡状态,因此在肝内病灶的强化效果及其演变方面,CT 增强和钆剂增强 MRI 基本一致。

增强后肝内病灶强化特点可为不强化、边缘环状强化及不同程度的病灶内实质强化。囊性病变表现为不强化,如肝囊肿、肝包虫囊肿(图 3-2-16)。肝脓肿壁呈现厚壁的环状强化,脓肿腔内脓液不强化,但腔内纤维分隔可有强化(图 3-2-17)。肝肿瘤呈不同强度和不同特点的强化,且由于肿瘤性质和组织学起源的不同,病灶强化的演变也各具特色。大多数血供丰富的原发性肝细胞癌,在动脉期即出现病灶内的显著强化,但病灶廓清对比剂的速率也很快,在门静脉期即变为稍低或低密度/信号,呈现"快进快出"的强化演变特点(图 3-2-18)。肝海绵状血管瘤

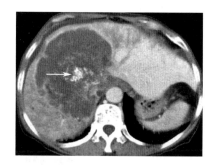

图 3-2-15 肝泡状棘球蚴病

CT 增强,示肝右前叶和左内叶大片状低密度病灶,病灶内部无明显强化,可见散在和聚集的高密度沙砾样钙化灶(白箭),病灶边缘见环状强化。

(hepatic cavernous hemangioma),在动脉期出现病灶边缘的结节样强化,强化程度相当显著,可与血管密度相同甚至更高;随着时间的推移,强化向病灶中央扩展,并在数分钟后肿瘤与周围肝组织呈相同密度/信号;整个过程呈现"快进慢出"的向心性强化类型(图 3-3-19)。大多数肝转移性瘤、胆管细胞癌(cholangiocarcinoma)为少血供肿瘤,病灶中心区强化不明显或稍有强化,密度/信号低于正常肝组织,而病灶周边呈现淡薄的环状强化现象(图 3-2-20)。

肝实质的病变可造成病灶周围血管和胆管的异常,如肝内血管被推移、压迫及对静脉血管壁的侵蚀和

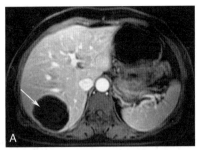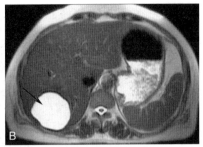

图 3-2-16　肝囊肿 MRI

A. 增强 T_1WI,示肝右后叶均匀液性病灶,边界锐利,呈极低信号(白箭)　B. T_2WI,呈极高信号(黑箭)

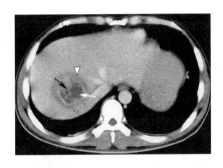

图 3-2-17　肝脓肿

CT 增强,示肝右叶脓肿,脓腔及坏死组织不强化(白箭),脓腔壁呈厚壁环形强化,脓腔内分隔强化(黑箭);脓肿与周围正常肝组织之间有一环状低密度水肿带(白三角)。

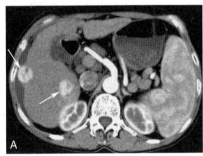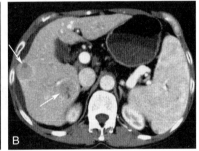

图 3-2-18　小肝癌的双期增强

A. 动脉期,肝右叶两个直径 2 cm 病灶(白箭),肿瘤明显强化,病灶密度高于正常肝组织　B. 门静脉期,病灶密度迅速下降(白箭)低于正常肝,对比剂呈"快进快出"表现

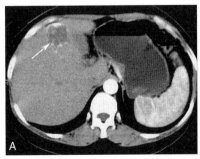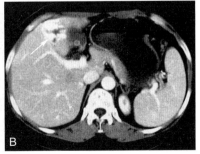

图 3-2-19　肝海绵状血管瘤的双期增强(肝左叶病灶)

A. 动脉期,病变边缘呈结节状增强(白箭),与同层面血管(腹主动脉)密度相同　B. 门静脉期,肿瘤强化向病灶中央扩展(白箭)

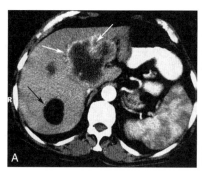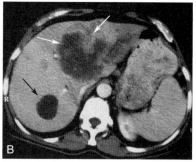

图 3-2-20　胆管细胞癌的双期增强（肝左叶胆管细胞癌）

A. 动脉期，病灶大部分强化不明显，密度低于正常肝，但病灶周边呈现淡薄的环
状强化现象（白箭）　B. 门静脉期，肿瘤密度仍低于正常肝（白箭），肝右叶可见
囊肿（A、B 图中黑箭）

管腔内癌栓形成等。原发性肝细胞癌常侵蚀、破坏邻近血管并造成门静脉或肝静脉癌栓，表现为上述血管
内出现充盈缺损（图 3-2-21A）。良性占位病变则常推移、压迫灶周血管。同样，病灶对周围胆管也可侵蚀、
破坏或推移、压迫，造成灶周胆管的扩张、狭窄或胆管腔内癌栓形成。这种情况尤其常见于肝内胆管细胞癌
（图 3-2-21B）。

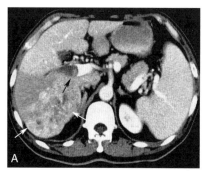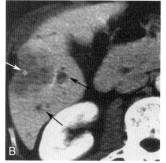

图 3-2-21　病灶周围管道结构的异常

A. CT 增强，示肝右叶原发性肝细胞癌（白箭），门静脉右支充盈缺损，癌
栓形成（黑箭）；B. CT 增强，示肝右叶胆管细胞癌（白箭）浸润周围小胆
管，造成病灶周围的胆管扩张（黑箭）

　　2. 弥漫性肝实质改变　病因较多，且复杂。大体可分为以下几类：①各种病因造成的肝炎、肝硬化；②弥
漫性脂肪肝；③胆红素代谢障碍性疾病，如吉尔伯特综合征（Gilbert syndrome）、罗托综合征（Rotor syndrome）、
克纳综合征（Crigler-Najjar syndrome）、迪宾 - 约翰逊综合征（Dubin-Johnson syndrome）等；④遗传性疾病，如
α1- 抗胰蛋白酶缺乏症、囊性纤维化、肝豆状核变性、肝糖原累积病（戈谢病、尼曼 - 皮克病）、含铁血色素沉
积症、先天性肝纤维化等；⑤全身性疾病造成的肝受累，如系统性红斑狼疮、白血病、淋巴瘤等。

　　在影像学上，常常可以发现肝体积的明显增大（肝硬化终末期时表现为肝萎缩）；肝实质质地不均匀，表
现为 USG 回声 /CT 密度 /MRI 信号强度的不均匀性；CT 增强可显示肝内门静脉属支和下腔静脉第二肝门段
周围环状低密度带，称为门静脉周围晕环征，其病理解剖基础为肝内淋巴回流淤滞、汇管区淋巴管扩张，提
示肝实质（肝细胞）肿胀（图 3-2-22）。许多弥漫性肝实质病变，若病情持续发展，大多会造成大量肝细胞坏
死、肝小叶结构破坏，以及出现大量因肝细胞再生而形成的结构异常的假小叶和伴随的弥漫性纤维化，最终
导致肝硬化（liver cirrhosis）；此时在影像学上则表现出肝硬化的形态学变化和诸多继发性异常。

　　（三）肝内血管异常

　　肝血供十分丰富，含有肝动脉、肝内门静脉和肝静脉三套血管系统。肝内血管可发生各种解剖学上的

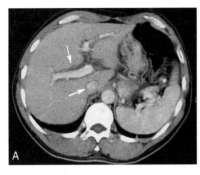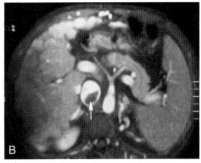

图 3-2-22　弥漫性肝实质改变

A.CT 增强,示肝大,肝实质密度不均匀,肝内门静脉属支和下腔静脉周围可见"晕环征"(白箭),此为慢性肝炎所致　B.MRI 增强 T_1WI,示巴德 – 基亚里综合征所致淤血性肝硬化,肝萎缩,肝实质强化不均匀,信号混杂,呈结节样改变,下腔静脉腔内血栓形成(白箭)

变异和出现各类病理性异常,如肿瘤对血管的侵蚀、血管腔内癌栓形成、肝内动 – 静脉瘘等。

　　肝内血管的解剖发育变异主要表现在血管起源的变化多端,特别是肝动脉系统和肝内门静脉系统。此外,肝内血管的走行、分布、汇合及管腔大小等方面也可出现变异。通过专门针对血管成像设计的影像学检查(如彩色多普勒超声、血管造影、CTA、MRA 等),可以了解肝内血管的解剖细节,获得血管解剖分布图,合理解释肝增强扫描的影像学表现,为各种与肝相关的血管内介入操作及外科手术治疗(特别是肝移植术前、术后的血管评价)提供诊断信息,具有十分重要的意义。

　　肝内血管的病理性异常主要是继发于肝肿瘤对血管的直接侵蚀而出现的一系列改变。数字减影血管造影(DSA)是显示肝内血管异常的最佳影像学检查手段,可以有以下一些异常表现。①肿块占位效应导致的血管异常:表现为血管的受压移位、拉直、分离等。②肿瘤对血管的浸润:表现为血管腔的不规则狭窄、闭塞,血管壁僵硬。③肿瘤的新生血管:表现为动脉期肿瘤内管径粗细不均、走行方向紊乱而呈不规则网状的血管影,部分呈"血湖"表现,是恶性病变的重要征象。④肿瘤染色:与周围正常肝区相比,肿瘤内血液循环缓慢,对比剂廓清延迟,表现为毛细血管期或实质期结节样密度增高影。良性肿瘤时,染色边缘较光整,密度均匀,而在恶性病变时则反之。⑤供血肝动脉的增粗、扭曲。⑥充盈缺损:由于病变区无血供,实质期为无对比剂染色的空白区,常见于肝内囊性病变或实性肿瘤内的液化、坏死区。⑦静脉早显:在动脉期即可见肝内静脉血管显影,多见于肿瘤破坏动脉和静脉,造成动静脉短路或瘘。⑧静脉腔内异常:恶性肿瘤对肝内门静脉主要属支或主干、肝静脉、下腔静脉等的直接侵蚀,导致管腔内癌栓形成,出现受累静脉腔内的充盈缺损征。由于癌栓有新生肿瘤血管供血,故在动脉期受累静脉腔内癌栓也可见细线状或薄层状、不规则的强化影像,尤以门静脉系统多见,称为门静脉的小动脉化现象,实属广义上的肝动脉 – 门静脉瘘。

　　CT 和 MRI 增强(尤其是 CTA 和 MRA)也能显示上述肝内血管的病理性异常改变,特别是经各种二维及三维处理后获得的重建图像,具有与 DSA 类似的诊断效果;同时还能显示肝内病变的全貌,对肝内静脉癌栓的显示较具优势(图 3-2-23)。

(四)肝内胆管的异常

　　作为胆道系统位于肝内的部分,肝内胆管包括肝门区的肝总管,左、右肝管及它们在肝内的各级分支。通常,由于这些肝内胆管分支较细小,采用常规层厚的断面影像学检查方法(USG、CT、MRI)仅可以观察到肝总管及左、右肝管,难以显示正常、无扩张的肝内胆管分支(MRCP 可以显示)。但当肝内胆管由于各种病因出现扩张时,则可以得到清晰显示。肝内胆管的异常主要为管腔狭窄及扩大、管腔内容物改变(即正常胆汁为病理性组织所取代,如肿块、结石、坏死组织、脓液等)。具体内容将在本章第三节中叙述。

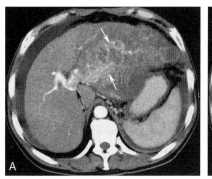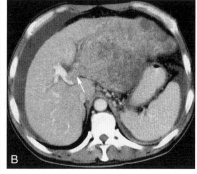

图 3-2-23 肝细胞癌双期增强

A. 动脉期,示肝左叶肝癌新生血管形成(白箭)和门静脉癌栓所致门静脉小动脉化现象(黑箭),肝周及脾周见腹腔积液　B. 门静脉期,示门静脉癌栓所致门静脉左支充盈缺损(白箭)

二、胆道系统

作为腹部的空腔器官,胆道系统异常影像学征象主要表现为管(囊)腔大小改变、管(囊)壁改变和管(囊)腔内容物异常三方面。

(一)管(囊)腔大小改变

管(囊)腔大小改变主要有两种情况:①各种病因导致的胆道管腔狭窄、阻塞或完全中断,进而出现近端胆道管(囊)腔的继发性扩张;②由于发育因素造成的胆道系统先天性扩张,不伴狭窄或阻塞(图 3-2-24)。

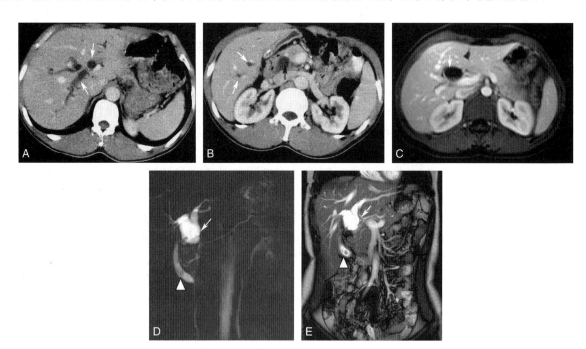

图 3-2-24 胆管的扩张

A、B. CT 增强扫描,示胆总管下段胆管癌造成的胆道系统扩张,扩张的肝内胆管表现为分界清楚的条状、分支状低密度影(白箭),胆总管扩张直径 >1 cm(黑箭)　C. MRI 增强 T_1WI 扫描,示胆总管囊性扩张症肝门部胆管的显著扩张(白箭),管壁增厚,肝内胆管不扩张　D、E. MRCP 和梯度回波 T_2WI True FISP 序列冠状成像,均显示左、右肝管、肝总管和胆总管上段的明显扩张(白箭),可见胆囊内结石(白三角),而肝内胆管、胆总管中下段及胰管不扩张,这种不呈比例的肝内胆管扩张是鉴别胆管囊肿与阻塞性胆管扩张的要点

(二) 管(囊)壁改变

管(囊)壁改变主要为胆道系统管(囊)壁的增厚。依病因的不同可表现为均匀增厚,或不均匀、呈结节状的增厚。CT 或 MRI 增强时增厚的管壁可呈现显著强化(图 3-2-25)。

(三) 管(囊)腔内容物异常

当胆道系统内胆汁成分发生变化或管(囊)腔内出现其他病理性组织(结石、软组织、肿块、血液、气体、蛔虫等)时,即为管(囊)腔内容物异常(图 3-2-26)。目前多种无创性影像学方法均可以反映胆道系统管(囊)腔内容物的改变,MR 波谱成像预期会在胆汁成分的分析中发挥重要作用。

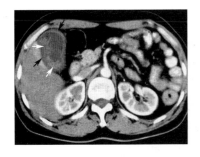

图 3-2-25 慢性胆囊炎急性发作
CT 增强,示胆囊壁呈现不均匀、结节样或息肉样的增厚(白箭),强化明显;胆囊周围水肿(黑箭)。

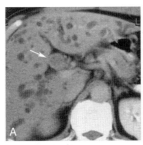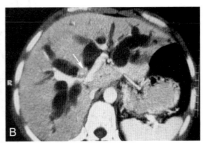

图 3-2-26 胆道腔内容物异常 CT 表现
A. 肝门胆管癌,增强肝实质期,示肝门胆管内胆汁为软组织密度影所取代(白箭),近端肝内胆管扩张 B. 肝门胆管癌,增强动脉期,示左、右肝管汇合处胆管腔内一软组织密度强化结节(白箭),阻塞胆道,致近端肝内胆管呈分支状显著扩张

三、胰

胰是人体内第二大消化腺,同时具备内、外分泌功能,其基本病变的影像学征象可分为形态异常、胰实质异常和胰管异常三方面。

(一) 形态异常

胰腺形态异常可以是局限性或弥漫性,可表现为:①胰腺各部比例失调,可出现局限性增大或局部隆起凸出,如胰腺肿瘤、囊肿,边界清楚或模糊;②胰腺肿大,可呈局限性或弥漫性,如急性胰腺炎时胰腺呈弥漫性或节段性肿胀;③胰腺萎缩,多呈弥漫性,如慢性胰腺炎时胰腺体积缩小,胰腺内出现脂肪浸润,胰腺表面呈锯齿状改变等;④胰腺边缘毛糙、模糊不清,多见于急性胰腺炎(图 3-2-27)。

(二) 实质异常

胰腺实质异常主要分为以下几种情况:①胰腺的囊性病灶(包括各类囊肿、坏死灶、囊性肿瘤等),在

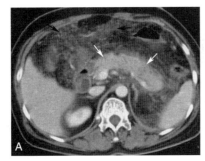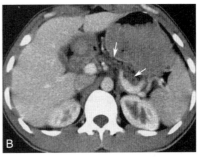

图 3-2-27 胰腺形态异常
A. 急性胰腺炎,CT 增强扫描示胰腺实质弥漫性肿大(白箭),边缘模糊,腹膜脂肪间隙模糊、密度增高(黑箭) B. 慢性胰腺炎,CT 增强扫描示胰腺萎缩(白箭),胰管扩张

USG 上呈液性无回声灶；CT 呈水样低密度灶，增强扫描无强化；MRI T_1WI 呈低信号，T_2WI 呈高信号，增强扫描无强化。②胰腺内钙化或胰腺内出血。胰腺钙化灶在 USG 上呈强回声伴声影，在 CT 平扫上表现为高密度，在 MRI T_2WI 上呈低信号。出血在 CT 平扫上呈稍高密度，根据出血时间的长短，其在 MRI 上信号不同，亚急性期出血在 T_1WI、T_2WI 上均表现为高信号。③胰腺的实性结节或肿块（包括原发性和转移性肿瘤），在 USG 上一般呈稍低回声，回声不均匀；在 CT 平扫上，胰腺结节或肿块常呈稍低密度，密度低于周围正常胰腺组织；在 MRI T_1WI 上一般呈稍低或混杂信号，T_2WI 上一般呈稍高或混杂信号，边界清楚或不清楚。胰腺癌多为乏血供肿瘤，在（CT 或 / 和 MRI）增强扫描时强化程度低于周围正常胰腺组织。而胰岛细胞瘤常为富血供，强化程度接近或高于正常胰腺（图 3-2-28）。

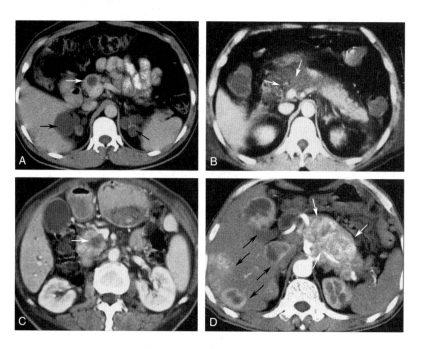

图 3-2-28 胰腺实质异常
A. 胰头内的真性囊肿（白箭），CT 呈均匀水样密度，边界锐利，增强扫描无强化；双肾呈多囊肾改变（黑箭） B. 急性胰腺炎，CT 增强扫描显示胰头、体部无强化的低密度区，提示液化坏死（白箭），胰尾呈均匀强化 C. 胰腺癌，CT 增强扫描胰头钩突见大小约 2 cm 低密度结节，强化程度低于周围胰腺实质（白箭） D. 胰腺恶性胰岛细胞瘤（白箭），CT 增强扫描显示胰腺肿块明显强化，伴肝内多发富血供转移（黑箭）

（三）胰管异常

胰管的改变有狭窄、闭塞和扩张。常见的原因是慢性胰腺炎、胰管结石和胰腺肿瘤。胰腺肿瘤（特别是胰腺癌）、慢性胰腺炎可导致不同程度的胰管扩张。胰腺癌引起的的胰管扩张常表现为较均匀扩张，在肿瘤发生处常有胰管的狭窄，甚至闭塞；胰管和胆总管同时扩张称为"双管征"，常见于胰腺头与壶腹部的肿瘤。慢性胰腺炎引起的胰管扩张常表现为串珠样改变，节段性扩张与狭窄交替，扩张的胰管常伴发结石（图 3-2-29）。扩张的胰管超声检查显示为粗管状无回声；CT 检查显示为扩大的管状低密度影，增强扫描无强化；MR 检查显示扩张的胰管呈管状，T_1WI 为水样低信号，T_2WI 为水样高信号，MRCP 可清楚显示扩张胰管的形态及走行。

四、脾

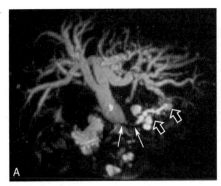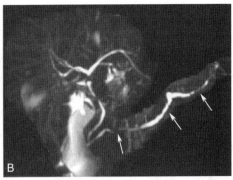

图 3-2-29　胰管扩张

A. 胰头癌导致胰管扩张,MRCP 示主胰管及胆总管下段鼠尾状狭窄并截断(白箭),近段胰管及分支扩张(空心箭),近段胆管树扩张　B. MRCP 示慢性胰腺炎导致的胰管不均匀扩张及狭窄,呈串珠状改变(白箭),胆管未见扩张

第三节　常见疾病的影像学诊断

一、肝

(一)肝良性肿瘤和肿瘤样病变

1. 肝血管瘤

【病理与影像】

肝血管瘤可单发或多发(9%~25% 为多发)。瘤体较小者多为实体性,大者多为囊实混合性或囊性。多数瘤体外观呈紫红色,边界清楚,多无包膜,切面呈蜂窝状,犹如海绵。少数瘤体中央可见瘢痕组织,偶有钙化。镜下瘤体由丰富的血窦组成,血窦管腔表面被覆单层扁平内皮细胞,管腔由薄层结缔组织分隔,管腔大小及形态均不规则。腔内常见新鲜或已机化的血栓,后者可使管腔消失和继发纤维化。

USG 和 MRI T_1WI 平扫能够显示出肝血管瘤的质地特点,如病灶中的筛网状结构、囊变区域等。但最能反映其特征性病理特点的是血管造影和增强影像学检查,如增强 CT 和增强 MRI。一方面,它们可以揭示肝血管瘤具有丰富血供的特点;另一方面,通过观察病灶的强化方式及其随时间演变的特点,反映出血管瘤内血窦丰富,对比剂在血窦内缓慢流动、并逐渐向心性移动的病理特征,从而做出准确诊断。瘤体血窦内血栓形成和机化及继发性纤维化的程度与范围,是造成血管瘤的增强影像学和造影检查呈现不典型表现的重要病理基础。此外,肝血管瘤在 MRI T_2WI 上的表现也较具特征性。在普通 T_2WI 上,肝血管瘤表现为均匀高信号,而随着 TE 的延长,其信号逐渐增高;在重 T_2WI 上(TE=120~160 ms),其信号极高,称为"亮灯泡"征(图 3-2-30~ 图 3-2-33)。

【临床表现】

肝血管瘤以肝海绵状血管瘤最常见,尸检发现率约为 7.5%,可见于任何年龄,尤以成年女性多见。肝血管瘤一般无明显临床症状,常在影像学检查中偶然发现;少数大的血管瘤因压迫肝组织或邻近器官而产生腹部不适、腹痛或可触及肿块;巨大血管瘤可因外伤、肝穿刺等造成破裂出血而出现相应的临床表现,自发性破裂出血者少见。

【诊断与鉴别诊断】

根据肝血管瘤的典型强化方式,特征性强化演变特点,MRI T_2WI 上"亮灯泡"征,USG 与 MRI T_1WI 上病灶内部网格样结构等表现,不难做出定性诊断。

不典型肝血管瘤(瘤体血窦内广泛血栓形成和机化、继发显著性纤维化等)需与原发性肝癌和转移性肝癌相鉴别。此时血管造影是比较可靠的检查方法,结合临床及相关实验室检查结果,可以区分肝血管瘤和

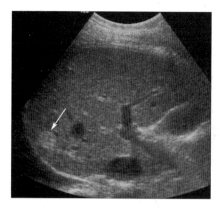

图 3-2-30 肝血管瘤 USG 表现
声像图,示肝血管瘤呈圆形高回声团块(白箭),边界清楚,内有许多点状弱回声。

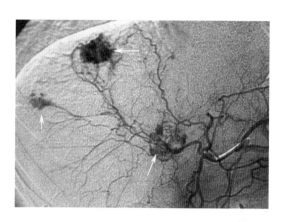

图 3-2-31 肝血管瘤 DSA 表现
动脉期,示肝内多个血管瘤呈"爆米花"样显影(白箭),肿瘤供血动脉增粗,但动脉走行柔和,无紊乱、僵直;动态观察肿瘤显影过程呈现"快进慢出"的向心性强化特点。

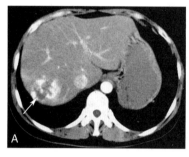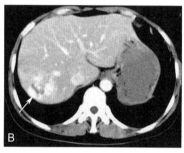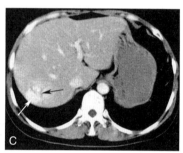

图 3-2-32 肝血管瘤 CT 表现
A. 增强动脉期,肝右叶后上段见边缘结节状强化病灶,强化程度与同层面动脉血管密度相同(白箭) B. 门静脉期,强化逐渐向肿瘤中央扩展(白箭) C. 延迟期,3 min 后肿瘤强化渐均匀,密度较周围肝组织稍高(白箭),但瘤内血栓或纤维化瘢痕部分始终为低密度(黑箭)

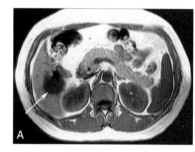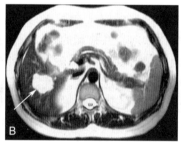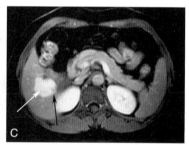

图 3-2-33 肝血管瘤 MRI 表现
A. 平扫 T_1WI,示右肝病灶呈均匀稍低信号(白箭) B. 平扫 T_2WI,病灶呈均匀高信号,呈现"亮灯泡征"(白箭) C. 增强 T_1WI,血管瘤的强化动态演变同 CT 所见,瘤体大部分强化(白箭),纤维瘢痕部分不强化(黑箭)

肝恶性肿瘤。

2. 肝囊肿

【病理与影像】

先天性肝囊肿一般由肝内小胆管扩张演变而来,囊壁衬以分泌性上皮细胞,可单发或多发,甚至为多囊肝,后者常合并多囊肾和胰、脾的多发囊肿。肝囊肿从几毫米至数十厘米大小不等。囊液清亮无色或淡黄色,合并出血时呈咖啡色。

影像学检查（USG、CT、MRI）均能揭示肝囊肿内含液体的特点，并能清楚显示囊壁的厚度和边缘情况。当囊肿出现并发症如出血、感染等时，影像学检查也能准确显示囊液成分、囊壁及周围肝组织的变化（图3-2-34～图3-2-36）。

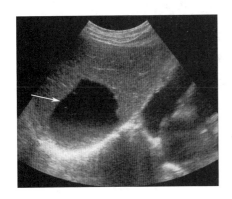

图 3-2-34　肝囊肿 USG 表现

声像图，示肝右后叶单个无回声液性暗区，囊腔内透声好，囊壁薄且光滑，后壁回声增强（白箭）。

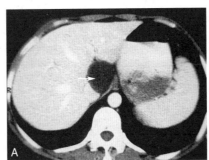
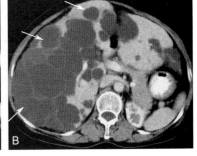

图 3-2-35　肝囊肿 CT 表现

A. 单发肝囊肿，增强扫描示尾叶单个囊肿（白箭），呈均匀液性密度，边界锐利，病灶无强化，周围肝组织密度正常　B. 多囊肝，增强扫描示肝内多发大小不等的囊肿，难以计数（白箭）

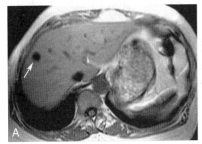
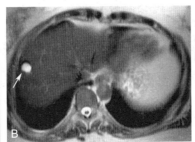
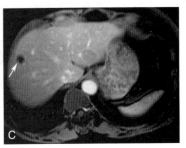

图 3-2-36　肝囊肿 MRI 表现

A. 平扫 T_1WI，囊肿呈均匀极低信号区，边缘光整锐利（白箭）　B. 平扫 T_2WI，囊肿呈明显高信号（白箭）
C. 增强 T_1WI，囊肿轮廓更清楚，囊肿无增强（白箭）

【临床表现】

肝囊肿一般无临床症状，为体检时偶然发现。较大的肝囊肿可因压迫肝和邻近器官而出现右上腹胀痛、恶心等症状。当囊肿合并破裂、出血、感染时，可产生相应的急腹症和感染的临床表现。

【诊断与鉴别诊断】

对典型肝囊肿，根据 USG、CT、MRI 等影像学检查表现均可做出准确诊断。

肝囊性转移瘤易与肝囊肿混淆，鉴别有赖于病史和影像学检查对囊壁、壁周肝组织的仔细观察。由于囊肿壁菲薄，一般不显示，病灶邻近肝组织密度正常；而囊性转移瘤则常可见较厚的囊壁，且注射对比剂后一般均有轻度或明显强化，病灶与邻近肝组织分界不如囊肿清晰、锐利。肝囊肿合并感染时较难与肝脓肿鉴别，既往影像学资料的对比观察有助于鉴别诊断。肝脓肿早期表现为局部的充血、水肿等炎性改变，继而发生液化坏死，在脓肿中心出现脓腔；脓腔内常有分隔，由尚未坏死的肝组织或纤维肉芽肿构成，形成多房性脓肿；脓肿壁由纤维肉芽组织形成，周围常有肝实质的充血、水肿等炎性浸润（充血水肿带）（图3-2-37，图3-2-38）。肝棘球蚴囊（hydatid cyst）囊壁稍厚，多有钙化，囊内常有子囊和头节，囊壁外周有一环状"水肿带"，结合牧区生活等流行病学史和包虫免疫学检查，不难与肝囊肿鉴别（图3-2-39）。

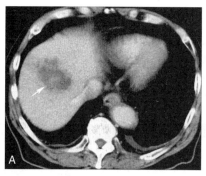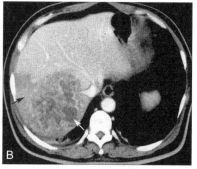

图 3-2-37　肝脓肿 CT 表现

A.肝右叶前上段单发肝脓肿(白箭),表现为椭圆形低密度区,边界较为清楚,
脓肿壁呈稍高于脓腔但低于正常肝的环形带　B.肝右叶肝脓肿(白箭),增强扫
描,示脓腔内液化坏死组织不强化,有较多纤维分隔,呈多房状,脓腔壁有淡薄
环状强化,周围见大片低密度水肿带(黑箭),肝周及右侧胸腔少量积液

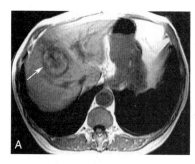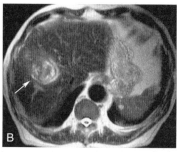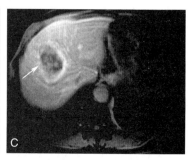

图 3-2-38　肝脓肿 MRI 表现

A. 平扫 T_1WI,脓腔呈低信号(白箭)脓肿壁在 T_1WI 的信号稍高于脓腔但低于正常肝组织　B. 平扫 T_2WI,脓肿
壁呈高信号(白箭)　C.增强 T_1WI,脓肿呈环形强化,脓腔内坏死组织不强化(白箭)

(二)肝恶性肿瘤

1. 肝细胞癌

【病理与影像】

肝细胞癌(hepatocellular carcinoma, HCC)常在慢性肝病和肝硬化的基础上发生,组织学上起源于肝细胞。早先,大体病理上分为巨块型(直径 >5 cm)、结节型(直径≤5 cm)和弥漫型(多发且病灶直径1 cm 或以下)。近来,为了更好地反映肝细胞癌的生物学特性,依据其生长方式和癌周背景肝病情况划分为五型:①膨胀型(又分为单结节和多结节亚型);②浸润型;③混合型(又分为单结节和多结节亚型);④弥漫型;⑤一些特殊类型,如带蒂外生型,肝内门静脉癌栓而无肝实质内癌块形成等。病理学上,小肝癌定义为最大直径≤3 cm 的单个癌结节,且数目不超过 2 个。

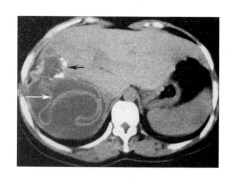

图 3-2-39　肝包虫囊肿 CT 表现

平扫,示肝右叶厚壁囊性病灶,囊壁厚,囊内可见子囊(白箭)漂浮于囊液中,囊壁外周有一环状"水肿带",并见囊肿周边颗粒状钙化灶(黑箭)。

影像学检查已成为诊断肝细胞癌的重要手段。尽管原发性肝细胞癌的影像学表现多种多样,但总体而言,有以下一些具有共性的影像学特征:①由于不同时期出血、缺血坏死、脂肪变性、铜蛋白沉积等的影响,肿块质地常常不均匀,为混杂回声(USG)/密度(CT)/信号(MRI)。②常有假包膜,若无,肿块边界模糊不清。③增强扫描(CT、MRI)和数字减影血管造影(DSA)能揭示肿瘤新生血管的生成、占优势的动脉性血供及因血管壁发育不完善而出现的对比剂快速廓清的现象(快进快出)。④常有肝内及肝门部管道结构(静脉、胆管等)的侵蚀、受累。⑤背景肝常有慢性肝病或肝硬化的改变(图 3-2-40~ 图 3-2-43)。

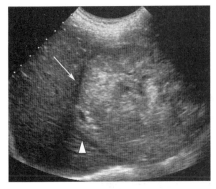

图 3-2-40 原发性肝癌 USG 表现
声像图,示瘤体呈圆形不均质回声团块,周边有低回声带环绕(白箭),称"声晕",内部回声强弱不等,分布杂乱,无明显规律性,周围血管受压移位(白三角)。

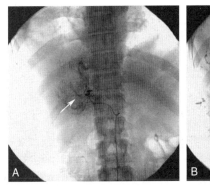
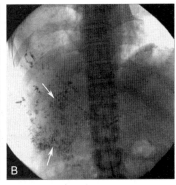

图 3-2-41 原发性肝细胞癌 DSA 表现
A. 动脉期,示肿瘤供血动脉增粗,病灶内出现多数形态不规则、粗细不均匀的新生肿瘤血管(白箭) B. 实质期,瘤体内可见不规则的肿瘤涂染灶(白箭)

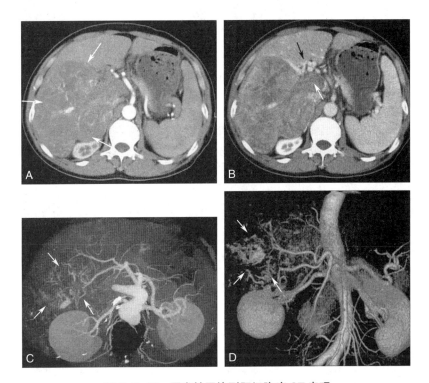

图 3-2-42 原发性巨块型肝细胞癌 CT 表现
A. 增强动脉期,示肝右叶内巨大肿块,呈稍低不均匀密度(白箭),肿块内见紊乱的肿瘤新生血管显影 B. 门静脉期,肿块为明显低密度,与周围强化肝组织之间密度差增大,门静脉右支及主干内癌栓形成(白箭),肝门区可见门静脉海绵样变所形成的侧支血管影(黑箭) C. 横断面 MIP 法图像 D. 冠状面 VR 法重建图像,示肿块内大量增粗、紊乱的肿瘤新生血管(白箭)

对于 USG、CT 或 Gd-DTPA 增强 MRI 表现不典型的肝细胞癌,尤其是早期 HCC 患者,可进一步行肝胆特异性对比剂增强 MR 检查。典型肝细胞肝癌在 CT 及 MR 增强检查中表现为动脉期明显强化,静脉期及延迟期廓清,呈快进快出强化模式,当 CT 上发现动脉期富血供病灶,而静脉期及延迟期廓清不显著时,采用肝胆特异性对比剂后,病灶在肝胆期呈低信号改变,则更有助于诊断 HCC(图 3-2-44)。

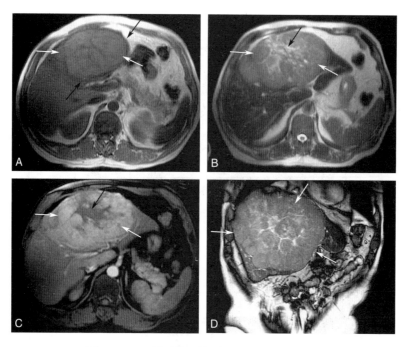

图 3-2-43 原发性巨块型肝细胞癌 MRI 表现

A. 平扫 T_1WI，肝左叶稍高信号病灶（白箭），压迫周围肝组织形成稍低信号的假包膜（黑箭），肿瘤中心可见裂隙状低信号的坏死区 B. 平扫 T_2WI，肿瘤信号高于正常肝组织（白箭），中心不规则坏死区呈高信号（黑箭），肿块边界更为清楚 C. 增强 T_1WI，肿瘤呈不均匀强化（白箭），中心坏死区域不强化（黑箭），邻近血管受压 D. 梯度回波 T_2WI 快扫序列（True FISP）冠状位，示肝左叶巨块型肝癌（白箭），肿瘤实体内多数大小不等的结节之间间杂薄层的纤维分隔和坏死区，形成"镶嵌征"

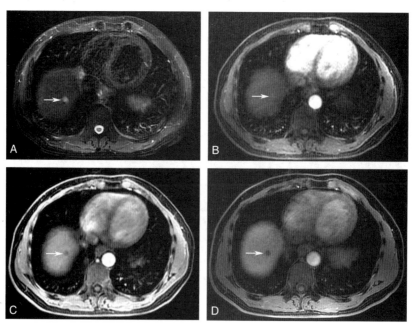

图 3-2-44 肝胆特异性 MRI 对比剂用于诊断小肝癌

A. T_2WI，示右肝顶部高信号小结节（白箭），直径约 1.1 cm B. 动脉期，示结节（白箭）强化程度不明显 C. 门静脉期，示结节（白箭）强化程度降低 D. 肝胆期，示结节（白箭）呈明显低信号

病理结果显示该结节为中分化肝细胞癌。肝细胞癌不具有正常肝细胞，在肝胆期因不摄取肝胆特异性 MRI 对比剂而呈相对低信号。

【临床表现】

肝细胞癌好发于中、青年男性,常在慢性肝炎和肝硬化的基础上发生,两者伴发率高达 70%~90%。早期多无明显症状,中晚期可有肝区疼痛、腹胀、食欲减退、乏力、消瘦、发热等。肝脾大、腹腔积液、黄疸、上消化道出血、恶病质则已为晚期表现。

【诊断与鉴别诊断】

临床表现、实验室检查和影像学典型表现三者结合是除病理组织学以外诊断肝细胞癌的重要标准。较大的肝细胞癌,常在各种影像学检查上表现出较典型的影像征象,结合临床和相关实验室检查,大多能做出定性诊断。

肝脏局灶性结节增生(hepatic focal nodular hyperplasia,hFNH),为肝内少见的良性病变,有时较难与肝细胞癌相鉴别,肝胆特异性 MRI 对比剂的使用有助于诊断肝脏局灶性结节增生(图 3-2-45)。有时,少血供肝细胞癌与胆管细胞癌不容易鉴别。CT 发现病灶呈不均匀性延迟强化,周围胆管扩张,实验室检查甲胎蛋白阴性而 CA19-9 阳性,应多考虑胆管细胞癌的可能。肝细胞腺瘤血供较丰富,有时与分化较好的肝细胞癌不易鉴别(图 3-2-46),若患者为有口服避孕药历史、无慢性肝炎和肝硬化的年轻妇女,需要考虑肝细胞腺瘤的可能。

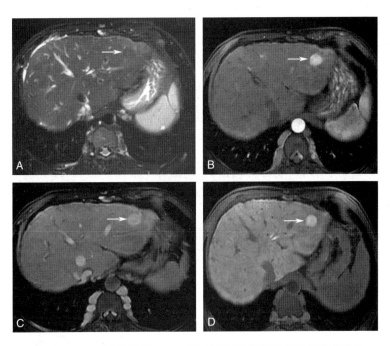

图 3-2-45 肝胆特异性 MRI 对比剂用于诊断肝脏局灶性结节增生
(55 岁男性患者,肝硬化病史)

A.T$_2$WI,示肝左外叶直径约 1.8 cm 的稍低信号结节影(白箭) B.动脉期,示结节(白箭)明显早期强化 C.门静脉期,示结节(白箭)强化程度降低 D.肝胆期,示该结节(白箭)摄取对比剂,呈高信号

肝脏局灶性结节增生是由组织学正常(或接近正常)的肝细胞形成的良性结节,在肝胆期多呈高信号,可与其他富血供肝病变进行鉴别。

对于较小的肝癌,特别是在肝硬化基础上发生的 1 cm 左右的癌结节,常因缺乏典型征象,易与肝血管瘤、单发性肝转移瘤、肝内炎性结节、良性肝再生结节、不典型增生结节等相混淆。CT 增强双期或多期扫描、MRI 多序列成像和增强 MRI 多期扫描及肝胆特异性 MRI 对比剂的使用,对于发现肝内小病灶和做出肝癌的定性诊断较有价值。当上述方法鉴别诊断有困难时,可采用肝血管造影检查,一方面有助于明确诊断,另一方面还可作为肝癌的介入治疗。

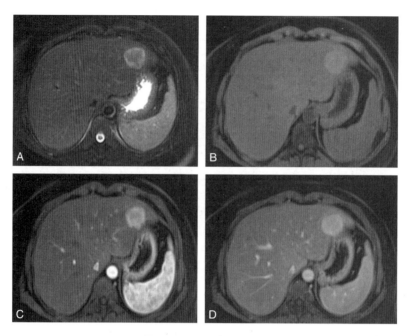

图 3-2-46　肝细胞腺瘤
A. T₂WI,示肝左外叶直径约 3.5 cm 的不均匀稍高信号团块影,边界清晰
B. T₁WI,病灶呈稍高信号　C. 动脉期,示团块明显强化　D. 门静脉期,示团
块持续强化

3. 肝转移瘤

【病理与影像】

人体各部位的恶性肿瘤均可经肝动脉(体循环)、门静脉及淋巴途径转移到肝,上腹部的肿瘤还可以直接侵犯肝。肝转移瘤的大小、数目和形态多变,常表现为多发性、散在分布、大小不等的结节,也可单发或形成巨块。转移瘤内可有坏死、囊变、出血或钙化等。多数情况下,肝内转移瘤可保留原发瘤的组织结构特征。按血供丰富与否,肝转移瘤可划分为三类:①血供丰富,如来源于甲状腺癌、肾癌、恶性胰岛细胞瘤等;②血供中等,如乳腺癌、结肠癌、精原细胞瘤、黑色素瘤等;③血供稀少,如胃癌、胰腺癌、肺癌、食管癌等。

影像学检查是诊断肝转移性病变的有力手段,不仅能够发现病灶,还可根据病灶的影像学特征判断其血供特点,提供定性诊断的依据;此外,全面评价肝叶、肝段的受累情况,有助于制订适当的治疗方案。

肝转移瘤在影像学上有以下一些特点:①常为多发性病灶,散在分布于肝内各叶、段;少数也可为单个病灶。②小病灶(直径≤3 cm)质地常较均匀,较大病灶则常有中心区域的液化坏死等。③对于少血供或中等血供的转移瘤,由于病灶周边与正常肝组织交界处是肿瘤浸润、生长最活跃的区域,动脉性供血相对较为丰富,因而在动脉期瘤周出现淡薄的环状强化(rim-like faint enhancement),较为典型。④起源于消化道上皮的腺癌发生肝转移时,肝转移瘤常表现出颇具特征性的"牛眼征"或"靶征"(图 3-2-47,图 3-2-48)。

【临床表现】

早期无明显肝区局部症状和体征,主要为原发肿瘤的临床表现。通常是在检查原发肿瘤的同时或术前评价原发肿瘤时发现有肝转移;少数以肝转移为首发表现,进而找寻到原发灶,但仍有部分病例无法找到原发瘤。中晚期可出现肝区疼痛、肝大、黄疸、腹腔积液等肝恶性

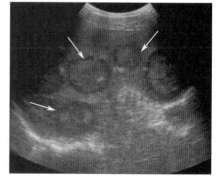

图 3-2-47　结肠癌肝内多发转移 USG 表现

声像图,示肝内多个大小不等的圆形病灶(白箭),边界十分清晰,边缘为较宽的环状弱回声带,中间为等回声,呈典型的"牛眼征"。

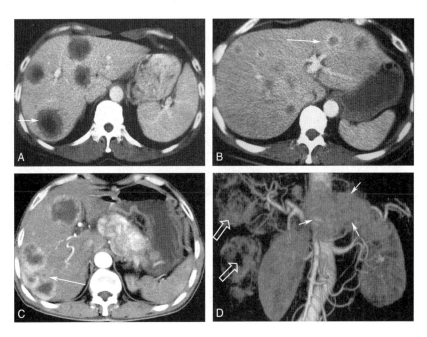

图 3-2-48　多种来源肝转移性瘤 CT 表现

A. 结肠癌肝转移,肝内见多个转移灶,病灶中心为低密度灶,边缘呈环状强化,最外缘密度又低于正常肝,呈"牛眼征"(白箭)　B. 肺癌肝转移,肝内散在多个转移灶,密度低于周围肝实质,边界不清,可见淡薄的环状强化(白箭)　C. 胰腺恶性胰岛细胞瘤肝转移,胰腺变形,全胰呈肿块状,动脉期有不均匀显著强化;肝内多发转移瘤也呈现明显的环状强化(白箭),密度高于周围肝实质　D. 与图 C 同一病例,VR 三维重建图像,示胰腺区域富血管肿瘤染色(白箭),肝内多个转移瘤也为富血管病灶(空心箭)

肿瘤的表现。

【诊断与鉴别诊断】

有原发肿瘤病史,肝内多发性病灶,典型的病灶周边淡薄环状强化、"牛眼征""靶征",甲胎蛋白阴性,一般可做出转移性肝癌的诊断。

对于部分转移性肝癌,影像表现可以类似于原发性肝癌、肝血管瘤、肝囊肿等。CT 和 MRI 的增强多期扫描及血管造影有助于鉴别。

(三)肝弥漫性疾病

1. 肝硬化

【病理与影像】

肝硬化是各种原因所致的肝纤维化后期或终末期病变,以肝细胞变性、坏死、再生,纤维组织增生,肝结构及血管循环体系改建为特征。原有的肝小叶结构被破坏,大量肝细胞再生而形成不具正常结构的假小叶。按形态可分为小结节性、大结节性和混合性肝硬化三类。肝硬化早期,肝体积多增大;晚期肝体积明显缩小,质地硬,表面呈结节状。肝硬化发展会造成门静脉高压和脾大,门 - 体分流开放形成静脉曲张。

影像学检查能全面评价肝硬化时肝本身的形态学改变,并反映相应的病理过程。同时对肝硬化的继发性改变,如门静脉高压、脾大、静脉曲张和门 - 体循环短路、腹腔积液等也能清晰显示,特别是多层螺旋 CT 和 MRI 的门静脉系成像可以三维立体显示肝内、外门静脉系统,可为门 - 体静脉分流术和肝移植提供重要的术前信息,且可评价术后门 - 体分流情况,代替传统的有创性门静脉造影检查(图 3-2-49~ 图 3-2-51)。

【临床表现】

早期患者无明显不适,可有造成肝硬化基础疾病的临床表现,如慢性肝炎、慢性胆管炎、血吸虫感染、心功能不全等。当肝硬化失代偿时,可出现腹腔积液、脾大、食管胃底静脉曲张,晚期或终末期出现黄疸、上消

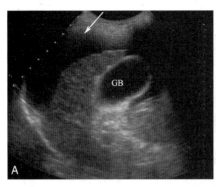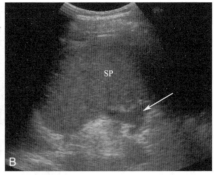

图 3-2-49 肝硬化 USG 表现

A. 肝硬化肝右叶肋间斜切图,肝右叶缩小,被膜凹凸不平,肝实质回声粗大、分布不均匀,肝前有积液,表现为弧状无回声区(白箭);胆囊壁水肿,囊壁增厚、不光滑,胆囊腔内透声好,为无回声液暗区(GB) B. 脾(SP)增大,被膜光滑,实质回声均匀,脾静脉增宽(白箭)

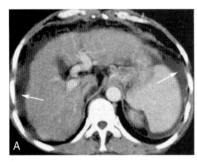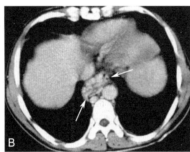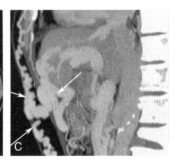

图 3-2-50 肝硬化 CT 表现

A. 增强扫描,示肝缩小,肝轮廓呈结节状凹凸不平,肝叶比例失调,右叶萎缩,左外叶增大,肝实质密度不均匀;脾增大;肝周、脾周有腹腔积液(白箭) B. 增强扫描,示门静脉高压,呈簇状曲张的食管静脉和食管旁静脉(白箭) C. MIP 法矢状重建图像,示门静脉高压,脐旁静脉开放,并与腹壁静脉沟通,在腹壁形成侧支循环,即"海蛇头"征(白箭)

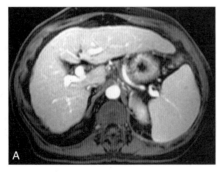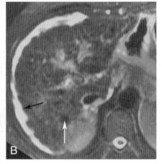

图 3-2-51 肝硬化 MRI 表现

A. 增强 T_1WI,示肝形态改变,肝轮廓凹凸不平,肝右叶萎缩,左叶和尾状叶增大,脾增大 B. 平扫 T_2WI,示肝信号不均匀,肝右后叶可见一直径 0.6 cm 的低信号再生结节(白箭)和其他散在分布的小再生结节;肝周积液表现为高信号(黑箭)

化道出血、肝性脑病等,预后不良。

【诊断】

中、晚期肝硬化,根据典型的影像学表现可确定诊断。早期肝硬化,由于肝形态学改变并不显著,影像学检查的效能受限。随着磁共振弹性成像(magnetic resonance elastic imaging)技术的发展,将有助于提升无创影像技术诊断早期肝硬化的效能。目前,肝穿刺活检仍是诊断早期肝硬化的"金标准"。大多数情况下,影像学检查所显示的肝形态学改变不能明确肝硬化病因;少数情况下,根据影像学表现可提示潜在的病因,如胆源性肝硬化。

2. 脂肪肝

【病理与影像】

脂肪肝为肝的代谢和功能异常,由肝内脂肪过度积聚,特别是三酰甘油在肝细胞内的过度沉积引起,又称肝脂肪变性(fatty degeneration)或脂肪浸润(fatty infiltration)。多数为弥漫性脂肪浸润,少数可局限于某些肝叶或肝段。弥漫性脂肪肝可有肝体积轻到中度的增大,质地变软,切面呈淡黄色;镜下肝细胞肿大,内含大量脂肪滴,细胞核受压推移至周边呈月牙形;周围小血管和血窦受挤变细,较大血管则无改变。

利用与脾、肝内血管的对比,USG 和 CT 检查均可发现脂肪肝的存在。MRI 压脂技术和 MRI 双回波序列,即梯度回波 T_1WI 的同相位(in-phase)和反相位(out-phase)序列成像,在诊断脂肪肝方面较具优势。前者利用压脂前后兴趣区信号的改变,后者利用不同相位上脂 – 水交界区信号的变化,来做出脂肪肝的定性诊断;而且,MRI 双回波序列和 MR 波谱分析还能对肝内脂肪含量的多少、脂肪肝的程度做出定量诊断(图 3-2-52)。

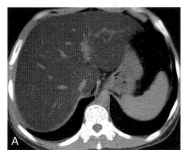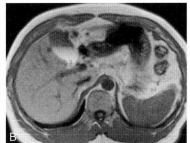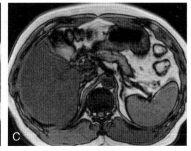

图 3-2-52　脂肪肝
A. CT 平扫,示肝实质密度普遍均匀降低,显著低于脾和肝内血管的密度　B. MRI T_1WI 同相位图像
C. MRI T_1WI 反相位图像,信号较 B 图同相位广泛、明显减低

【临床表现】

轻度或局灶性分布的脂肪肝多无症状,较严重的可有肝区胀痛不适、肝大,严重者最终可发展为肝硬化。

【诊断与鉴别诊断】

典型弥漫性脂肪肝可根据影像学检查明确诊断和判断程度。

局灶性脂肪肝需与肝肿瘤鉴别,前者呈不规则形态,后者多为圆形。CT 和 MRI 增强上脂肪肝病灶内的血管形态、走行及分布均无异常;病灶与正常肝同步强化,但密度总是低于后者。MRI 压脂技术、梯度回波的双回波序列和 MR 波谱成像常可准确区别两者。

二、胆道系统

(一)胆总管囊性扩张症

胆总管囊性扩张症为先天性胆管壁发育不良所致。根据发生的部位和囊肿的形态分为五型:Ⅰ型(80%),胆总管呈囊状、柱状或纺锤样扩张;Ⅱ型(2%),胆总管呈单发憩室样扩张;Ⅲ型(5%),胆总管十二指肠壁内段呈囊状膨出;Ⅳ型(13%),多发性胆管囊肿,位于肝内和肝外,或肝外多发;Ⅴ型,又称卡罗利病

（Caroli disease），为局限于肝内胆管的多发性囊状扩张。此病多见于女性，男女之比为 1：(3~4)，其中婴幼儿占 75%。

1. 先天性肝内胆管囊状扩张（卡罗利病）

【病理与影像】

先天性肝内胆管囊状扩张的病理特点为肝内小胆管节段性、多发性的囊状扩张，囊腔与肝内胆管主支相通，形成交通性胆汁囊肿。可合并结石和胆管炎。USG、CT、MRI 均可清晰显示肝内外胆道结构的改变和病变累及范围（图 3-2-53），并可排除因胆道梗阻造成的肝内外胆管扩张。MRCP 在显示扩张胆管的分支形态及与肝管、胆总管的通连关系方面较具优势。

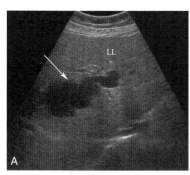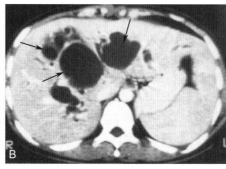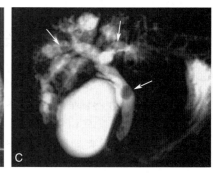

图 3-2-53 先天性肝内胆管囊状扩张影像学表现

A. USG 声像图，示左肝管呈"串珠状"扩张（白箭），管壁薄，胆管腔内透声好，为无回声液性暗区 B. CT 增强，示另一病例肝内胆管呈节段性、多发性的显著囊状扩张（黑箭） C. MRCP，示另一病例囊状病灶与正常或轻度扩张的胆管相通，伴发肝内胆管和胆总管腔内多个无信号圆形"充盈缺损"，为结石（白箭）

【临床表现】

本病主要见于儿童和青年，女性为多。临床上常因合并胆管炎而出现腹痛、发热、黄疸，偶可有肝大。

【诊断与鉴别诊断】

影像学上发现肝内胆管呈囊状扩张，且囊状病灶与正常或轻度扩张的胆管相通，则可诊断先天性肝内胆管囊状扩张。

先天性肝内胆管囊状扩张需与肝内多发性囊肿或多囊肝鉴别。鉴别要点在于后两者不与胆管相通，且常合并多囊肾或其他器官的多囊性改变。

2. 先天性胆总管囊肿

【病理与影像】

先天性胆总管囊肿可表现为胆总管囊状或梭状扩张（Ⅰ型）；或胆总管局限膨出，呈憩室样偏心扩张（Ⅱ型）；或胆总管下端局限膨出，伸入十二指肠腔内（Ⅲ型）。其中以Ⅰ型胆总管囊肿最常见。可并发胆管结石、胆管炎、胰腺炎及胆管癌。

USG 和 CT 均可发现胆总管扩张，但在明确扩张类型方面欠准确；MRI 及 MRCP 因能显示胆道系统的全貌和三维解剖关系，因而对确定胆总管扩张的类型帮助很大。对于本病的并发症或继发性改变，如结石、癌变等，影像学检查一般均能显示（图 3-2-54）。

【临床表现】

本病多见于儿童和女性。一般早期无明显临床症状，有时可扪及右上腹巨大包块，呈囊性。后期因并发胆管炎、结石症等，出现腹痛、黄疸、发热等临床表现。

【诊断与鉴别诊断】

各种影像学检查方法对先天性胆总管囊肿的诊断价值类同先天性肝内胆管囊状扩张。MRCP 是目前诊断胆总管囊状扩张的最佳无创性影像学方法，并能做出准确的分型诊断。

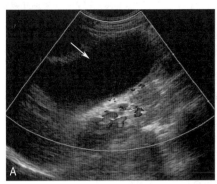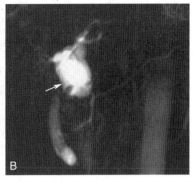

图 3-2-54　先天性胆总管囊肿影像学表现

A. USG 声像图,示胆总管呈梭形囊状扩张(白箭),管壁光滑,管腔内透声好;彩色
多普勒显示扩张的管腔内无血流信号(彩图 3)　B. MRCP,示扩张的胆总管呈球
囊形(白箭),边缘锐利,肝总管和胆囊管稍有扩张

先天性胆总管囊肿需与位于右上腹的其他囊性包块相鉴别,如胰头的假性囊肿、囊腺癌、淋巴管瘤等,采用影像学方法显示囊性病变与胆管、十二指肠的直接解剖通连是鉴别诊断的关键。

(二) 胆石症

胆石症包括胆囊结石和肝内、外胆管结石。

【病理与影像】

胆石由不同比例的胆固醇、胆色素和钙盐混合而成,以前两者为主。当钙盐成分较多时,X 线透过率下降,称为阳性结石,反之称为阴性结石。胆石常常合并胆道感染,如胆囊炎、胆管炎。若结石嵌顿在胆囊颈部或胆囊管,可引起胆囊积水或积脓,甚至胆囊坏疽、穿孔。

各种影像学检查方法均可显示胆石,但显示能力各有不同,如 X 线片只能显示阳性结石,而 USG 和 MRI 可以显示各类成分的结石。在多数情况下,影像学检查还可帮助判断结石的大致成分。对于胆石的并发症,如胆囊炎、胆囊穿孔、胆道梗阻、胆肠瘘、胆石性肠梗阻等,CT 和 MRI 能够给予全面评价(图 3-2-55~图 3-2-59)。

【临床表现】

胆石症好发于中年妇女。临床表现与胆石的部位,是否移动和嵌顿,是否合并胆道感染和梗阻等有关。胆囊结石一般无明显临床症状,偶可有右上腹不适。合并胆囊炎时右上腹疼痛加重,并向右肩胛区放射。

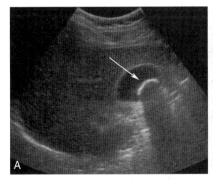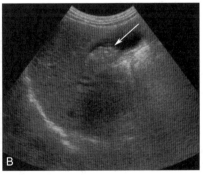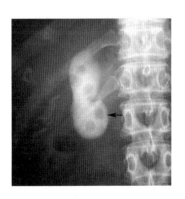

图 3-2-55　胆囊结石 USG 表现

A. 胆固醇结石,结石为椭圆形,表面因声波全反射而呈"月牙状"强回声(白箭),其后方因声束失照射而形成声影　B. 胆色素结石,其密度较低、结构松软,声波能穿透,呈高回声团块(白箭),后方不伴声影

图 3-2-56　口服胆囊造影检查

示胆囊内充满高密度的对比剂而显影,囊腔内见多个类圆形充盈缺损灶(黑箭),为多发胆囊结石表现,胆囊壁光滑。

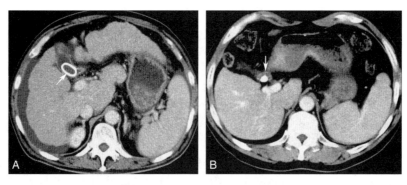

图 3-2-57 胆囊结石 CT 表现
A. 肝硬化合并胆囊腔内结石，表现为环形高密度影（白箭）
B. 胆囊管内钙化高密度结石（白箭）

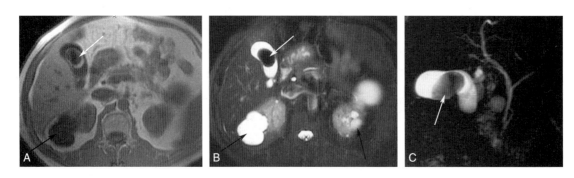

图 3-2-58 胆囊结石 MRI 表现
A. 平扫 T_1WI，示环状高信号影，中心部分为低信号（白箭） B. 平扫 T_2WI，示胆汁为高信号，而结石呈现低信号
充盈缺损（白箭），双肾囊肿（黑箭） C. MRCP，示胆囊结石为低信号充盈缺损（白箭）

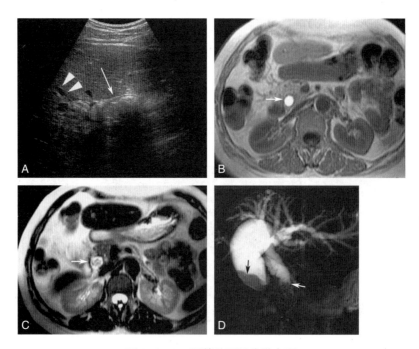

图 3-2-59 胆管结石影像学表现
A. USG 声像图，示左、右肝管扩张，管腔内充满实性强回声团（白箭），后方伴声影；远侧胆管扩张（白三
角） B. MRI 平扫 T_1WI，示胆总管下段结石呈高信号影（白箭） C. MRI 平扫 T_2WI，示胆总管下段结石表现为高
信号胆汁所环绕的混杂信号充盈缺损灶（白箭） D. MRCP，示胆总管下段结石的梗阻端呈杯口状（白箭），近端
胆道系统扩张；胆囊也可见附壁结石（黑箭）

查体右上腹压痛、肌紧张、墨菲征阳性。结石发生嵌顿时，可出现胆绞痛。发生胆肠瘘和继发胆石性肠梗阻时，有相应机械性肠梗阻的临床表现。

胆管结石的临床表现与结石的部位有关。肝内胆管结石临床表现不典型，间歇性发作是其主要临床特征。胆总管结石的典型临床表现为胆绞痛、高热寒战和黄疸。

【诊断与鉴别诊断】

胆囊结石的影像学表现典型，USG 是最佳检查手段，可检测出直径 3 mm 大小的结石，诊断准确率达 95% 以上。

结石在 USG 上呈现强回声团伴声影的特点，可以与胆囊内黏稠的脓汁、胆泥团等鉴别。CT 和 MRI 仅用于少数鉴别困难或有并发症的患者。USG 对于肝内胆管结石和胆总管中上段结石的诊断价值较高。因位置深在和腹腔内消化道气体的干扰，USG 对胆总管下段结石的显示欠佳。CT 能够显示胆总管下段腔内的阳性结石，但对等密度色素石的诊断价值一般。MR 检查价值高，横断面薄层图像与 MRCP 结合，大多能准确显示胆总管腔内情况，发现各类成分的结石，并鉴别胆总管结石与胆管癌、胰头癌等。

（三）胆囊炎

胆囊炎与胆管炎均属于胆道感染的疾病，本节论述仅限于胆囊炎。临床上胆囊炎分为急性和慢性两类。

【病理与影像】

急性胆囊炎由细菌感染、结石梗阻、胰液反流等原因引起。病理学上表现为胆囊黏膜充血水肿、胆囊肿大、囊壁增厚等，严重者可出现胆囊穿孔等并发症。慢性胆囊炎可为急性胆囊炎的延续，也可为原发的慢性炎症，常合并胆囊结石。病理改变为囊壁的纤维组织增生和慢性炎性细胞浸润，使囊壁增厚，但肌层细胞萎缩，胆囊收缩功能减退。

影像学检查方法能清楚显示急、慢性胆囊炎所造成的胆囊形态学改变，如胆囊肿大或萎缩、囊壁增厚（厚度一般会超过 3 mm）。对胆囊窝水肿及胆囊周围肠系膜、网膜的炎性改变，CT 也能清晰显示。CT 和 MRI 增强还能通过胆囊黏膜的强化程度来反映胆囊壁的充血水肿现象。胆囊造影能够反映胆囊的功能状态，急性胆囊炎胆囊常不显影；慢性胆囊炎可见胆囊显影较浅淡，胆囊增大或缩小，收缩功能差，目前胆囊造影已少用（图 3-2-60）。

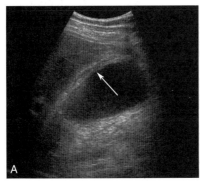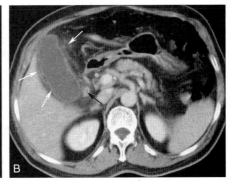

图 3-2-60　急性胆囊炎影像学表现

A. USG 声像图，示胆囊略增大，囊壁增厚、不光滑，呈双边影（白箭），囊腔内有浓稠胆汁呈弱回声　B. CT 增强，示胆囊增大，胆囊壁弥漫性增厚，胆囊床水肿和周围系膜、网膜的脂肪组织肿胀（白箭），胆囊颈见结石嵌顿（黑箭）

【临床表现】

急性胆囊炎临床表现为右上腹疼痛，发热、恶心、呕吐，局部压痛、反跳痛，墨菲征阳性等。右上腹痛并向右肩胛区放射及墨菲征阳性是急性胆囊炎的两个重要临床表现。慢性胆囊炎的临床表现与胆囊结石类似。

【诊断与鉴别诊断】

大部分急、慢性胆囊炎可根据典型影像学表现,结合临床表现和实验室检查而做出诊断。USG 是诊断急、慢性胆囊炎的首选影像学方法。当临床疑有胆囊炎并发症时,可选用增强 CT 和 MR 检查。

肝硬化腹腔积液所致的低蛋白血症、慢性活动性肝炎、右心衰竭、肾功能不全、糖尿病等也可出现胆囊壁的水肿、增厚,需与急性胆囊炎鉴别。除了临床表现与实验室指标外,胆囊是否肿大,胆囊腔内容物情况,胆囊浆膜面是否完整,胆囊周围肠系膜、大网膜及胆囊肝床是否有炎性反应的表现,是影像学上的鉴别要点。胆囊癌常引起胆囊壁的不规则、结节状增厚,并在囊腔内形成肿块;若同时伴肝床肝组织及肝门区胆管受侵犯,腹腔内及腹膜后淋巴结肿大,则不难与慢性胆囊炎鉴别。但当胆囊癌表现不典型或早期时,两者鉴别比较困难。

(四)胆道恶性肿瘤

胆道恶性肿瘤主要为起源于胆囊与胆管上皮细胞的恶性肿瘤,以腺癌多见,按部位分为胆囊癌和胆管癌。

1. 胆囊癌

【病理与影像】

胆囊癌组织类型以腺癌常见,约占 85%,其余为鳞状上皮癌和类癌。根据生长方式,可分为浸润型和乳头型,其中以浸润型最常见。浸润型早期多表现为胆囊壁局限性不规则增厚,晚期可使胆囊腔完全闭塞;乳头型约占 20%,肿瘤向腔内生长,形成菜花样肿块。胆囊癌常在胆石症和慢性胆囊炎的基础上发生,约占 70%,且易于扩散,常直接侵犯邻近组织,如胆囊窝肝组织、十二指肠球部、横结肠肝曲等,肝内转移和淋巴结转移也常见。

USG、CT 和 MRI 均可评价胆囊癌的原发性和继发性改变。在显示胆囊癌肿块及胆囊本身改变方面,CT、MRI 和 USG 价值相当,都能反映原发病灶的生长方式和类型。但在评估胆囊癌直接侵犯邻近器官及血源性、淋巴源性转移和腹腔内种植方面,CT 较具优势,MRI 次之(图 3-2-61)。

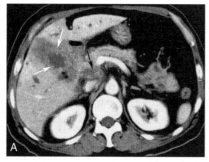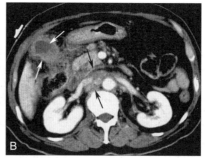

图 3-2-61　胆囊癌 CT 表现
增强扫描,示胆囊壁呈显著的不规则结节样增厚(图 B 白箭),并侵犯邻近肝组织,
肝内见边界不清的低密度区(图 A 白箭);肿瘤沿胆囊管浸润生长,累及胆总管,致
胆道梗阻和肝内胆管扩张;门腔间隙淋巴结肿大(图 A、B 黑箭);腹膜后腹主动脉
周围淋巴结肿大(图 B 黑箭)。

【临床表现】

胆囊癌通常发生于 50 岁以上的女性,早期症状多为伴发的胆石症和慢性胆囊炎所引起;后期有进行性体重减轻、健康情况恶化及右上腹持续性疼痛,甚至出现黄疸、发热和腹腔积液,约 50% 的患者右上腹可扪及肿块。

【诊断与鉴别诊断】

典型影像学表现结合临床表现,不难对中、晚期胆囊癌做出诊断。

早期胆囊癌或表现为囊壁增厚的厚壁型胆囊癌,需与慢性胆囊炎鉴别。此外,胆囊的良性占位性病变,如胆囊息肉、腺瘤等也易与胆囊癌混淆。肿块本身的形态特征、强化特点、囊壁增厚的程度和均匀性、对胆囊腔外结构的浸润与否等,是影像学鉴别诊断的要点。

2. 胆管癌

【病理与影像】

胆管癌好发于50~70岁的男性,病理以腺癌多见,其次为鳞癌。按形态学和生长方式,肿瘤分为浸润型、结节型和乳头型三型。浸润型最多见,常累及整个胆管壁周径,使管腔局限性狭窄,多无明显肿块形成。结节型向管腔内生长,形成质硬结节或肿块,而胆道梗阻不明显。乳头型占5%,早期即在管内形成肿块,造成胆道梗阻。按肿瘤发生的部位,又分为:①周围型,为肝内小胆管起源,又称胆管细胞癌;②肝门型,较常见,约占70%,起源于肝门附近较大肝管;③胆总管型,包括肿瘤起源于胆总管下段壶腹部的特殊类型——壶腹型。

影像学检查方法能比较准确地显示胆管癌在胆管树发生的部位,即肝内、肝门或肝外胆管。通过对胆管树狭窄处的形态学观察,特别是CT和MRI的薄层增强扫描,有助于明确胆管癌的类型和进行分期评价。MRCP在反映胆管树全貌方面较有优势,而断面CT和MRI图像对于了解病变对腔外的侵犯和有无血源性、淋巴源性转移较有帮助。对于肝内胆管细胞癌,增强CT和MRI扫描能反映出其纤维间质成分较多、血供欠丰富、呈“慢进慢出”的强化特点,与肝细胞性肝癌不同(图3-2-62)。

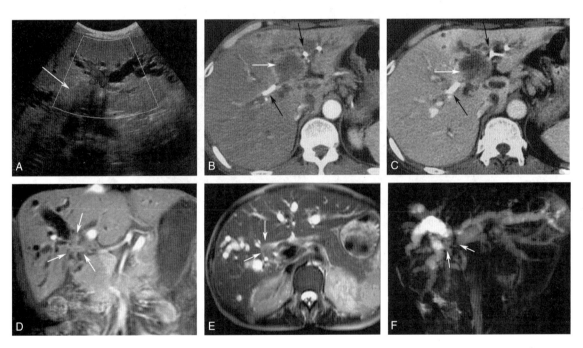

图3-2-62 胆管癌影像学表现

A. 肝门胆管癌,USG声像图,示胆总管上段及左、右肝管交界处管腔内可见实性不均质团块,形态不规则,与管壁分界不清(白箭),团块内无彩色血流信号;远侧胆管扩张,扩张的胆管内亦无彩色血流信号(彩图4) B. 肝门胆管癌,CT增强动脉期,示肝门区软组织肿块,中心低密度,周边稍有淡薄环状强化(白箭);扩张的肝内胆管内见结石影(图B、C黑箭) C. CT增强门静脉期,肿块呈不均匀轻度强化(白箭) D. 肝门胆管癌,MRI增强T_1WI冠状面,示肝门胆管区出现比肝实质信号稍高的不规则形强化肿块(白箭),其近端肝内胆管扩张 E. 平扫T_2WI,上肝门部肿块呈稍低信号(白箭),肝内胆管扩张明显 F. MRCP,示肝门部胆管狭窄或完全中断,梗阻端呈锥形(白箭),肝内胆管扩张呈“软藤状”

【临床表现】

胆管癌起病隐匿,发病早期仅可有右上腹不适。随着病情的进展,患者出现黄疸、肝区钝痛、消瘦、食欲低下、肝大等,大部分患者黄疸呈现进行性加重的特点。合并急性胆管炎者,可有寒战和发热。

【诊断与鉴别诊断】

典型影像学表现结合临床表现,不难对胆管癌做出诊断。

胆管癌通常引起黄疸,主要应与其他胆管梗阻性疾病相鉴别,如胆道结石梗阻、胆管炎性狭窄等。MRCP结合横断面薄层(3~5 mm)和MRI多序列成像(T_1WI、T_2WI,平扫与增强扫描、压脂技术),可以了解梗阻物质地和胆管狭窄部的形态特点,进而帮助鉴别胆道梗阻的病因。

肝内胆管细胞癌,由于瘤体内纤维成分较多、血供欠丰富,CT和MRI增强可以显示其缺乏血供的特点,如在动脉期肿块仅有周边出现淡薄、环状强化,而在延迟期瘤体内出现强化;同时常因肿瘤沿胆管壁浸润生长而造成周围小胆管扩张;邻近肝表面的肿瘤可因纤维成分的收缩而造成相邻肝包膜的回缩现象等典型表现,不难与原发性肝细胞癌、转移性肝癌等鉴别(图3-2-63)。

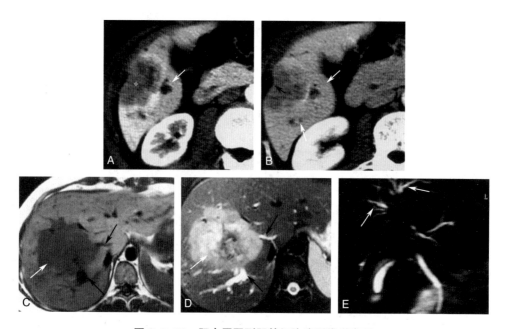

图3-2-63 肝内周围型胆管细胞癌影像学表现
A. CT增强动脉期,示肝内肿块周边出现不完整的淡薄环状强化,病灶周围小胆管扩张(白箭)及相邻肝包膜的回缩(黑箭) B. 门静脉期,示肿块周围仍有轻度环状强化(箭头) C. MRI平扫T_1WI,示肝右叶肝内胆管癌呈稍低信号肿块(白箭),病灶周围近端的肝内胆管扩张(黑箭) D. MRI平扫T_2WI,示肝内肿块呈高信号(箭头) E. MRCP,示肿块所在的梗阻部位肝内胆管不显影,梗阻近端的肝内胆管扩张(白箭),远端胆总管和胆囊不扩张

三、胰

(一)急性胰腺炎

【病理与影像】

急性胰腺炎(acute pancreatitis)是常见的急腹症,多见于成年男性,为由胰蛋白酶外溢引起的胰腺及胰腺周围组织自身消化的疾病。由于各种病因(如胆道疾病、酗酒、暴饮暴食等)损伤胰腺,使胰酶释放入胰腺的间质组织,并通过不同机制将胰酶激活,从而造成胰腺及周围组织的自身溶解和反应性炎症。在我国,急性胰腺炎主要的病因为胆道系统疾病继发(胆源性胰腺炎),其次为酒精性。

急性胰腺炎病理上可分为:①间质水肿型胰腺炎,为最常见的病理类型,约占90%,相当于临床上的轻症胰腺炎,表现为胰腺明显肿大,间质水肿,炎性细胞浸润,但无出血;②出血坏死型胰腺炎,较少见,约占急性胰腺炎的10%,相当于临床的重症胰腺炎,表现为胰腺肿大,胰腺实质内出现坏死和出血,腺泡及小叶结构破坏,模糊不清,胰周围组织包括肠系膜、大网膜等区域脂肪组织不同程度的坏死和皂化。胰周和腹膜后间隙可有大量含胰酶、坏死组织和炎性细胞的积液,CT 值较一般腹腔积液高(25~45 Hu)。

影像学检查不仅能清楚显示胰腺本身的改变,如胰腺肿大、出血、坏死等,还能反映胰周、腹膜后间隙及腹膜腔的继发性改变,如积液、蜂窝织炎、脂肪肿胀与坏死、筋膜增厚等。另外,对急性胰腺炎的并发症,如假性囊肿、胰周脓肿、假性动脉瘤形成、静脉血栓、肠瘘、急性呼吸窘迫综合征等,也能通过影像学检查得到充分反映。USG 可以作为急性胰腺炎的筛查方法,但部分患者肠管胀气可能会影响胰腺的观察。CT 增强扫描在这些方面具有较大的优势,是诊断急性胰腺炎最佳的影像学检查方法,在急性胰腺炎的分型、评价其严重程度及并发症、监测疗效及评估预后方面具有重要的价值。胰腺的坏死程度和炎症在胰周、腹膜后间隙的扩散范围是影像学判断胰腺炎严重程度的主要依据(图 3-2-64,图 3-2-65)。

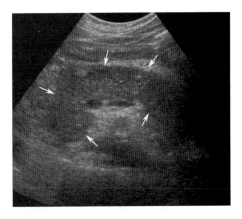

图 3-2-64　急性胰腺炎 USG 表现
示胰腺肿大,形态饱满,回声减低,呈较为均匀的弱回声(白箭),胰腺轮廓仍清楚。

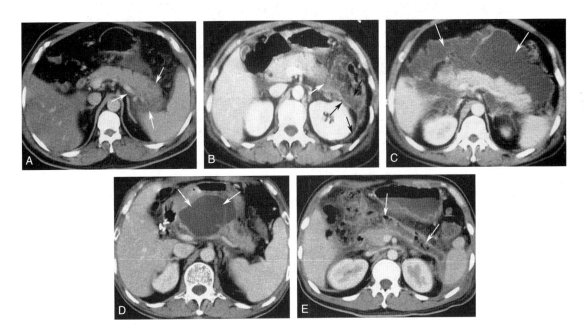

图 3-2-65　急性胰腺炎 CT 表现(图片取自不同患者)
A. CT 增强扫描,示胰尾肿大,密度减低,形态不规则(白箭)。炎性渗出导致胰尾边缘模糊,与脾分界不清　B. CT 增强扫描,示胰尾低强化区(白箭),为缺血坏死;左侧肾周筋膜增厚(黑箭)　C. CT 增强扫描,示胰周、横结肠系膜和腹膜后间隙广泛蜂窝织炎性积液(白箭)　D. CT 增强,示胰头、体部区域假性囊肿形成(白箭)　E. CT 增强扫描,示胰周及左肾旁前间隙内积液和散在多数小气泡(白箭),增强扫描边缘强化,提示胰周脓肿形成

【临床表现】

急性胰腺炎的主要临床表现为突发性剧烈中上腹痛,常向背部放射;80% 的患者同时伴有恶心、呕吐,约 50% 的患者伴发热等症状。体格检查可发现中上腹压痛、反跳痛和腹肌紧张等腹膜炎体征。严重者可出现低血压、休克和多器官功能衰竭的表现。血、尿淀粉酶水平均高于正常。

【诊断】

急性胰腺炎临床表现典型,若影像学检查发现胰腺本身改变和胰周、腹膜后间隙等继发性改变,结合血、尿淀粉酶水平,诊断不难。

少数轻型间质水肿型胰腺炎,胰腺形态学无明显异常,影像学可无阳性发现,其诊断主要依靠临床症状、体征及血尿生化检查。因胰腺体积的个体差异较大,胰腺大小并不是判断胰腺有无肿大的可靠影像学依据,还需要结合胰腺边缘是否清晰、锐利,胰周脂肪组织是否出现渗出等征象来综合评价。

(二)慢性胰腺炎

【病理与影像】

慢性胰腺炎(chronic pancreatitis)多由急性胰腺炎迁延、反复发作而形成,表现为胰腺进行性破坏。在病理上有三大典型改变:①胰腺内广泛纤维化,质地变硬,呈结节状,血管稀少;②腺泡及胰岛均有不同程度的萎缩和消失,导致胰腺萎缩;③胰管常呈不规则、串珠样扩张,胰管内结石形成和胰腺间质内出现钙化灶。

USG 和 CT 可以非常敏感地发现胰管结石或胰腺钙化,而 MRCP 则是无创性显示胰管形态及走行的最佳方法,在诊断方面可以取代有创性的 ERCP 检查。MRI 在反映胰腺纤维化程度方面价值较大,在 T_1WI 及 T_2WI 上均表现为低信号;而对慢性胰腺炎的一些合并症或并发症,如胰腺假性囊肿、脾静脉血栓形成、假性动脉瘤等,CT 增强扫描能显示病变的细节,具有较大优势(图 3-2-66)。

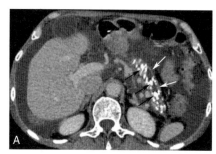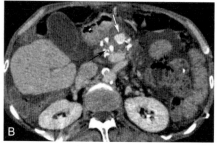

图 3-2-66　慢性胰腺炎 CT 增强扫描表现
A. 示胰腺萎缩,胰管呈串珠样扩张(白箭),胰管内见多发颗粒状结石,胰腺实质内见
多发钙化灶(黑箭)　B. 示胰头萎缩,局部见类圆形对比剂聚集区,与周围血管强化程
度相同,为假性动脉瘤(白箭),胰头实质见多发钙化灶(黑箭)

【临床表现】

慢性胰腺炎的主要症状是反复发作的不同程度的中上腹痛,饮酒和饱餐后常加重。发作时出现上腹痛、恶心、呕吐等,缓解期可无症状。慢性胰腺炎可并伴胰腺外分泌及内分泌失调。由于胰液分泌减少,可出现消化不良、厌食、腹泻和脂肪泻等,体重下降、消瘦常见。若有胰岛细胞的大量破坏或功能不全,可出现糖尿病表现。

【诊断与鉴别诊断】

当慢性胰腺炎呈现典型三大病理改变的影像学表现时,诊断不难。影像学检查若能发现慢性胰腺炎的其他并发症或继发改变,如肾前筋膜增厚、假性囊肿、假性动脉瘤、脾静脉血栓形成及侧支循环通路开放等,有助于确定诊断。

表现为胰头肿大的慢性肿块型胰腺炎需与胰头癌相鉴别,而且两者的鉴别比较困难,原因在于:①慢性胰腺炎可以诱发和合并胰腺癌;②胰腺癌也可在肿瘤表面产生广泛的纤维化组织;③两者均可表现为胰头肿大和胰体尾部的萎缩。综合分析以下一些影像学征象有助于两者的鉴别:①肿大的胰头内出现较大的斑片状钙化或假性囊肿,提示胰头慢性炎症的可能性大;胰腺癌较少出现钙化,一般无假性囊肿形成。②胰头癌常造成病变区胰管中断和远段胰管扩张,扩张的胰管形态较规则、粗细较均匀;而慢性胰腺炎造成的胰管多呈串珠样扩张,胰头区的胰管一般无中断现象。③胰头癌常侵犯胆总管下段,引起胆管狭窄、截断,狭窄段以上肝内外胆管扩张,呈"软藤状"改变;慢性胰腺炎也可合并胆管轻度扩张,但胆总管呈锥状局部变细,边缘较光滑。④若发现有胰周血管的包埋或侵犯,淋巴结肿大,肝及腹腔内转移时,胰头癌的诊断比较明确。血清学检查发现 CA199 或 CEA 等肿瘤标志物增高,有助于胰腺癌的诊断。

（三）胰腺癌

【病理与影像】

胰腺肿瘤大多起源于胰腺导管或腺泡上皮，其中90%为导管细胞腺癌，即通常所称的胰腺癌（pancreatic carcinoma）。其他胰腺肿瘤还有起源于胰岛的神经内分泌肿瘤及非上皮性的肿瘤。按照发病部位，胰腺癌可以分为胰头癌、胰体癌、胰尾癌、弥漫性全胰癌，其中胰头癌最常见，占全部胰腺癌的60%~70%。病理学上，胰腺癌多数为中到低分化腺癌，呈浸润性生长，间质内有大量纤维组织，质地较硬，而血管结构较少。由于肿瘤生长速度较快，胰腺癌肿块常出现坏死。胰腺癌具有围管性浸润和嗜神经生长的生物学特征，容易侵犯胆管导致梗阻性黄疸，包绕和侵犯胰周血管，包括腹腔干、肝总动脉、脾动静脉、肠系膜上动静脉、门静脉等；胰腺癌也常累及腹腔神经丛而出现持续性的腹痛和背痛等；同时由于胰腺无包膜，且淋巴引流非常丰富，胰腺癌较早就可出现局部淋巴结转移，肝转移和大网膜、肠系膜及其他部位腹膜种植转移也较常见。

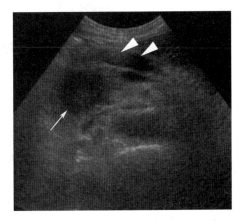

图 3-2-67　胰腺癌 USG 表现
示胰头增大，胰头部见一弱回声团块，边界清楚，边缘不规整（白箭）；主胰管因受压、胰液排出受阻而扩张（白箭头）。

影像学检查能反映胰腺癌的主要病理特点（图 3-2-67~图 3-2-69）。胰腺癌的间质纤维成分多而血供较少，在 CT 和 MRI 增强上表现为乏血供肿块，增强扫描动脉期及门静脉期其强化程度一般低于周围正常强化的胰腺组织。由于胰腺癌较常出现坏死，增强扫描常呈不均匀强化，坏死区不强化。胆总管、胰管的侵犯可以通过横断面图像发现，但 MRCP 较具优势。CT 和 MRI 增强对血管受累、淋巴结转移、肝内转移等显示清晰，而 CT 在诊断腹膜、网膜和系膜受累方面更具优势。

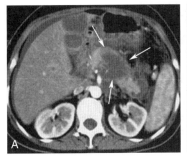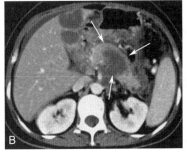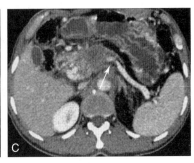

图 3-2-68　胰腺癌 CT 表现
A. 胰体癌，增强动脉期，肿瘤表现为不均匀的低密度肿块，边界不清（白箭），而正常胰腺组织明显强化
B. 增强门静脉期，肿瘤仍呈低密度灶（白箭）　C. 胰腺癌侵犯脾静脉，脾静脉近端截断（白箭）

【临床表现】

胰腺癌是胰腺最常见的恶性肿瘤，好发年龄段为 40~80 岁，男性较多见。胰腺癌病因未明，可能与吸烟、酗酒、慢性胰腺炎、糖尿病、遗传因素等相关。胰腺癌的早期症状常不明显，其临床表现与肿瘤的部位和分期有关。胰头癌较早即可累及胆管，阻塞胆管导致梗阻性黄疸，且呈进行性加重，因此，临床症状出现较早。胰体癌、胰尾癌一般不会引起黄疸，临床症状出现比较晚。胰腺癌早期常表现为一些非特异性症状，如上腹不适、闷胀、食欲缺乏等；而中晚期以持续性上腹痛和背痛为典型症状，同时伴有体重下降、腹腔积液、恶病质等表现。胰腺癌恶性程度高、预后差。

【诊断与鉴别诊断】

典型影像学表现，结合临床和相关实验室检查，如 CA199 或 CEA 增高，不难做出胰腺癌的诊断。CT、MRI 增强及 MRCP 在胰腺癌的诊断、分期和评估手术可切除性方面价值较大。

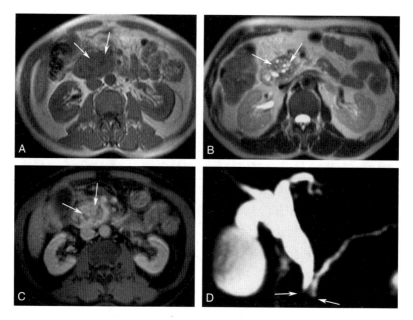

图3-2-69 胰腺癌MRI表现

A. 平扫T_1WI,示胰头钩突肿块(白箭),呈混杂信号,轮廓不规则,与正常胰腺分界不清 B. 平扫T_2WI,肿块呈不均匀高信号(白箭) C.T_1WI增强扫描,示胰腺癌为乏血供肿瘤,强化程度低于周围正常胰腺实质,肿瘤边缘呈不规则环状强化(白箭) D. MRCP,示胆总管和胰管在胰头处突然截断(白箭),致近段胆管树(肝内胆管、胆囊)和胰管扩张

胰腺癌主要应与累及胰头的慢性肿块型胰腺炎相鉴别,参见本节"慢性胰腺炎"。

四、脾

第四节 疾病影像学检查方法的比较和选择

一、肝

目前能用于肝检查的影像学方法包括(不含核医学肝显像):①USG;②肝血管造影;③CT(平扫、增强多期扫描、动态扫描、灌注成像、CT血管造影、碘油造影CT等);④MRI(常规MRI、动态增强、肝特异性对比剂增强、血管成像、灌注成像、波谱分析等)。

USG的特点在于能通过回声的不同准确区分肝内囊性和实性病变,并就病变性质做出初步的推断。增强USG可以在一定程度上反映病变的血供情况。彩色多普勒超声能观察病灶内和周围区域血管内血流速率与方向;同时USG操作简便,价廉经济。但USG的局限性在于对病灶血供的判断不甚准确,定性诊断准确性不高;由于USG空间分辨力不高,对直径<1cm的病灶检出率也不高;而且USG检查结果易受操作者个人技术因素和经验的影响。

CT和MRI技术在肝疾病的应用中各有特点。两者都能充分、全面反映肝病变的大体形态学改变和病灶的血供、微循环状态。CT的优势在于空间分辨力好,能显示清晰的解剖细节;MRI的优势在于极高的组织分辨力,可以反映病灶内的组织结构和成分,这种优势对于鉴别在肝硬化背景上发生的各类结节(再生结节、不典型增生结节、早期小肝癌结节等)十分有用;同时,随着MR新序列的不断发展(如波谱技术、弥散成像、弹性成像等)和肝胆特异性MRI对比剂的临床应用,使MRI在病灶检测和定性诊断方面优于CT。

　　肝血管造影是精确判断有无肝内血管异常,评价肝病灶血供情况,了解有无肿瘤新生血管,从而帮助定性诊断的"金标准"。与之类似的是碘油造影 CT、肝动脉造影 CT 和经动脉门静脉造影 CT。上述方法均属有创性检查,操作复杂,有一定风险性,一般用于其他无创性影像学方法不能发现病灶或虽发现了病灶,但不能准确定性诊断的疑难患者。

二、胆道系统

　　由于胆汁与肝组织、结石、肿瘤组织等之间存在较明显的回声差别,且 USG 可以从多角度、全方位观察胆管树结构,因此,USG 在胆道系统的影像学检查中作用较大,常作为多数胆道疾病的首选检查手段和疑有胆道系统异常人群的筛查方法。

　　良好的空间分辨力和密度分辨力是 CT 技术应用于胆道系统的优势。在胆石症的诊断方面,多数含钙结石和固醇类结石能够得到清晰显示;但色素结石、泥沙样结石、胆汁结晶等,由于与胆汁密度差较小,CT 难以显示。CT 增强多时相扫描可以发现胆道系统原发肿瘤,并依据肿瘤强化方式及其演变特点可进行鉴别。同时还能了解上腹部有无与肿瘤相关的继发改变,如肝、脾转移及淋巴结肿大、腹膜种植等。

　　MRI 有良好的组织分辨力和多系列成像的优势,能够显示 CT 不易发现的等密度结石。在对胆道系统肿瘤的评价方面,MRI 具有与 CT 类似的价值,但 MRCP 在发现胆道梗阻部位、了解胆道狭窄处形态特点及无创性显示胆管树全貌方面具有重要价值。薄层 MRI 多序列成像与 MRCP 结合,是全面评价梗阻性黄疸的重要手段。

　　内镜逆行胰胆管造影(ERCP)和经皮经肝胆管造影属于有创性的检查方法,主要用于确定梗阻性黄疸的病因,并可做一些治疗,如引流胆汁以减轻黄疸、十二指肠乳头切开取石术等。但两者对操作者经验和技术要求较高,且为有创性检查方法。因此,若仅是为了明确诊断,两者均不是首选。

　　胆道术后 T 型管逆行造影是利用胆总管探查术后放置于胆总管内的 T 型引流管做造影检查,用于了解肝内、外胆管有无残留结石,胆总管下段是否通畅等。T 管造影对这类术后患者的随访检查及治疗处理有较大的作用,因此,在夹闭或拔除 T 管前,常规要做 T 管造影检查以评估胆道情况。

三、胰

　　胰腺的影像学检查方法包括胃十二指肠钡餐低张造影、DSA、USG、CT、MRI 和 ERCP 等。

　　胃肠钡餐造影不能直接显示胰腺,诊断价值有限,已基本不用。DSA 为有创性检查,较少应用于胰腺疾病的诊断,可以用于了解胰腺癌有无血管侵犯,并对富血供的胰腺神经内分泌肿瘤有一定的诊断价值。但由于 CT、MRI 增强及 CTA、MRA 技术的不断发展及完善,已完全取代 DSA 在胰腺肿瘤及血管侵犯判断方面的作用。

　　USG 可以直接显示胰腺,且价格低廉,操作方便,可重复性好,可用于胰腺疾病的普查和筛选,但容易受到胃肠道气体的干扰而影响观察。当 USG 发现胰腺有异常时,再做 CT 或 MR 检查,以进一步明确病变的性质、范围和继发、并发性改变。

　　螺旋 CT 可对胰腺病变做双期或多期扫描,十分有利于发现病灶,并确定其范围和观察其血供特点,以及定性诊断。同时由于 CT 具有优越的密度分辨力,能清晰显示胰腺疾病在胰周和腹膜后间隙的扩散。通过三维 CTA 技术,可以准确判断胰周动、静脉血管的状态(图 3-2-70)。此外,CT 也能全面反映腹腔内和腹膜后的淋巴结肿大、肝和脾情况、腹膜、网膜和肠系膜的状态。因此,CT 对胰腺肿瘤的分期和手术可切除性判断的准确性较高。CT 增强扫描可以作为胰腺疾病(急慢性胰腺炎、各种胰腺肿瘤等)的首选影像学检查方法。

　　相较于 CT,MRI 在胰腺疾病中的诊断具有以下突出的优势:①软组织分辨力高,有利于区分胰腺内的病变组织与正常组织,可更清晰地显示病变的范围;②对囊性病变成分的显示和区分较好;③MRCP 是无创性评价胰管形态的最佳影像学手段。在以下情况下可选用 MR 检查:①因碘对比剂过敏不宜行 CT 检查者;②USG 或 CT 发现局限性胰腺增大,但无明确病灶界线,USG 或 CT 均难以定性者;③临床疑为胰岛细胞瘤,

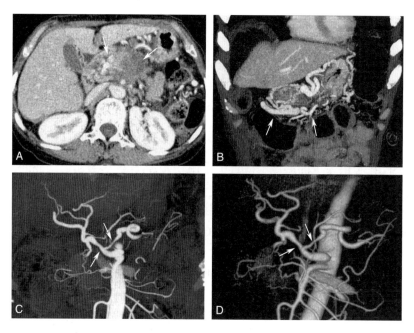

图 3-2-70 多层螺旋 CT 对胰腺癌累及胰周血管的显示
A. CT 增强扫描横断面,示胰腺体部肿块(白箭)及其对胰周血管的侵犯 B. MIP
法重建,示由于肿块包埋脾静脉并致其狭窄、阻塞,导致沿胃大弯侧走行的胃网
膜血管增粗、扭曲(白箭) C. MIP 法重建,示肿块包绕腹腔动脉干、脾动脉和肝
总动脉,造成血管的狭窄(白箭) D. VR 重建技术,示脾动脉和肝总动脉受累、
狭窄(白箭)

MRI 的诊断价值优于 CT。

ERCP 胰腺病变诊断方面的作用已被 MRCP 所取代。目前,ERCP 技术更多地趋向于在内镜治疗学上
的应用,如胆汁、胰液的组织学检查及病变组织的活检、乳头部括约肌切开术、胆管及胰管内放置支架、胆总
管取石术等。

四、脾

（宋彬 冯仕庭 王霁朏 李谋 郑天颖）

数字课程学习……

📺 学习目标和重点提示　📖 教学 PPT　📘 图片　📙 拓展阅读　🌐 中英文小结　📝 自测题

第 三 章
泌尿系统、肾上腺及腹膜后间隙

第一节　正常影像解剖

一、泌尿系统

（一）X 线片

1. 平片　在肾、输尿管及膀胱平片（kidney ureter bladder position, KUB position）上，双肾呈菜豆形，以八字形排列于脊柱两侧，位置通常在胸 12~ 腰 3 椎体水平，肾的长轴自内上向外下与脊柱成 15°~25° 角，称为肾脊角。肾长径 12~13 cm，短径 5~6 cm，右肾一般较左肾低 1 cm。正常输尿管、膀胱一般不能显示，如膀胱充尿量较多可显示其轮廓。质量较好的 KUB 可清楚显示双测腰大肌轮廓（图 3-3-1）。

2. 尿路造影　包括排泄性尿路造影和逆行性尿路造影，其中排泄性尿路造影又称静脉肾盂造影（intravenous pyelography, IVP）。

（1）肾实质　在排泄性尿路造影时，快速注入对比剂后 1 min 正常肾实质显影。

（2）肾盂、肾盏　正常肾盂、肾盏在注入对比剂后 2~3 min 开始显影，15~30 min 显示最佳。肾盏分为肾小盏和肾大盏。肾小盏顶端由于肾乳头凸入形成杯口状凹陷，杯口两端尖锐称小盏穹隆。肾大盏一般分为三组，即上盏、中盏和下盏，肾大盏顶端与数个肾小盏相连，颈部为长管状，基底部与肾盂相连。肾盂多为喇叭形（图 3-3-2），也可呈壶腹状或分支状，对位于肾窦外的肾外肾盂、壶腹型肾盂，不要误认为肾盂扩张积水。

（3）输尿管　上端与肾盂相连，下端和膀胱相连，可分为腹段（小骨盆入口以上）、盆段（小骨盆）和膀胱

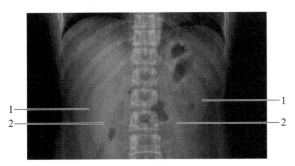

1. 肾；2. 腰大肌

图 3-3-1　正常肾正位 X 线片

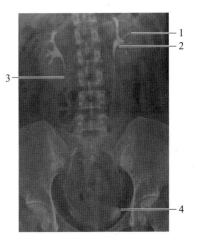

1. 肾盏；2. 肾盂；3. 输尿管；4. 膀胱（尚未完全充盈）

图 3-3-2　正常排泄性尿路造影

壁内段。输尿管有三个生理狭窄区,即与肾盂相连处、越过小骨盆入口边缘与髂血管相交处和进入膀胱处(图 3-3-2)。

(4) 膀胱 位于耻骨联合上缘,充盈时呈边缘光滑整齐的高密度影(图 3-3-2)。

(5) 尿道 当膀胱内充满高密度对比剂时,行排尿动作或自尿道口注入高密度对比剂,尿道可以显影。

(二) CT

CT 横断面平扫可见肾位于脊柱两侧,表现为圆形或椭圆形软组织密度影,肾门内凹,肾动脉和肾静脉呈带状软组织密度,位于肾门和腹主动脉及下腔静脉之间。肾实质密度均匀,肾窦脂肪呈低密度。动态增强检查肾的强化表现分为三个期相:①皮质期(注射对比剂后 30~90 s),可见肾血管和肾皮质明显强化,髓质仍呈较低密度,能清楚地分辨出肾的皮质和髓质;②实质期(注射对比剂后 90~120 s),髓质明显强化,皮质、髓质界线不再清晰;③排泄期(注射对比剂后 5~10 min),肾实质强化程度下降,肾盏、肾盂因其内含对比剂的尿液增多而密度明显增高(图 3-3-3)。多层螺旋 CT 增强扫描后的延迟扫描(约 10 min 后),由于输尿管内对比剂充盈,有时能显示输尿管的全貌。

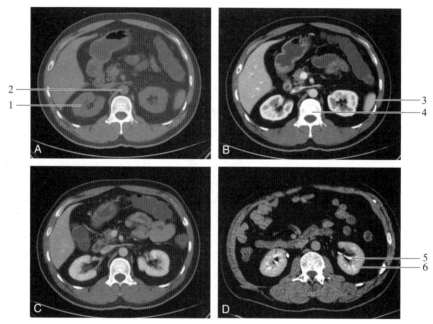

1. 肾实质;2. 腹主动脉;3. 脾;4. 椎体;5. 肾盂;6. 肾盏

图 3-3-3 正常肾螺旋 CT 平扫与动态增强
A. 横断面平扫,肾实质呈中等密度 B. 增强皮质期,肾皮质强化明显,皮质、髓质分界清楚 C. 增强实质期,肾皮质、髓质均匀强化,分界不清 D. 增强排泄期,肾实质强化减弱,肾盂、肾盏内对比剂增多呈高密度

(三) MRI

MRI 上,肾于 T_1WI 上皮质信号稍高于髓质,脂肪抑制 T_1WI 上肾皮质、髓质的信号差异更明显。T_2WI 上肾皮质、髓质均表现为稍高信号,难以区分。肾盂结构多表现为游离水的长 T_1 信号和长 T_2 信号,肾动、静脉则因流空效应多表现为低信号或无信号影(图 3-3-4)。增强扫描肾实质强化的形式与 CT 增强扫描检查相似。MRI 可同时行无创性尿路造影。

(四) 超声

USG 上,可见肾的被膜清晰光滑,外周肾实质呈均匀弱回声,肾椎体为圆形或三角形低回声,肾窦呈不规则形高回声(图 3-3-5)。CDFI 显示肾内动、静脉呈指样分布。

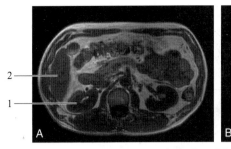
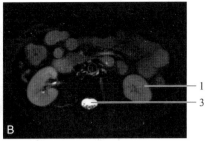

1.肾实质；2.肝；3.脊膜囊

图 3-3-4 正常肾的 MRI 平扫
A.横断面 T_1WI,肾髓质为低信号,肾皮质信号较髓质高 B.横断面压脂 T_2WI,肾
实质呈中等稍高信号,肾皮质、髓质界线不清

二、肾上腺

肾上腺位于腹膜后间隙肾上腺窝内,周围有丰富的脂肪组织。正常的肾上腺 CT 上常为斜线状、倒"V"形、倒"Y"形或三角形,呈软组织密度。在横断位上,双侧肾上腺都可分为体部、内侧肢及外侧肢,右侧肾上腺体部最大径不超过 8 mm,左侧体部最大径不超过 10 mm。增强扫描肾上腺均匀强化,不能区分皮、髓质(图 3-3-6)。在 MR 检查非脂肪抑制的 T_1WI 和 T_2WI 上,肾上腺的信号强度类似于肝实质,并明显低于周围高信号脂肪组织(图 3-3-7)。肾上腺在超声上表现为低回声带状结构,皮质位于周边呈低回声,髓质位于中央呈略强回声,不同方位和水平的切面上形态不同。

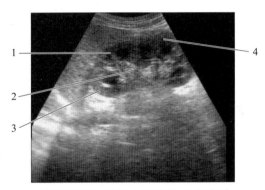

1.肾髓质；2.肾窦；3.肾被膜；4.肾皮质

图 3-3-5 正常肾 USG 声像图

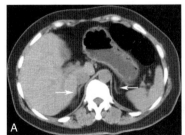
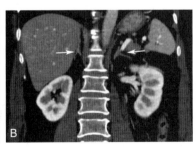
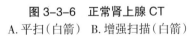

图 3-3-6 正常肾上腺 CT
A.平扫(白箭) B.增强扫描(白箭)

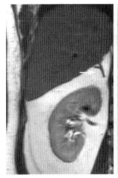
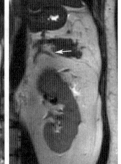

图 3-3-7 正常肾上腺冠状面 MRI T_2WI
(白箭)

三、腹膜后间隙

腹膜后间隙(retroperitoneal space)位于腹后部,是一个潜在的间隙,前界为壁腹膜,后界为腹横筋膜,上达膈肌,下至盆腔,两侧是侧筋膜。其内除一些器官外,还包括脂肪组织、淋巴结和神经等结构。腹膜后间隙以肾筋膜为界分为三个部分,即肾旁前间隙、肾周间隙和肾旁后间隙。肾筋膜分前后两层,即肾前筋膜和肾后筋膜,位于肾的前方和后方。CT 平扫用较宽的窗宽可以观察到腹膜后间隙,表现为自内向外走行的纤细的致密影(图 3-3-8)。

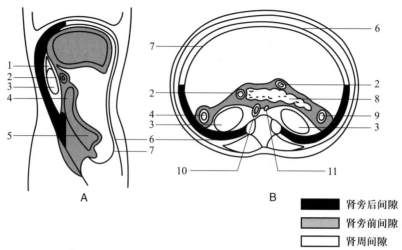

1. 肾上腺；2. 十二指肠；3. 肾；4. 升结肠；5. 盲肠；6. 腹横筋膜；7. 腹膜；
8. 胰腺；9. 降结肠；10. 下腔静脉；11. 腹主动脉

图 3-3-8 腹膜后间隙示意图
A. 矢状面 B. 横断面

第二节 病变的基本影像学征象

一、泌尿系统

(一) 肾实质回声、密度、信号及强化异常

超声、CT 或 MR 检查均可发现表现为异常回声、密度或信号的病灶，常见于以下几种情况：①肾囊性病变，多见于肾囊肿，表现为 USG 呈无回声灶；CT 呈低密度灶，增强扫描无强化（图 3-3-9A）；MRI 上 T_1WI 呈低信号，T_2WI 呈高信号，增强扫描无强化。②肾的实性肿块，多见于肾细胞癌和血管平滑肌脂肪瘤。肾细胞癌时 USG 多呈不均匀稍低回声，CT 上表现为稍低密度，MRI 则呈 T_1WI 稍低信号、T_2WI 稍高信号。CT 及 MRI 增强扫描多表现为皮质期明显强化，实质期强化程度明显减低，呈"快进快出"的强化特点（图 3-3-9B、C）；血管平滑肌脂肪瘤时 USG 多表现为高回声团块，CT 及 MRI 根据其内含有的脂肪成分，多表现为病灶内的脂肪性低密度和 T_1WI 的混杂高信号（图 3-3-9D）。病灶的病理性质各异，因而具有不同的影像表现特征，常可据此做出诊断。

(二) 异常钙化

腹部 X 线片、超声及 CT 检查易于发现肾区及输尿管的异常钙化灶，MRI 对显示钙化灶相对不敏感。肾实质内或病灶内异常钙化可见于肾血管异常、肾结核或肾细胞癌等病变，而肾盂、肾盏、输尿管及膀胱内的钙化则是泌尿系结石的基本表现，也是诊断的主要依据（图 3-3-10）。

(三) 肾盂、肾盏、输尿管和膀胱异常

较常见的肾盂、肾盏、输尿管和膀胱异常表现是肾盂、肾盏和输尿管扩张，多为梗阻所致，病因常为结石或肿瘤，少数为先天性发育异常所致，IVP 检查输尿管通常不会全程显影，如全程显影常提示存在病变；而膀胱的异常多表现为膀胱的肿块和膀胱壁增厚，膀胱的肿块多为肿瘤或血块，而膀胱壁的增厚分为弥漫性增厚和局限性增厚两种情况，弥漫性增厚多见于炎症，局限性增厚常表现为膀胱肿瘤（图 3-3-11）。

(四) 肾血管异常

常见的肾血管异常是肾动脉异常改变，可为不同病因造成的肾动脉管腔不规则狭窄，甚至闭塞。而肾动脉囊性扩张即肾动脉瘤，则相对少见。

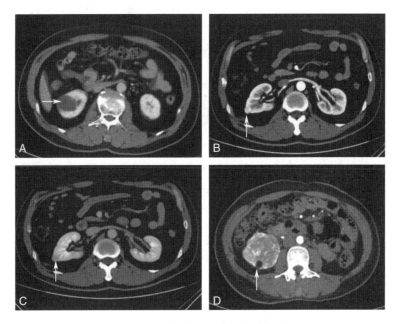

图 3-3-9 肾实质密度及强化异常
A. 右肾中部囊肿,CT 增强扫描,示囊状无强化影(白箭) B. 右肾肾细胞癌,CT 增强扫描皮质期,右肾实质可见类圆形明显强化小结节影,可见低密度假包膜结构 C. 右肾肾细胞癌,CT 增强扫描实质期,强化程度明显减低(白箭) D. 右肾血管平滑肌脂肪瘤,CT 增强,示右肾明显强化肿块,其内可见脂肪密度影(白箭)

二、肾上腺

肾上腺疾病的基本影像学改变可分为形态异常、肾上腺肿块两方面。

(一)形态异常

肾上腺增大主要表现为双侧肾上腺弥漫性大,侧支厚度超过 10 mm,有时可见增大的肾上腺边缘出现小的结节影,增大的肾上腺一般保持正常形态,常见于肾上腺皮质增生症。肾上腺体积变小,则代表肾上腺萎缩。

(二)肾上腺肿块

肾上腺肿块主要分为两种情况:①密度、信号及回声均匀的肿块,CT 表现为肾上腺类圆形肿块,边界清楚,密度均匀。呈均匀低密度、无强化病灶,为肾上腺囊肿;呈均匀低密度、增强扫描均一强化病灶,常为功能性腺瘤和非功能性腺瘤。MRI 对肾上腺大小、形态异常的判断与 CT 类似,均匀长 T_1 信号、长 T_2 信号

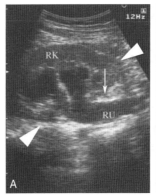
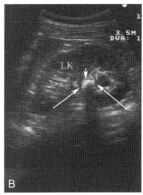

RK:右肾;LK:左肾;RU:右输尿管;ST:结石

图 3-3-10 右肾结石 USG 声像图
A.示右肾肾窦回声分离(白三角),右侧输尿管扩张(白箭)
B.示左肾窦内见强回声团,后方伴声影(白箭)

且无强化的肿块,见于肾上腺囊肿;肾上腺腺瘤 MR 信号强度类似于肝实质,其化学位移反相位图上出现明显的信号强度下降,提示其内含脂质成分。USG 上肿块呈低回声,一般见于肾上腺皮质腺瘤或醛固酮腺瘤。②密度、信号及回声不均匀的肿块,表现为肾上腺被肿块占据失去正常的形态,肿块呈分叶状、圆形或不规则形,由于内部不规则坏死、囊变及出血而表现为密度、信号和回声不均。CT、MRI 增强扫描不均匀强化,多

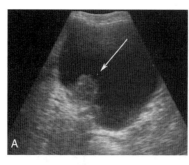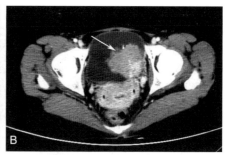

图 3-3-11 膀胱肿块

A.USG 声像图,示局部膀胱壁增厚,结构不清,见菜花状团块突向膀胱腔内(白箭) B.CT 增强扫描,示膀胱壁不均匀增厚并软组织肿块形成(白箭)

见于肾上腺肿瘤,包括肾上腺皮质腺瘤、嗜铬细胞瘤、转移瘤等,也可为肾上腺结核。

三、腹膜后间隙

(一)腹膜后脂肪改变

炎症、外伤等病变可使腹膜后间隙内的脂肪组织被病变所致的水肿、蜂窝织炎、液化和坏死组织、气体、血肿等所取代,从而产生相应的密度、回声或信号强度变化。

(二)腹膜后肿块

腹膜后原发肿瘤、转移瘤、淋巴瘤、脓肿、增大淋巴结和腹膜后纤维化等常表现为腹膜后肿块。①良性肿瘤:一般较小、质地均匀,与周围器官和结构有清晰的边界,增强检查多均匀强化。②恶性肿瘤:在 CT 图像上常常不均质,其内可有坏死、囊变所致的低密度区,某些肿瘤具有一定回声、密度、信号特征;原发腹膜后恶性肿瘤瘤体通常较大,一个断面上仅能显示部分瘤体,需要连续多方位观察以确定肿瘤起源和邻近器官的毗邻关系。

(三)肾筋膜增厚

肾旁前间隙内的任何结构的病变包括肿瘤、炎症、出血等,都可能引起肾筋膜的增厚,最常见的为来源于胰腺、结肠和十二指肠,而肾所致者较少。

(四)腹膜后器官受压移位

腹膜后较大肿块使相邻器官受压、移位,从而产生一些特定的影像学表现,其对确定肿瘤位于腹膜后间隙具有重要价值:①右侧肾旁前间隙病变,可使居于前方的升结肠、十二指肠降段受压向前移位;②左侧肾旁前间隙病变,可将胰体、尾推向右前方(病变位于胰后方)或右后方(病变位于胰前方);③肾周间隙病变,可使肾受压、推移和肾轴发生旋转。

第三节 常见疾病的影像学诊断

一、泌尿系统

(一)肾与输尿管形态、位置异常

【病理与影像】

1. 异位肾(ectopic kidney) 为肾发育过程中未上升、上升异常等所致。异位肾多位于盆腔,也可位于膈下,影像学检查可在相应的位置见到"肿块"影,其密度、信号及形态、结构类似于肾,增强扫描强化方式、所见与强度与正常肾相同(图 3-3-12)。

2. 重复肾盂输尿管(duplication of renal pelvis and ureter) 指一个肾分为上、下两部,各有一套肾盂及输

尿管,重复的输尿管可互相汇合,也可分别汇入膀胱,其中上位肾盂的输尿管多为异位开口,异位开口输尿管可发生狭窄,导致上方肾盂、输尿管扩张。IVP、CTU 和 MRU 为确诊本病的检查方法,可显示两套肾盂、输尿管结构,并明确输尿管汇合或分别进入膀胱的开口位置(图 3-3-13)。

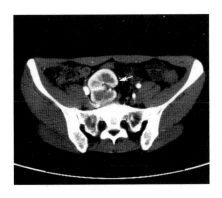

图 3-3-12 异位肾 CT 增强扫描表现

右侧髂窝见"肿块"影,增强扫描其强化表现与正常肾一致(白箭)。

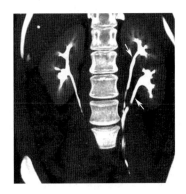

图 3-3-13 重复肾盂输尿管
CTU 表现

左侧可见两套肾盂及输尿管结构(白箭)。

3. 马蹄肾(horseshoe kidney) 为最常见的融合肾畸形,表现为两肾的上极或下极相互融合,以下极多见。马蹄肾融合的位置称峡部,多为肾实质,少数为纤维组织相连。超声、CT 及 MRI 均可直接显示马蹄肾的融合部,于脊柱前方发现融合的肾实质,其结构、密度、信号及强化方式与正常肾实质相同,还可发现并发的肾积水等表现(图 3-3-14)。

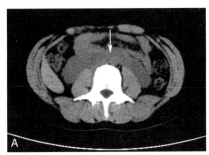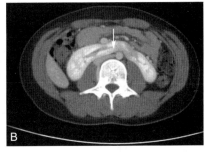

图 3-3-14 马蹄肾 CT 表现

A. 平扫,两肾实质在腹主动脉前方相互融合(白箭) B. 增强扫描,强化方式与
正常肾实质相同(白箭)

【临床表现】

泌尿系统先天异常多与胚胎发育过程有关,这些异常通常无症状,部分可因明显的并发症如结石、感染等出现相应的症状。

【诊断】

尿路造影常可发现肾与输尿管的先天异常,超声、CT 及 MRI 可以进一步明确诊断,应用 CTU 或 MRU 等无创检查技术可更好显示肾与输尿管的先天异常。

（二）泌尿系统结石

【病理与影像】

泌尿系统结石是泌尿系统的常见疾病,又称尿路结石,可发生于肾盂、肾盏直至尿道的任何部位,本病多见于青壮年,20~50 岁为发病高峰,男性多于女性。引起的改变主要是梗阻、积水、感染和黏膜损伤,结石常由多种化学成分组成,包括草酸钙、磷酸钙、尿酸盐、碳酸钙等,常以某一成分为主。成分不同,其含钙量也有差异,其结石的大小及形态也会存在差异。

(1)肾结石(renal calculus) 在泌尿系统结石中占首位,大多数位于肾盂或肾盏内,可单发、多发或双侧同时发生。腹部 X 线片上表现为肾区圆形、卵圆形、鹿角状或桑葚状高密度影,可均匀一致,也可出现分层,侧位片上肾结石与脊柱重叠,可借此与位于脊柱前方的胆囊结石、腹腔淋巴结钙化等鉴别。超声表现为肾窦区高回声伴后方声影。CT 检查可确切发现位于肾盂及肾盏内的结石,还可以显示 X 线片上难以发现的阴性结石,但部分小结石有时难以与肾乳头钙化和肾窦区肾动脉钙化鉴别(图 3-3-15)。

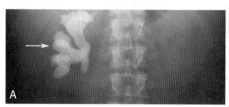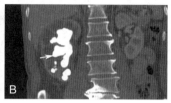

图 3-3-15　右肾铸形结石
A. KUB 平片,示右肾区见肾盂、肾盏铸形高密度影(白箭)　B. CT,示右肾盂、肾盏内见铸形高密度影(白箭),相应右肾盂、肾盏扩张积水

(2)输尿管结石(ureteral calculus) 多由肾结石下移所致,易停留在生理狭窄处,即肾盂输尿管连接处、输尿管与髂血管交叉处及输尿管入膀胱处。腹部 X 线片输尿管结石多表现为米粒至花生米大小的致密影,位于输尿管走行部位,尿路造影可证实 X 线片结石位于输尿管内,表现为充盈缺损影,并发现上方肾盂、肾盏及输尿管的扩张积水。超声表现为输尿管走行区内强回声伴声影,但显示受干扰效果较差。CT 可显示输尿管走行区的点状或结节状高密度影,上方输尿管多表现为不同程度扩张,并于高密度结石处突然截断,冠状位、矢状位重建显示更为直观(图 3-3-16)。

(3)膀胱结石(bladder calculus) 多见于儿童及老年男性,可直接形成于膀胱,也可由肾或输尿管结石下移而来。膀胱结石多为阳性结石,表现为耻骨联合上方圆形、椭圆形高密度影,单发或者多发,可随体位改变而移动。CT 表现为膀胱内致密影,并可发现结石引起膀胱壁的炎症等继发改变(图 3-3-17)。

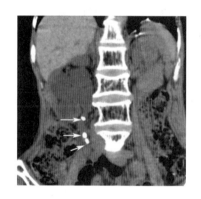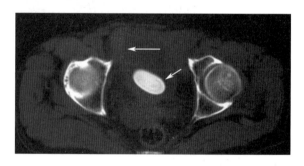

图 3-3-16　右侧输尿管结石
CT 平扫冠状位重建,右输尿管上段见三处类圆形高密度结石影(白箭),相应上方输尿管及右肾盂扩张积水。

图 3-3-17　膀胱结石
CT 平扫,膀胱内可见类椭圆形高密度影,可见分层(白短箭),提示结石成分不同;相应膀胱壁增厚(白长箭),提示继发的炎症改变。

【临床表现】
泌尿系结石临床表现为疼痛及血尿,亦可并发感染,表现为尿急、尿痛等症状,是急腹症的主要病因。

【诊断】

泌尿系统结石在 X 线及超声检查时一般都有典型表现,KUB 一般不能显示阴性结石,CT 检查可作为辅助检查方法有助于进一步确诊。在泌尿系统结石的诊断方面,应用能谱 CT 检查技术尚可分析结石的成分,指导临床治疗。

(三) 泌尿系统形态和结构异常

1. 泌尿系统结核

【病理与影像】

泌尿系统结核绝大多数继发于肺结核,通常由肾结核(renal tuberculosis)开始,而泌尿系统其他器官结核多继发于肾结核。结核分枝杆菌进入肾后形成感染灶,大多数侵及皮质且多可自愈。若病情继续进展,可侵入髓质并形成干酪样脓肿及结核性肉芽肿,进而破入肾盏,产生空洞,并导致肾盂、肾盏狭窄,其壁增厚,并向下蔓延至输尿管及膀胱;若疾病趋向好转,则出现钙盐沉积,发生局部钙化,甚至全肾钙化(肾自截)。

X 线表现:X 线片可无异常发现,有时可见肾影内云絮状或环状钙化,甚至全肾钙化称肾自截。当肾实质有明显破坏并累及肾小盏时,尿路造影可显示肾盏边缘不光整呈虫蚀状;当肾盂、肾盏广泛破坏、变形时,可导致尿路造影不显影,逆行性尿路造影可见含对比剂的不规则囊状影,该囊状影多位于肾盏周围或超出肾盏范围,可与单纯扩张的肾盏鉴别(图 3-3-18)。病变累及输尿管时,表现为管壁边缘不整、僵直或形成串珠状不规则的狭窄与扩张。膀胱结核早期,膀胱造影检查可见膀胱壁边缘模糊不整,有时可见小的充盈缺损;晚期膀胱挛缩,体积变小,边缘呈锯齿状或假憩室形成,常可见膀胱输尿管反流。

CT 表现:根据病变发展阶段不同 CT 表现各异。早期显示肾实质内低密度灶,边缘不整,增强扫描呈环状强化,并可有对比剂进入,代表肾实质内有结核性空洞形成;病变进展,可发生肾盂肾盏狭窄,部分肾盏扩张呈多发囊状低密度影。肾结核钙化时肾实质可见多发点状或不规则高密度影,甚至全肾钙化即肾自截(图 3-3-19)。

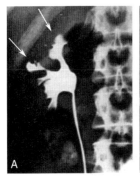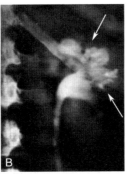

图 3-3-18　肾结核

A. 右侧逆行性尿路造影,示右肾肾盏形态不整,上盏及中盏外侧肾实质内可见边缘不规则的高密度影与肾盏相通(白箭)　B. 排泄性尿路造影,示左肾上、中盏扩张呈囊状,边缘不整且模糊,下盏显示不清(白箭)

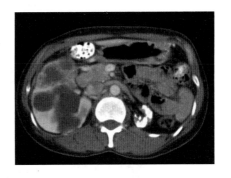

图 3-3-19　双肾结核

CT 增强扫描,右肾盏扩张并见多个囊状低密度影,部分边缘可见强化,左肾体积缩小、广泛钙化(肾自截)。

【临床表现】

肾结核早期多无症状,当感染波及肾盂、输尿管及膀胱后,可出现尿频、尿痛、脓尿及血尿。也可伴有全身症状如消瘦、乏力、低热等。

【诊断与鉴别诊断】

泌尿系统结核的临床表现不典型,诊断主要依赖实验室血清学、细菌学检查及相关的影像学表现,影像检查以尿路造影及 CT 为主,可显示病变范围、程度,特别是尿路造影可显示早期肾盏改变,CT 可显示肾实质脓肿、病灶内钙化、肾盂肾盏扩张及管壁增厚等征象,有助于结核的诊断。

肾结核出现肾盏破坏时需与肾癌鉴别,肾癌除肾盏破坏外,尚可见实性肿块,肾盂肾盏受压、变形、移位。有时肾结核的钙化需与肾结石相区别,肾结石局限于肾盂、肾盏内,一般密度较高、边缘清楚,甚至具有肾盂或肾盏的形态。

2. 单纯性肾囊肿与多囊肾

【病理与影像】

(1) 单纯性肾囊肿(simple cyst of kidney) 较为常见,55 岁以上者约 50% 可发现单纯性肾囊肿,可单发或多发,累及一侧或双侧肾。肾囊肿发病机制不明,有人认为是肾小管憩室发展而来。病理上单纯性肾囊肿壁被复扁平上皮细胞,囊多为圆形,内为黄色液体,偶有分隔而呈分房状,囊壁偶可见钙化。

单纯性肾囊肿的超声检查表现为肾实质内单发或多发的类圆形液性无回声区,边缘光滑锐利,常外凸生长(图 3-3-20)。CT 及 MR 检查表现为均一水样密度和信号影,增强扫描无强化(图 3-3-21);如合并出血囊肿密度可以较高,其 MRI 信号含血液体的信号变化规律。

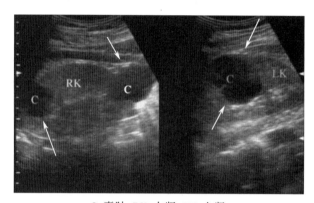

C:囊肿;RK:右肾;LK:左肾

图 3-3-20 单纯性肾囊肿(1)
USG 声像图,示肾实质无回声区,边缘光滑,向内侧压迫肾窦(白箭)。

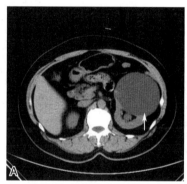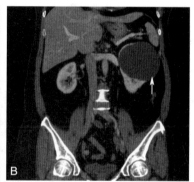

图 3-3-21 单纯性肾囊肿(2)
A. CT 平扫,示左肾实质包膜下见类圆形水样密度影(白箭),边界清晰 B. CT 增强冠状位重组,示病灶无强化(白箭)

(2) 多囊肾 即多囊性肾病(polycystic kidney disease),是一种遗传性病变,分为常染色体隐性遗传多囊肾病(儿童型多囊肾病)和常染色体显性遗传多囊肾病(成人型多囊肾病),常染色体显性遗传多囊肾病常合并多囊肝,在此仅介绍常染色体显性遗传多囊肾病。

常染色体显性遗传多囊肾病为常染色体显性遗传性疾病,大多见于成年人。囊肿起源于近端肾曲管或肾小球囊。常染色体显性遗传多囊肾病多双侧受累而一侧较为突出,表现为双肾多发大小不等的囊肿,早期囊肿间可存在正常肾实质,晚期全部肾实质几乎完全为大小不等的囊肿所替代,囊内为尿液及浆液,可合并出血。约 1/2 的患者合并多囊肝。

常染色体显性遗传多囊肾病的尿路造影上肾影常显著增大,由于受囊肿的挤压肾盂肾盏分离、伸长,并有多个光滑的弧形压迹。CT 表现为双肾布满多发大小不等的类圆形水样低密度灶(图 3-3-22),增强扫描无强化。随着病变进展,囊肿增大且数量增多,肾盂肾盏被拉长、变细,同时肾体积增大,部分囊肿内可伴有出血从而呈高密度,常伴有多囊肝表现。MRI 表现与 CT 检查相似。

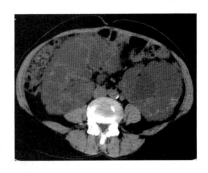

图 3-3-22　常染色体显性遗传多囊肾病

CT 平扫,示双肾体积增大,其内布满多发大小不等类圆形水样密度影。

【临床表现】

单纯性肾囊肿多无临床症状,常于意外发现。常染色体显性遗传多囊肾病通常在中青年时期出现症状,表现为腹部肿块、高血压及血尿等,晚期可死于肾衰竭。

【诊断与鉴别诊断】

超声是肾囊肿的首选影像学检查方法,诊断不明确可进行 CT 或 MR 检查。单纯性肾囊肿或常染色体显性遗传多囊肾病的表现均具有较为明显的特征,易于诊断。

当单纯性肾囊肿并有出血、感染或钙化而成为复杂性囊肿时,常常诊断较为困难,有时甚至难与囊性肾细胞癌鉴别,后者见囊壁不规则增厚、壁结节等征象有助于鉴别。如双肾肾囊肿数量较多,可类似常染色体显性遗传多囊肾病,家族史有鉴别意义。

3. 肾血管平滑肌脂肪瘤

【病理与影像】

肾血管平滑肌脂肪瘤(renal angiomyolipoma,AML)是肾较为常见的良性肿瘤,肿瘤一般为孤立性,常见于 40~60 岁女性。约有 20% 的肿瘤见于结节性硬化患者,且常为双侧多发性,并可发生于任何年龄。病理上,血管平滑肌脂肪瘤为一种无包膜的组织错构性肿块,由不同比例血管、平滑肌和脂肪组织构成。

超声表现:典型表现为肾实质内边界锐利的高回声团块,伴有出血时回声不均,CDFI 一般无彩色血流信号。

CT 表现:取决于肿瘤内脂肪与非脂肪成分的比例。典型表现为肾实质内或凸向肾外的边界清楚的混杂密度肿块,内有脂肪性低密度影和软组织密度区,前者为瘤内脂肪成分,后者代表病变内血管和平滑肌组织,部分较大的病灶向肾外生长时,邻近肾皮质可见被“掀起”(该征象提示良性病变)。增强扫描肿块的脂肪性低密度区无强化,而血管性结构可明显强化或可见粗大的血管强化(图 3-3-23)。

MRI 表现:与 CT 类似,在 T_1WI 和 T_2WI 上均呈高低混杂信号肿块,脂肪组织的高信号可在抑脂图像上转变为低信号,伴有出血时其信号与出血时相关。

【临床表现】

临床上,肾血管平滑肌脂肪瘤早期多无症状,肿瘤较大偶可触及肿块,血尿少见。肾血管平滑肌脂肪瘤是肾自发破裂的常见原因,直径大于 4 cm 的血管平滑肌脂肪瘤内出血的发生率在 50% 以上,并发出血时可导致剧烈腰腹部痛。

【诊断与鉴别诊断】

肾血管平滑肌脂肪瘤的影像表现取决于病灶内脂肪与非脂肪成分的比例及是否合并出血,含有确切脂肪成分是主要的诊断依据。

若是脂肪含量很少的肾血管平滑肌脂肪瘤则很难与其他肾实质肿瘤特别是肾细胞癌鉴别,肿瘤邻近皮质被掀起及肿瘤内见粗大的血管强化有助于前者的诊断,如显示包膜结构和“快进快出”的强化特征常提示后者的诊断。

4. 肾细胞癌

【病理与影像】

肾细胞癌(renal cell carcinoma)是最常见的肾实质恶性肿瘤,约占全部肾恶性肿瘤的 85%,常发生于 40

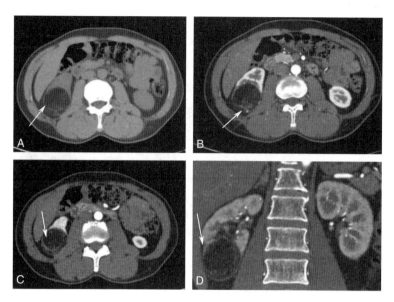

图 3-3-23 肾血管平滑肌脂肪瘤 CT 表现

A. 平扫,示右肾见类圆形以脂肪密度为主肿块(白箭),中心主要是脂肪密度并少许网格状软组织密度影,后者为血管和平滑肌组织 B. 增强扫描,皮质期中心网格状软组织密度影强化不明显(白箭) C. 增强扫描,实质期中心软组织密度影可见强化(白箭) D. 冠状位重建,示病灶邻近肾皮质"掀起"改变(白箭)

岁之后,男女比例约 3:1。病理上,肾细胞癌分为透明细胞癌(约占 70%)、乳头状细胞癌(占 10%~20%)、嫌色细胞癌(占 5%~10%)、集合管癌(约占 1%)和其他亚型(罕见),包括发生于青年人的 MiT 家族异位性肾细胞癌(或称青年人肾癌),可通过 Xp11.2 易位 /TFE3 基因检测证实。肿瘤多表现为肾实质肿块,周围可见假性包膜,血管多丰富,较大者易发生出血和坏死,进展期肿瘤可侵犯肾周组织器官、肾静脉和下腔静脉,并发生淋巴结或远隔转移。

　　超声表现:肾包膜常隆起,可见边缘不光整的肿块,多表现为低回声,可见坏死、囊变所示的局灶无回声区,CDFI 常显示肿块周围和瘤内有丰富血流(图 3-3-24)。

　　CT 表现:CT 是目前诊断肾细胞癌可靠的影像学方法。肾细胞癌的影像表现和其组织学亚型及病理分期有关。CT 平扫多表现为肾实质内的单发肿块,呈类圆形或分叶状,常造成局部肾轮廓外凸,较小者密度多较均一,较大者常密度不均匀,内有代表坏死和陈旧性出血的低密度区,也可见囊变表现,肿块内可见点状或不规则钙化。增强扫描肿块的强化方式与组织学亚型有关:最常见的为透明细胞癌,皮质期肿块实性部分明显强化,在实质期迅速减退,呈"快进快出"强化改变;而乳头状细胞癌和嫌色细胞癌在皮质期实性部分强化程度较低,低于肾皮质,而后各期强化程度呈逐渐增高的趋势,表现为"缓慢升高"强化改变(图 3-3-25,图 3-3-26)。当肿块向外

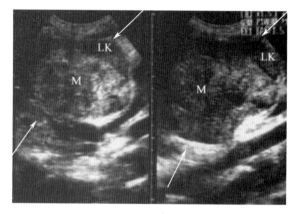

LK:左肾;M:肿块

图 3-3-24 左肾癌

USG 声像图,示左肾中上极见强弱不等混合回声肿物,左肾实质受压变薄(白箭)。

侵犯,可导致肾周脂肪密度增高、肾筋膜增厚;当下腔静脉及肾静脉癌栓形成时,可见腔内的充盈缺损,且不同于正常血管强化;当发生淋巴结或远隔转移时,在肾周或相应的区域可见单个或多个类圆形软组织密度结节。

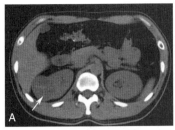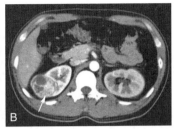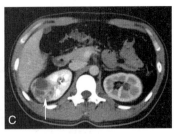

图 3-3-25　肾透明细胞癌 CT 表现

A. CT 平扫,右肾外侧见一低密度肿块影,局部轮廓外凸(白箭)　B. 增强扫描,皮质期肿块呈不均匀明显强化(白箭),可见囊变坏死无强化区,肿块边缘可见低密度假性包膜　C. 实质期,肿块强化程度减退,呈"快进快出"改变(白箭)

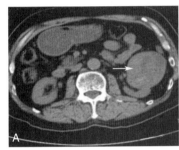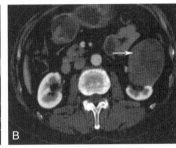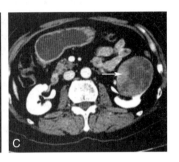

图 3-3-26　肾乳头状癌 CT 表现

A. CT 平扫,左肾见一不均匀低密度肿块影,边界清晰,局部外凸(白箭)　B. 增强扫描,皮质期肿块呈不均匀轻度强化(白箭)　C. 实质期,肿块强化程度增加,呈轻中度强化(白箭)

MRI 表现:T_1WI 上肿块信号呈等于或低于肾皮质,T_2WI 上多表现为混杂高信号,有时肿瘤周边可见低信号环,代表肿瘤的假性包膜;增强扫描肾细胞癌的强化方式与 CT 类似,当肿瘤侵犯肾静脉、下腔静脉时,腔内流空信号影消失。

【临床表现】

临床上常表现为无痛性肉眼血尿、肋腹疼痛和腹部肿块;少数患者可表现为副肿瘤综合征,如红细胞增多症或高钙血症等。

【诊断与鉴别诊断】

肾细胞癌的影像学诊断主要依赖于超声和 CT 及 MR 检查,具有前述表现特征者,一般诊断并不难,同时可进行肿瘤的分期诊断。

部分脂肪含量较少的血管平滑肌脂肪瘤、肾嗜酸细胞腺瘤、复杂性肾囊肿有时很难与肾细胞癌鉴别,往往需要穿刺活检甚至手术方可明确诊断。

5. 尿路上皮癌　指发生于肾盂、输尿管及膀胱尿路上皮的恶性肿瘤,以浸润性尿路上皮癌最为多见。

【病理与影像】

发生于肾的尿路上皮癌占肾恶性肿瘤的 8%～12%,好发于 40 岁以上男性,病变发生于肾盂的尿路上皮组织,表现为肾盂壁增厚,边界不清,可向下种植至输尿管甚至膀胱。膀胱尿路上皮癌易发生于 40 岁以上男性,占膀胱肿瘤的 95%,常常发生于膀胱三角区和两侧壁,表面凹凸不平,可有溃疡。肿瘤晚期形成较大肿块,内有坏死,侵犯膀胱壁全层,进而累及膀胱周围组织和结构,常发生局部淋巴结或远隔转移。

肾盂尿路上皮癌的超声表现为高回声的肾窦发生变形,内有低回声团块,肾积水明显时,于团块周围排列着扩张的肾盏,CDFI 显示病灶内血流不丰富。IVP 显示肾盂肾盏内不规则的充盈缺损,当肿瘤侵犯肾实质后表现为肾盂肾盏受压、变形。CT表现为肾窦区（肾盂、肾盏）的圆形或类圆形软组织肿块,其密度高于尿液而低于肾实质,肿块进一步增大时可侵犯邻近肾实质,肾尿路上皮癌血供较少,因此在增强扫描早期肿瘤呈轻到中度强化,当肾盂、肾盏内对比剂充盈时,此时肿瘤表现为低密度的充盈缺损。MRI的表现与CT类似,表现为肾盂壁增厚或肾盂、肾盏内异常信号影,增强扫描呈轻中度强化（图3-3-27）。

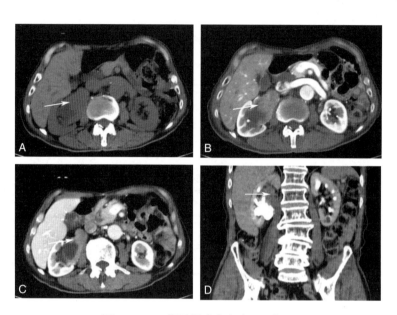

图 3-3-27　肾盂尿路上皮癌 CT 表现
A. CT平扫,示右肾盂内见不规则软组织密度影（白箭）　B、C.增强扫描皮质期和实质期,示轻度强化（白箭）　D.排泄期冠状位重建,在充盈对比剂的肾盂肾盏背景下,肿块呈低密度充盈缺损影（白箭）

膀胱尿路上皮癌的尿路造影检查多表现为自膀胱壁凸向腔内的结节状或菜花状充盈缺损。由于肿瘤的回声、密度和信号均不同于膀胱内尿液,也不同于膀胱周围脂肪组织。因此超声、CT及MR检查均易发现膀胱肿瘤向膀胱内生长形成的肿块,也易于显示肿瘤侵犯肌层造成的膀胱壁增厚,同时还能发现其对周围组织及邻近器官的侵犯,以及盆腔淋巴结转移等,MR检查弥散加权像（DWI）可较准确提示肿瘤侵犯深度,表现为弥散受限高信号,其中肿瘤基底部见"蘑菇柄"状低信号影,常提示病变未侵犯邻近肌层（图3-3-28）。

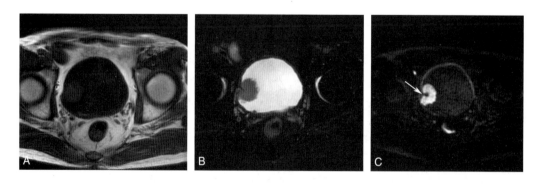

图 3-3-28　膀胱尿路上皮癌 MRI 表现
A. T_1WI,与低信号的尿液相比,膀胱右侧壁见类圆形稍高信号影,边界尚清晰　B. T_2WI,在高信号的尿液背景下,病灶呈相对中等信号　C. DWI,病灶弥散受限呈明显高信号,且病灶基底部可见低信号瘤柄/蒂样结构（"蘑菇柄"状,白箭）,提示病灶未侵犯邻近肌层

【临床表现】

肾尿路上皮癌的典型临床表现是肉眼血尿,并有肋腹部疼痛,肿瘤较大或合并肾积水时,可触及肿块。而膀胱尿路上皮癌的主要症状是肉眼血尿,常伴有尿频、尿急和尿痛等膀胱刺激症状,如血块阻塞膀胱出口,可出现排尿困难。

【诊断与鉴别诊断】

尿路造影检查比较敏感,超声、CT 及 MR 检查均可进一步用于尿路上皮癌的分期诊断。尿路上皮癌的诊断依据是肾盂、肾盏或膀胱腔内发现肿块,需与血块鉴别,血块在 CT 增强扫描中一般无强化。值得注意的是肾盂尿路上皮癌易发生输尿管、膀胱的肿瘤种植,完整的影像检查需包括输尿管、膀胱。膀胱尿路上皮癌应用 MR 检查有利于对肿瘤侵犯深度的判断。

二、肾上腺

(一)肾上腺皮质增生症

【病理与影像】

肾上腺皮质增生症(adrenal cortical hyperplasia)属于功能亢进性疾病,根据增生的组织和分泌的激素可分为皮质醇分泌过多的库欣综合征和醛固酮增高的原发性醛固酮增多症,以及性激素过量导致的男性假性性早熟和女性两性畸形等。

CT 表现为双侧肾上腺弥漫性增大(图 3-3-29),侧肢厚度大于 10 mm(或超过同层面膈肌脚厚度);少数病例增大肾上腺边缘可出现小结节影,增大肾上腺的密度和外形基本保持正常。MRI 表现为双侧肾上腺弥漫增大,可伴有边缘小结节样突起,但信号保持正常。USG 表现为肾上腺增大,回声均匀,但对轻度肾上腺增大的敏感性较低。

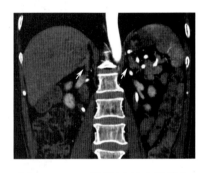

图 3-3-29 双侧肾上腺皮质增生
横断位 CT,示双侧肾上腺皮质弥漫增大,增强扫描均匀强化(白箭)

【临床表现】

肾上腺皮质增生症的临床表现因其增生的组织来源和所分泌的激素不同而有所差异。库欣综合征最常发生于中年女性,典型症状为向心性肥胖、满月脸、皮肤紫纹、痤疮、毛发多、高血压、月经不规律等;实验室检查可见血、尿皮质醇增高。

【诊断与鉴别诊断】

肾上腺皮质增生症可据 CT 平扫检查发现异常做出诊断。当临床诊断为库欣综合征、原发性醛固酮增多症或肾上腺性性征异常,而影像学检查发现双侧肾上腺弥漫性增大,甚至伴发多发小结节时,结合实验室的相关检查,可诊断为双侧肾上腺增生。应当注意的是,约有 50% 患者的肾上腺皮质增生虽有功能异常,但无形态学改变,CT 和 MR 检查可显示正常。

肾上腺皮质增生症应注意与其他病因所致的双侧肾上腺增大鉴别,如肢端肥大症、甲状腺功能亢进症和多种恶性肿瘤等,因也可以造成双侧肾上腺非特异性增大。

(二)肾上腺肿块

1. 肾上腺皮质腺瘤

【病理与影像】

肾上腺皮质腺瘤(adrenocortical adenoma)是发生于肾上腺皮质的良性肿瘤,可分为功能性或非功能性。功能性腺瘤主要为皮质醇腺瘤(库欣腺瘤)和醛固酮腺瘤,前者起源肾上腺皮质束状带,后者起源于球状带。非功能性腺瘤发生率约为 1%,多为影像学检查时意外发现。各种类型腺瘤均有完整的包膜,富含脂质,其中功能性腺瘤直径多在 3 cm 以下,而非功能性者通常较大。

CT 检查时各种类型的腺瘤的共同点是表现为单侧肾上腺圆形或椭圆形肿块,边界清晰、光滑,与肾上腺侧肢相连;由于富含脂质而密度类似或低于肾实质,动态增强检查可见肿块快速强化且迅速廓清(图 3-3-30)。不同点在于,库欣腺瘤直径常为 2~3 cm,有同侧余部和对侧肾上腺萎缩。醛固酮腺瘤直径多小于 2 cm;

而非功能性腺瘤常为 3~5 cm,甚至更大。在 MRI T_1WI 和 T_2WI 上,信号强度分别类似或略高于肝实质,由于腺瘤内富含脂质,因而在化学位移反相位图像上信号强度明显下降,是其特征性表现(图 3-3-31)。USG 表现为单侧肾上腺均匀低回声或弱回声肿块,边界高回声且清晰光整。

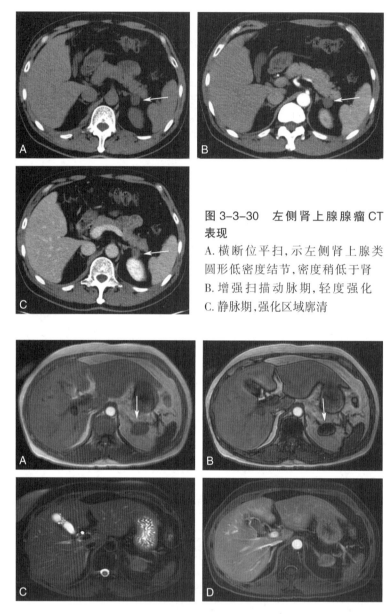

图 3-3-30 左侧肾上腺腺瘤 CT 表现
A. 横断位平扫,示左侧肾上腺类圆形低密度结节,密度稍低于肾
B. 增强扫描动脉期,轻度强化
C. 静脉期,强化区域廓清

图 3-3-31 左侧肾上腺腺瘤 MRI 表现
A、B. 横断位化学位移同反相位,示信号明显下降(白箭) C. T_2WI 压脂序列,呈均匀高信号 D. 增强扫描,腺瘤不均匀强化

【临床表现】

库欣腺瘤在库欣综合征中占 15%~30%,醛固酮腺瘤在康恩综合征中占 65%~95%,临床上分别具有相应的症状和体征。

【诊断与鉴别诊断】

对库欣腺瘤或醛固酮腺瘤患者,若影像学检查发现单侧肾上腺类圆形或椭圆形肿块并具有上述表现,通常不难做出相应的诊断。

　　然而,仅根据肿块的影像学表现,肾上腺功能性腺瘤常难与肾上腺非功能性腺瘤、转移瘤鉴别,动态增强检查和 MR 同、反相位检查,腺瘤具有特征表现,据此可做出鉴别。

　　2. 肾上腺转移癌

【病理与影像】

　　肾上腺转移癌(metastatic adrenal carcinoma)转移开始发生的部位多为肾上腺髓质,而后累及皮质,肾上腺是全身恶性肿瘤易发生转移部位之一,故肾上腺转移癌常见,多数来源于肺癌,也可来源于其他全身恶性肿瘤。肾上腺转移癌常为双侧,但也可为单侧,较大肿瘤内可有出血、坏死。

　　CT 表现:为双侧或单侧肾上腺肿块,呈类圆形、椭圆形或分叶状,大小为 2~5 cm,也可较大,肿瘤较小者密度均匀,与肾相似(图 3-3-32);肿瘤较大者内常有坏死低密度灶。增强检查可见肿瘤呈均匀或不均匀强化。

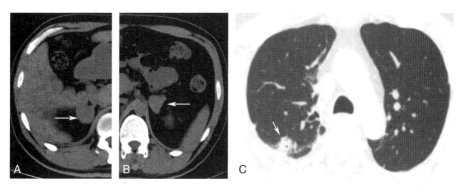

图 3-3-32　右肺下叶背段周围型肺癌伴双侧肾上腺转移癌 CT 表现
A、B. 双侧肾上腺结节状肿块,密度均匀　C. 右肺下叶背段片块影伴小空洞

　　MRI 表现:形态学表现类似 CT 所见。T_1WI 上,肿块信号类似或低于肝实质信号强度;T_2WI 上,其信号强度明显高于肝实质,内有更长的 T_1、长 T_2 信号灶。化学位移反相位检查时,因转移瘤内不含脂质,故信号强度无明确改变。

【临床表现】

　　肾上腺转移癌患者多数有原发恶性肿瘤病史,由于肾上腺转移癌极少影响肾上腺内分泌功能,所以无肾上腺皮质和髓质功能亢进或低下等异常表现。

【诊断】

　　对肾上腺转移癌患者,USG、CT 和 MRI 均可发现双侧或单侧性肾上腺肿块,但诊断在很大程度上依赖于原发肿瘤及临床资料。在临床实践中,肺癌病例的影像学检查应包括肾上腺检查。

三、腹膜后间隙

　　腹膜后间隙的常见疾病之一为腹膜后肿瘤,腹膜后肿瘤包括原发腹膜后肿瘤和转移瘤。前者指来自腹膜后间隙内的脂肪、肌肉、纤维、神经等组织的肿瘤,但不包括腹膜后各器官所发生的肿瘤。后者指来自体内不同器官和组织肿瘤的腹膜后间隙转移,多来源于腹膜后间隙以外全身不同器官和组织的肿瘤播散,并以腹盆腔器官原发性肿瘤较为常见,多数沿淋巴系统扩散,少数为肿瘤沿筋膜或间隙直接延伸。淋巴瘤是全身疾病,可首发或单独累及腹膜后淋巴结,也可其后扩散至腹膜后淋巴结。

【病理与影像】

　　原发腹膜后肿瘤种类繁多,其中恶性者约占 85%,以肉瘤(如脂肪肉瘤、平滑肌肉瘤、纤维肉瘤、横纹肌肉瘤、血管肉瘤等)及未分化多形性肉瘤、恶性畸胎瘤等最常见。腹膜后良性肿瘤少见,主要为脂肪瘤、平滑肌瘤、良性畸胎瘤、副神经节瘤、神经纤维瘤、神经鞘瘤和淋巴管瘤等。

　　CT 表现:CT 检查有助于判断肿瘤的病理结构及类型,例如常见的脂肪肉瘤有可能发现其内的脂肪低密度灶(图 3-3-33),而平滑肌肉瘤内常有广泛坏死等(图 3-3-34);腹膜后卡斯尔曼病(Castleman disease)病灶中央常见粗大的钙化,增强扫描明显均匀强化(图 3-3-35);而淋巴瘤则容易相互融合成团块,增强检查轻度均匀强化,出现典型的血管漂浮征(图 3-3-36)。另有一些肿瘤虽不具特征性,但根据病变部位、临床表现,也可做出提示性诊断,例如位于脊柱两旁的肿瘤常为神经源性肿瘤,若患者有阵发性高血压,尿 VMA 增高等临床表现,则可诊为副神经节瘤(图 3-3-37)。

MRI 表现:原发性腹膜后恶性肿瘤形态学表现同 CT 检查,MRI 主要通过不同序列或脂肪抑制技术,可以获得更多有关肿瘤组织结构的信息。

USG 表现:声像图上,腹膜后间隙肿瘤的组织来源和结构不同致其回声有很大的差异。其中恶性肿瘤瘤体较大,边界不规则,无包膜回声,内部回声不均匀;CDFI 显示肿块内及周边有较丰富的血流信号。

【临床表现】

腹膜后肿瘤的临床表现缺乏特异性,肿瘤较小时,一般无明显症状。仅当病变增大到一定程度而影响邻近器官才会出现相应症状。如腰背部胀痛或胁腹部不适伴腹部包块等。

【诊断与鉴别诊断】

肿块是腹膜后间隙肿瘤的共同表现,其中:①良性肿瘤,一般较小,质地均匀,与周围器官和结构有清楚的边界,增强检查常呈均匀强化;②恶性肿瘤,常见肿块较大,形态不规则,可浸润周围结构,包绕附近大血管或发生转移。某些肿瘤如脂肪瘤、畸胎瘤等,根据检查所见多能做出准确诊断。通过影像学检查,可以明确腹膜后肿瘤在腹膜后间隙的解剖部位、大小及范围,根据腹膜后间隙内器官的移位及病变与肾筋膜的关系,

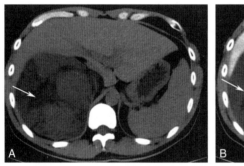
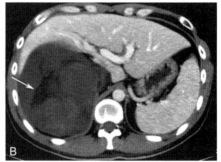

图 3-3-33 腹膜后间隙脂肪肉瘤 CT 表现
A. CT 平扫,示侧右侧腹膜后巨大肿块,密度不均,内部见脂肪密度接近的低密度影(白箭),肝被推移向前移位　B. 增强扫描,肿块内间隔及软组织区不均匀强化

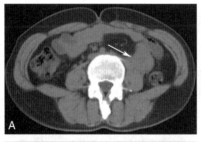
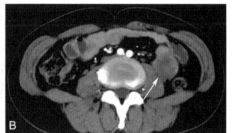

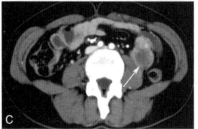

图 3-3-34 腹膜后平滑肌肉瘤 CT 表现
A. 横断位 CT 平扫,示左侧腹膜后等低密度肿块(白箭)　B、C. 增强扫描,肿块不均匀延迟强化,中央坏死区未见强化(白箭)

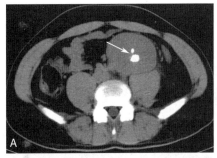
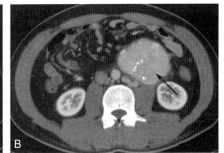

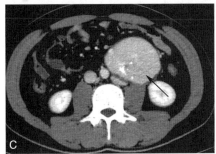

图 3-3-35 腹膜后巨大淋巴结增生 CT 表现

A. 横断位 CT 平扫,示腹膜后均匀低密度肿块,中央见粗大钙化(白箭) B、C. 增强扫描,肿块实质明显均匀可持续强化(黑箭)

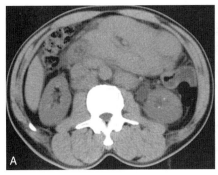
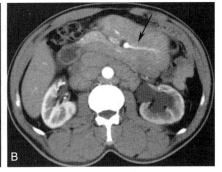

图 3-3-36 腹膜后淋巴瘤 CT 表现

A. 横断位 CT 平扫,示腹膜后均匀密度的不规则软组织肿块 B. 增强扫描,肿块轻度强化,包绕肠系膜上动脉(黑箭)并使其向前移位

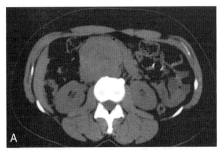
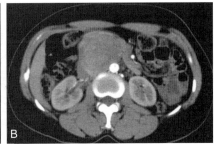

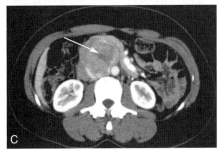

图 3-3-37 腹膜后异位嗜铬细胞瘤 CT 表现

A. 横断位 CT 平扫,示腹膜后腹主动脉旁不规则混杂密度肿块,胰腺被推移向前移位 B. 动脉期,肿块呈多发斑片状强化 C. 静脉期,中央坏死区未见强化(白箭),实质持续明显不均匀强化

不难推断其为腹膜后间隙肿块及其所在的解剖位置。

大多数腹膜后恶性肿瘤影像学缺乏特征,难以确定其类型,甚至当肿瘤较小且无明显转移和浸润表现时难以与腹膜后良性肿瘤鉴别。

第四节 疾病影像学检查方法的比较和选择

泌尿系统检查常用的影像学方法包括:X 线片、尿路造影(排泄性尿路造影、逆行性尿路造影)、CT 扫描(平扫、动态增强扫描)、MRI(平扫和动态增强扫描、MR 尿路造影)及 USG 检查。

腹部 X 线片能够显示泌尿系统阳性结石;排泄性尿路造影是泌尿系统最常用的影像学检查方法,能全程显示泌尿系统的形态和了解肾的功能状况,可早期发现发生在泌尿系统内较小的病变及泌尿系统的先天变异及畸形,观察肾盂尿路上皮癌在输尿管、膀胱播散种植的情况。缺点是不能显示较小的肾实质内肿块,对于严重肾功能损害、严重尿路梗阻、积水的病例显影欠佳,需结合逆行性尿路造影检查。

CT 平扫及增强扫描是诊断肾实质病变最常用和有效的检查方法,能准确显示泌尿系结石形态、位置及肾盂、肾盏及输尿管积水、扩张情况,可较准确地进行肾肿瘤定位、定性及分期,并能显示肾静脉、下腔静脉的侵犯及相应的转移淋巴结。

MRI 是一种有价值的影像学检查方法,在总体效果方面和 CT 无明显差异,因为可行 MR 尿路造影(MRU),不受肾功能的限制,在肾和输尿管积水的影像学检查中具有一定的优势,与尿路造影有互补性。

肾的 USG 检查简单易行,费用较低,对临床可疑肾病变者,应作为首选的影像学检查。但对肾肿瘤的显示不及 CT 和 MRI,也难以作为术前的诊断依据和参照。此外超声对肾积水显示敏感,但难以区别轻度肾积水和肾外肾盂及壶腹型肾盂等,对输尿管病变的显示易受肠气干扰。

因此,对于泌尿系统疾病的诊断应首选没有侵袭性的、简单经济的检查方法,USG 检查可作为泌尿系统疾病的筛选手段,发现异常后,再选用 CT 平扫及增强扫描或 MR 检查,以帮助定位、定性和术前分期诊断。尿路造影检查和 MRU 是观察尿路梗阻的最佳检查方法。

对于肾上腺病变,影像学检查的任务是病变的定位,并根据影像学特征对肾上腺肿瘤或其他性病变尽可能进行定性诊断。CT、MRI 及 USG 对解剖定位和病理定性方面有帮助。CT 检查是腹膜后间隙病变首选的检查方法。CT 检查肾上腺病变的优点在于,解剖关系明确,尤其是对肾上腺增生、萎缩和小肿块的显示明显优于其他影像学检查,能显示肾上腺病变的一些组织特征,如液体、脂肪、钙化等成分,有助于病变的定性诊断。但对于肾上腺区较大的肿块,特别是右肾上腺区者,CT 有时很难判断其肿块的起源。MR 检查并非肾上腺病变首选的影像学检查方法,但其软组织分辨力高,能较准确显示肾上腺肿块的某些组织学特征,有利于肿块的定性诊断,特别是利用化学位移同、反相位序列检查能较为可靠地鉴别富含脂类物质的肾上腺腺瘤与不含脂类的肾上腺转移癌及其他肿瘤,在临床上具有重要的应用价值。USG 检查可作为肾上腺病变的初查方法,可发现较大肿块,但对肾上腺增生和较小的肿块则不敏感,怀疑此类疾病应首选 CT 检查。

(全显跃 漆振东 覃淑萍)

数字课程学习……

 学习目标和重点提示 教学 PPT 图片 拓展阅读 中英文小结 自测题

第 四 章
生 殖 系 统 ℮

（叶滨宾　刘鸿圣　范淼）

数字课程学习……

🖥 学习目标和重点提示　📑 教学PPT　📒 图片　📖 拓展阅读　🌐 中英文小结　📝 自测题

第 五 章
急 腹 症

急腹症是以急性腹痛为突出表现的一类腹部疾病,其临床表现具有发病急骤、变化快、病情危重等特点,必须及时做出准确判断和采取有效的治疗措施。大多数急腹症与消化系统、泌尿系统和生殖系统疾病有关。本章主要介绍与胃肠道有关的急腹症。

第一节　相关的正常影像解剖

一、腹壁和盆壁

在摄影条件良好的腹部 X 线片上,两侧胁腹部皮下脂肪和腹膜外脂肪显示为灰黑色带状影。腹肌间的脂肪线因较薄而不易显示。腹膜外脂肪形成的带状影称为腹脂线或胁腹线,上起第 10 肋外下端,向下延伸至髂窝逐渐消失(图 3-5-1)。盆壁脂肪沿盆壁形成的低密度影称为盆脂线。

腰大肌、腰方肌位于腹后壁,闭孔内肌和肛提肌等位于盆腹膜外,由于肌鞘内脂肪组织的对比衬托,摄影条件良好的腹部前后位 X 线片上可以显示其边缘。

腹部 X 线片还可显示腹部和盆腔的骨性支架结构及胸腹壁软组织。

二、实质器官

腹部的实质器官包括肝、脾、胰、肾和肾上腺等,其影像解剖详见本篇第二章第一节与第三章第一节。

三、空腔器官

腹部的空腔器官主要为胆囊、胃肠道,其影像解剖分别详见本篇第一章第一节及第二章第一节。

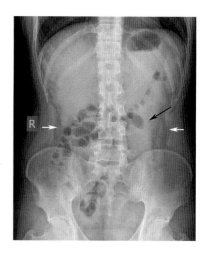

图 3-5-1　正常腹部立位 X 线片
示双侧腹脂线(白箭)及左侧腰大肌边缘(黑箭)。

第二节　病变的基本影像学征象

一、异常气体

正常成年人腹部 X 线片上可见到胃内气体,小肠内通常仅有少量气体,大肠内常可见气体及与粪便相混的小气泡影,腹膜腔内无气体。

(一)胃肠道内异常气体

胃腔积气扩张,见于幽门梗阻、尿毒症、糖尿病、迷走神经切断术等患者。

十二指肠梗阻时,胃和十二指肠球部扩张形成双泡征(double bubble sign),此征象可见于新生儿十二指肠狭窄、成年人十二指肠远段肿瘤等。

空肠积气扩张管径在 3 cm 以上,仰卧位影像上扩张的肠管呈平行或层状排列,立位时呈拱形。黏膜皱襞在肠腔扩张不明显时呈弹簧状,肠腔明显扩张时黏膜皱襞呈与肠壁垂直的平行线状阴影,皱襞间距较恒定,肠壁无内凹。多位于上腹或上中腹部偏左。

回肠充气扩张时,肠管黏膜皱襞排列稀疏或皱襞消失,呈光滑管状。一般位于中下腹或中下腹偏右。

大肠扩张时,右半结肠管径多在 7 cm 以上,左半结肠可达 5 cm 以上。扩张的结肠边缘呈波浪状,半月皱襞处肠壁有内凹,肠腔内皱襞不横贯全径。肠管位于腹部周边区域。

当肠祥内有积液积气时,立位或侧卧水平投照,可显示气－液平面,为肠梗阻的特征性 X 线表现,气－液平面可有多种形态。

(二) 肠壁气体

肠壁内出现气体时,表现为沿肠壁走行的线状或串珠样小囊状透光影。可继发于绞窄性肠梗阻、肠系膜血管栓塞引起的肠坏死,也可见于中毒性巨结肠、新生儿坏死性肠炎等。CT 对于发现肠壁气体较为敏感。

(三) 腹腔游离气体

引起腹腔游离气体的主要原因有胃及十二指肠溃疡穿孔、外伤性肠破裂等急腹症,也可见于开腹术后及腹腔穿刺、腹腔镜、腹腔灌洗后等情况。

腹部立位 X 线片上表现为膈下半月形透光区,左侧卧位水平投照表现为肝与侧腹壁间的线状透光带。需要注意与间位结肠鉴别,后者位于肝与膈肌间,可见结肠袋影。

二、腹腔积液

炎症、外伤、肝硬化、低蛋白血症等均可导致腹腔积液,又称腹水(ascites)。腹腔积液通常聚集于腹腔最低位。腹部仰卧位 X 线片上可见少量液体通常积于盆腔。如果液体增加到一定量,则可上升到两侧结肠旁沟,升降结肠向内移位。大量腹腔积液可出现于肝下缘等器官,轮廓模糊,腹部 X 线片整体呈磨玻璃状。由于肠管内存在气体,在腹腔积液的托举下,肠祥向腹腔中央聚拢,肠祥间距增宽。立位 X 线片上可见下腹部密度显著增高,腹脂线向外膨隆。

三、腹腔内钙化

腹腔内钙化几乎可见于腹部所有的组织器官,与急腹症有关的有胆结石、胆囊壁钙化、阑尾内钙化或粪石、胰腺钙化、泌尿系统结石等,影像学检查可提示腹腔内钙化的部位、形态、大小、分布、密度、类型、移动度等。

四、腹腔内肿块

腹腔内肿块在肠气的衬托下,影像上可表现为软组织密度块影,周围的肠祥和器官受压移位。应注意观察肿块内有无钙化、脂肪等,有助于区别是否为皮样囊肿或畸胎瘤。有些情况可表现为假肿瘤征,如卧位 X 线片上胃底部存留的液体可在左上腹部形成类圆形肿块状影,易被误为肾区肿块;绞窄性肠梗阻时,充满液体的小肠祥也可呈假肿瘤征;CT 扫描有助于鉴别。

五、腹腔脓肿

腹腔脓肿在影像上表现为境界不清的肿块影,多伴有麻痹性肠梗阻。产气菌感染可在脓肿内形成小斑点状或小泡状透光影,有时易被误认为肠管内气体、粪便影。

六、下胸部异常

急腹症时,胸膜、肺底、膈及下胸壁软组织在影像上可发生改变,如胸腔积液、盘状肺不张、肺底炎症、膈升高及活动度减小和胸壁软组织肿胀等。

七、骨骼异常

观察腹部 X 线片时,还应注意下部肋骨、腰椎、骨盆、髋关节和股骨上端。骨转移瘤、外伤性骨折等对急腹症的诊断有一定参考价值。

第三节　常见疾病的影像学诊断

一、肠梗阻

【病理与影像】

肠梗阻(intestinal obstruction)一般分为机械性、动力性和血运性三类。机械性肠梗阻分为单纯性肠梗阻和绞窄性肠梗阻两种,前者只有肠管通过障碍,后者同时伴有血液循环障碍。动力性肠梗阻又分为麻痹性肠梗阻和痉挛性肠梗阻,肠道本身无器质性病变。血运性肠梗阻见于肠系膜血栓形成或栓塞,伴有血液循环障碍和肠肌运动功能失调。

(一)定性诊断

1. 单纯性肠梗阻(simple intestinal obstruction)

(1) X 线表现　价值有限,对于梗阻的原因和部位的诊断敏感性低。梗阻以上肠管扩张充气的肠曲呈拱形,并见高低不等的气 - 液平面。肠曲张力较低时,拱形肠曲内的液平面宽而长,液平面上方的气柱低而扁,液平面淹没了拱形肠曲下壁的顶部,称为长液平征;若肠曲内的液平面窄,气柱高,为短液平征,或邻近有两个液平面,其上方充气肠曲呈连续倒"U"形,说明肠腔内气体多,肠壁张力较高;肠曲内大量积液而气体量较少时,气体可聚集于肠腔边缘水肿增粗的黏膜皱襞下方,呈一连串小液平面,斜行排列于肠腔边缘,称为串珠征象。结肠内的液平面多位于升降结肠内,积液较多时可在横结肠内形成宽大的液平面,也可在升或降结肠两侧边缘见平行排列的小液面,为少量气体聚集于半月皱襞边缘下方所致(图 3-5-2,图 3-5-3)。

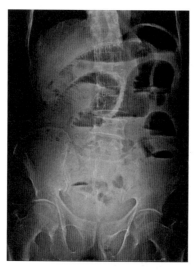

图 3-5-2　机械性小肠梗阻
腹部立位 X 线片,示上中腹部小肠充气扩张,肠祥呈倒"U"形,并伴有高低不等气 - 液平面。

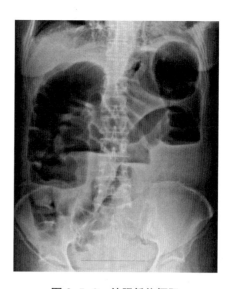

图 3-5-3　结肠低位梗阻
腹部立位 X 线片,示结肠扩张积气,可见结肠袋及半月皱襞影,结肠见多发高低不等的肠祥内积液。右下腹见回肠少量积气及小的气 - 液平面。

（2）USG 表现 梗阻以上肠管显著扩张,肠腔内大量液体充盈(图 3-5-4)。梗阻近端肠管蠕动明显,伴有液体高速流动、逆向流动及"气过水征"。麻痹性肠梗阻蠕动减弱或消失。肠襻纵断面黏膜皱襞清晰,可伴有水肿增厚,表现为"琴键征"或"鱼刺征"。肠襻弯曲扭转可形成"咖啡豆征"。

（3）CT 表现 当肠梗阻发生后,肠腔随着液体和气体的积存而不断增宽,肠管扩张,其内可见气－液平面,也可完全充盈液体,肠壁变薄,梗阻以下的肠腔萎陷、空虚或仅存少量粪便(图 3-5-5)。梗阻远近端肠管管径的明显差异,是诊断肠梗阻非常有价值的征象。需注意的是,萎陷的肠管特别是有系膜的肠管,可因扩张肠管的挤压而发生移位;在低位梗阻时,上段空肠也可不出现扩张(尤其是进行胃肠减压后)。

结肠梗阻可引起回盲瓣及回肠扩张,开放的回盲瓣在增强扫描时可有强化并造成肠壁局限性增厚的假象,易被误认为肿块,结合其形态的对称性及升结肠、回肠同时扩张等特点有助于鉴别。右半结肠梗阻还可引起阑尾积液扩张,表现为与扩张的盲肠下壁相连的小管状结构。

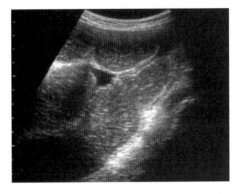

图 3-5-4 小肠梗阻
USG 声像图,示肠腔积液,肠管迂曲扩张。

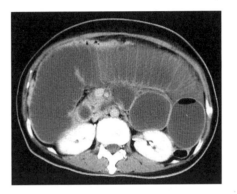

图 3-5-5 机械性肠梗阻
横断面 CT 增强扫描,肠壁与其内的积液对比明显,可见上腹部空肠明显扩张积液,空肠环形皱襞,部分肠管内伴有气－液平面。

2. 绞窄性肠梗阻(strangulated intestinal obstruction)

（1）X 线表现 闭襻内大量积液,在周围充气肠管衬托下形成类圆形肿块影,称为"假肿瘤"征(图 3-5-6);闭襻肠管显著扩大,气体易进不易出,闭襻肠曲的内侧壁因水肿增厚而相互靠拢,紧贴在一起形成线

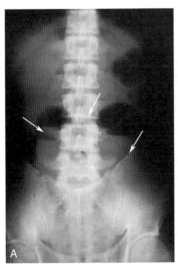
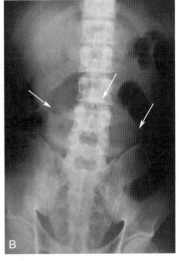

图 3-5-6 绞窄性小肠梗阻
腹部立卧位 X 线片,示下腹部无肠气充盈区(白箭)其位置固定,似肿瘤占位,称为"假肿瘤"征。

状致密影,两侧为高度扩张的充气透亮的肠腔影,形似咖啡豆,称"咖啡豆征"。

(2)CT表现 肠壁呈环形对称性增厚,可呈节段性分布。肠壁出现分层改变,表现为"靶征"或"双晕征",为黏膜下层水肿增厚的征象。CT增强扫描时,病变处肠壁不强化或强化明显减弱,可出现延迟强化。肠系膜密度增高、模糊,呈云雾状。肠系膜血管逐渐变粗,并由梗阻处向外呈放散状分布。腹腔积液少量时聚集在腹膜间隙内,大量时呈弥漫分布,腹腔系膜密度升高(图3-5-7)。肠壁内积气表明肠壁出现梗死,有时肠系膜静脉与门静脉内亦可见气体影。

3. 麻痹性肠梗阻(paralytic ileus) 影像上多表现为小肠、大肠的弥漫性充气扩张,以结肠较明显,其内多见气–液平面,胃内也可见大量气体。

(二)定位诊断

根据影像上扩张肠袢的形态特征及扩张和萎陷肠管的移行区可以判定梗阻部位。如果扩张的小肠肠袢数量少,且多位于上腹部,并可见到扩张肠管具有空肠环形皱襞,则梗阻部位多在空肠。如果扩张的回肠肠袢布满全腹,伴有较多的气–液平面;结肠内无气仅有少量气体且无扩张及气–液平面,则梗阻部位可能在回肠远段。结肠梗阻表现为梗阻近端结肠扩张,并伴有气–液平面,扩张的结肠可见结肠袋及半月皱襞;小肠多无扩张或轻度扩张。

(三)病因诊断

肠梗阻的病因复杂多样,如肠粘连、原发或继发性肿瘤(图3-5-8)、克罗恩病、血管性病变、寄生虫、大胆石、粪块、腹部疝、肠套叠、肠扭转等。与腹部X线片相比,CT在梗阻病因诊断方面具有较大的优势。诊断肠梗阻时还应考虑以下问题:腹内、外疝存在与否,是否存在两种以上的病因(如粘连伴肠扭转或腹部疝),肠管是否有两处以上部位的梗阻等。

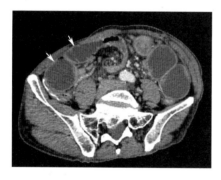

图 3-5-7 肠扭转致绞窄性肠梗阻
横断面CT增强扫描,示扭转肠袢扩张积液(白箭);肠袢中央见肠系膜血管影,边缘模糊,肠系膜密度增高(黑箭)

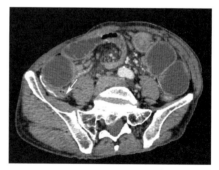

图 3-5-8 结肠癌致肠梗阻
横断面CT增强扫描,示升结肠不规则强化的软组织团块(白箭),扩张的小肠肠管显示回肠的形态特点,其内充盈液体,并伴有气–液平面。

【临床表现】

急性肠梗阻的主要临床表现有腹痛、呕吐、腹胀、停止排气排便,一般梗阻部位愈高,呕吐出现愈早。如伴有不同的并发症则可出现更复杂的临床表现。

【诊断与鉴别诊断】

依据典型的肠梗阻影像学征象结合临床症状和体征,肠梗阻的诊断不难确立。

应注意单纯性肠梗阻和绞窄性肠梗阻的鉴别,因为两者的治疗原则截然不同。肠梗阻影像诊断的目的在于判断有无梗阻、梗阻的性质、确定梗阻的部位及原因,从而有助于治疗。多层螺旋CT和三维重建能够较好地提供相关依据。

二、肠套叠

【病理与影像】

肠套叠（intussusception）是指一段肠管进入与其相连的肠管腔内。可由多种原因引起,如肠肿瘤、肠功能失调、肠管的解剖学因素（如盲肠移动度过大）等。按其发生部位可分为三类:回盲部套叠、小肠套叠、结肠套叠。肠套叠是小儿肠梗阻的主要原因,多发生于 2 岁以下儿童。

套叠的部分由三层肠壁组成:外层为鞘部（外筒）,中间层为套叠肠段的折入部（中筒）,最内层为套叠肠段的折返部（内筒）。套入部的前端称为头部,套叠肠段的入口处称为颈部。肠系膜附着于肠壁一侧,随套入肠段进入中筒和内筒之间。

急性肠套叠的影像表现如下。

X 线表现:位于右中腹部、右下腹部或肝曲部的软组织肿块影,肿块影远端因肠管含气对比显示为弧形凸出,有时套叠近端充气呈漏斗样（图 3-5-9）。钡灌肠时,当钡剂进入鞘部和折入部之间,可见特征性的袖套状、平行环状或弹簧状表现。

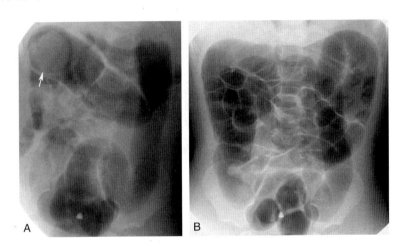

图 3-5-9 肠套叠 (1)
A. 空气灌肠,示横结肠肝曲处肠腔内软组织肿块影,呈弧形凸出（白箭）,
小肠肠腔无积气 B. 肠套叠复位后,结肠肝曲处软组织肿块影消失,空气
进入回肠呈网格状

USG 表现:沿肠管长轴多层低回声和中等回声相间结构,短轴切面呈同心圆征或靶环征,长轴切面呈套袖征。此外,尚可显示肠腔扩张及液体潴留等梗阻表现。

CT 表现:随套入肠段的延伸及肠壁的增厚,出现特征性的层状结构。当套叠肠祥的走行与 CT 扫描层面相垂直时,套叠段表现为典型的环状结构。由内向外分别是:第一层中心密度较高,为萎陷的套入段肠管（内筒）;第二层呈环状低密度,为肠系膜脂肪,其内多发小点状影为肠系膜内血管断面;第三层为高密度环,以中筒的浆膜层和肌层为主;第四层表现为稍低密度环,以中筒和外鞘（鞘部）的黏膜下层为主;最外层为高密度环,由外鞘的肌层和浆膜层为主构成。当中筒与外鞘间进入气体时,在两者之间有时可见不连续的气体影。外鞘在 CT 影像上表现为较薄的膜状结构;中筒为较厚的软组织密度层,越靠近套叠颈部越厚,这一现象是由肠壁翻转引起的血液循环障碍和套叠部肠管的轴向蠕动加压所致;内筒多较中筒薄。当 CT 显示套叠部近侧肠管积液、积气扩张时,表示继发性肠梗阻的存在。随着梗阻部位肠壁水肿的加剧,套叠部的层状结构逐渐模糊。当出现腹腔积液和肠壁内新月形气体影时,提示肠壁有血液循环障碍（图 3-5-10,图 3-5-11）。

【临床表现】

儿童急性肠套叠在临床上主要表现为突发性腹痛、血便和腹部包块三联征。一般认为,成年人肠套叠

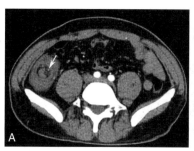 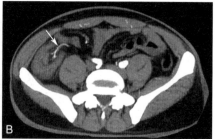

图3-5-10 肠套叠(2)

A.横断面CT增强　B.横断面CT增强,层面比A稍低,示升结肠增宽,肠管呈明显的环状分层表现,肠壁强化明显,强化的肠系膜血管随低密度的肠系膜进入套叠肠段(白箭)

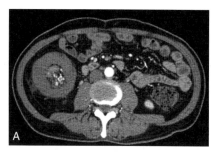 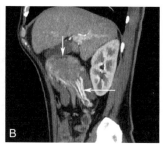

图3-5-11 回盲部肿瘤致肠套叠

A.横断面CT增强,示升结肠肠套叠改变　B.矢状面CT增强,示套叠前端一软组织密度团块(短箭),明显强化,为回盲部肿瘤,示局部系膜血管(长箭)

多有器质性的病因,多呈不完全性肠梗阻,表现为阵发性腹痛发作,套叠可自行复位,成年人肠套叠发作过后的临床检查常为阴性,CT检查可提高诊断准确性。

【诊断】

肠套叠的影像征象特异,诊断并不困难。应注意是否伴有肠壁血液循环障碍。成年人肠套叠常与肠息肉、肿瘤等病变有关,应注意对套叠头部的影像学分析。

三、消化道穿孔

【病理与影像】

消化道穿孔(gastrointestinal perforation)是胃肠道溃疡、肿瘤、炎症、外伤等病变的严重并发症,以胃、十二指肠溃疡穿孔所致最常见。

腹部X线片和透视是诊断消化道穿孔的传统方法。主要征象为立位时可见膈下游离气体,表现为一侧或双侧膈下线状或新月状透亮影,边界清晰,上缘为光滑整齐菲薄的膈肌,下缘为肝、胃底部或脾上缘(图3-5-12A)。大量气腹时可见膈肌位置升高,内脏下移,有时可衬托出腹腔器官的轮廓。但X线所见阴性不能否定穿孔的可能。

CT对于气腹的检出较腹部X线片更敏感,尤其对于少量或局限性积气的检出及与胃肠道内气体的鉴别有重要价值。多层CT结合三维重建能够较好地明确穿孔的部位和原因。仰卧位CT片上气体聚集于腹腔前部,在肝前缘和腹壁间形成透亮带(图3-5-12B),还可聚集于网膜囊、肝肾隐窝、盆腔等处。

【临床表现】

消化道穿孔最主要的临床症状是突发性剧烈腹痛,可伴有恶心、呕吐、肠鸣音消失、腹肌僵硬等,随病情加重可出现休克。

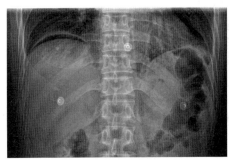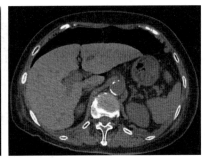

图 3-5-12 消化道穿孔
A.腹部立位 X 线片,示右侧膈下新月状透亮影为膈下少量游离气体　B.上腹部横断
面 CT 平扫,示腹腔游离气体,大量聚集于前腹壁下方,肝及胃受压向后移位

【诊断】

对于典型的患者,腹部立位 X 线片结合临床病史和体征,可以明确有无穿孔,但对穿孔部位和原因的判断帮助有限。应注意,X 线片膈下未见游离气体并不能排除穿孔,多层螺旋 CT 及三维重建是重要的检查方法。

四、急性阑尾炎

【病理与影像】

急性阑尾炎(acute appendicitis)有急性单纯型、急性蜂窝织炎型、急性坏疽型三种主要类型。

X 线表现:腹部 X 线片可提供一些参考信息,但无特异性征象。例如,右侧腹痛肌肉痉挛可引起腰椎侧弯(凹面向右);阑尾结石可表现为右下腹钙化影;右下腹胁腹线模糊和右下腹局限性轻度肠管积气扩张;阑尾区不规则软组织密度肿块影,为周围肠管受压移位;阑尾区条状气体影,多为阑尾坏疽或产气菌感染。

USG 表现:阑尾呈蚯蚓或腊肠形肿胀,直径≥7 mm。单纯型回声减低,坏疽型回声强弱不均匀。阑尾腔内可伴有粪石强回声及声影。当阑尾周围伴有积液或有肠间积液(积脓)时,提示阑尾穿孔或阑尾周围脓肿。

CT 表现:阑尾肿大增粗,呈环状或管状结构,直径 >6 mm,壁增厚 >3 mm(图 3-5-13)。阑尾内出现钙化和粪石有重要意义,约 23% 的急性阑尾炎患者可见粪石,呈点状、结节状或环状高密度影。阑尾 - 盲肠周围炎症表现为阑尾区及盲肠周围结缔组织模糊,脂肪间隙密度增高,脂肪内出现条索状密度增高影,伴有盲肠壁的局部增厚。可形成局限或弥漫蜂窝织炎性肿块。阑尾周围脓肿一般较局限,呈团块状影,中心为液性低密度,有时可出现气 - 液平面,壁较厚且厚薄不均(图 3-5-14),常位于右髂区结肠近端、盆腔内、升结肠后

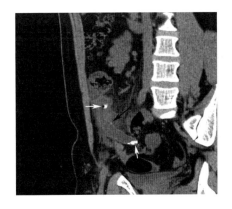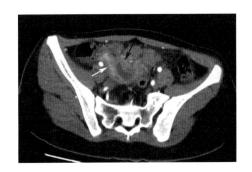

图 3-5-13 急性阑尾炎
冠状面 CT 平扫三维重建,示阑尾增粗(黑箭),管壁增厚,阑尾腔扩张,其内充满液性低密度影,阑尾开口处形态不规则,腔内可见高密度粪石(白箭),浆膜面毛糙,伴有条索状影。

图 3-5-14 阑尾周围脓肿
横断面 CT 增强,示阑尾明显增厚、强化(白箭),盆腔区囊性包块(黑箭),中心呈低密度区,包块壁厚薄不均、可见强化,边缘模糊。

和右结肠旁沟。偶尔,坏疽型穿孔造成气腹症或腹膜后积气。

【临床表现】

急性阑尾炎的主要临床症状为转移性右下腹痛,可伴有胃肠道症状(如恶心、呕吐)等。伴发腹膜炎时,则出现腹膜刺激征及畏寒、高热、麻痹性肠梗阻等。

【诊断】

典型急性阑尾炎一般根据其临床症状和体征可做出正确诊断。但有近1/3的急性阑尾炎患者临床表现不典型,影像学检查有助于诊断。

五、腹部外伤

腹部外伤包括闭合性和开放性。影像检查主要应用于闭合性外伤。肝、脾等实质器官外伤见相关章节。胃肠道外伤主要表现为消化道穿孔。

第四节 疾病影像学检查方法的比较和选择

腹部X线片是急腹症基本的X线检查方法,结合临床表现可为肠梗阻、消化道穿孔等诊断提供有意义的初步影像学信息。

立位、前后位是腹部X线检查的基本体位,可结合左侧卧位水平投照位、仰卧位前后位片进行诊断。立位前后位X线片主要用于观察气腹、腹腔或肠腔内的异常气体及液体。当病情危重不能站立位摄片时,可采取左侧卧位,X线由水平方向投照,摄取腹部正位片。在此体位,腹腔内游离气体从中腹部上移至肝周间隙,但游离气体清晰显示需要一定时间,应保持左侧卧位3~4 min后摄片。气体或钡剂灌肠检查主要应用于回盲部肠套叠、乙状结肠扭转、结肠癌所致肠梗阻及先天性肠旋转不良等。对于部分肠套叠和乙状结肠扭转患者还可行灌肠整复。对于病情复杂危重不能配合体位检查的患者,可采用仰卧位前后位片,或改用CT检查。

CT是急腹症最有价值的影像诊断方法,应作为急腹症的重要检查手段。对急腹症时腹部的密度变化,如异常气体、液体、水肿、占位、钙化、异物等均可清晰显示,CT还可直接显示器官破裂及出血等。CT不但可以诊断有无肠梗阻、穿孔等急腹症,还可以明确病变发生的部位和原因。要达到满意的诊断效果,一般需要多层螺旋CT扫描并进行三维重建。只要患者状况允许,建议同时进行平扫和增强检查以帮助诊断。

血管造影主要用于诊断主动脉病变、动静脉瘘、消化道出血、急性肠缺血和器官破裂等。

急腹症患者的腹部USG检查应与临床症状相适应,如可疑胆囊和胆管系统异常时行右上腹检查,可疑阑尾炎时行右下腹渐进性加压USG检查,患者有搏动性的腹部包块时可行腹主动脉检查。对急腹症患者的检查应全面、细致,即在做相应部位检查后,应扫查肝肾间隙、盆腔等相关部位或器官,以除外其他病变。

急腹症影像学检查的常用程序如下。

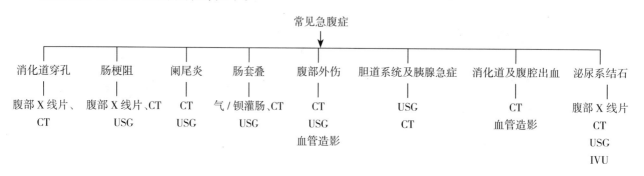

（李震 马丽娅）

数字课程学习……

🖥 学习目标和重点提示　　📋 教学 PPT　　📖 图片　　📚 拓展阅读　　🌐 中英文小结　　📝 自测题

第四篇 骨、关节和软组织

第 一 章
骨

第一节　正常影像解剖

一、骨的结构与基本影像

人体骨骼根据其形态不同,可分为长骨、短骨、扁骨和不规则骨四类。①长骨:四肢骨(肱骨、尺骨、桡骨、股骨、胫骨、腓骨)(图 4-1-1)。②短骨:手足掌骨、指骨、跖骨、趾骨(图 4-1-2)。③扁骨:如颅盖骨、髂骨、肩胛骨等(图 4-1-3)。④不规则骨:如脊椎骨、腕骨、跗骨、颅底骨等(图 4-1-4)。

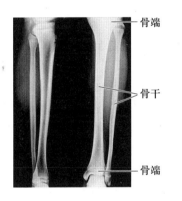

图 4-1-1　长骨(胫、腓骨)

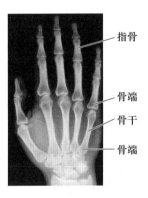

图 4-1-2　短骨(掌、指骨)

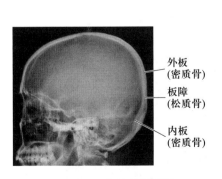

图 4-1-3　扁骨(颅盖骨)

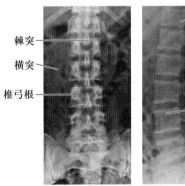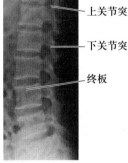

图 4-1-4　不规则骨(脊椎骨)

根据骨质结构,又可把骨分为密质骨和松质骨两大类。密质骨主要构成骨的皮质,如长骨、短骨的骨皮质,扁骨的内板、外板等。X 线片、CT 上为高密度影,MRI 的 T_1WI、T_2WI 上均为明显低信号。松质骨的骨小梁在 X 线片、CT 上呈网格状略低于密质骨的高密度影,在 MRI T_1WI、T_2WI 上为网格状低信号。例如,小梁间是以造血组织为主的红骨髓,在 MRI T$_1$WI 上为中等信号,在 T$_2$WI 上为中等高信号;富含脂肪细胞的红骨髓或黄骨髓,在 MRI T$_1$WI、T$_2$WI 上均为高信号,脂肪抑制序列则均为低信号(图 4-1-5,图 4-1-6)。

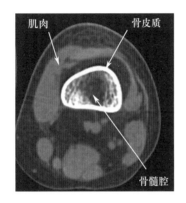

图 4-1-5 股骨中段轴位 CT 平扫

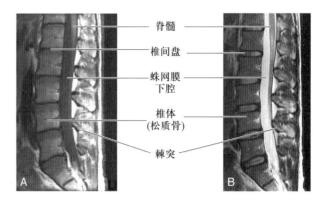

图 4-1-6 脊柱矢状位 MRI 平扫

A. T$_1$WI B. T$_2$WI

大多数骨的表面(除关节软骨面外)均有骨外膜包绕,骨皮质的内面及骨小梁的表面为骨内膜覆盖。正常情况下,骨膜在 X 线片、CT、MRI 均不能显示。

二、骨的生长发育

骨的生长发育从胚胎开始至成年骨骼成熟而停止,主要过程是化骨、生长与塑形。化骨有两种形式,一种为膜内化骨,包括颅盖骨与大部分面骨,首先由间充质细胞演变为成纤维细胞,形成结缔组织膜,在膜内形成骨化中心并逐步扩大。另一种为软骨内化骨,四肢、躯干及颅底骨均为软骨内化骨。以长骨为例,软骨内化骨首先由间充质细胞形成软骨,构成长骨的软骨雏形,其中心先出现原始骨化中心(一次骨化中心)形成骨干,两端仍为软骨的骨骺。原始骨化中心和软骨骺不断增大到一定的时期(多为出生后),两端的骺软骨内出现继发骨化中心(二次骨化中心),各骨化中心不断增大,骨也不断地增大变长,最后干骺骨化中心彼此融合而完成骨骼发育(图 4-1-7,图 4-1-8)。骨骼在生长发育过程中根据生理功能的需要,通过破骨细胞和成骨细胞的活动改建塑形。因此,处于生长发育期的小儿骨骼与成年人有较大的区别。

三、长骨的影像解剖

1. 小儿长骨 可分为骺软骨与二次骨化中心、骺板(骺线)、干骺端和骨干四部分(图 4-1-7)。

(1)骺软骨与二次骨化中心 骨骺位于长骨端,胎儿期及儿童期为软骨,即骺软骨,X 线片、CT 为软组

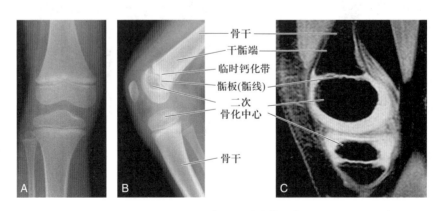

图 4-1-7 正常小儿膝关节影像

A. 正位 X 线片 B. 侧位 X 线片 C. MRI 平扫脂肪抑制 PdWI

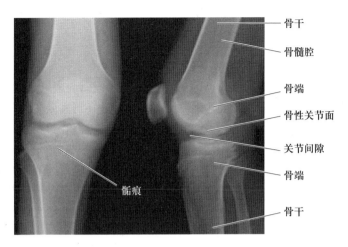

骨干
骨髓腔
骨端
骨性关节面
关节间隙
骨端
骨干
骺痕

图 4-1-8 正常成年人膝关节 X 线片
长骨干和骺已愈合,骺线消失遗留骺痕。

织密度影,不能显示或不易分辨;MRI 可以清晰显示,T_1WI 上呈中等信号,T_2WI 上呈中高信号。二次骨化中心出现后,骺软骨与二次骨化中心不断骨化增大,骨干也在不断增长、增粗,最终骨骺与干骺端融合成为发育完全的骨。

(2)骺板(骺线) 生长软骨盘是二次骨化中心与干骺端之间的盘状软骨,影像学称为骺板或骺线。X线片上为居于二次骨化中心与干骺端之间的透亮线,MRI 信号与骺软骨一致,是长骨增长的主要部位。骺板软骨细胞在骨生长发育中不断增生,有使骺板增厚的趋势;而干骺端的成骨细胞不断地增生向骺板内成骨,有使骺板变薄趋势;两者相配合,在一段时间内骺板变薄不明显而骨不断地生长变长。到青春期,骺板渐变薄直至干骺愈合,骨的生长发育完成。干骺愈合后或可在骺板部位存留一致密线,称为骺痕。

(3)干骺端 为干骺愈合前骨干两端膨大部分,干骺端与骨干无明确的分界而是逐渐移行。干骺端主要为松质骨,近骺板处为一薄层致密带,称为干骺端临时钙化带,是由骺板近骨干侧软骨基质钙化及骨化形成的骨小梁构成,此临时钙化带随成骨活动不断向骨骺侧移位,从而骨骼不断增长。

(4)骨干 由密质骨构成的骨皮质在长骨骨干中部最厚,向两端逐渐变薄。骨干中央为骨髓腔。

2. 成年人长骨 骨骺与干骺端已愈合,骺板消失,只有骨干与两个骨端,骨端有一薄层的致密骨性关节面,其表面为关节软骨覆盖(图 4-1-8)。

四、短骨、扁骨、不规则骨的影像解剖

正常成年人短骨的影像解剖与长骨相似,成熟短骨的中间为骨干,两端为骨端(图 4-1-2)。

扁骨大多较为扁平,以颅盖骨为例,其中间为松质骨构成的板障,内面和外面分别为密质骨构成的内板、外板(图 4-1-3)。

不规则骨的脊椎骨的影像解剖见本篇第二章第一节。

第二节 病变的基本影像学征象

骨骼系统疾病的影像学表现与病理改变密切相关,根据病理和影像学的改变可以概括为下列一些基本病变。认识和掌握这些基本病变的影像学征象及其病理基础,有助于观察、认识疾病。当然这些基本病变的征象是相互交叉、相互包含的,如骨质破坏、骨质疏松和骨质软化中都有骨小梁的改变;骨化可见于骨皮质增厚、骨外形改变及骨肿瘤的肿瘤骨。同时,一种疾病可有多个基本征象,而一种征象可出现在多种疾病中。因此应仔细观察各种征象,综合分析,才能抓住疾病的本质改变。疾病的正确影像诊断往往是对多个异常影像征象的综合分析并结合临床的结果。

一、骨密度与信号改变

（一）骨质破坏

骨质破坏（destruction of bone）是指局部骨质为病理组织所取代而造成局部的骨质缺失。骨质缺失可以由病理组织本身破坏或由疾病引起破骨细胞活动增强造成，骨质破坏可累及骨皮质和松质骨。

骨破坏可造成局部骨密度减低或信号改变，X线片表现为局限性骨密度减低、骨小梁或/和皮质消失的骨质缺损区，骨破坏可呈筛孔状、虫蚀状或大片局部缺损，边缘清楚或模糊。骨破坏早期或较小时，特别是在一些结构重叠的部位，X线片不易发现。CT可发现小的骨破坏，表现为局限性骨质缺失，其内为无正常骨结构的其他病理组织，可有异常的钙化、骨化。MRI较X线片、CT更为敏感，骨小梁破坏区呈T_1WI中低信号，脂肪抑制T_2WI序列或STIR序列为高信号；由于骨皮质在T_1WI、T_2WI上均为低信号，其破坏在T_1WI、T_2WI上均为相对较高信号。

骨质破坏见于炎症、结核、肿瘤等病变，各种病因造成的骨破坏均为局部的骨缺损，但由于病变的性质、发展快慢的不同，可造成破坏区与正常骨交界处的表现有所不同，破坏区与正常骨交界处可反映病变的某些性质。有下列几种情况。

（1）骨破坏区周边有一致密硬化边环绕，多为慢性炎症或生长缓慢的良性或中间型肿瘤（图4-1-9A）。

（2）骨破坏区边缘清晰但无硬化边，多为慢性炎症、良性或中间型肿瘤，但某些恶性肿瘤亦可有此征象，如多发性骨髓瘤（图4-1-9B）。

（3）骨破坏区边缘不规则，边界模糊，多为急性炎症或恶性肿瘤引起（图4-1-9C）。

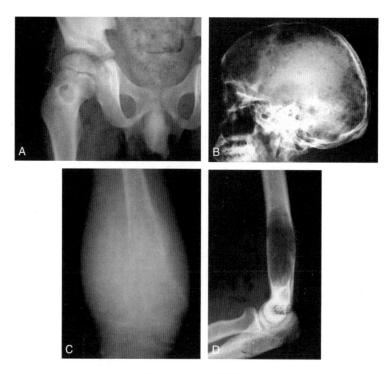

图4-1-9　骨质破坏

A. 右侧髋关节正位X线片，示右股骨上端骨破坏周边有致密带，为慢性局限性骨脓肿　B. 头颅侧位X线片，示颅骨多发穿凿样骨破坏，边缘清楚锐利，无硬化边，为多发性骨髓瘤　C. 左侧股骨下段正位X线片，示左股骨下端干骺端虫蚀样骨破坏并融合成大片状骨破坏，还可见不均匀、不规则的骨膜新生骨、软组织肿块及肿块病灶内的肿瘤骨，为溶骨型骨肉瘤　D. 肱骨下段侧位X线片，示肱骨下段囊状膨胀性骨破坏，未见骨膜增生及软组织肿块，未见异常骨化及钙化，为骨囊肿

（4）膨胀性骨破坏，边缘可锐利亦可模糊，骨的破坏相对缓慢，破坏与骨膜增生过程大致相等。由于骨内病变不断破坏骨皮质内面，而骨皮质外面骨外膜不断增生、骨化，致使局部骨"膨胀"。边缘清晰锐利者多为慢性炎症、良性或中间型肿瘤所致，边缘模糊不清伴有骨膜反应的多为某些生长相对缓慢的恶性肿瘤（图4-1-9D）。

骨质破坏是影像学诊断骨骼疾病最重要的基本异常征象之一，应注意观察骨破坏的位置、数目、形态、范围、边缘、骨膜反应、软组织情况等，并进行综合分析。

（二）异常骨化与异常钙化

1. **异常骨化** 成骨细胞形成骨基质，继之钙盐沉积于其中的过程称为骨化（ossification）。异常骨化有两种，一种是机体对病变的反应，由正常成骨细胞形成骨基质并经钙盐沉积，形成骨膜新生骨和局部骨量增多的骨质增生硬化；另一种为病理组织本身成骨骨化，由有成骨能力的肿瘤细胞形成的骨质称为肿瘤骨。

（1）骨质增生硬化（hyperostosis osteosclerosis） 表现为X线片、CT上局部的密度增高，骨皮质增厚，骨小梁的增多、增粗，骨髓腔狭窄甚至消失（图4-1-10A）及骨赘等；MRI上增生硬化的骨质在T_1WI、T_2WI上呈低信号。骨增生硬化多为局限性，见于多种疾病如炎症、外伤、退行性变、肿瘤等，全身性的疾病有氟骨症、石骨症（图4-1-10B）等。

（2）肿瘤骨（neoplastic bone） 在X线片、CT上表现为骨内或/和软组织肿块内云絮状、斑块样或针状、放射状高密度影，无正常骨小梁结构（图4-1-10C），MRI表现为在T_1WI上呈中等信号，在T_2WI上呈高信号或不均匀信号的病灶内各种形态的低信号影。肿瘤骨与反应性骨质增生硬化最大的不同在于，前者在病灶内或软组织肿块内，且无正常骨结构；后者则在骨内病灶的周围或骨皮质表面，是正常骨结构的增多。

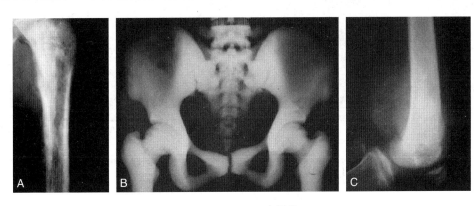

图4-1-10 异常骨化

A. 反应性骨质增生，左侧股骨正位X线片，示左股骨中上段慢性骨髓炎，左股骨中上段密度明显增高，骨皮质增厚，骨髓腔变窄，骨膜增生 B. 石骨症，骨盆正位X线片，示广泛性骨质增生硬化 C. 肿瘤骨，股骨下段侧位X线片，示股骨下段骨肉瘤，骨内病灶及软组织肿块内可见云絮状肿瘤骨

2. **异常钙化** 为软骨类肿瘤的基质钙化或组织坏死后发生的钙化。软骨钙化在X线片、CT上表现为病灶内颗粒状、小环状、半环状高密度影（图4-1-11）。而骨梗死（infarction of bone）的钙化表现为骨髓内不规则高密度影，周围一般无其他病变；钙化在MRI T_1WI、T_2WI上一般为低信号（图4-1-12）。

（三）骨质疏松与骨质软化

骨质疏松（osteoporosis）是指一定单位体积内正常钙化的骨组织减少，即骨的有机成分和钙盐均减少，两者的比例仍正常。组织学上可见骨皮质变薄，哈氏管扩大及骨小梁减少、变细。

骨质软化（osteomalacia）是指一定单位体积内骨组织的有机成分正常，而钙盐含量减少，骨质变软，组织学上骨样组织钙化不足或未钙化，常见骨小梁中央钙化，外围包有一层未钙化的骨样组织。

骨质疏松与骨质软化的X线片表现为骨质密度均减低，骨小梁变细、减少，小梁间隙增宽，骨皮质出现分层、变薄现象。但骨质疏松的骨皮质、骨小梁边缘清晰，由于骨的脆性增高，容易发生骨折。而骨质软化

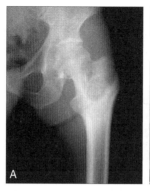
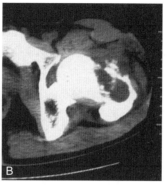

图 4-1-11 异常钙化

A.髋关节正位 X 线片 B.髋关节横断面 CT 平扫

左股骨上段软骨肉瘤,骨破坏区内与软组织肿块内颗粒状及

小环状、半环状钙化影。

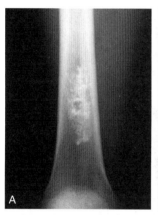
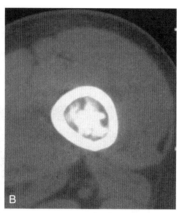
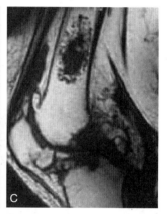

图 4-1-12 骨梗死

A.左侧股骨下段正位 X 线片 B.横断面 CT 平扫 C.矢状面 MRI 平扫 T_1WI

X 线片示左股骨中下段不规则高密度影,CT 见其位于骨髓腔内,MRI 平扫 T_1WI 为骨髓腔内斑片

状及斑点状明显低信号。

则骨皮质、骨小梁边缘模糊,骨骼发生变形,还可在耻骨、肱骨、坐骨等处出现假骨折线,表现为两侧对称性地与骨皮质垂直及边缘整齐的 1~2 mm 宽的透亮线(图 4-1-13,图 4-1-14)。

骨质疏松见于老年人、绝经后妇女及营养不良、代谢和内分泌障碍患者等,局部的骨质疏松见于失用、炎症患者等。全身性骨质软化见于佝偻病、骨软化症、肾病等。

(四)骨坏死

骨坏死(osteonecrosis)是指局部骨组织新陈代谢停止,坏死的骨质称为死骨。主要原因为血供中断,组织学上局部骨细胞死亡消失,骨髓坏死、萎缩。早期死骨的含钙量无变化,X 线片无异常,而 MRI 则表现典型。死骨的 X 线片上表现为局限性密度增高,其原因是:①死骨小梁表面新骨形成,使骨量增加;②周围骨质疏松或在病理组织(如脓液、肉芽等低密度组织)衬托下所致(图 4-1-15A、B)。骨血供中断后骨细胞和骨髓组织死亡,但骨髓中所含的脂肪成分在相当长的时间内可不发改变;在坏死区周围有肉芽组织包绕并吸收死骨,肉芽组织的外面可发生反应性纤维组织增生和骨质增生。因此在坏死的早、中期坏死区的信号仍是脂肪的信号,其周围在 T_1WI 不压脂的图像上可有低信号带围绕,为坏死区周围的反应性增生的纤维组织和骨质所致;在 T_2WI 压脂图像上可见高信号带围绕,是坏死区周围的肉芽组织所致(图 4-1-5C、D)

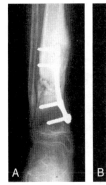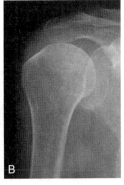

图 4-1-13 骨质疏松
A. 胫骨远段骨折内固定术后 X 线片,示骨折线以远各骨密度减低、皮质变薄小梁几乎消失 B. 绝经后骨质疏松患者右肩关节 X 线片,示右肩诸骨密度减低、皮质变薄、小梁细疏,但皮质、小梁清晰

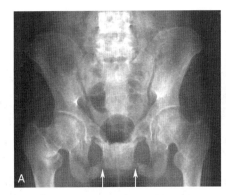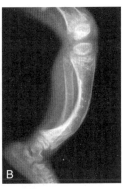

图 4-1-14 骨质软化
A. 骨盆正位 X 线片,示骨质软化后骨盆侧壁内陷,小骨盆腔呈三角形,两侧耻骨可见边缘模糊的假骨折线(白箭) B. 下肢侧位 X 线片,示佝偻病患儿的干骺端呈毛刷样,胫腓骨皮质变薄、弯曲(胫骨后缘骨皮质呈代偿性增生)

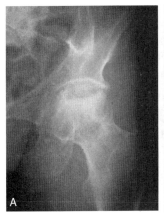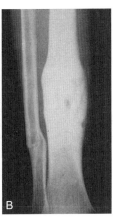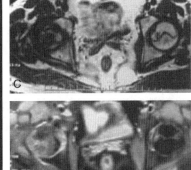

图 4-1-15 骨坏死
A. 左股骨头缺血坏死(左侧髋关节正位 X 线片),示股骨头密度增高,不均匀,塌陷变形 B. 右胫腓骨骨折后胫骨慢性骨髓炎(右侧小腿正位 X 线片),示局部密度增高,其内见一条状被线样低密度影围绕的更高密度影为死骨 C. 双侧股骨头缺血坏死(左股骨头发生坏死的时间较短,横断面 MRI 平扫 T₁WI),右股骨头坏死区为不均匀混杂信号,左侧见线样低信号围绕的脂肪样信号区即坏死区 D. 横断面 MRI 平扫脂肪抑制 T₂WI,右侧坏死区为高低混杂信号,左侧线状高信号围绕的为坏死区

二、骨膜反应

骨膜可分为两层,外层为纤维组织,内层富含成骨细胞。正常情况下,任何常规影像学方法不能显示。在病理情况下(如炎症、肿瘤和外伤等),骨膜水肿并内层的成骨细胞受刺激增生活跃,产生不同形态的骨膜新生骨,这一过程称为骨膜反应(periosteal reaction)。

骨膜反应的最早期仅有骨膜的水肿和内层成骨细胞的增生,此时 X 线片和 CT 尚不能发现,在 MRI 脂肪抑制 T₂WI 上可见水肿、增厚的骨膜呈平行于骨皮质的带状等低信号影。当骨膜新生骨出现后,X 线片和 CT 上可以见到骨膜反应,开始骨膜新生骨呈与骨皮质平行的淡薄线样模糊高密度影,其与骨皮质之间可见一线样软组织密度影;之后随着新生骨的增多,可以表现为单层或多层平行状(葱皮样)、花边状、放射状等。

由于 CT 空间分辨力有限,骨膜新生骨多表现为骨皮质增厚或与骨皮质之间有一透亮间隔的线样高密度影(图 4-1-16)。骨膜新生骨在 MRI T_1WI 及 T_2WI 上均为低信号。

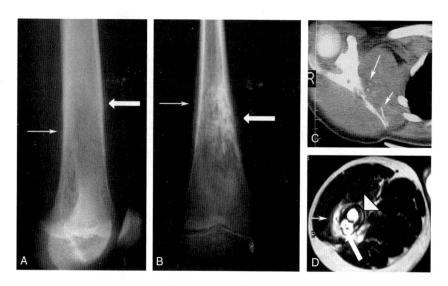

图 4-1-16 骨膜反应

A. 股骨远段骨肉瘤,股骨下段侧位 X 线片,示干骺端虫蚀状骨破坏和骨旁软组织肿块影,股骨后方质外见淡薄的线样的骨膜新生骨(白箭),前方皮质外见花边样骨膜新生骨(白粗箭) B. 另一例股骨远侧干骺端骨肉瘤,股骨下段正位 X 线片,示干骺端虫蚀状骨破坏和肿瘤骨,破坏区外侧皮质外可见葱皮样骨膜新生骨(白箭),内侧皮质外见花边样骨膜新生骨(白粗箭) C. 右肩胛骨骨肉瘤,横断面 CT 平扫,示骨质破坏、肿瘤骨(白长箭)和软组织肿块,骨破坏区内侧见线样的骨膜新生骨和骨膜三角(白短箭) D. 骨皮质脓肿,横断面 MRI 平扫 T_2WI,示脓肿(白粗箭)和周围水肿(白箭),内侧骨皮质外可见低信号的骨膜新生骨(白三角)

骨膜反应的范围不一,厚度与形态各异,与原发病变的性质和范围有关。外伤和肿瘤引起的骨膜反应较局限,而由炎症造成的常较广泛;病变进展快的骨膜新生骨常较淡薄,而慢性病变引起的常较厚而致密。病变好转或痊愈时,骨膜新生骨变得致密、清楚并可与骨皮质愈合,表现为骨皮质增厚。若病变进展或是恶性骨肿瘤时,已形成的骨膜新生骨又可被破坏,破坏区边缘残留的骨膜新生骨称为骨膜三角(Codman triangle)。骨膜反应只是提示病变的存在,不能明确反映病变的性质,要结合其他影像学表现和临床才能做出诊断。

三、骨形态改变

(一)骨皮质增厚

骨质的增生硬化、骨膜的增生均可造成骨皮质增厚。某些内分泌疾病亦可造成骨皮质增厚,如肢端肥大症等。X 线片、CT 和 MRI 均可见病变骨骨皮质增厚,骨干增粗、变形,骨髓腔变窄或消失(图 4-1-17)。

(二)骨小梁改变

骨小梁(bone trabecula)改变包括骨小梁的变细、稀疏,间隔增宽,见于骨质疏松与骨质软化;以及骨小梁模糊、增粗,密度增高和结构紊乱,见于各种原因的骨质增生硬化及石骨症等疾病(图 4-1-18)。骨小梁还可因创伤造成折裂。

(三)骨外形改变

骨外形改变包括骨的增粗、变细、变短、增长、弯曲变形等。许多原因可造成骨外形改变,骨的膨胀性破坏可造成骨的局限性膨胀;局限性骨皮质增厚可导致骨增粗变形(图 4-1-18B);骨质软化可造成骨弯曲变

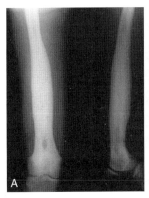
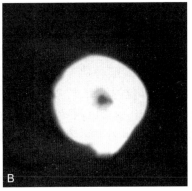

图 4-1-17 骨皮质增厚
A. 右侧股骨中下段正侧位 X 线片　B. 横断面 CT 平扫，
右股骨慢性骨髓炎，骨皮质明显增厚，密度增高，骨髓腔变窄，股骨
下段可见低密度骨破坏区。

形，如膝关节内翻的"O"形腿、外翻的"X"形腿，软骨发育不全所致的长骨变短、骨端肥大，肢端肥大症的颅面骨突出等；还有先天性发育异常所致的骨外形改变，如半椎体、蝴蝶椎、巨指（趾）症及外伤等所致的畸形愈合（图 4-1-19）。

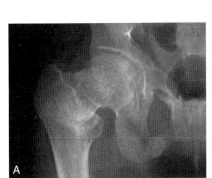
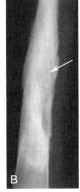
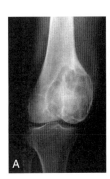
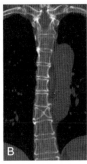
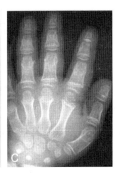

图 4-1-18 骨小梁改变
A. 骨质软化，右侧髋关节正位 X 线片，示骨小梁稀疏、模糊、内翻及坐骨和耻骨的假骨折线　B. 慢性骨髓炎的骨质增生硬化，股骨中下段侧位 X 线片，示骨小梁增粗、模糊、紊乱，并可见死骨（白箭）

图 4-1-19 骨外形改变
A. 膝关节正位 X 线片，示骨巨细胞瘤的膨胀性骨破坏　B. 腰椎 CT 冠状重组，示先天性骨发育异常的第 9 胸椎蝴蝶椎　C. 左手正位 X 线片，示软骨发育不全的短骨粗短，干骺端肥大

　　造成骨外形改变的众多原因中，有的改变颇具特征性，可以据此做出相应诊断，如脊柱发育异常的半椎、蝴蝶椎，软骨发育不全所致的管状骨变短、干骺端肥大。

第三节　常见疾病的影像学诊断

一、骨折

　　骨折（fracture）是指骨（包括骨皮质与骨小梁）和 / 或软骨的完整性、连续性的断裂，包括创伤性、应力性和病理性骨折及 X 线片、CT 不易发现而 MRI 可见的骨挫伤。骨折的影像学诊断在于明确有无骨折，了解骨折解剖改变、骨折合并的创伤、骨折的并发症、骨折的复位及愈合情况等。骨折的影像学检查应注意以下几点:①X线摄片必须有正侧位,不能摄侧位片的应有斜位片或其他位置的X线片,或必要时由其他检查方法补充,否则易于发生错漏;②照片中要包括邻近关节,对前臂骨折应包括上下两个关节,因前臂一处骨折可累及近端或远端尺桡关节脱位;③疑股骨颈骨折一定要摄内旋位片,因外旋位片可造成漏诊;④对骨盆、脊柱、腰骶、颅底、颜面等重叠复杂部位的骨折,除X线检查外,可应用CT以明确骨折的有无及其性质;⑤对症状明显而X线片无骨折的情况,MR检查可明确有无骨挫伤及微细骨折,脊柱骨折必要时亦应及早行MR或CT检查以了解椎管内及脊髓情况;⑥骨骼系统的变异较大,不能确定异常时可摄对侧以利鉴别。

(一)创伤性骨折

1. 常见影像学表现分类　创伤性骨折(traumatic fracture)有明确的外伤史,影像学表现主要有骨折线、骨折解剖改变及骨折合并创伤。

(1)骨折线(fracture line)　X线片多表现为锐利不规则的透亮线,可因骨折类型不同而异,如横行、斜行、"Y"形、"T"形等。有两块以上骨片形成的为粉碎性骨折。CT上骨折线亦表现为低密度线,但嵌插骨折在X线片、CT上可表现为致密影。MRI骨折线表现为T_1WI低信号,脂肪抑制T_2WI在高信号的骨髓水肿中呈线状低信号。椎体、跟骨等骨的压缩骨折在X线片上往往不见骨折线,只见受伤骨变形和密度增高,CT上可见骨折线或/和骨小梁密集。不全骨折有时看不到明确的骨折透亮线,表现为骨皮质的皱褶、成角、裂痕,骨小梁中断、折曲。

(2)骨折解剖改变　骨折后骨折断端之间可发生移位、成角、重叠或旋转、嵌插等改变。影像学描述骨折解剖位置改变,以骨折近端为基准,骨折远端的前后、上下、左右的移位称之为对位不良,骨折远段与近段中轴线成角为对线不良,骨折远端发生相对于近端的旋转为旋转对位不良;骨折的一端插入另一端为嵌插骨折。

(3)骨折合并创伤　诊断骨折时应注意发现骨折合并的其他创伤,如肋骨骨折并发气胸、血气胸、肝脾破裂、湿肺等,骨盆骨折并发尿道、膀胱的损伤等。

2. 小儿常见骨折　小儿骨骺与干骺端未愈合,且小儿骨质有机成分较多,容易发生骨骺骨折和青枝骨折。

(1)骨骺骨折(epiphyseal fracture)　小儿由于骨骺存在,外力容易经骺板达干骺端而发生骨骺骨折,骨折线在骺板内X线片不能显示,只见骨骺与干骺端对位异常,还可以有干骺端撕脱的骨片与骨骺一起移位。MRI可以显示骨折线的存在及骺软骨的损伤,表现为T_1WI中等信号的骺软骨内线状低信号影,或脂肪抑制T_2WI高信号影(图4-1-20)。

(2)青枝骨折(greenstick fracture)　为不完全性骨折,只见骨皮质或骨小梁的扭曲、皱褶而不见骨折线(图4-1-21)。

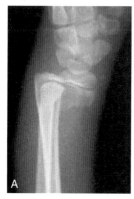
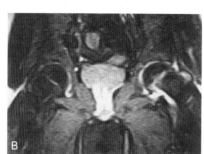

图 4-1-20　骨骺骨折
A.腕关节侧位X线片,示桡骨远端骨骺骨折,骨折远端(包括骨骺和部分干骺端)向掌侧移位　B.骨盆冠状面MRI脂肪抑制T_2WI,示左股骨头骨骺骨折,股骨颈向上移位

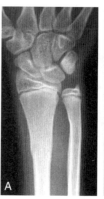
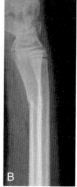

图 4-1-21　青枝骨折(右腕)
A.腕关节正位X线片
B.腕关节侧位X线片
示尺、桡骨远端桡侧骨皮质皱褶。

3. 成年人常见部位骨折

（1）科利斯骨折（Colles fracture）　为桡骨远端关节面下 2~3 cm 横行或粉碎性骨折,骨折远段向背侧和桡侧移位,两断端向掌侧成角畸形,可伴有尺骨茎突骨折(图 4-1-22A)。

（2）骨盆骨折　常为多处骨折或合并骶髂关节脱位,也可合并其他创伤(如尿道损伤)(图 4-1-22B)。

（3）股骨颈骨折　多见于老年人,头下型易发生股骨头缺血坏死(图 4-1-22C)。

（4）前臂骨折　前臂尺、桡骨骨折可合并有尺桡关节的脱位,如临床常见的蒙泰贾骨折(Monteggia fracture),而尺桡骨双骨折常伴有旋转移位(图 4-1-22D)。

（5）脊柱骨折　常合并脊髓损伤(图 4-1-22E~G),详见本篇第二章。

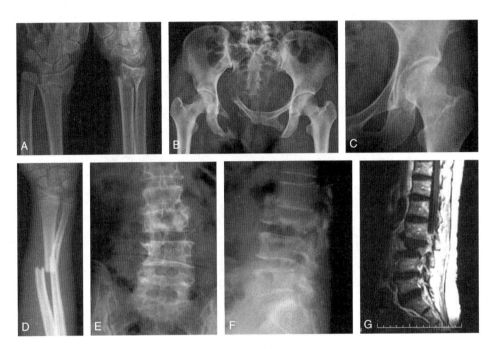

图 4-1-22　成年人常见的骨折

A. 右侧腕关节正侧位 X 线片,科利斯骨折　B. 骨盆正位 X 线片,骨盆骨折伴右侧骶髂关节脱位　C. 左侧髋关节正位 X 线片,左股骨颈骨折(嵌插外展型),未见骨折线但见头下区带状致密影　D. 右前臂正位 X 线片,尺桡骨双骨折　E、F. 腰椎正侧位 X 线片,第 3 腰椎爆裂骨折,侧位片示第 3 腰椎椎体碎成多个骨块且骨块向前、后移位　G. 同 E、F 病例,MRI 平扫 T_1WI,示腰椎多个椎体骨髓水肿呈斑片状低信号,第 3 腰椎椎体碎裂并见骨块向前、后移位

（二）疲劳性骨折

连续反复不正常外力(如长期行走、跳跃、跑步)反复作用于正常骨可致该骨的疲劳性骨折(fatigue fracture),属应力性骨折的一种。跖骨、胫腓骨为好发部位。X 线片可见横行骨折线,或不可见骨折线,仅见多量骨膜新生骨及局部皮质增厚,髓腔硬化(图 4-1-23A~C)。CT 可见不全骨折线。MRI 可见骨折线呈 T_1WI 低信号,T_2WI 高信号的水肿区内条状低信号,骨膜增生、骨皮质增厚为 T_1WI、T_2WI 低信号(图 4-1-23D)。

（三）病理性骨折

骨内病变破坏了局部骨结构,或全身疾患造成骨质疏松等情况下,即使轻微外力亦可产生的骨折为病理性骨折(pathologic fracture)(图 4-1-24)。但有时在病变早期或病变较轻、骨质破坏不明显,发生病理性骨折时 X 线检查极易忽略骨内病变,CT、MR 检查(特别是 MR)容易发现骨内病变。

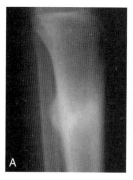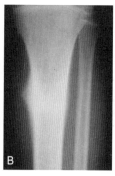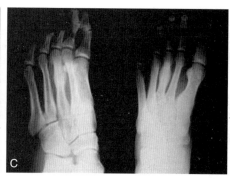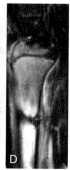

图 4-1-23 疲劳性骨折

A、B.胫骨上中段疲劳性骨折,胫骨上段正侧位 X 线片,仅显示骨质增生和骨膜新生骨而未见骨折线 C.第 3 跖骨疲劳性骨折,左足正位及斜位 X 线片,示第 3 跖骨中段骨质增生呈纺锤状,未见骨折线 D.同 A、B 病例,MRI T₂WI,示骨折线及骨髓水肿

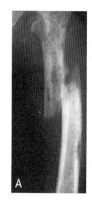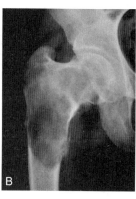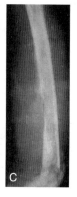

图 4-1-24 病理性骨折

A.左侧股骨正位 X 线片,肾癌左股骨转移并病理性骨折
B.右侧髋关节正位 X 线片,右股骨上段骨纤维异常增殖症
并病理性骨折 C.股骨中下段侧位 X 线片,股骨急性化脓
性骨髓炎并下段病理性骨折

二、单发局灶性骨密度或信号改变

(一)骨肿瘤

骨肿瘤(tumour of bone)是发生于骨骼或其附属组织的肿瘤。骨肿瘤有良性、中间型和恶性之分,恶性骨肿瘤又有原发性和转移性两类。

1. 骨肉瘤

【病理与影像】

骨肉瘤(osteosarcoma)是以肿瘤细胞直接形成肿瘤性骨样组织或不成熟的肿瘤骨为特征的恶性肿瘤,又称成骨肉瘤。常见的普通型肿瘤在骨髓腔内生长,造成不同程度的骨松质斑片状破坏,病变继续发展破坏骨皮质,当肿瘤侵及骨膜下则刺激骨膜产生骨膜新生骨,进一步发展又可破坏骨膜新生骨而形成骨膜三角。肿瘤侵犯周围软组织则形成骨外软组织肿块。肿瘤还可在髓腔内蔓延或在受累骨或关节对侧骨的髓腔内形成跳跃病灶。由于肿瘤细胞有产生肿瘤骨的能力,因此在骨破坏区周围的松质骨内、骨破坏区和软组织肿块内都可形成数量不等、形态不一的肿瘤骨。

骨肉瘤的 X 线分型主要是依据骨破坏和肿瘤成骨程度的不同,如肿瘤以成骨为主,骨破坏不显著则为成骨型(图 4-1-25A),反之为溶骨型(图 4-1-25B),若两者大体相当则为混合型(图 4-1-25C)。肿瘤骨的存

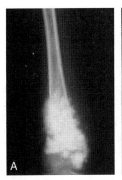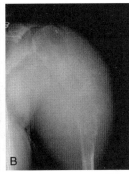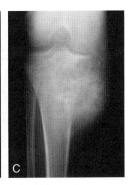

图 4-1-25 骨肉瘤分型

A. 成骨型,股骨中下段正位 X 线片,示股骨远侧干骺端和骨骺内斑块状高密度肿瘤骨影,其内不见正常骨小梁结构,局部骨破坏不明显,邻近可见明显的骨膜新生骨和骨膜三角;周围可见软组织肿块影,其内亦可见明显的肿瘤骨 B. 溶骨型,左侧肱骨上段正位 X 线片,示肱骨上段溶骨性骨破坏并病理性骨折,骨破坏区边界不清;骨破坏区外可见边缘不清的软组织肿块影,在骨破坏区和软组织肿块内仅见少量密度不高的云絮状肿瘤骨 C. 混合型,胫骨上段正位 X 线片,示胫骨近侧干骺端大片溶骨性骨破坏和一定程度的骨膜新生骨,在骨破坏区和软组织肿块内可见较明显的密度不均、形态不一的肿瘤骨影

在是诊断骨肉瘤的重要依据。肿瘤骨可为云絮状,密度较低边界不清;或为斑片状,密度较高边界较清楚;也可为针状或阳芒状(图 4-1-26A)。肿瘤骨是不能成熟的骨质,X 线片上表现较模糊,不会出现骨小梁或骨皮质的结构。

CT 能很好地显示骨肉瘤的骨质破坏、软组织肿块和肿瘤骨。软组织肿块多偏向一侧或以一侧为主。若与邻近的肌肉、血管和神经分界不清,常提示有侵犯上述组织的可能。肿瘤骨见于受累的松质骨内、骨破坏区内和软组织肿块内,形态与 X 线片所见相似,CT 值可从数十至数百或更高(图 4-1-26B)。在骨干的横断面上,骨膜新生骨常表现为骨皮质增厚或与皮质间有线样低密度影相隔的高密度线状影。肿瘤内的坏死囊变区表现为不规则的低密度,增强扫描无强化。

肿瘤在 MRI 的 T_1WI 上多为低信号;在 T_2WI 上为不均匀的混杂信号,瘤组织多为中高信号,坏死区为高信号,肿瘤骨和瘤软骨钙化为程度不同的低信号(图 4-1-26C)。在 MRI T_1WI 上可清楚显示骨肉瘤在骨内外的侵犯范围和髓腔内的跳跃病灶(图 4-1-27A),在脂肪抑制 T_2WI 上容易见到肿瘤周围的水肿(图 4-1-27B)。

【临床表现】

骨肉瘤多见于青少年,男性多于女性。好发部位是长骨的干骺端,尤其是膝关节周围和肱骨近端的干骺端。主要症状是局部疼痛、肿胀和功能障碍,局部皮温常较高,并可见浅静脉扩张。实验室检查可见,血清碱性磷酸酶常增高。病变进展较快,远处转移可早期发生,常转移至肺。

【诊断与鉴别诊断】

骨肉瘤好发于青少年,多见于长骨干骺端,主要的影像学改变是骨质破坏、软组织肿块和肿瘤骨形成。肿瘤骨是诊断骨肉瘤的重要依据,如能在骨破坏区和软组织肿块内发现肯定的肿瘤骨,不难确立诊断。X 线片能提供骨肉瘤的主要影像学改变,对表现典型的 X 线片可确定诊断。MRI 能准确提供肿瘤的侵犯范围及其与邻近组织和器官的关系,因此,在 X 线片的基础上行 MR 检查能为治疗方案的确立提供更直观而准确的信息。

骨肉瘤应与化脓性骨髓炎鉴别,可参阅本节"化脓性骨髓炎"。骨肉瘤还应与其他骨恶性肿瘤鉴别,除年龄、部位外是否有肿瘤骨形成是主要的鉴别点。

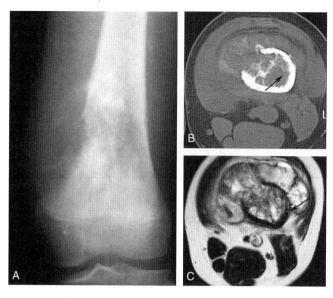

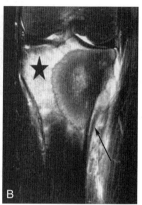

图 4-1-26　股骨远端混合型骨肉瘤

A. 左侧股骨下段正位 X 线片,示左股骨远侧干骺端大片状骨质破坏,骨破坏区内侧见软组织肿块,在骨破坏区内可见斑片状肿瘤骨,骨外软组织肿块区见云絮状肿瘤骨　B. 横断面 CT 平扫,示大片骨破坏和明显的软组织肿块及骨内的斑片状肿瘤骨和骨外的云絮状肿瘤骨,骨皮质内面可见虫蚀状破坏(黑箭)　C. 横断面 MRI 平扫 T_2WI,示肿瘤呈混杂信号,其中高信号部分代表肿瘤坏死灶,低信号部分为肿瘤骨,骨皮质为低信号,在肿瘤组织衬托下亦可见其内面的虫蚀样破坏甚至皮质内扩大的哈氏管(黑箭)

图 4-1-27　骨肉瘤

A. 股骨远段骨肉瘤,股骨矢状面 MRI 平扫 T_1WI,示肿瘤呈低信号侵犯股骨远段髓腔并形成骨外软组织肿块,在股骨中段髓腔内可见数个跳跃病灶(黑箭)　B. 胫骨近端骨肉瘤,胫骨冠状面 MRI 平扫脂肪抑制 T_2WI,示肿瘤呈中高信号,其内的肿瘤骨呈低信号,瘤周的骨髓(黑星形)和骨外软组织肿块旁的肌肉内可见水肿和显示骨膜反应(黑箭)

2. 骨巨细胞瘤

【病理与影像】

骨巨细胞瘤(giant cell tumor of bone)又称破骨细胞瘤(osteoclastoma),是一种具有局部侵袭性和偶见转移的中间型肿瘤,少数为恶性,主要由单核基质细胞与多核巨细胞构成。影像学征象可以反映其病理分型。

X 线表现:肿瘤常发生在骨端,常累及骨性关节面下,呈偏心性膨胀性骨破坏,边界清楚,破坏区常见数量不等的骨嵴,显示为分隔状的大小不一的分房,称为分房征。亦有少数病例病灶内无骨嵴。肿瘤偏心性膨胀性生长使骨端局部偏心膨大,骨皮质变薄,形成骨包壳。肿瘤内无钙化或骨化,与正常骨交界处无反应性骨质增生,亦无骨膜增生(如发生病理性骨折例外)。多数骨包壳完整,无软组织肿块。生长活跃者骨包壳不完整,包壳范围外出现软组织密度 / 信号的肿块(图 4-1-28A~C,图 4-1-29)。如果包壳不完整有软组织肿块凸出包壳轮廓之外、与正常骨交界的边缘出现筛孔状或虫蚀状骨破坏常提示为恶性骨巨细胞瘤(图 4-1-30A)。

CT 表现:CT 能清楚显示骨包壳的完整与否及软组织肿块,并能清楚显示 X 线片的分房征为骨壳内缘波浪状骨嵴的投影所致,而非真正的骨性间隔。CT 显示骨巨细胞瘤多为位于骨端的囊性膨胀性骨破坏,骨破坏区内肿瘤为软组织密度,无钙化与骨化,密度可不均匀,低密度区域多为肿瘤的坏死液化或囊变,囊变区内偶可见液 – 液平面,其原因为两种不同性质液体,通常密度为上低下高且可随体位而变动(图 4-1-28D)。生长活跃或恶性骨巨细胞瘤常可见肿瘤穿破或破坏骨包壳并形成软组织肿块影。增强扫描肿瘤实性部分明显强化而坏死液化的低密度部分则不强化。

MRI 表现:MRI 可清楚显示生长活跃及恶性骨巨细胞瘤的软组织肿块及其边缘、肿块周围水肿,侵犯正常骨、累及骨髓的范围。骨巨细胞瘤在 MRI T_1WI 上多呈中低信号,T_2WI 上多为不均匀高信号,坏死液化区在 T_1WI 上信号更低而在 T_2WI 上信号更高。病灶内出血则 T_1WI 和 T_2WI 可均为高信号。陈旧性出血的含

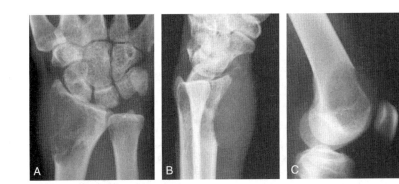
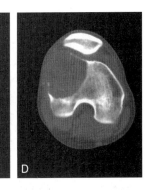

图 4-1-28　骨巨细胞瘤

A、B. 桡骨远端骨巨细胞瘤,腕关节正侧位 X 线片,示桡骨远端膨胀性骨破坏,骨包壳完整,其内分房状改变,无骨膜新生骨增生　C. 股骨远端良性骨巨细胞瘤,膝关节侧位 X 线片,示股骨远端膨胀性骨破坏,包壳完整　D. 横断面 CT 平扫,示其内密度不均,并可见密度上低下高的液 – 液平面,骨性包壳不连续但其轮廓仍存在

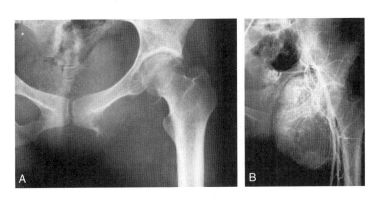

图 4-1-29　左坐骨巨细胞瘤(生长活跃)

A. 左侧髋关节正位 X 线片,示左坐骨膨胀性骨破坏,部分包壳不完整,可见局部软组织肿块　B. 血管造影,示肿瘤血供较丰富,可见肿瘤血管及肿瘤染色

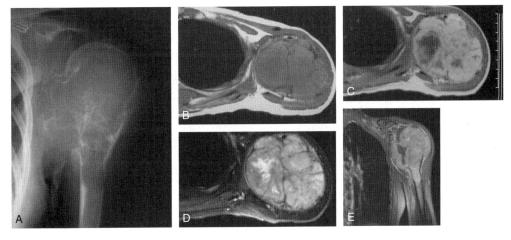

图 4-1-30　左肱骨恶性骨巨细胞瘤

A. 左侧肩关节正位 X 线片　B. 横断面 MRI 平扫 T_1WI　C. 横断面 MRI 平扫 T_2WI　D. 横断面 MRI 增强扫描 T_1WI　E. 冠状面 MRI 增强扫描 T_1WI,膨胀性骨破坏,包壳不完整,软组织肿块,骨破坏区与正常骨交界处模糊不清。

铁血黄素沉积则 T_1WI、T_2WI 均为明显低信号。如出现液－液平面则 T_1WI 为上低下等信号，T_2WI 可为上高下低信号（图 4-1-30B~D，图 4-1-31）。

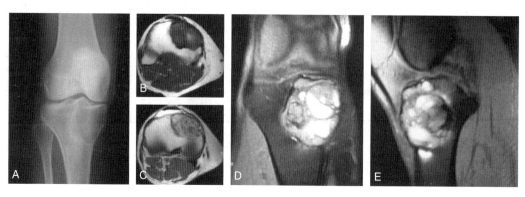

图 4-1-31　胫骨上端骨巨细胞瘤
A. 右侧膝关节正位 X 线片　B. 横断面 MRI 平扫 T_1WI　C. 横断面 MRI 增强扫描 T_1WI　D. 冠状面 MRI
平扫 T_2WI　E. 矢状面 MRI 平扫 T_2WI
X 线片示胫骨上端骨性关节面下囊状骨质破坏，轻度膨胀，无骨质增生及骨膜新生骨；MRI 平扫显示肿
瘤呈 T_1WI 不均匀低信号，T_2WI 不均匀高信号，内有等低信号，增强后肿瘤实性部分及囊壁强化，囊性部
分不强化。

【临床表现】

骨巨细胞瘤好发于 20~40 岁，以股骨下端、胫骨上端及桡骨下端最多见，约占 60%。主要临床症状为局部疼痛、肿胀和压痛，肿瘤较大可有局部皮温增高、静脉曲张，恶性者偶可有肺内转移。

【诊断与鉴别诊断】

骨巨细胞瘤好发于四肢长骨骨端，即干骺已愈合的原骨骺部。主要影像学改变为骨端关节面下偏侧膨胀性骨破坏，无钙化和骨化，亦无骨质增生硬化及骨膜反应。

良性骨巨细胞瘤主要与骨囊肿鉴别，后者发生在干骺端或近干骺端的骨干，病灶可有轻度膨胀，边缘清楚，周围偶有一薄硬化边，CT 示囊肿边缘锐利，囊内为水样密度，MRI 为水样信号。恶性骨巨细胞瘤主要与溶骨性骨肉瘤鉴别，后者好发于青少年之长骨干骺端，有明显的骨质破坏、骨膜增生、软组织肿块及肿瘤骨，CT 可以发现细小、密度不很高的肿瘤骨，MRI 可以显示肿瘤的骨髓内浸润及跳跃性子灶，均有助于诊断与鉴别诊断。

3. 骨囊肿

【病理与影像】

骨囊肿（bone cyst）是一种骨的囊肿样局限性瘤样病损。多发生于近干骺端之骨干或干骺端内，为骨内的囊腔，内含棕黄色液体，囊壁为厚薄不均的纤维组织及丰富的毛细血管，其内散在有多核巨细胞。

X 线表现：可见骨内圆形或长轴与骨干平行之卵圆形低密度区，膨胀多不明显，边界清楚，偶可有薄壁硬化边，其内密度均匀，无骨化与钙化，偶可呈多囊状，实为病灶内缘骨壁上的骨嵴投影所致，而无实际的骨间隔。发生在干骺端的骨囊肿可随着骨的生长逐渐向骨干方向移位。一般无骨膜增生，但由于骨囊肿的骨壳易发生骨折，一旦发生骨折，可出现骨膜增生。由于骨皮质变薄及囊内为液体，骨囊肿的骨折常为粉碎性，其骨折片可以倒插入囊内，又称为薄冰样骨折。有的骨囊肿可因骨折而自行消失，囊肿也可缩小或自限（图 4-1-32A~C，图 4-1-33A）。

CT 表现：骨囊肿 CT 平扫可见骨内圆形或卵圆形低密度骨破坏区，边界清楚，局部骨皮质可膨胀、变薄，但骨皮质或形成的包壳完整，周围软组织正常，囊内为均匀水样密度，如若伴有囊内出血则 CT 值增高且可出现上低下高密度的液－液平面，增强后囊内无强化（图 4-1-32D）。

MRI 表现：可见骨囊肿边缘光滑，囊内容物呈典型的长 T_1、长 T_2 水样信号，冠状面或矢状面可显示囊肿位于干骺端或近干骺端的骨干,其长轴与骨长轴一致,偶可见囊内出现液-液平面,囊周围的骨髓组织正常。增强后囊壁可轻度强化,囊内无强化(图4-1-33B~D)。

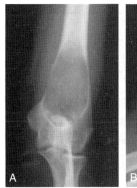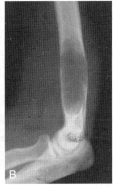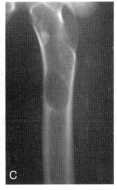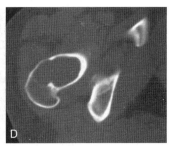

图4-1-32　骨囊肿

A、B. 肱骨下段骨囊肿,肱骨下段正侧位X线片,示肱骨下段一囊状骨破坏,轻度膨胀,边缘清楚锐利,周围无骨质硬化及骨膜新生骨　C、D. 股骨上段骨囊肿,股骨上段侧位X线片(C)及横断面CT平扫(D),示股骨上段一囊状骨破坏区,边缘光滑锐利,有纤细的硬化边,CT示其内密度均匀,CT值为9 Hu

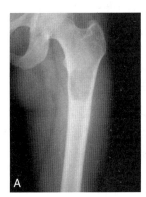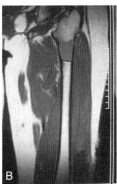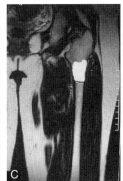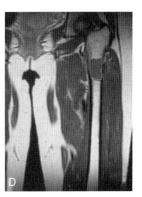

图4-1-33　左股骨上段骨囊肿

A. 左侧股骨上段侧位X线片　B. 冠状面MRI平扫T_1WI　C. 冠状面MRI平扫T_2WI

D. 冠状面MRI增强扫描T_1WI

X线片示左侧股骨上段卵圆形低密度骨质缺损;MRI平扫呈T_1WI低信号、T_2WI明显高信号病灶,边缘清楚锐利,增强扫描囊壁轻度强化,囊内不强化。

【临床表现】

骨囊肿好发于青少年,目前病因尚不明,常与外伤有关,好发生于长骨干骺端,尤以肱骨和股骨上端多见,一般无症状,多因发生病理性骨折而发现。

【诊断与鉴别诊断】

骨囊肿的诊断主要依据临床表现、影像检查结果、病理检查等。

骨囊肿主要需与骨巨细胞瘤鉴别,骨巨细胞瘤一般发病年龄较骨囊肿大,发生于骨端关节面下而非骨囊肿之长骨干骺端,且病变为实性或囊实性肿瘤而非骨囊肿之液性囊肿。

(二)骨感染

1. 化脓性骨髓炎

【病理与影像】

化脓性骨髓炎(pyogenic osteomyelitis)多数由金黄色葡萄球菌感染所致,根据其病理发展过程和病理改变,可分为急性化脓性骨髓炎和慢性化脓性骨髓炎。

（1）急性化脓性骨髓炎 细菌可经血行、邻近软组织感染直接蔓延或开放性创伤进入骨内，以血行感染最为常见。细菌栓子常停留在长骨干骺端的松质骨内，局部充血、水肿形成脓肿，病变蔓延发展可累及整个骨干。

X线表现：在发病2周内，临床局部及全身症状明显，但X线片上骨骼无明显改变，仅有一些软组织改变，如皮下脂肪内出现条纹状或网状改变，肌间隙及皮下组织与肌肉界线模糊，此为软组织内充血水肿所致。2周后，干骺端松质骨内出现局限性骨质疏松及细小的不规则破坏区。骨质破坏沿骨干方向发展累及骨干甚至全骨，小的破坏区融合形成大块骨质破坏，有时可引起病理性骨折，病变一般不穿过骺软骨侵入关节（图4-1-34A，图4-1-35A）。但亦有少数儿童及成年人可因感染侵入关节而引起化脓性关节炎，此时关节肿胀，关节结构破坏。脓肿穿过皮质侵入骨膜下掀起骨膜及骨膜下的动脉炎，使骨皮质血供障碍，病变区可出现沿骨长轴的长条状死骨，其密度高，边界清楚。由于骨髓内感染及骨膜下脓肿的刺激，骨膜内的成骨细胞增生及骨化，早期表现为与骨干平行的层状略高密度影，其与骨皮质之间有一窄的透亮带，以后骨膜增生明显可呈多种形态，甚至骨膜三角，亦可形成骨包壳，包绕病骨及死骨。

CT表现：CT平扫能及早清楚地显示急性化脓性骨髓炎的软组织充血水肿、脓肿形成、骨髓内炎症、骨质破坏及死骨，尤其是X线片不能显示的小破坏区、小死骨和小脓肿。死骨表现为骨质破坏区内的高密度影，脓肿表现为平扫低密度区，增强后明显的环形强化为脓肿壁，环内为不强化的脓腔。

MRI表现：MR检查可早期发现急性化脓性骨髓炎的骨髓内病变及骨膜反应，在骨髓充血、水肿、渗出及形成脓肿期间，表现为骨髓内 T_1WI 低信号，T_2WI 或 STI R 高信号。病变显示的水肿范围较CT显示范围大，形成脓肿后可见脓肿腔内更长 T_1 和 T_2 信号、弥散受限DWI高信号的脓液，以及平扫 T_1WI 等信号、T_2WI 略高信号、环形强化的脓肿壁。另外，肌间隙、皮下脂肪的水肿为边界模糊的 T_2WI 高信号影；脓肿形成后增强后呈环形强化，强化的是脓肿壁其内脓液不强化（图4-1-35B~E）。

（2）慢性化脓性骨髓炎 急性化脓性骨髓炎如未及时充分治疗可转变成慢性化脓性骨髓炎。

X线表现：慢性化脓性骨髓炎的脓腔与死骨长期存在，刺激骨膜及骨质增生，骨膜新生骨与骨皮质融合使局部皮质增厚，其外仍可见骨膜新生骨呈分层状或花边状，骨干增粗变形，骨髓腔密度增高甚至闭塞，骨破坏区内仍可见死骨（图4-1-34B，图4-1-36A）（注意此时由于骨的增生硬化，密度增高，骨破坏区和死骨常需过度曝光的X线片、体层摄影及CT才能显示）。

CT表现：可见慢性化脓性骨髓炎骨质增生硬化区内局限低密度灶的骨破坏区或脓腔及窦道，脓腔增强后可呈环形强化，其他改变同X线片所见（图4-1-34C）。MRI显示破坏区内长 T_1、T_2 信号及DWI高信

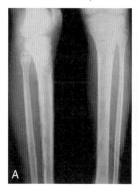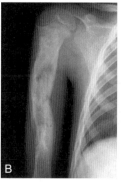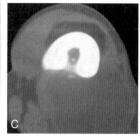

图4-1-34 化脓性骨髓炎

A.急性化脓性骨髓炎，胫腓骨正侧位X线片，示小腿中上段软组织肿胀，胫骨近段干骺端及骨干见小斑片状骨质破坏，边缘模糊，并可见层状骨膜新生骨 B.慢性化脓性骨髓炎，肱骨正位X线片，示肱骨中上段增粗变形，其内可见不规则低密度骨破坏区，破坏区内可见密度更高的死骨，骨膜增生形成骨包壳，包绕病骨 C.慢性化脓性骨髓炎，横断面CT平扫，示股骨干增粗，皮质增厚，后方并可见一瘘管及软组织内的脓肿

号的脓液、肉芽组织为长 T_1、T_2 信号,脓肿壁增强可环形强化。另外可见脓肿周围的骨髓水肿,而骨质增生硬化,死骨均表现为 T_1WI、T_2WI 低信号,软组织亦可因慢性化脓性骨髓炎活动出现水肿而呈 T_2WI 高信号(图 4-1-36B~D),另可见窦道呈管状 T_2WI 高信号,从骨髓腔延伸至皮肤表面。

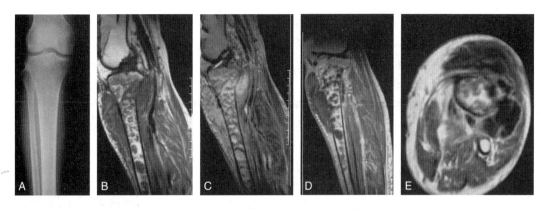

图 4-1-35 胫骨中上段急性化脓性骨髓炎
A.胫腓骨上中段正位 X 线片 B.矢状面 MRI 平扫 T_1WI C.矢状面 MRI 平扫 T_2WI D.矢状面 MRI 增强扫描 T_1WI E.横断面 MRI 增强扫描 T_1WI

X 线片示胫骨中上段软组织肿胀,胫骨上端内侧骨质破坏,局部骨小梁消失,边缘模糊;MRI 平扫示骨髓内多发长 T_1、T_2 信号病灶,周围软组织肿胀,胫骨上端内侧骨皮质破坏,形成骨内及骨外软组织脓肿,增强扫描后呈环形强化。

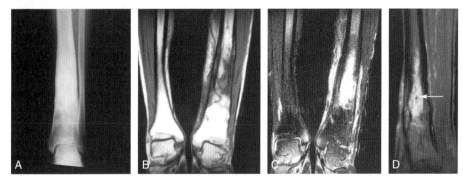

图 4-1-36 胫骨中下段慢性化脓性骨髓炎
A.胫骨中下段正位 X 线片 B.冠状面 MRI 平扫 T_1WI C.冠状面 MRI 平扫 T_2WI
D.矢状面 MRI 增强扫描 T_1WI

X 线片示胫骨中下段增粗,密度增高,皮质增厚,髓腔闭塞。MRI 平扫示骨髓内病灶 T_1WI 低信号、T_2WI 高信号,增厚的骨皮质及骨质增生 T_1WI、T_2WI 均为低信号,增强扫描后髓内病灶不均匀强化,并可见一个不强化的小脓腔(白箭)。

慢性化脓性骨髓炎的愈合,首先是骨破坏及死骨的排除、吸收,骨质增生硬化逐渐吸收,骨髓腔重新沟通。但亦有部分病例破坏区、死骨、骨质增生硬化长期存在,处于静止状态,一旦机体抵抗力下降又可反复发作。

慢性化脓性骨髓炎完全局限,形成局限性的骨脓肿,表现较为特殊,大多为长骨干骺端松质骨内小圆形或卵圆形低密度区,周围有一较厚的硬化带,逐渐移行至正常骨,其内多无死骨,亦无骨膜增生及软组织改变。CT 可见骨干骺端内一低密度灶,周围有硬化边;MRI 为 T_1WI、T_2WI 均低信号的环,环内为长 T_1、T_2 信号的小脓腔,增强后壁有强化。

【临床表现】

化脓性骨髓炎好发于儿童与少年,男性多见,长骨中以胫骨、股骨、肱骨和桡骨多见。急性化脓性骨髓炎临床表现明显,发病急,高热,病变局部有红、肿、热、痛,实验室检查白细胞总数增高等。慢性化脓性骨髓炎窦道可长期存在,或静止一段时间局部又出现红、肿、热、痛。慢性化脓性骨髓炎的全身症状不明显,或仅有局部不适。

【诊断与鉴别诊断】

急性化脓性骨髓炎临床发病急,高热及中毒症状明显,结合影像学表现,诊断不难。关键是早期发现,明确诊断,及时治疗。故临床症状明显,X线片尚未发现改变时,应尽早行 MR 检查以及时发现病灶。急性化脓性骨髓炎的主要影像学表现为以骨质破坏为主,在骨质破坏区周围有少量的骨质修复反应性骨质增生存在,尚有不同程度的骨膜反应和死骨,鉴别诊断注意与一些恶性骨肿瘤(如尤因肉瘤、骨肉瘤)鉴别。

慢性化脓性骨髓炎骨质增生硬化明显,有死骨和骨破坏区的残留,有少数患者 X 线表现不典型,需与某些骨肿瘤(如骨纤维异常增殖症等)鉴别。

2. 骨结核

【病理与影像】

骨结核(bone tuberculosis)多继发于肺结核,结核菌经血行播散至骨,停留在血管丰富的松质骨内而发病。据其发病部位可以分为长骨结核、短管状骨结核及脊柱结核。

(1)长骨结核 长骨的骨骺和干骺端是长骨结核的好发部位,结核分枝杆菌破坏骨质形成结核性脓肿,脓肿内主要是干酪样坏死物。X 线片可见骨骺、干骺端内一圆形或类圆形、边缘较清楚的骨质破坏区,常跨骨骺与干骺端,邻近无明显骨质增生而可有骨质疏松,无或仅有轻微骨膜反应,破坏区内可见呈小砂粒状、碎屑状死骨,称之为"泥沙状"死骨(图 4-1-37)。病变常侵入关节形成骨关节结核,病变可破坏骨皮质、骨膜,穿破软组织形成窦道,如并发感染,可出现骨膜反应及骨质增生。CT 扫描发现病灶内小死骨及增强后脓肿壁强化有助于明确诊断。MRI 除可发现脓肿呈 T_1WI 低信号、T_2WI 高信号外,还可发现骨髓小脓肿及病变累及骺板侵入关节,表现为干骺端 T_2WI 呈线状低信号的干骺端先期钙化带为高信号病变所代替,骺软骨板及骨骺内出现 T_2WI 高信号改变,累及关节则可见关节积液肿胀、关节软骨及骨性关节面边缘破坏(见本篇第三章第三节"关节结核")。

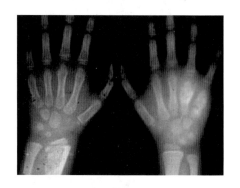

图 4-1-37 长骨结核及短管状骨结核
双手正位 X 线片,示右桡骨远端骨骺、干骺端结核,可见右桡骨远端干骺端一类圆形骨破坏区,边缘清楚,内有"泥沙状"小死骨,轻微骨膜新生骨。左第 4、5 掌骨短管状骨结核,骨气鼓,左第 4、5 掌骨骨干囊状膨胀性骨破坏,骨干膨胀,骨膜新生骨明显,内有"泥沙状"小死骨。

(2)短管状骨结核 好发于 5 岁以下儿童的手掌、指、足跖、趾等短管状骨,常为多发,典型表现为骨干内囊状破坏,骨干膨胀,皮质变薄,骨膜反应明显,又称之囊状骨结核或骨气鼓,表现较典型,不易误诊(图 4-1-37)。

(3)脊柱结核 详见本篇第二章第三节(图 4-1-38)。

【临床表现】

骨结核发病过程缓慢,一般无急性发病史,除儿童短骨结核外常为单发,局部可有肿痛及功能障碍,或局部肢体肌肉萎缩。

【诊断与鉴别诊断】

根据病史、临床表现及相关检查,即可对骨结核做出诊断。

长骨骨骺、干骺端结核应与慢性局限性骨髓炎鉴别。长骨结核常累及骨骺及关节,骨破坏周围无骨质硬化,且局部有骨质疏松,临床发病缓慢及出现肢体肌肉萎缩、功能障碍;慢性局限性骨髓炎破坏区局限于干骺端,周边有硬化带,可资鉴别。

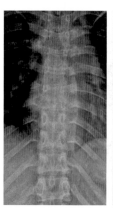
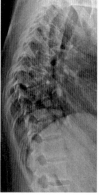

图 4-1-38 脊柱结核
胸椎正侧位 X 线片,示胸椎 7、8 椎体结核破坏,椎体楔状变形,椎体终板及椎间隙破坏、消失,椎旁脓肿形成,于正位 X 线片见椎旁梭形软组织肿胀影,范围较广。

三、多发性局灶性骨密度或信号改变

多发性局灶性骨密度或信号改变最常见的为转移性骨肿瘤,少数原发肿瘤或感染性疾病亦可为多发,如多发性骨髓瘤、多发性内生软骨瘤、骨纤维异常增殖症等,儿童的短管状骨结核亦可多发。总的来说,中老年人多发性骨破坏应首先考虑或除外转移性骨肿瘤,但亦应根据其影像学改变,考虑其他疾病。

(一)转移性骨肿瘤

转移性骨肿瘤(metastatic tumor of bone)又称骨转移瘤,据其X线表现可以分为溶骨型、成骨型和混合型,以溶骨型多见。

【病理与影像】

原发肿瘤包括癌和肉瘤,多由血行转移至骨,故常为多发,且好发于血运丰富含红骨髓的扁骨、不规则骨及长骨干骺端的松质骨内。

(1)溶骨型转移性骨肿瘤 表现为多发或单发骨质破坏,边界模糊,一般无骨质增生和骨膜反应。病变进展范围扩大,破坏区呈大片状溶骨性破坏后,可合并病理性骨折。脊柱的转移瘤可见一个或多个椎体骨质破坏,常累及椎弓根,椎体因重力压迫变扁,椎体皮质可破坏,但终板多存在,椎间隙保持正常。亦可有椎旁软组织肿胀,但一般仅限于相应被破坏的椎体,一般不超过破坏区下一个椎体(图4-1-39A)。

(2)成骨型转移性骨肿瘤 相对少见,原发肿瘤多为前列腺癌、乳腺癌、膀胱癌、鼻咽癌、肺癌等。肿瘤转移到骨刺激其内的成骨细胞增生、成骨,病变区呈结节状、斑片状或均匀一致的密度增高,骨小梁模糊不清,骨皮质完整,少见或不见骨破坏。发生在脊柱者,椎体完整,椎体或/和附件内可见斑块状或均一的密度增高,无压缩变形(图4-1-39B)。

(3)混合型转移性骨肿瘤 具有溶骨型及成骨型转移性骨肿瘤的特点,但亦可以其中一种为主(图4-1-39C)。

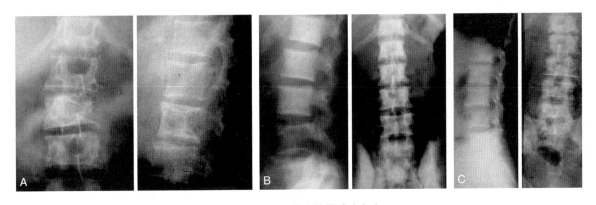

图4-1-39 转移性骨肿瘤(1)

A.溶骨型,腰椎正侧位X线片,示第12胸椎,第1~3腰椎椎体骨质破坏呈不规则低密度区,第2腰椎椎体左侧部分缺如,第1、2腰椎椎弓根破坏,第3腰椎椎弓根亦破坏,边缘模糊 B.成骨型,腰椎正侧位X线片,示腰椎及肋骨、骶骨、髂骨较均匀一致密度增高,骨小梁模糊,结构不清,但骨的形态保持正常 C.混合型,腰椎正侧位X线片,示腰椎各椎体密度不均匀,可见斑点状密度减低区及不规则斑片状密度增高区,各椎体形态保持正常

溶骨型转移性骨肿瘤的CT表现为局部骨质缺损,边界清,一般无硬化边及骨膜增生,可有软组织肿块,增强后可见病灶及软组织肿块均匀或不均匀强化。成骨型转移性骨肿瘤表现为骨内(多在松质骨)结节状、斑片状或云絮状边缘模糊或清楚的高密度影,其内无正常骨小梁,一般无骨膜反应及软组织肿块。CT发现小的骨质破坏较X线片敏感,特别是在一些结构复杂或重叠的部位(骨盆、脊柱等处)(图4-1-40)。

MRI可发现早期转移性骨肿瘤,其检出率高于X线片、CT及核素,大多数转移性骨肿瘤为T_1WI低信号、T_2WI高信号,在T_1WI及脂肪抑制T_2WI上可清楚显示,增强后病灶有强化。成骨型转移性骨肿瘤则是T_1WI、T_2WI均为低信号,其内可有不均匀高信号(图4-1-41)。

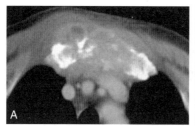 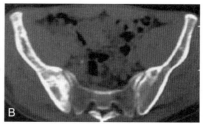

图 4-1-40 转移性骨肿瘤(2)

A. 胸骨溶骨型转移性骨肿瘤,横断面 CT 平扫,示胸骨溶骨性破坏,肿瘤破坏骨
皮质,形成软组织肿块 B. 髂骨混合型转移性骨肿瘤,横断面 CT 平扫,示右髂
骨密度不均匀增高,内有低密区,无正常骨小梁,周围软组织肿胀

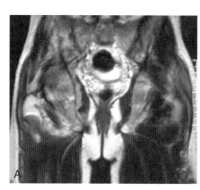 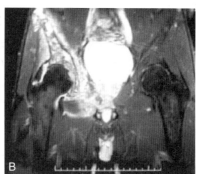

图 4-1-41 骨盆多发转移性骨肿瘤

A. 冠状面 MRI 平扫 T_2WI B. 冠状面 MRI 增强扫描脂肪抑制 T_1WI

MRI 平扫骨盆各骨内见多发 T_1WI 低信号、T_2WI 高信号影,增强扫描明显不均
匀强化,病变以右侧为主,伴髂骨周围软组织肿块。

脊柱是转移性骨肿瘤好发部位之一,详见本篇第二章。

【临床表现】

转移性骨肿瘤多发生于中老年人,但儿童及青少年亦可发生,5 岁以下的转移性骨肿瘤多为神经母细胞瘤。转移性骨肿瘤常多发,亦可单发,多见于胸腰椎、肋骨、股骨上段,其次为骨盆、颅骨、肱骨。肘关节及膝关节以远的骨骼较少累及。如未发现原发灶而首先发现骨转移,溶骨型转移性骨肿瘤多见于肺、消化道及消化腺癌肿,其次为乳腺癌、甲状腺癌、肾癌等;而成骨型转移性骨肿瘤,在男性首先考虑前列腺癌,在女性应首先考虑乳腺癌,其他如肺癌、鼻咽癌等亦应考虑。转移性骨肿瘤的临床症状主要是疼痛、病理性骨折及截瘫。

实验室检查可见,成骨型转移性骨肿瘤患者血清碱性磷酸酶增高,溶骨型转移性骨肿瘤患者血清钙、磷增高,前列腺癌转移性骨肿瘤患者血清酸性磷酸酶增高。

【诊断与鉴别诊断】

转移性骨肿瘤是最常见的骨恶性肿瘤,多发病灶、发病年龄较高及原发肿瘤的存在是诊断的要点。影像学亦有特点,可与其他骨肿瘤鉴别,如发生在长骨,则少见骨膜反应,软组织肿块小或不明显,有时可见病变仅位于骨干骨皮质;发生在椎体者,X 线片常可见椎弓根破坏且不累及椎间盘,个别早期 X 线片不典型或未能发现病变而临床上高度怀疑者,应做 MRI 或核素检查及早明确诊断。

(二) 多发性骨髓瘤

多发性骨髓瘤(multiple myeloma)又称浆细胞骨髓瘤,为骨髓衍生的单克隆性浆细胞增生性恶性肿瘤。

【病理与影像】

绝大多数骨髓瘤为多发,少数单发者中约 1/3 又可转为多发,病变原发在骨髓,多发性的主要发生在含骨髓丰富的松质骨。

X线表现:①由于肿瘤已占据骨髓,但尚未累及骨皮质,骨骼形态尚正常,部分病例X线片上可正常或仅为广泛的骨质疏松(图4-1-44F),此时可伴有病理性骨折。这主要是由于红骨髓中大量的肿瘤组织增殖造成骨质脱钙,此时与其他原因如老年、失用、甲状旁腺功能亢进等引起的骨质疏松相似,应做MRI或PET/CT检查加以区别。②多发穿凿样骨质破坏,多见于颅骨、脊柱、骨盆、肋骨,破坏区大小不等,边界清楚(偶可模糊),无硬化边及骨膜反应,以颅骨的改变最为典型(图4-1-42,图4-1-44A)。少见肿瘤穿破骨皮质形成软组织肿块。③膨胀性骨破坏,见于肋骨、肩胛骨、锁骨及长骨、脊柱,肿瘤生长相对较缓慢,骨破坏区呈皂泡状,局部骨膨胀,一般包壳完整,无骨膜增生及骨质增生,亦无死骨形成(图4-1-43A)。

CT表现:CT扫描可较X线片更敏感地发现小的骨质破坏,骨髓瘤表现为边缘清楚的骨皮质和骨小梁缺损,其内无骨间隔及钙化(图4-1-43B、C,图4-1-44B)。

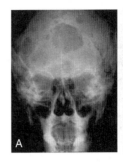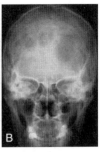

图 4-1-42　颅骨多发性骨髓瘤与颅骨多发转移性骨肿瘤

A. 多发性骨髓瘤,头颅正位X线片,示颅骨多发性穿凿样骨质破坏区,边缘清楚锐利　B. 多发转移性骨肿瘤,头颅正位X线片,示颅骨多发骨破坏区边缘模糊

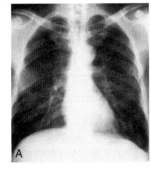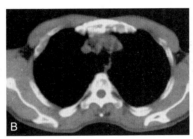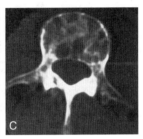

图 4-1-43　多发性骨髓瘤(1)

A. 多发性骨髓瘤,胸部正位X线片,示右第5前肋膨胀性骨破坏,右第6后肋消失,左第6后肋小囊状骨破坏　B. 与A同一病例,横断面CT平扫,示右前肋肋骨轻度膨胀性骨破坏,无软组织肿块　C. 椎体多发骨髓瘤,横断面CT平扫,示椎体多发性穿凿样改变,边缘清楚锐利

MRI表现:MRI是检查骨髓瘤的最佳方法,可显示未形成骨质破坏的骨髓内肿瘤,表现为T_1WI正常高信号骨髓影衬托下边界清楚的低信号,多发斑片状或散在小点状而呈特殊的"椒盐状"改变。脂肪抑制T_2WI序列上为高信号,增强扫描可有轻度强化(图4-1-44C~E、G~I)。发生在脊柱的可见椎体有病理性压缩骨折,骨破坏累及椎体后缘并可侵犯椎管硬膜外间隙。

【临床表现】

多发性骨髓瘤好发于50岁以上成年人,男性多见。主要见于有红骨髓的椎体、肋骨、颅骨、骨盆等处。临床主要表现为全身骨痛、肿块、骨折、贫血、血钙及血浆球蛋白增高、血清碱性磷酸酶正常,少数尿中可有本周蛋白(Bence-Jones protein)。

【诊断与鉴别诊断】

多发性骨髓瘤的多发性骨破坏,以颅骨穿凿样骨破坏最为典型,肋骨等处的膨胀性骨破坏亦有特征。由于本病有1/2左右X线片无明确骨骼破坏改变,如怀疑本病,除进行骨髓活检外,应及早行MRI或PET/CT检查以明确诊断、了解病变范围。

多发性骨髓瘤主要与转移性骨肿瘤鉴别,由于骨转移发病率比多发性骨髓瘤高得多,加上两者的影像学改变相似,故在诊断骨髓瘤前应首先除外转移性骨肿瘤。与多发性骨髓瘤相比,转移性骨肿瘤的骨破坏

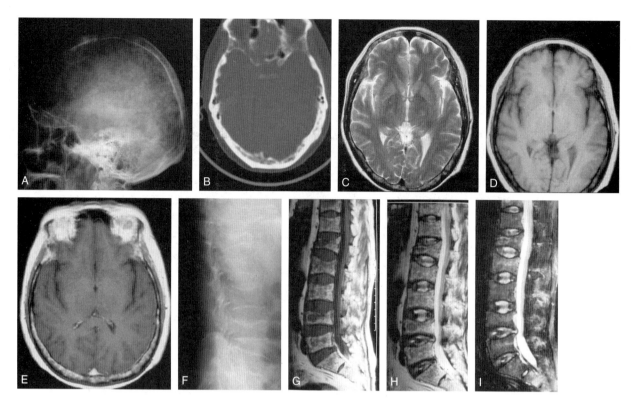

图 4-1-44 多发性骨髓瘤（2）

A. 头颅侧位 X 线片 B. 头颅横断面 CT 平扫骨窗 C. 头颅横断面 MRI 平扫 T_2WI D. 头颅横断面 MRI 平扫 T_1WI E. 头颅横断面 MRI 增强扫描 T_1WI F. 腰椎侧位 X 线片 G. 腰椎 MRI 平扫 T_1WI H. 矢状面 MRI 平扫 T_2WI I. 矢状面 MRI 平扫脂肪抑制 T_2WI

头颅 X 线片示颅骨多发穿凿样骨破坏，CT 为多发低密病灶，MRI 为 T_1WI 低信号，T_2WI 中等高信号且有强化。同一病例腰椎 X 线片示骨质疏松，椎体双凹变形；MRI 椎体变形，椎体内多发点状、小结节状低信号影呈"椒盐状"改变。

大小不一，边界模糊，无与年龄不符合的骨质疏松，发生于扁骨和异型骨的常伴有软组织肿块。原发肿瘤史及实验室检查等有助于鉴别。

此外，多发性骨髓瘤应与骨质疏松鉴别，单发膨胀性改变应与骨巨细胞瘤和动脉瘤样骨囊肿鉴别。

四、全身性骨质改变

（一）骨质疏松

【病理与影像】

各种原因所致的成骨减少或吸收增多均可引起骨质疏松。骨质疏松的主要 X 线表现为骨质密度减低，骨皮质变薄，可呈分层状改变，长骨松质骨的小梁变细、减少，间隙增宽。在脊柱则椎体内骨小梁数目减少但纵行小梁增粗、稀疏呈纵行条纹状，椎体骨皮质变薄，严重时椎体内小梁结构消失，仅椎体的骨皮质及终板可见，椎体呈半透明的长方形，椎体双凹变形呈鱼椎状，椎间隙增宽。骨质疏松易发生骨折，椎体压缩性骨折后椎体呈楔状或双凹状（鱼椎状）改变（图 4-1-45A）。CT 扫描可见骨质密度减低，骨皮质变薄分层等，与 X 线表现相似。在脊柱椎体可见椎体纵行骨小梁增粗、变疏、松质骨呈网格状（图 4-1-45C）。MRI 于 T_1WI 上可见松质骨内骨小梁间隙网眼增大，无信号的骨皮质变薄；由于小梁减少及脂肪成分增多，在 T_1WI 和 T_2WI 上信号增高（图 4-1-45B）。

【临床表现】

骨质疏松可由多种疾病引起，可分为全身性骨质疏松和局限性骨质疏松。局限性骨质疏松可由骨折、局部感染、肿瘤、失用等引起，为继发性骨质疏松；而全身性骨质疏松多由全身性疾病所引起，如引起成骨不

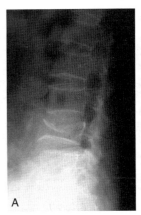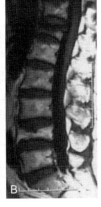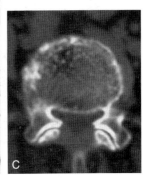

图 4-1-45　骨质疏松

A. 腰椎侧位 X 线片,示骨质疏松椎体骨皮质变薄呈半透明的长方形,椎间隙增宽,第 4 腰椎椎体塌陷变扁、双凹变形呈鱼椎状　B. 与 A 同一病例,腰椎 MRI 平扫 T_1WI,示各骨骨髓信号正常,被压缩的椎体内的骨髓信号也正常,为陈旧性压缩骨折　C. 腰椎横断面 CT 平扫,示椎体小梁数目减少、纵行小梁增粗,小梁间隙增大

足的老年、绝经期后妇女及代谢和内分泌疾病、营养不良等。

【诊断与鉴别诊断】

骨质增生根据慢性病史、临床表现和 X 线片所见即可诊断。仅从影像征象难以确定骨质疏松的病因,应结合临床和实验室检查如血钙、血清碱性磷酸酶、肾功能检查等有助于明确病因。

骨质疏松主要与骨质软化相鉴别,两者骨质密度均减低,小梁变细减少,间隙增宽,骨皮质出现分层、变薄现象,但骨质疏松者骨皮质、骨小梁的边缘清晰,容易发生骨折;而骨质软化则骨皮质、骨小梁边缘模糊,骨骼发生变形,还可在耻骨、肱骨、坐骨等处出现假骨折线。除影像学检查外,结合实验室检查也有助于鉴别。骨质疏松者实验室检查大多正常,而骨质软化则可有钙磷代谢异常,血钙、血磷降低。

(二) 骨软化症和佝偻病

骨的生长代谢过程中成骨活动障碍,骨样组织的钙盐沉积不足可引起骨质软化,原因可以是维生素 D 缺乏、肠道吸收不良、肾功能不全、碱性磷酸酶活动降低等。骨质软化通常是全身性疾病,发生于成年人为骨软化症,发生在生长期的儿童为佝偻病。此处,仅介绍佝偻病。婴幼儿维生素 D 缺乏可引起佝偻病,是一种全身性疾病。

【病理与影像】

佝偻病(rickets)是由软骨基质钙化不足和骨样组织不能正常骨化而引起的全身性骨质软化,最具特征性的改变是在生长活跃的长骨骨骺及干骺端处。X 线片示生长较快的尺桡骨远端、胫骨上端、肱骨上端、股骨下端等处,骺线增宽即骨骺与干骺端之间的距离因骺板软骨细胞增生、肥大后堆积,不能骨化而增厚;骨干的骨皮质向干骺端方向延伸,加上干骺端凹陷变形致干骺端呈杯口状变形,边缘出现骨刺样改变,干骺端肥大,干骺端之临时钙化带因其近干骺端的骨样组织堆积、不规则钙化而呈毛刺状或不钙化而模糊;骨骺出现延迟,密度低,边缘模糊(图 4-1-46A)。各肋骨前端与肋软骨联合处增生肥大形成肋骨串珠(图 4-1-46B)。全身骨骼密度减低,骨小梁稀少模糊,骨皮质变薄分层。由于骨软化,骨骼变形,特别是承重的长骨弯曲变形,造成膝内翻("O"形腿)、膝外翻("X"形腿)等(图 4-1-46C)。

佝偻病经治疗恢复的 X 线表现为先期钙化带重新出现,随着钙盐的沉积,干骺端杯口状凹陷与毛刷状改变减轻、消失,骺线宽度逐渐恢复正常,骨小梁、骨皮质的密度和形态逐渐恢复正常,但骨的变形则可长期存在。佝偻病较少用 CT 检查,MRI 可显示骺板软骨增生所致骺线增宽、骨骼变形等。

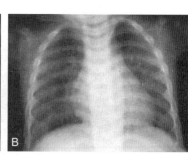
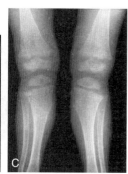

图 4-1-46 佝偻病

A. 双侧腕关节正位 X 线片,示尺桡骨远端骺线增宽,干骺端肥大呈杯口状变形,边缘出现骨刺样改变,临时钙化带呈毛刺状;骨骺出现延迟,密度低,边缘模糊 B. 胸部正位 X 线片,示肋骨前端与软骨交界处膨大,多个膨大呈串珠状 C. 双侧膝关节正位 X 线片,示膝关节外翻畸形("X"形腿)

【临床表现】

维生素 D 缺乏患儿早期表现为烦躁、睡眠不安、夜惊多汗,之后出现肌肉松弛、囟门闭合延迟、方颅、串珠肋、鸡胸及"O"形腿或"X"形腿,血钙、血磷降低及血清碱性磷酸酶增高。

【诊断与鉴别诊断】

佝偻病是一种全身性疾病,注意全身骨骼改变及特征性的骨骺、骺线、干骺端处的改变,结合临床及实验室检查予以诊断。

维生素 D 缺乏性佝偻病应注意与软骨发育不全鉴别。

(三)甲状旁腺功能亢进症

甲状旁腺功能亢进症为体内甲状旁腺素分泌增多,引起体内钙、磷代谢失常所致。

【病理与影像】

甲状旁腺功能亢进时,破骨细胞的破骨活动增强,骨吸收增加,钙磷大量丢失,造成普遍性骨量减少。甲状旁腺素分泌过多可促使破骨细胞增生活跃及纤维结缔组织增生,在局部骨形成肿块。肿块常伴有出血及富含含铁血黄素而呈棕红色,故名棕色瘤。棕色瘤非真性肿瘤,常呈囊性变。受累骨可以变形及发生病理性骨折。破骨细胞活动引起的骨膜下骨质吸收,可导致骨皮质边缘不规则缺损并为纤维组织所代替,其中骨膜下骨吸收是本病特征性改变。

X 线表现:①广泛的骨质密度减低、骨小梁模糊,颅骨内外板模糊,密度减低呈磨玻璃样或有颗粒样骨吸收区,较有特征性;②棕色瘤,为局限性骨质破坏区,多见于长骨及下颌骨,大小不一,单发或多发,可呈膨胀性改变、边界清楚、无骨增生硬化、骨膜反应及软组织肿块(图 4-1-47A、B);③骨膜下骨质吸收,骨膜下骨皮质边缘锯齿状不规则,以中节指骨桡侧最具特征(图 4-1-47C);④关节软骨及关节周围软组织钙化、尿路结石等。

CT 可见骨质疏松和骨内囊状破坏区,后者呈水样密度或略高密度;MRI 对骨髓纤维化及囊性病变的鉴别有意义,对骨膜下骨吸收的观察有限度。甲状腺区 CT、MR 检查可以发现甲状旁腺肿瘤(图 4-1-47D)。

【临床表现】

本病常见于中年人,男性:女性为 1:3。表现为全身无力,关节肌肉疼痛,常出现背、四肢骨痛,病理性骨折,泌尿系统结石,软组织转移性钙化(如肾、动脉壁等处的钙化)。实验室检查有重要意义,可见血钙增高,血磷降低,碱性磷酸酶增高,尿钙磷增多。

【诊断与鉴别诊断】

甲状旁腺功能亢进症的实验室检查特异,影像检查示多骨受累,广泛骨质疏松及棕色瘤形成,指骨骨膜下骨吸收具有特征性,如其他转移性钙化、泌尿系结石对诊断有参考意义。

甲状旁腺功能亢进症应与转移性骨肿瘤、多发性骨髓瘤、骨软化症鉴别。

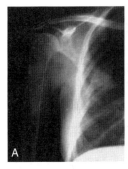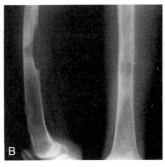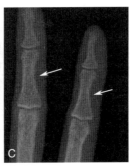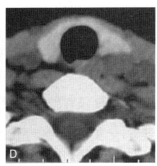

图 4-1-47 甲状旁腺功能亢进症

A. 右肱骨纤维囊性骨炎,右侧肱骨上段正位 X 线片,示肱骨上中段轻度膨胀性囊状骨破坏 B. 股骨纤维囊性骨炎,
股骨侧位及正位 X 线片,示股骨中段后缘骨皮质囊状膨胀性破坏 C. 手指骨膜下骨吸收,手正位 X 线片,示左手食
指、中指中节指骨桡侧膜下骨吸收(白箭) D. 左侧甲状旁腺腺瘤,横断面颈部 CT 平扫,示左侧甲状腺后部甲状旁
腺腺瘤呈结节状略低密度影

五、骨髓的改变

正常骨髓可分为红骨髓和黄骨髓,可因部位、年龄、病理生理状态不同而相互转化。骨髓的影像学检查
有 X 线片、CT、MRI、核素,其中只有 MRI 能观察骨髓的成分。骨髓病变较常见的有白血病、多发性骨髓瘤、
淋巴瘤、再生障碍性贫血、骨髓纤维化等,髓外病变累及骨髓最常见的是转移瘤。此处,仅介绍白血病。

白血病(leukemia)是造血系统的恶性肿瘤,表现为白细胞异常增生。

【病理与影像】

白血病患者骨内异常增生的白细胞代替骨髓,髓腔内也可有出血。

X 线表现:骨改变主要见于小儿,病灶常为溶骨性而骨硬化少见,早期在肱骨及胫骨近端干骺端内侧出
现小的骨皮质侵蚀,广泛性骨质疏松,之后出现散在广泛的溶骨性病灶,相互融合逐渐形成大的破坏区,有
时松质骨内的白血病病灶穿破骨皮质,顶起骨膜,从而出现骨膜新生骨,或因骨膜下出血引起骨膜增厚,表
现为溶骨性破坏区邻近单层或多层状平行骨膜反应。出现白血病带,表现为长骨干骺端近侧可见一宽度数
毫米、横贯干骺端、与先期钙化带平行的带状透亮影,这可
能与白血病细胞浸润或软骨内成骨障碍有关。如椎体受累,
椎体内骨小梁减少,皮质变薄,骨破坏可造成椎体楔状改
变。成年人白血病患者的骨改变,表现为骨质疏松及局限
性溶骨性骨破坏(图 4-1-48A、B),由于白血病细胞取代正
常骨髓组织。

MRI 表现:成年白血病患者的骨髓 MRI 表现为在
T_1WI 上呈弥漫性对称低信号(图 4-1-48C);在 T_2WI 上呈
中等偏高信号,在非脂肪抑制序列中不易辨认,而脂肪抑制
T_2WI 上病灶为高信号。小儿白血病骨改变在 T_1WI 上
亦为不均匀广泛弥漫性低信号,但由于儿童骨髓中造血组
织多而脂肪细胞少,T_1WI 低信号也可能为正常骨髓而非肿
瘤,应结合脂肪抑制 T_2WI 观察。

【临床表现】

白血病的主要表现为幼稚白细胞增多、贫血。骨改
变为多发性破坏,长骨干骺端白血病带和骨髓为病理组织
取代。

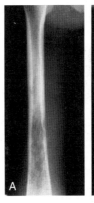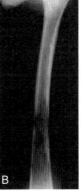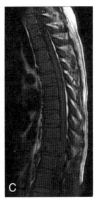

图 4-1-48 白血病

A、B. 股骨正侧位 X 线片,示白血病溶骨性骨破坏,股
骨中下段虫蚀状骨破坏,无骨质增生、骨膜新生骨及
软组织肿块 C. MRI T_1WI,示脊柱骨髓为均匀弥漫低
信号,胸 11 椎体变扁并向后突向椎管压迫脊髓
男性,23 岁,突然截瘫 3 d,血白细胞 $39.41 \times 10^9/L$。

【诊断与鉴别诊断】

白血病的诊断必须结合临床、骨破坏及骨骼改变的形态及分布、实验室检查及骨髓活检综合考虑。

白血病骨髓改变主要与淋巴瘤、多发性骨髓瘤鉴别,MR 检查主要用于发现病灶、确定范围及检验治疗效果。MRI 信号虽略有不同,但总的来说,T_1WI 为低信号,脂肪抑制 T_2WI 为中高信号,鉴别有一定困难。

六、全身性骨外形改变

此处,仅介绍肢端肥大症。肢端肥大症是由脑垂体生长激素分泌过多引起的,发生在骨骺已愈合的成年人。如生长激素分泌过多发生在骨骺愈合之前,则称为巨人症。

【病理与影像】

肢端肥大症大多是由垂体嗜酸细胞腺瘤或增生引起的,嗜酸细胞分泌的生长激素刺激全身的骨、软骨及纤维组织增生肥大、皮肤增厚,由于干骺已愈合,骨增生发生在骨端造成特征性骨端增大变形、骨皮质异常增厚。

X 线表现:主要为颜面骨、颅骨增大,内外板明显增厚,板障密度增高,骨小梁粗糙,甚至板障逐渐消失;眶上嵴及颧弓突出,下颌骨增大突出,眼间距增宽,鼻旁窦增大,以额窦为著,上颌窦次之,乳突气化广泛而明显,枕外粗隆异常突出(图 4-1-49A)。手足增大,软组织明显增厚,短管骨(手指骨、足趾骨)皮质增厚,两骨端不对称地增大,韧带肌腱附着处出现小骨刺或骨赘,末节指骨、趾骨骨端呈丛状膨大,多见于男性患者(图 4-1-49B)。胸廓、肋骨前端增宽,肋骨与肋软骨交界处出现念珠肋,为肢端肥大症特征之一。其他可见脊柱后弯,关节面可见有骨质硬化、骨刺形成,但不具特征性。

CT、MRI 表现:可见颅骨内外板增厚,额窦、上颌窦、乳突气化明显,并可发现垂体窝扩大,垂体异常增大

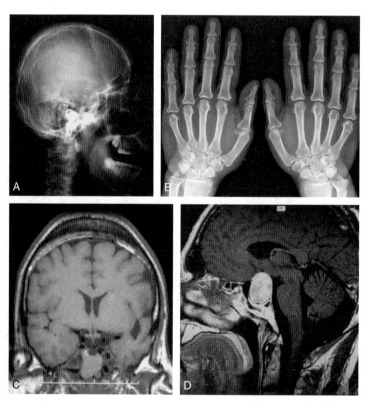

图 4-1-49 肢端肥大症

A. 头颅侧位 X 线片,示颅骨内外板增厚,下颌骨、额骨突出　B. 双手正位 X 线片,示短骨骨端肥大,末节指骨末端丛状肥大　C. 头颅冠状面 MRI 平扫 T_1WI,示颅板明显增厚,垂体增大　D. 头颅矢状面 MRI 平扫 T_1WI,示垂体增大为腺瘤

（图 4-1-49C、D）。

【临床表现】

肢端肥大症多见于 30 岁以上患者。患者表现为前额、下颌突出，脊柱后弯，指、趾肥大，软组织增厚，皮肤粗糙等，颇具特征性，X 线片、CT 上颅面骨及手足骨改变有特征，CT、MRI（特别是 MRI）可发现垂体内病变。

【诊断与鉴别诊断】

肢端肥大症主要根据患者的病史、典型临床表现、神经系统及内分泌学检查，结合影像学检查等明确诊断。

肢端肥大症主要与肺性骨关节病鉴别，后者可见杵状指及弯曲的指甲，长骨骨干明显层状骨膜增生，但颅面骨不常累及，肺内或胸膜常有病变。

第四节　疾病影像学检查方法的比较和选择

由于骨骼含有钙盐，密度较高，与周围组织有良好的天然对比；而且骨质有密质骨与松质骨，本身亦有良好的对比；故骨骼系统的影像学检查首选 X 线片，X 线片亦是 CT、MRI 等其他影像学方法进一步检查的基础。X 线片具有良好的空间分辨力，可全面、整体观察病变，特别是对骨膜增生形态的观察有一定的优势，但其不能观察骨细小改变及骨髓，软组织分辨力不高。CT 的密度分辨力高且断面成像无重叠，可以发现细小的骨改变，但其软组织分辨力也不高。MRI 多平面、多参数成像，特别是对骨皮质、骨髓、软组织检查更敏感。核素对骨骼病变的敏感度高，但由于其空间分辨力低及假阳性率高等因素，而主要用于转移性骨肿瘤的发现及某些骨骼病变的鉴别诊断。超声的分辨力不高且不易穿透骨皮质，故目前少用于骨骼系统。

归纳起来，骨骼系统的影像学检查应该首选 X 线片，再根据需要进行 CT、MRI、核素检查。观察重叠复杂部位骨的细微改变应用 CT，观察病变内部结构与成分、骨髓、软组织改变应用 MRI，但骨的恶性肿瘤应尽量在 X 线片的基础上应用 MR 检查，以明确其骨髓内跳跃性子灶和软组织的侵犯范围。

（刘斯润　孟悛非　余深平）

数字课程学习……

　学习目标和重点提示　　教学 PPT　　图片　　拓展阅读　　中英文小结　　自测题

第二章
脊 柱

第一节　正常影像解剖

一、X 线片

在正位 X 线片上,脊柱顺列正直,椎体呈长方形,从颈椎至腰椎向下依次增大,主要由松质骨构成,其骨小梁纵行排列比横行明显,周围为一薄层密度均匀的骨皮质,轮廓光滑。椎体两侧有横突影,其内侧见椎弓根的横断面椭环状投影。椎弓根的上下方为上、下关节突的投影。棘突于椎体中央偏下方呈尖向上的类三角形影像。棘突与椎弓根之间的骨板为椎弓板。椎体上下缘的致密白线状影为椎体终板。其间的椎间隙是椎间盘的投影。

在侧位 X 线片上,椎体也呈长方形,其上下缘与前后缘成圆直角。椎管在椎体的后方为纵行半透明区。椎弓居于后方,椎弓板位于椎弓根和棘突之间。上、下关节突的关系是下关节突在下位脊椎的上关节突后方。同一脊椎的同侧上、下两关节突之间为椎弓峡部。脊椎小关节间隙为均匀的半透明影。脊椎小关节在颈、胸椎侧位 X 线片显示清楚,于腰椎正位 X 线片显示清楚。椎间孔居相邻的椎弓根、椎体、关节突和椎间盘之间。

侧位 X 线片可以更好地观察椎间隙。胸椎间隙较窄,自下胸椎起有向下逐渐增宽的趋势,以腰 4/ 腰 5 间隙最宽,而腰 5/ 骶 1 间隙又可变窄。侧位 X 线片可显示脊柱的生理曲度,从上至下,颈椎前屈—胸椎后曲—腰椎前屈—骶尾椎后曲(图 4-2-1)。

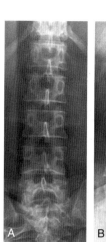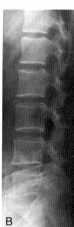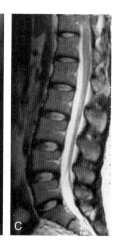

图 4-2-1　正常腰椎
A.腰椎正位 X 线片　B.腰椎侧位 X 线片
C.腰椎正中矢状位 MRI T_2WI

二、CT

在脊椎 CT 横断面像上,除颈 1 层面可见颈 1 的前弓、后弓及两侧侧块,以及颈 2 的齿状突外,脊柱各段仅略有不同,如颈椎椎体较小而椎弓附件较大、胸椎附有肋骨、腰椎椎体较大等。在经过椎体中部的层面可见由椎体、椎弓根和椎弓板构成完整的椎管骨环。椎弓板两侧有横突,后方可见棘突。椎体呈后缘向前凹的圆形。在经过椎体上部和下部的层面,椎体后外侧方可见椎间孔和上下关节突。黄韧带为软组织密度,附着在椎弓板和关节突的内侧,厚 2~4 mm。硬膜囊居椎管中央,呈软组织密度,其与骨性椎管壁间有薄层脂肪组织。在椎间盘层面上,可见椎间盘影,其密度低于椎体,高于硬膜囊,CT 值为 50~100 Hu(图 4-2-2)。

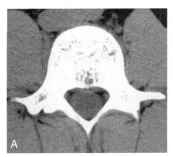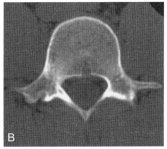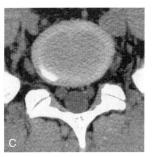

图 4-2-2　正常腰椎横断面 CT 平扫
A. 椎体层面（软组织窗）　B. 椎体层面（骨窗）　C. 椎间盘层面（软组织窗）

三、MRI

在脊柱 MRI 矢状面及冠状面上，可显示脊柱的连续解剖结构（图 4-2-3）。

椎体边缘骨皮质在 T_1WI 及 T_2WI 上均呈低信号。成年人椎体骨松质在 T_1WI 上呈中高信号，在 T_2WI 上呈中高信号，信号强度的高低与其骨髓内脂肪、造血成分含量有关。椎小关节面关节软骨在 T_1WI 及 T_2WI 上呈中等及中高信号。前纵韧带、后纵韧带在 T_1WI 及 T_2WI 上均呈低信号，与骨皮质、椎间盘的外纤维环分不开。正常椎体后方中部可见水平走向的椎体静脉影，在 T_1WI 上呈低信号，在 T_2WI 上呈高信号。椎体、椎间盘、椎板和韧带围成椎管，其内可见脊膜囊和脊髓。

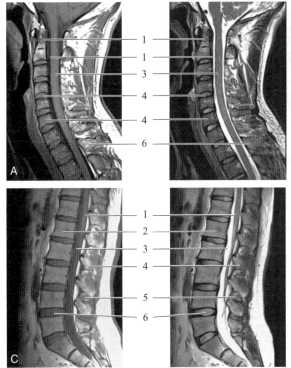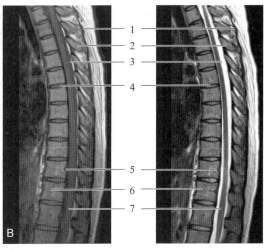

图 4-2-3　正常脊柱的颈、胸、腰各段矢状面 MRI
平扫 T_1WI 及 T_2WI
A. 颈椎：1. 齿突；2. 蛛网膜下腔；3. 颈髓；4. 椎间盘；5. 椎体；6. 棘突　B. 胸椎：1. 棘上韧带；2. 棘突；3. 蛛网膜下腔；4. 椎间盘；5. 椎静脉孔；6. 椎体；7. 脊髓　C. 腰椎：1. 脊髓圆锥；2. 椎体；3. 蛛网膜下腔；4. 棘突；5. 棘间韧带；6. 椎间盘

椎间盘（intervertebral disc）由纤维软骨板和髓核构成，上下软骨板与椎体的终板紧密连接。椎间盘在 T_1WI 上呈较低信号，分不清髓核与纤维环；髓核及内纤维环在 T_2WI 上呈高信号，外纤维环在 T_1WI 和 T_2WI 上均呈低信号。

硬膜外腔为硬脊膜与椎管壁之间的潜在腔隙，其内富含脂肪、疏松结缔组织、神经和血管。硬膜外脂肪在 T_1WI 上呈高信号，在 T_2WI 上呈中高信号，腰骶段硬膜外脂肪比胸段多。椎管内的脊髓呈中等均匀信号，脊髓圆锥一般在胸11、胸12水平逐渐变细，末端略膨大在腰1、腰2水平偏后方；马尾神经与脊髓圆锥相比呈低信号。约 5% 的正常人群终丝纤维可见脂肪成分。

横断面上,椎体、椎弓、椎板、横突及棘突等处的黄骨髓在 T_1WI 上呈高信号,在 T_2WI 上呈中高信号。黄韧带位于椎管内面后部两侧椎板内缘,含大量弹性纤维,在 T_1WI、T_2WI 上呈低信号。侧隐窝前面为椎体后缘及椎间盘,后面为上关节突前面,外面为椎弓内面。在横断面上,脊髓及马尾神经在 T_1WI 上呈中等信号,周围脑脊液呈低信号;在 T_2WI 上,与高信号的脑脊液比,脊髓及马尾神经呈中低信号。

四、常见变异及易误诊为病变的征象 ℮

第二节 病变的基本影像学征象

一、椎体形态与结构异常

椎体形态与结构异常常见的如下。

(一)椎体塌陷变扁

椎体塌陷变扁指 X 线片、CT 三维重建或 MRI 表现为椎体塌陷变扁(图 4-2-4)。

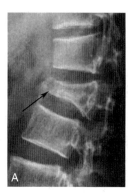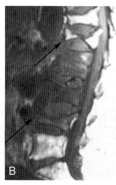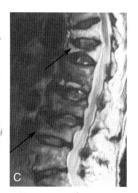

图 4-2-4 椎体塌陷变扁
A.腰椎侧位 X 线片,示椎体压缩性骨折引起单发椎体塌陷变扁(黑箭)
B、C.矢状面 MRI 平扫 T_1WI、T_2WI,示老年骨质疏松引起多发椎体塌陷变扁(黑箭)

单发椎体变扁常见于椎体压缩性骨折、嗜酸性肉芽肿及血管瘤等,多发椎体变扁常见于软骨发育不全、骨髓瘤、转移瘤、骨质疏松等。

椎体的塌陷变扁,无论是单发还是多发都需鉴别是单纯的塌陷变扁还是在骨质结构破坏、缺损基础上发生的塌陷变扁。

(二)椎体边缘凹陷

椎体边缘凹陷多为外压病变所致,产生椎体前缘凹陷的有主动脉瘤等,产生椎体后缘凹陷的有椎管内肿瘤(如神经纤维瘤病等)。

(三)椎体形态异常

椎体形态异常表现多种多样。椎体形态异常的疾病有半椎体畸形、脊柱裂、椎体融合畸形及寰椎枕骨化等脊柱先天性畸形,脊柱结核和脊椎良、恶性肿瘤等造成的脊椎骨的破坏变形。

二、椎体的密度或信号异常

(一)椎体密度异常

X 线片或 CT 上椎体密度异常可分为椎体密度增高和椎体密度减低两种类型。

1. **椎体密度增高**　表现为椎体呈单发或多发均匀高密度影的常见疾病有石骨症、骨髓硬化症、成骨型转移性骨肿瘤等,表现为椎体呈斑片状不均匀高密度影的常见疾病有治愈的压缩性骨折、成骨细胞瘤、骨髓炎、成骨型转移性骨肿瘤等(图 4-2-5)。

2. **椎体密度减低**　广泛性椎体密度减低的病变主要见于骨质疏松症;局限性椎体密度减低的病变主要见于各种原因的骨质破坏,如脊椎良、恶性肿瘤和脊椎结核等(图 4-2-6)。

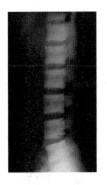

图 4-2-5　椎体密度增高
石骨症患者胸腰椎侧位 X 线
片,示椎体密度弥漫性增高。

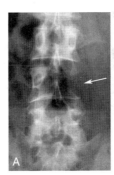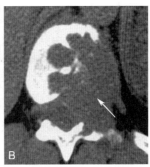

图 4-2-6　椎体密度减低
A. 腰 4 椎体肿瘤所致的局限性密度减低(白箭)
B. 另一病例的 CT 平扫,示胸 12 左侧椎体和附件破
坏而密度减低

(二) 椎体信号异常

椎体信号异常是指各种疾病在椎体上产生的 MRI 异常信号(图 4-2-7)。这些信号的产生原因比较复杂,与病变的性质、成分、序列等多种因素有关。T_1WI 低信号、T_2WI 高信号的多见于炎症、水肿、肿瘤等,如压缩性骨折、转移瘤;T_1WI、T_2WI 均为低信号的多是由于成骨、钙化等,如成骨性转移瘤;T_1WI、T_2WI 均为高信号的多见于出血和血管瘤等。

三、椎间盘(隙)异常

(一) 椎间盘密度异常

椎间盘密度异常包括密度增高和密度降低。椎间盘密度增高主要见于椎间盘钙化的疾病,如假性痛风;有的病变造成椎旁韧带钙化、骨化,这时在投影上可见椎间隙密度增高,如强直性脊柱炎等。椎间盘(隙)内出现低密度影主要见于椎间盘退行性变时气体进入椎间盘裂隙内(图 4-2-8)。

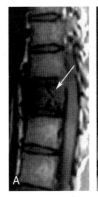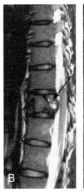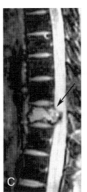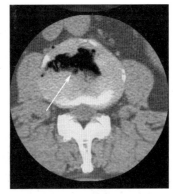

图 4-2-7　椎体信号异常
A. T_1WI　B. T_2WI　C. 脂肪抑制 T_2WI
椎体转移瘤,脊柱矢状面 MRI 平扫,呈 T_1WI 低信号,
T_2WI 等高混杂信号,脂肪抑制 T_2WI 高信号(箭头)。

图 4-2-8　椎间盘密度异常
退变的椎间盘横断面 CT 平扫,
示椎间盘内气体密度影(白箭)。

（二）椎间盘信号异常

椎间盘信号异常主要表现为正常椎间盘在 MRI T_2WI 上的高信号降低,成为低信号,见于椎间盘创伤、退行性变或椎间盘膨出、突出。脊椎结核或椎间盘炎等亦可造成椎间盘信号异常,多数表现为 T_1WI 低信号,T_2WI 不均匀高信号。

（三）椎间隙狭窄

当椎间盘变性、膨出、突出或椎间盘结构被结核等病变破坏时,椎间盘厚度变薄,出现椎间隙狭窄。在 X 线片发现椎间隙狭窄应行 CT 或 MR 检查以了解椎间盘病变性质。

当骨质疏松明显时或椎体由于肿瘤破坏时终板塌陷、椎间盘陷入塌陷的椎体,此时 X 线片或可见椎间隙变窄,但 CT 和 MRI 可显示椎间盘并无破坏,椎间隙也无真正的变窄,椎间盘有时反而变厚。

四、椎弓根异常

（一）椎弓根骨质破坏

引起椎弓根骨质破坏的病变最常见为脊椎转移瘤,其他有动脉瘤样骨囊肿、骨巨细胞瘤、嗜酸性肉芽肿和脊椎结核等,表现为脊椎正位 X 线片上类圆形的椎弓根不完整或消失。CT、MRI 可见骨质破坏累及椎弓根。

（二）椎弓根间距离增宽

椎弓根间距离增宽可伴椎弓根内缘弧形压迹,主要为椎管内肿瘤及脊膜或脑脊膜膨出等造成。

五、椎旁软组织改变

椎旁软组织改变是指发生于脊椎或椎旁组织的病变所产生的软组织改变,包括脊椎转移瘤、其他肿瘤所产生的椎旁软组织肿块和脊椎结核所产生的椎旁脓肿等(图 4-2-9)。

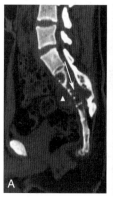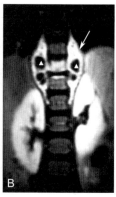

图 4-2-9　椎旁软组织改变

A.骶尾椎骨肉瘤,正中矢状位 CT 平扫,示骶 2、3 骨破坏、骶管骨壁破坏及骶管内软组织肿块影(白箭)及骶 2、3 前的软组织肿块影(白三角)　B.胸椎结核,胸腰椎冠状位 MRI T_1WI 压脂增强像,示胸 10 椎体高信号,胸 10~11 椎间盘内水样信号影(白箭),胸 9~11 椎旁见增强的软组织肿块影及其内不强化的脓肿(白三角)

第三节　常见疾病的影像学诊断

一、脊椎局灶性骨密度或信号改变

（一）脊柱结核

脊柱结核(spine tuberculosis)是最常见的骨关节结核。可分为中央型、边缘型、韧带下型和附件型,以边缘型最为常见。

【病理与影像】

结核分枝杆菌经血液循环到达椎体前部,破坏上下边缘松质骨,再经椎间盘或前纵韧带下侵犯相邻椎体,形成常见的边缘型脊柱结核(图 4-2-10)和韧带下型脊柱结核(图 4-2-11);少数骨质破坏以椎体或脊椎附件为主,分别称为中心型和附件型脊柱结核。

病理上的增生型结核以肉芽组织增生为主,形成结核结节。干酪性结核病灶内为干酪样坏死并形成脓肿(冷脓肿),可有小死骨或砂粒状钙化。

以脊柱结核 X 线片所见为基本征象,可分为如下。

1. 骨质破坏

（1）中央型　椎体内见圆形、不规则形的骨质缺损区,边缘不清、内可有砂粒状小死骨;椎体或塌陷变

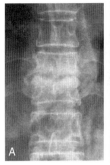 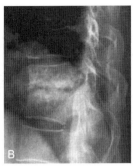 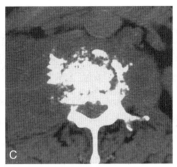 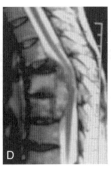 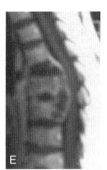

图 4-2-10　脊柱结核（边缘型）

A、B. 胸椎正侧位 X 线片,示胸 8/ 胸 9 椎间隙变窄,相应椎体骨质破坏,椎体变扁,椎体终板不规则、模糊、密度增高,椎旁可见梭形软组织肿块影　C. 横断面 CT 平扫,示椎体骨质破坏,椎旁腰大肌及软组织肿胀,密度不均　D. 矢状面 MRI 平扫 T₂WI,示椎体骨质破坏呈不均匀高信号　E. 矢状面 MRI 增强扫描 T₁WI,示椎旁脓肿呈环形强化

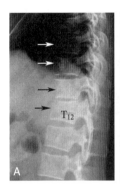 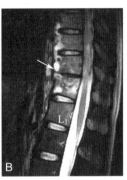 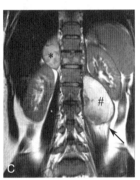 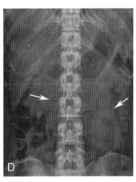

图 4-2-11　脊柱结核（骨膜下型）

A. 胸腰椎侧位 X 线片,胸 9~12 前缘可见不规则的骨质破坏(黑箭、白箭),胸 11~12 椎间隙变窄　B. 同一部位正中矢状位 T₂WI,示胸 9~12 椎体前缘高信号影为脓液(星号),前纵韧带掀起(白箭),胸 11~12 椎间隙变窄其前部有液体信号　C. 腹部冠状位 T₂WI,示下胸椎(星号)和上腰椎(井号)椎旁脓肿,后者位于左侧腰大肌内,左肾下极向外上移位　D. 腹部 X 线片,示左侧腰大肌影增宽右侧腰大肌影正常(白箭)

扁,甚至整个椎体全被破坏消失。此型多见于胸椎。

（2）边缘型　破坏开始于椎体的上、下缘,逐渐向椎体和椎间盘发展,使椎体破坏区扩大而椎间隙变窄。此型多见于胸腰椎。

（3）韧带下型　病变沿前纵韧带下蔓延,可累及数个椎体前缘,同时可向后扩散累及多个椎体及椎间盘。

（4）附件型　表现为棘突、横突、椎弓、椎板和小关节突等相应附件的骨破坏,破坏区骨小梁消失或模糊,骨质密度减低,骨皮质模糊中断。

2. 椎间隙变窄或消失　椎体的软骨终板破坏,进而椎间盘破坏,椎间隙变窄;相邻的椎体可因终板和椎间盘的破坏而互相融合在一起。此为脊椎结核的特征之一。

3. 椎旁脓肿　结核感染可产生干酪样坏死,坏死物在骨破坏区内或周围软组织内聚集形成结核性脓肿。腰椎结核的脓肿常聚集在腰大肌肌鞘内形成腰大肌脓肿,表现为腰大肌轮廓不清或呈弧形凸出;胸椎结核形成椎旁脓肿,表现为胸椎两旁梭形软组织肿胀影;颈椎结核形成咽后壁脓肿,表现为咽后壁软组织影增厚并呈弧形前凸。脓液可沿组织的间隙引流至远处。

椎体破坏常合并脊柱后凸畸形,常见于胸椎,并可伴有侧弯。

CT 可更清楚地显示脊椎结核较隐蔽和较小的骨质破坏及小死骨,平扫结合增强检查可显示脓肿的位置、大小及与周围大血管及组织器官的关系,还可显示椎管内脊膜囊、脊髓受脓肿或肉芽组织压迫的程度和范围。

MRI 可发现早期脊椎结核的炎性水肿。脊椎结核灶 T_1WI 多呈均匀或混杂的低信号,T_2WI 多呈混杂的高信号或部分均匀的高信号,椎体终板被破坏可使 T_2WI 线状低信号影不完整或为高信号病变所替代,如有脓液常在 T_2WI 上呈水样高信号影。病变椎间盘多呈 T_1WI 低信号,T_2WI 不均匀混杂高信号,增强扫描椎间盘呈不均匀强化。椎旁脓肿在 T_1WI 上呈低或等信号,在 T_2WI 上多呈水样均匀高信号,增强扫描脓肿壁可有明显强化而脓液不强化。

【临床表现】

脊柱结核好发于儿童和青少年,近年来老年患者的比例增多。大多数患者发病缓慢,症状较轻,可有低热、食欲差和乏力。局部常有脊柱活动受限,颈、背或腰痛,脊柱后凸畸形。

【诊断与鉴别诊断】

脊柱结核的三大影像学征象是骨质破坏、椎间隙狭窄和椎旁脓肿,据此结合临床表现诊断不难。

脊柱结核应与外伤性压缩骨折、椎体转移瘤和骨髓瘤等鉴别。椎体压缩骨折患者多有明显外伤史,多为椎体上缘的前中部压缩,椎体呈楔形变,其内可见横行致密线,一般无椎体终板的破坏和椎间隙狭窄。椎体肿瘤或肿瘤样病变的椎旁软组织肿块较局限,无脓肿形成。

(二) 脊椎转移瘤

脊椎转移瘤据 X 线表现可分为溶骨型、成骨型和混合型,以溶骨型最常见。

【病理与影像】

溶骨型脊椎转移瘤是转移性肿瘤破坏局部骨质,X 线、CT 表现为脊椎松质骨内多发或单发低密度区,边缘可模糊或清楚,常累及椎体后部和椎弓根;病变进一步发展,形成大片骨质缺损区,常并发病理性骨折、椎体受压变扁,而椎体的终板和椎间隙多保持完整。骨皮质被破坏后易形成软组织肿块,表现为局限性椎旁软组织影,CT 增强扫描中等度均匀或不均匀强化。或椎体后缘弧形隆突。一般无骨膜新生骨和骨质增生。

成骨型脊椎转移瘤主要是肿瘤组织、代谢物质等致成骨活动增加,局部骨量增多。X 线、CT 表现为病变松质骨内呈单发或多发斑片状或结节状高密度影,境界清或不清,骨小梁模糊或消失,骨皮质和形态多保持完整,无压缩变扁,一般无软组织肿块(图 4-2-12)。有时可一个或多个椎体完全呈象牙质样致密。

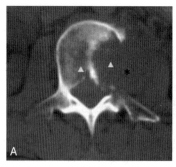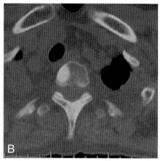

图 4-2-12 脊椎转移瘤(CT)
A. 溶骨型,横断面 CT 平扫,示椎体和左椎弓根骨质缺损(白三角)
和软组织肿块(星号) B. 成骨型,横断面 CT 平扫显示第 2 胸椎椎
体及椎弓内结节状或片状高密度影

大多数脊椎转移瘤在高信号骨髓组织的衬托下,在 MRI T_1WI 上呈低信号,在 T_2WI 上呈程度不一的高信号,在脂肪抑制 T_2WI 上显示更清楚,呈明显高信号。增强扫描常见肿瘤呈明显均匀或不均匀强化。成骨型则是 T_1WI、T_2WI 均为低信号,其内可有不均匀高信号;混合型兼有溶骨型和成骨型的骨质改变(图 4-2-13)。

【临床表现】

脊椎转移瘤的主要临床表现为进行性局部疼痛、病理性骨折和截瘫。转移瘤引起广泛性骨质破坏时,

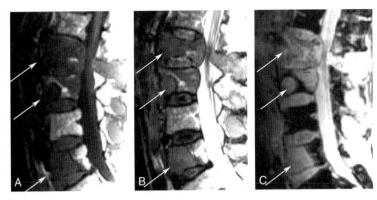

图 4-2-13 脊椎多发转移瘤（MRI）

A.T_1WI B.T_2WI C.脂肪抑制 T_2WI

矢状面腰椎 MRI 平扫,示多发腰椎病灶(白箭)呈 T_1WI 低信号,T_2WI 示病灶等略高信号,脂肪抑制 T_2WI 高信号。

实验室检查可见血清碱性磷酸酶增高、血钙增高等。

【诊断与鉴别诊断】

脊椎转移瘤的影像学诊断以 MRI 为首选,能够显示 X 线、CT 不易发现的转移灶,并明确转移瘤的数目、大小、分布和邻近组织是否受累。CT 尽管较 X 线敏感,但扫描范围有限;X 线不够敏感,尤其不适于早期诊断。

脊椎转移瘤主要与下列疾病进行鉴别诊断:①多发性骨髓瘤。②甲状旁腺功能亢进症,除多发溶骨性破坏外,还常有全身性骨质疏松、骨膜下骨吸收等征象,此外血钙增高、血磷降低等也有别于脊椎转移瘤。

（三）多发性骨髓瘤（浆细胞性骨髓瘤）

骨髓瘤(myeloma)为骨髓衍生的单克隆性浆细胞增生性恶性肿瘤,多发占绝大多数,故称多发性骨髓瘤(图 4-2-14)。参见本篇第一章。

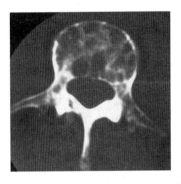

图 4-2-14 椎体多发骨髓瘤

横断面 CT 平扫,示椎体多个穿凿样骨质破坏区。

二、椎间盘病变

（一）椎间盘退行性变

椎间盘退行性变因椎间盘髓核退行性变而开始。

【病理与影像】

随着年龄的增长,椎间盘的髓核脱水、变性、弹性减低,纤维环出现裂隙及周围韧带松弛等退行性改变,这是椎间盘突出症的病因之一。如退行性变的髓核局限于椎间盘内,则称为椎间盘退行性变。MRI 显示早期退行性变为椎间盘 T_2WI 信号降低,髓核因纤维环退变而向外膨出或 / 和突出(图 4-2-15)。两者均导致椎间盘变薄,X 线片见椎间隙变窄。有时髓核出现裂隙,裂隙内为负压,体液或血液内以氮为主要成分的气体进入裂隙内,形成影像上的"真空现象"(图 4-2-8)。髓核也可因软骨板上的裂隙或残留孔洞凸入终板下骨质,形成施莫尔结节(Schmorl nodules)。

【临床表现】

椎间盘退行性变多发生于中老年人,男女性比例相似。主要表现为椎间盘膨出或 / 和突出的局部刺激症状及脊髓、神经根的压迫症状。

（二）椎间盘突出症

椎间盘突出症包括纤维环没有完全破裂的髓核局限性突出及髓核通过

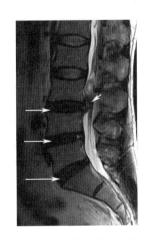

图 4-2-15 椎间盘退行性变

矢状面 MRI 平扫 T_2WI,示腰 3/4、4/5 椎间隙变窄、椎间盘信号降低(白长箭),腰 3/4 椎间盘髓核向椎管内突出(白短箭),腰 5/ 骶 1 椎间盘信号亦降低。

破裂的纤维环向外局限性脱出,可发生于脊柱的任何部位,多见于活动度较大的部位,以腰椎间盘最多见,其次为颈椎间盘,胸椎间盘少见。

【病理与影像】

椎间盘的髓核变性,纤维环出现裂隙,周围韧带松弛等是椎间盘突出症的内因;急性或慢性损伤造成椎间盘内压增加为纤维环破裂及髓核突出的外因。椎间盘突出症依其部位不同,可分为后正中型、后外侧型和外侧型。因纤维环前部较厚,后部虽较薄但其中央有后纵韧带加强,故椎间盘突出症以后外侧型多见。髓核也可经上下相邻椎体软骨板的薄弱区凸入椎体松质骨内,椎体上下缘形成黄豆至蚕豆大小的压迹,其周边因骨质反应增生而可有硬化,称之为施莫尔结节。

X线表现:X线片不能直接显示椎间盘突出症的征象,椎间隙变窄、椎体后缘唇样骨质增生、骨桥形成、游离骨块或脊柱生理曲度异常可提示本病的诊断(图4-2-16)。若椎体上缘或下缘出现施莫尔结节提示髓核凸入椎体。

CT表现:直接征象为椎管内见与椎间盘密度一致的局限性软组织影,并可有钙化;间接征象有硬膜外脂肪间隙受压、移位或消失,硬膜囊受压变形及神经根受压、移位、被"淹没"(图4-2-16)。

MRI表现:突出的椎间盘在横断面呈半圆形凸于椎体后缘,边缘规则或不规则。在矢状面图像上,凸出的椎间盘呈半球状、舌状向后方或侧后方伸出,其信号与其主体部分一致(图4-2-17)。此外,MRI还有利于显示髓核游离、神经根受压移位及脊髓改变情况。髓核游离突出于低信号的纤维环之外。游离部分可位于椎间盘水平,也可移位于椎间盘上、下方的椎体后方;脊髓受压则出现信号异常,表现为 T_1WI 等低信号、T_2WI 高信号,为继发脊髓变性改变。

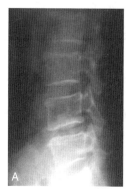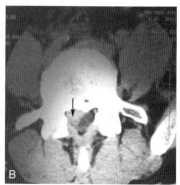

图 4-2-16 腰椎间盘突出症 X 线与 CT 表现
A. 腰椎侧位 X 线片 B. 横断面 CT 平扫
腰椎侧位 X 线片示腰 4/腰 5 椎间隙变窄且前窄后宽;CT 平扫示椎管内右外侧舌状软组织影,硬膜囊受压移位,右侧神经根被"淹没"(黑箭)。

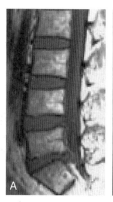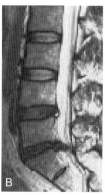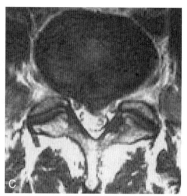

图 4-2-17 腰椎间盘突出症 MRI 表现
A. 矢状面 T_1WI B. 矢状面 T_2WI C. 横断面 T_2WI
腰椎 MRI 平扫,示腰 4/腰 5 及腰 5/骶 1 椎间盘变性,T_2WI 信号减低,腰 5/骶 1 椎间盘后正中突出,硬膜囊受压,但两侧神经根未见受压移位。

【临床表现】

椎间盘突出症多发生于颈 4~颈 7 及腰 4~骶 1 等脊椎活动度大的部位的椎间盘。表现为颈、腰部痛及相应神经支配区的运动或感觉异常等。

【诊断与鉴别诊断】

椎间盘突出症多有典型的临床表现,CT 或 MRI 上可见到突出的直接征象,加上硬膜外脂肪间隙改变,硬膜囊、脊髓和神经根受压移位等间接征象即可诊断。

椎间盘突出症需与神经根联合及神经根鞘囊肿、椎管内肿瘤、椎间盘炎及硬膜外纤维化鉴别。

三、脊柱外形改变

(一) 脊椎滑脱

脊椎滑脱(spondylolysis)是指因椎弓的关节间部(峡部)缺损、分离而引起椎体向前滑动。椎弓裂是指椎弓关节间部或椎弓骨质缺损或不连,好发于腰 5 及腰 4。

【病理与影像】

对确有关节间部缺损且椎体滑动者,称为真性滑脱。而因椎间盘和椎间小关节退变导致椎体前移但椎弓根完整者,称为假性滑脱。椎弓峡部不连是椎弓裂的直接征象。正侧位及双斜位 X 线片是其常规检查,尤以双斜位重要,表现为椎弓峡部透亮影。在左、右斜位 X 线片上,正常椎弓附件投影似猎犬形,犬嘴为同侧横突,犬耳为上关节突,犬眼为椎弓根切面投影,犬颈为关节间部即峡部,前后腿为同侧和对侧的下关节突,犬体为椎弓,犬尾为对侧横突(图 4-2-18)。当椎弓裂时,在犬颈部有一透亮裂隙为椎弓裂的表现。

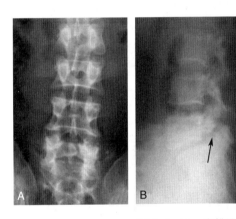

图 4-2-18　脊椎滑脱
A.正位 X 线片　B.侧位 X 线片　C.斜位 X 线片
示腰 5 椎弓裂(黑箭)伴腰 5 椎体 I 度前滑脱。

正常时各椎体前后缘均构成连续弧线,当滑脱时椎体前移,将发生椎弓裂的下一椎体的上面均分四等份,根据前移椎体后下缘处于下一椎体上缘的位置,将脊椎滑脱分为 I ~ Ⅳ度滑脱。

CT 三维重建及 MRI 是显示脊椎滑脱程度及椎管内结构受累情况的可靠方法,可见:①真性脊椎滑脱处椎管前后径增大,呈双管状。②椎间盘变形,表现为前移椎体的后缘椎间盘影,而下一椎体后缘无椎间盘影。③在垂直于身体长轴的横断扫描层面上,每个脊椎至少有一层可显示完整的骨性椎管,有椎弓裂时则找不到完整的骨性椎管并见此层面上椎管前后径变长(图 4-2-19)。

【临床表现】

椎弓裂多见于 30~50 岁男性,可分为一侧性或两

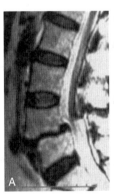
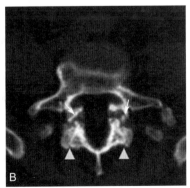

图 4-2-19　腰椎滑脱
A.腰椎正中矢状面 MRI T_2WI,示腰 4 及以上部分脊柱向前移位呈 Ⅱ 度滑脱　B.在原本显示完整椎管骨环的层面上骨环断裂(白箭),椎管变长,白三角示椎间小关节

侧性,好发于腰5及腰4,两侧断裂才引起脊椎滑脱。间歇性跛行及下腰部持续性或间歇性疼痛是主要表现,可伴发一侧或双侧下肢放射性疼痛。

【诊断与鉴别诊断】

脊椎滑脱根据病史、临床表现及影像学检查即可诊断。

脊椎滑脱需与假性(退行性)脊椎滑脱相鉴别。除有无峡部裂外,尚可在侧位 X 线片见两者椎体均向前移位。但脊椎滑脱因椎体前移,而棘突与其下部椎弓仍保持原位不动,故脊柱的前后径(椎体前缘至棘突后缘距离)增加;退行性脊椎滑脱则椎体和棘突同时前移,因而其椎体前后径不变。

(二)强直性脊柱炎

强直性脊柱炎(ankylosing spondylitis,AS)是一种以中轴关节和大关节非特异性慢性炎症为主的全身性疾病,原因不明。

【病理与影像】

强直性脊柱炎时,滑膜炎症和血管翳可造成关节软骨和软骨下骨的侵蚀破坏,渗出较轻而纤维增生明显,后者可发生骨化和钙化。骶髂关节常是最早受累的关节,双侧对称性发病为其特征。

病变初期,X 线片示髂侧关节面模糊,之后出现关节面侵蚀,关节面下囊变、破坏,呈鼠咬状,边缘增生硬化,关节间隙“假增宽”;随后关节间隙变窄,最后骨性强直。髋关节受累,关节间隙变窄,髋臼和股骨头关节面外缘骨赘形成及骨性强直。肌腱、韧带及关节囊与骨的附着部可有与骨面垂直的絮状骨化及骨侵蚀,常见于坐骨结节、股骨大转子和跟骨结节等部位。病变侵蚀椎体前缘上、下角使椎体前方的圆角变平直呈“方椎”样。关节突关节面不整齐,骨质硬化。炎症引起纤维环及前纵韧带深层的骨化,出现平行脊柱的韧带骨化,形成竹节样脊柱(bamboo spine)。晚期,骨突关节囊、黄韧带、棘间和棘上韧带均可骨化。广泛的骨化使脊柱强直,由于骨量减低其强度下降,轻微外伤即可导致骨折,甚至贯通脊柱前后的骨折,骨折不易愈合可形成“假关节”(图 4-2-20)。

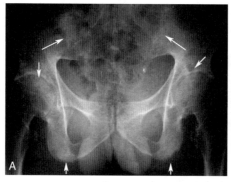
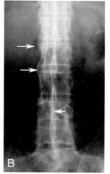

图 4-2-20 强直性脊柱炎 X 线表现
A. 骨盆正位 X 线片,示两侧骶髂关节骨性强直(白长箭),两侧髋关节间隙变窄及关节面下囊变(白短箭),两侧坐骨结节骨质受侵蚀及毛絮状针 B. 腰椎正位 X 线片,示椎体平直呈“方椎”,椎间关节突关节间隙消失呈骨性强直,椎间盘纤维环(白长箭)和脊间韧带(白短箭)骨化,骨密度减低

CT 主要用于观察骶髂关节,能清晰显示强直性脊柱炎的关节面侵蚀。MRI 可显示关节炎邻近的骨髓水肿和关节滑膜血管翳,后者典型表现是 T_1WI 低的信号、T_2WI 高信号,增强扫描有强化,并与侵蚀灶相延续(图 4-2-21)。

【临床表现】

强直性脊柱炎好发于青壮年男性,但在女性和少年并不罕见。起病隐匿,以下腰痛、不适为最常见症状,脊柱活动受限,晨僵。活动期骶髂关节、脊椎棘突、髂嵴、大转子、坐骨结节等处疼痛及压痛。50% 以上的患

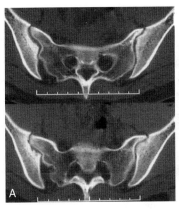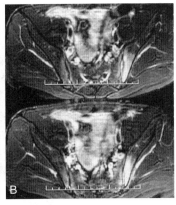

图 4-2-21　强直性脊柱炎
A. 横断面 CT 平扫,示右侧骶髂关节的关节面下骨质硬化及小囊
变　B. 横断面 MRI 平扫脂肪抑制 T_2WI,示两侧骶髂关节面下骨髓水
肿,以左侧为著

者病程中可出现外周关节受累,主要见于髋关节和肩关节。少数病例可以侵犯眼、心血管、肺部和肾等部位,出现相应症状。90% 的病例 HLA-B27 阳性,类风湿因子多为阴性。

【诊断与鉴别诊断】

强直性脊柱炎主要依靠临床病史、体征、实验室检查和 X 线片发现对称性骶髂关节炎做出诊断。当临床高度怀疑本病而 X 线片正常时,可进一步行 CT 和 MR 检查,早期特别是 MR 检查可以明确诊断。

本病几乎全部对称性地侵犯骶髂关节,大多侵犯脊柱,青年男性易发病且类风湿因子阴性,容易与类风湿关节炎鉴别;牛皮癣性关节炎和赖特综合征(Reiter syndrome)虽可累及脊柱和骶髂关节但病变多不对称,常形成与脊柱垂直的骨赘,可资鉴别。

(三) 脊柱创伤

脊柱创伤常见的有脊柱骨折或骨折脱位等,均是严重的创伤。

【病理与影像】

脊柱创伤按损伤机制分为屈曲型、伸展型和侧方压缩旋转型,按稳定性分为稳定型和不稳定型,按解剖部位分寰枢椎、颈椎、胸椎、胸腰段和腰椎创伤等。骶椎创伤骨折多合并骨盆骨折。

脊柱骨折主要 X 线表现:①椎体骨折,椎体前面和两侧骨皮质皱褶、中断甚至嵌入,椎体压缩变扁,骨小梁嵌压密集,椎体周边有骨折块等(图 4-2-22);②椎弓环断裂或分裂为上下两个半环,或两侧椎弓根间距增大,椎板纵行或水平断裂;③关节突骨折或骨折脱位;④横突骨折;⑤棘突骨折;⑥椎体前滑脱、侧方移位等。

CT 可清楚显示脊柱创伤的椎体压缩、裂开及爆裂等。在显示椎小关节分离、骨折碎片、脊椎脱位、滑移等方面优于 X 线片。CT 是显示碎骨折片凸入椎管内压迫脊髓的最佳影像方法(图 4-2-23A、B)。

MRI 可显示脊柱创伤的骨折、出血、水肿和脊髓损伤。脊髓损伤病理改变基本为出血和水肿,呈 T_1WI 等或低信号,T_2WI 高信号或以高信号为主的混杂信号。MRI 是对 X 线片、CT 所见的重要补充,尤其对观察脊髓损伤及其程度非常重要(图 4-2-23C)。

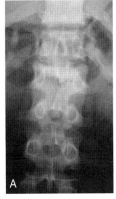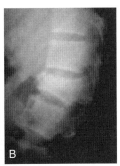

图 4-2-22　腰 1 压缩骨折
腰椎正侧位 X 线片,示腰 1 压缩变扁呈楔形,
椎体前缘骨皮质中断,小骨片分离。

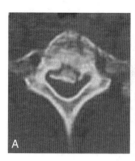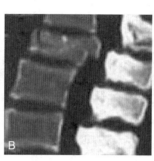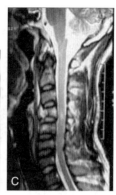

图 4-2-23 颈椎创伤
A. 横断面 CT 平扫,示椎体爆裂,碎骨块凸入椎管 B. CT 矢状面重建,示椎体
压扁碎裂并后凸 C. 矢状面 MRI 平扫 T₂WI,示颈 4 变扁,信号增高,相应平面
脊髓内斑片状高信号,为颈 4 骨折伴脊髓损伤

【临床表现】

胸腰椎骨折脱位很常见,最常见于青壮年,伤情严重而复杂。绝大多数胸腰椎创伤为屈曲型。脊柱骨折常可合并不同程度的脊髓损伤,引起损伤平面以下截瘫、运动感觉障碍等。

【诊断与鉴别诊断】

脊柱创伤主要依靠病史、体征和影像学检查做出诊断。

单纯椎体轻度楔状变,常见于颈 5、胸 12、腰 1。如无前述骨折征象,不能诊断为脊柱骨折。

第四节 疾病影像学检查方法的比较和选择

对脊柱病变行 X 线检查是最基本的,此项检查简便、易行,适宜诊断有无骨折、脱位。还能在过伸、过屈状态下摄片,从而评价脊柱的稳定性。

CT 能提供比 X 线更多有意义的诊断信息,尤其对于脊椎骨折的诊断,可显示椎弓爆裂骨折椎管内是否有碎骨片。薄层扫描多平面及三维重建图像,对小的骨质结构改变、骨折移位、脊柱脱位等的显示更有价值。

MRI 可发现脊髓内外病变及了解脊髓病变的程度,薄层 MRI 及其三维重建图像有利于各椎体解剖结构的显示,对于评价脊柱骨折、椎体滑脱、椎弓裂和椎管狭窄有特殊的意义。

(刘斯润 孟悛非 蔡香然)

数字课程学习……

📺 学习目标和重点提示   📋 教学 PPT   📖 图片   📑 拓展阅读   🌐 中英文小结   📝 自测题

第 三 章
关 节

第一节　正常影像解剖

骨与骨之间的连结有直接连结和间接连结两种类型。直接连结包括韧带连结、软骨连结及骨性结合，如椎间盘及颅缝等；间接连结即滑膜关节（synovial joint），如四肢各关节，其基本结构有覆盖关节软骨的关节骨端、关节囊和关节腔及附属结构（如半月板等）。

滑膜关节在不同影像学手段上表现各异。

X 线片上可见：①关节间隙：为两个骨端之间的半透亮间隙，是两骨端关节软骨与其间窄小的间隙及关节盘的综合投影。②骨性关节面：为骨端关节缘光滑的线样致密影。③骨端：构成关节骨的一端。关节囊、韧带等因其密度与周围软组织相同，一般 X 线片上不能单独显示，有时可在脂肪组织的衬托下被显示（图 4-3-1A）。

CT 显示骨性关节面为线样高密度影，关节软骨常不易显示。适当调节窗宽和窗位时，可见关节间隙内的关节软骨及关节囊、囊内外韧带、周围肌肉的断面呈软组织密度影。正常关节腔内的少量液体在 CT 上难以显示（图 4-3-1B）。

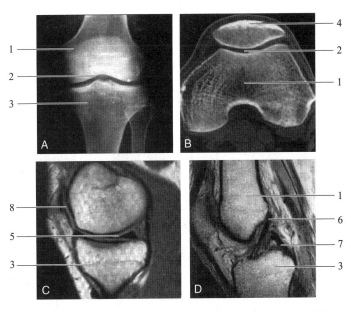

1.股骨下端；2.关节间隙；3.胫骨上端；4.髌骨；5.半月板；6.前交叉韧带；7.后交叉韧带；8.关节软骨

图 4-3-1　正常膝关节
A.正位 X 线片　B.横断面 CT 平扫　C.经内髁矢状面 MRI 平扫
T_1WI　D.正中矢状面 MRI 平扫 T_2WI

MRI 是目前显示关节各种结构的最佳影像方法。位于关节骨端最外层的关节软骨，在 MRI 的 T_1WI 和 T_2WI 上为较均匀的中等信号及略高信号，厚 1~6 mm，表面光滑。关节软骨下的骨性关节面为一薄层低信号影。成年人骨性关节面下的骨髓腔在 T_1WI 和 T_2WI 上均为高信号影。关节囊的纤维层表现为光滑连续的低信号。关节囊内外韧带和关节盘在各种加权图像上均为低信号。关节腔内的少量滑液在 T_1WI 上呈低信号影，在 T_2WI 上为明显高信号（图 4-3-1C、D）。

儿童期的骨与关节处在发育阶段，在影像解剖上与成年人骨不同，主要体现在儿童的骺软骨未完全骨化，其"关节软骨"较厚，X 线片示关节间隙较成年人宽（图 4-3-2）。随着年龄增长，骨骺逐渐增大，关节间隙逐渐变窄，至骨骼发育完成时便与成年人相同。

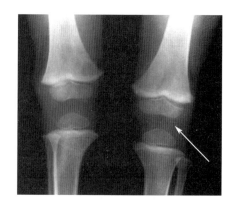

图 4-3-2　儿童正常膝关节
正位 X 线片，示关节间隙较宽（白箭）。

第二节　病变的基本影像学征象

一、关节肿胀

关节肿胀（joint swelling）多为关节局部炎症、急性创伤致关节积液，或由关节囊及其周围软组织充血、水肿、出血所致。

X 线片显示关节周围软组织肿胀、密度略增高，软组织结构层次欠清晰，脂肪垫和肌间脂肪层移位变形、模糊或消失，大量关节积液时可见关节间隙增宽。CT、MRI 可明确显示肿胀关节的关节囊增厚和关节腔内的液体。CT 表现为关节积液呈均匀的水样密度影，如合并出血或积脓，其密度可较高，偶可出现液-液平面。MRI 表现为关节积液呈长 T_1、T_2 信号，关节周围软组织水肿呈 T_1WI 低信号、T_2WI 高信号，增强可轻度强化（图 4-3-3）。

二、关节间隙异常

关节间隙异常包括关节间隙增宽、变窄或宽窄不均。

大量关节积液可引起关节间隙增宽，关节软骨磨损、坏死和脱落可引起关节间隙变窄及宽窄不均（图 4-3-4）。CT 可显示关节软骨破坏后的关节间隙狭窄。MRI 可显示关节软骨的变性变薄、碎裂、脱落、破坏消

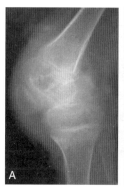
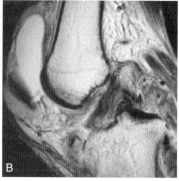
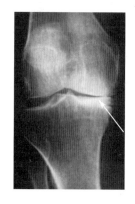

图 4-3-3　关节肿胀
A. 膝关节结核，侧位 X 线片，示关节周围软组织明显肿胀，密度增高　B. 急性膝关节创伤，矢状面 MRI 平扫 T_2WI，示前交叉韧带撕裂伤，关节积液

图 4-3-4　关节间隙异常
膝关节正位 X 线片，示膝关节内侧关节间隙变窄（白箭）

失所致关节间隙变窄。

关节间隙变窄最常见于退行性骨关节病,也见于化脓性关节炎、关节结核和类风湿关节炎等。

三、关节软骨下骨吸收及骨性关节面下骨吸收

关节软骨下骨吸收是指关节软骨下方骨性关节面中断或消失。CT 可以清晰地显示关节软骨下的骨质缺乏,包括细微的骨破坏改变。MRI 表现为低信号的骨性关节面中断,为高信号的病变所代替。常见于急性化脓性关节炎或代谢、营养障碍性骨病(如肾性骨营养不良症)等。

骨性关节面下骨吸收是指骨性关节面下方的条带状骨质缺乏,而骨性关节面完整。组织学上骨性关节面下方骨小梁减少、变细。X 线片呈骨性关节面下横行透亮带(图 4-3-5)。常见于老年性骨质疏松,多两侧对称出现。

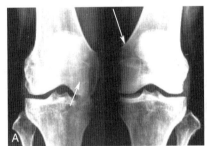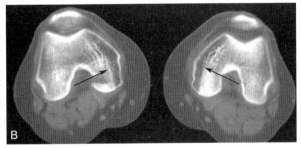

图 4-3-5 双侧膝关节内侧骨性关节面下骨吸收
A. 正位 X 线片,示股骨内侧髁骨性关节面下密度减低(白箭) B. 横断面 CT 平扫,示股骨内侧髁下见条带状低密度影(黑箭)

四、关节破坏

关节破坏(joint destruction)是指正常关节软骨及其下方的骨质被病理性组织所侵犯、取代。

关节破坏的影像学表现与其病变发展变化有关(图 4-3-6)。当病变只累及关节软骨时,X 线片无异常或仅见关节间隙狭窄;当累及关节面下骨质时,则出现关节间隙狭窄伴相应关节软骨下的骨质破坏和缺损。严重者可引起关节半脱位和关节变形。关节破坏的部位和进程因疾病而异。

关节边缘性骨破坏是指关节局部血管翳、肉芽组织侵蚀破坏骨质,致骨端关节软骨边缘区或关节囊、韧带附着于骨端处的骨质破坏。关节滑膜结核、类风湿关节炎等关节骨质破坏常为边缘性骨破坏,且进展较为缓慢。

关节持重面骨质破坏常见于急性化脓性关节炎,骨质破坏常始于关节持重面,骨质破坏迅速而广泛。

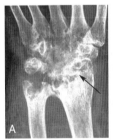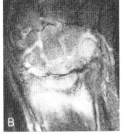

图 4-3-6 关节破坏(腕关节结核)
A. 腕关节正位 X 线片,示腕骨骨质破坏,关节间隙消失(黑箭) B. 腕关节矢状面 MRI 平扫脂肪抑制 T₂WI,示腕桡关节的关节软骨及骨质破坏,邻近骨髓水肿

五、骨性关节面下囊状变

骨性关节面下囊状变是指关节退行性变时关节滑液通过病变的软骨性及骨性关节面渗入骨端,形成囊肿样骨吸收、破坏区;或关节炎性血管翳、肉芽组织侵蚀、破坏,导致骨性关节面下囊状骨破坏。此类病变表现类似囊肿,但并非真正的囊肿。

X 线及 CT 表现为骨性关节面下局部骨质消失或邻近骨性关节面的单个或多个囊状透亮区,周边常有反应性硬化边 MRI 上关节面下囊状变 T₁WI 呈低信号,T₂WI 为高信号圆形或类圆形影,大小不等,边缘清晰,四周常可见有 T₂WI 低信号环包绕(图 4-3-7)。

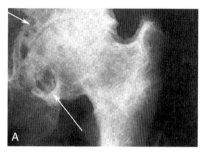
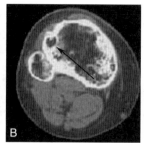
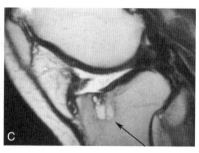

图 4-3-7　骨性关节面下囊状变

A.髋关节正位 X 线片,示关节面下见多个大小不等类圆形低密度影(白箭)　B.膝关节横断面 CT 平扫,示关节面下胫骨骨皮质内圆形低密度影(黑箭)　C.膝关节矢状面 MRI 平扫 T_2WI,示胫骨关节面下囊性变呈囊状高信号,周边有低信号环(黑箭)

六、关节骨质增生硬化及骨赘

关节骨质增生硬化即骨性关节面的骨质增生硬化,常在关节软骨退变、坏死的基础上,继发骨性关节面骨质增厚硬化,合并关节间隙不均匀狭窄。随着病变进展,关节骨端变形增大,关节囊肥厚、韧带骨化。关节边缘形成唇样、刺状及骨桥样骨质增生,称为骨赘(osteophyte)。

X 线及 CT 可显示骨性关节面增生硬化密度增高及各种形态骨性骨赘(图 4-3-8)。骨性关节面骨质增生硬化及骨赘形成在 MRI T_1WI 和 T_2WI 上均为低信号。

关节骨质增生硬化最常见于退行性骨关节病晚期,以承受体重的脊柱、髋、膝关节为明显,也可以继发于长期慢性损伤、创伤、炎症等所造成的关节退行性变。

七、关节强直

关节强直(ankylosis)是指对应的两关节面之间因骨或纤维组织增生连接而使关节丧失运动功能,前者称为骨性强直,后者称为纤维性强直。

骨性关节强直在 X 线片及 CT 上显示关节间隙部分或完全消失,并有骨小梁连接两侧骨端(图 4-3-9)。纤维性关节强直在 X 线片上可见关节间隙仍存在,但功能检查关节活动受限或消失。纤维性强直的诊断要结合临床,不能仅靠影像确诊。MRI 可显示关节结构,特别是关节软骨的破坏及两骨端之间的骨或纤维组织。

骨性强直常见于化脓性关节炎及强直性脊柱炎晚期,纤维性强直常见于关节结核及类风湿关节炎晚期,类风湿关节炎多为四肢小关节的纤维性强直。

八、关节脱位

关节脱位(dislocation of joint)是指关节组成骨之间对位关系的完全或部分丧失。关节脱位从病因上可分为外伤性、先天性和病理性三种,从程度上可分为完全脱位及半脱位(subluxation)两种。

X 线多可直接显示关节脱位的征象(图 4-3-10A)。CT 能显示一些 X 线难以发现或显示不佳的关节脱位及合并损伤,如胸锁关节脱位和骶髂关节脱位(图 4-3-10B、C)。MRI 不但可显示关节脱位,还可以显示关节脱位合并损伤,如微细骨折,关节内积血,关节囊、韧带、肌腱断裂及关节周围的软组织损伤。

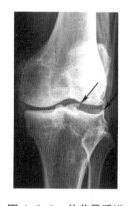

图 4-3-8　关节骨质增生硬化及骨赘

膝关节正位 X 线片,示关节面硬化,胫骨髁间棘和胫骨平台外侧骨质增生形成骨赘(黑箭)。

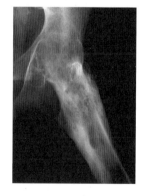

图 4-3-9　骨性关节强直

左侧髋关节正位 X 线片,示髋关节间隙消失,髋臼和股骨头之间有骨小梁通过。

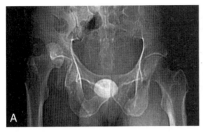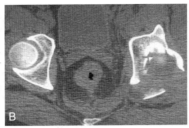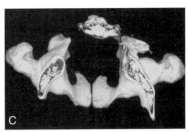

图 4-3-10　关节脱位

A. 右髋关节后脱位, 右髋关节正位 X 线片, 示右股骨头与髋臼分离, 股骨头向外上移位　B. 骨盆横断面 CT 平扫,
示左髋关节脱位伴髋臼骨折　C. 骨盆 CT 三维重建, 示左髋臼骨折伴右侧骶髂关节脱位

九、关节游离体

关节游离体 (loose body) 又称关节鼠, 是指游离在关节内的骨、软骨或骨软骨性小体, 可由骨端的撕脱骨碎片、滑膜性骨软骨瘤的脱落等形成, 临床上特征性的症状为关节绞锁。

在 X 线片及 CT 上可见软骨钙化及骨性的游离体为高密度圆形或类圆形结节影, MRI 为 T_1WI、T_2WI 低信号 (图 4-3-11)。无钙化的软骨性游离体则 X 线片不显影, 可凭借 MRI 或关节造影查出, MRI 为 T_1WI、T_2WI 等或略高信号, 脂肪抑制序列为高信号。

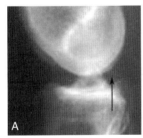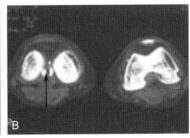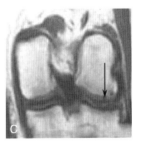

图 4-3-11　关节游离体

A. 膝关节侧位 X 线片, 示关节间隙偏后圆形高密度影 (黑箭)　B. 横断面 CT 平扫, 示关节内
点状高密度影 (黑箭)　C. 冠状面 MRI 平扫 T_1WI, 示关节腔内点状低信号影 (黑箭)

十、关节内 / 旁软组织肿块

关节内 / 旁软组织肿块主要是指发生于关节滑膜的良、恶性肿瘤所产生的关节内 / 旁软组织肿块影, 包括滑膜肉瘤、滑膜软骨瘤病、滑膜囊肿及腱鞘囊肿等。

X 线显示软组织肿块不及 CT、MRI 清楚。CT 可显示关节内 / 旁软组织肿块的形态、大小及密度情况, 对囊肿、脂肪或含钙化 / 骨化类的肿块, CT 基本可以定性。MRI 显示关节内 / 旁软组织肿块优于 CT, 可清楚显示其形态、范围、信号及性质等 (图 4-3-12)。

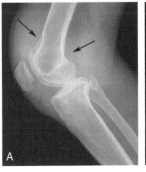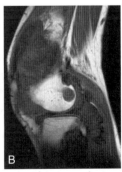

图 4-3-12　关节内 / 旁软组织肿块

A. 膝关节侧位 X 线片, 示膝关节周围软组织肿块影, 股骨下段前后侧见压迹 (黑箭)　B. 同一病例, 矢状面 MRI 平扫 T_1WI, 示关节囊内结节状肿块呈不均匀等低信号, 为色素沉着绒毛结节性滑膜炎

第三节 常见疾病的影像学诊断

一、关节骨质破坏

(一) 化脓性关节炎

化脓性关节炎(pyogenic arthritis)为细菌血行感染滑膜或因骨髓炎发展侵犯关节,致病菌以金黄色葡萄球菌最多见。

【病理与影像】

化脓性关节炎早期,关节滑膜炎性水肿、关节腔积液,X线表现为关节囊肿大、密度增高和局部骨质疏松(图4-3-13)。由于关节渗出液中含大量蛋白质溶解酶,因而较早发生关节软骨破坏,出现关节间隙变窄。关节持重面的软骨下骨质破坏出现早而明显,并可继发病理性脱位,或继发干骺端骨髓炎,在儿童还可引起骨骺分离。愈合期骨破坏停止,出现修复,可见骨质增生硬化。晚期可出现骨性强直。

CT可明确显示化脓性关节炎的关节肿胀、积液、骨质破坏及其病变范围等。MRI显示化脓性关节炎的滑膜炎症和渗出液都比X线和CT敏感,能明确炎症侵犯周围软组织的范围,显示关节囊、韧带、肌腱、软骨等破坏情况。MRI还可显示干骺端骨髓的炎症反应,表现为 T_1WI 低信号、T_2WI 和DWI高信号及增强后斑片状或脓肿形成后的环形强化。

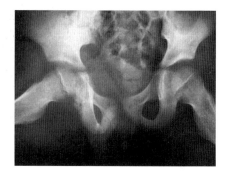

图4-3-13 右髋关节化脓性关节炎
右髋关节正位X线片,示右侧髋关节肿胀,闭孔内肌明显肿胀突出,关节面骨质破坏模糊,关节间隙变窄。

【临床表现】

化脓性关节炎以儿童和婴儿多见。患者常急性发病,表现为局部关节红、肿、热、痛及功能障碍,并可有全身症状,如寒战、发热和血白细胞增多等。

【诊断与鉴别诊断】

化脓性关节炎起病急、症状明显,常为单关节发病,以承重的大关节(如髋关节和膝关节)较多见。早期关节间隙可增宽,但随即出现关节间隙狭窄,早期出现骨质破坏且先见于关节持重面,骨质破坏较广泛,晚期骨质增生硬化明显并可出现骨性强直。据此,可做出诊断,并与关节结核和类风湿关节炎等疾病鉴别。

(二) 关节结核

关节结核(articular tuberculosis)常继发于肺结核或其他部位的结核。

【病理与影像】

由骨骺、干骺端结核蔓延至关节者称骨型关节结核;结核分枝杆菌经血行侵犯滑膜者称滑膜型关节结核,此型最常见,多见于髋、膝和踝关节。关节结核晚期,关节明显破坏时,无法分型,称全关节结核。

骨型关节结核是在骨骺与干骺端结核骨破坏的基础上,病变累及关节。X线片上除可见骨骺与干骺端结核征象外,还可见关节肿胀、关节骨质破坏及关节间隙不对称狭窄。滑膜型关节结核早期X线表现为关节软组织肿胀,密度增高,层次模糊,关节间隙正常或稍增宽,邻近关节骨质疏松,可持续几个月到1年以上。随病变发展,侵犯关节软骨和骨性关节面,首先在关节非承重面即关节骨端的边缘,出现虫蚀状或鼠咬状骨质破坏,上下边缘可呈对称受累,边缘模糊。关节骨端骨质疏松明显,周围肌肉萎缩变细。关节周围软组织常常形成冷性脓肿。若穿破皮肤则形成窦道,若继发化脓性感染也可引起骨质增生硬化。严重的病变愈合后,关节纤维性强直。CT可清楚地显示关节囊增厚、关节腔积液和周围软组织肿胀,可确定冷脓肿形成的部位和范围。增强扫描后,关节囊和脓肿壁呈现均匀强化。MRI能显示关节结核的病理改变,如关节腔积液、滑膜肿胀、充血。结核肉芽组织均呈长 T_1、T_2 信号,可显示软骨及软骨下骨破坏及呈长 T_1 及 T_2 信号、环形强化的关节囊内和关节周围脓肿等,对诊断和鉴别诊断有很大帮助(图4-3-14)。

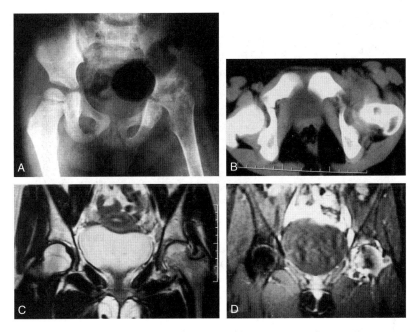

图 4-3-14 左髋关节结核
A. 骨盆正位 X 线片,示左侧髋关节各骨骨质疏松,关节面及股骨头骨骺骨质破坏,关节间隙模糊消失,周围肌肉萎缩 B. 骨盆横断面 CT 平扫,示左髋关节软组织肿胀 C、D. 骨盆冠状面 MRI 平扫 T_2WI 及增强扫描 T_1WI,示左髋关节肿胀,滑膜增厚且有明显强化,关节囊内少量积液,另可见环形强化的结核性脓肿

【临床表现】

关节结核多见于少年和儿童,常单发,多侵犯髋及膝关节。起病较缓慢,表现为局部疼痛和肿胀,关节活动受限,后期可伴周围肌肉萎缩。

【诊断与鉴别诊断】

关节结核的特点是单关节发病,缓慢发展,局部骨质疏松明显,破坏先从关节边缘开始,关节间隙变窄出现较晚,且常为非对称性,周围肌肉明显萎缩。根据上述特点可做出诊断。

本病应与下列疾病鉴别:①化脓性关节炎;②类风湿关节炎,常对称性侵及多个关节,以小关节受累为主,关节骨性关节面模糊及关节间隙变窄。

(三)类风湿关节炎

类风湿关节炎(rheumatoid arthritis,RA)是以多发性慢性关节炎症为主要表现的全身性疾病。

【病理与影像】

类风湿关节炎的关节主要病理变化为关节滑膜的非特异性慢性炎症。初期以关节渗出积液为主,X 线可显示手足小关节多发对称性梭形肿胀,进而关节间隙变窄。骨侵蚀为其诊断重要征象,起始于关节边缘,骨性关节面模糊、中断。常有软骨下囊性变,呈多发、边缘不清楚的小透亮区,为滑膜增生的血管翳侵入所致。骨质疏松早期多位于受累关节周围,之后可累及全身骨骼,可引起关节半脱位或脱位。晚期可有肌肉萎缩、关节强直,纤维性强直多见而骨性强直少见。本病还可引起胸腔积液和弥漫性间质性肺炎(图 4-3-15,图 4-3-16A)。

MRI 可显示早期滑膜炎症改变,即在骨侵蚀灶出现之前显示滑膜不均匀增厚及增强后的强化和邻近的骨髓水肿。骨侵蚀灶内的血管翳表现为 T_1WI 低信号、T_2WI 高信号,增强扫描强化明显,与关节内血管翳相延续(图 4-3-16B、C)。

【临床表现】

类风湿关节炎在临床上发病隐匿,早期症状有低热、疲劳、消瘦和肌肉酸痛。病变常累及手足小关节,

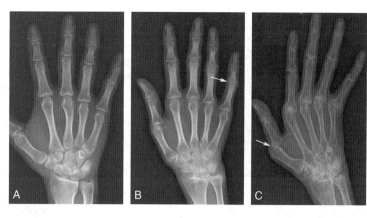

图 4-3-15　右手正位 X 线片
A. 正常手　B. 早期类风湿关节炎,各骨轻度骨质疏松,多个腕骨间及指间关节间隙变窄,关节囊梭形肿胀(白箭)　C. 晚期类风湿关节炎,各骨明显骨质疏松,多个指间关节、掌指关节和腕骨间关节的关节面及关节面下骨质破坏,关节间隙狭窄,部分病变关节半脱位(白箭)

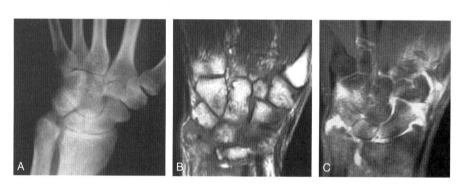

图 4-3-16　右腕关节类风湿关节炎
A. 右侧腕关节正位 X 线片,示桡腕和腕骨间关节间隙变窄　B. 冠状面 MRI 平扫 T_1WI,示桡腕和腕骨间关节软骨部分破坏,桡、腕骨骨髓水肿　C. 冠状面 MRI 增强扫描 T_1WI,示腕关节滑膜增厚且有强化

受累关节呈梭形肿胀、疼痛、僵硬,尤以早晨显著,肌无力、萎缩,晚期关节半脱位等。实验室检查示红细胞沉降率增快,C 反应蛋白增高,血清类风湿因子(RF)及抗环瓜氨酸抗体(CCP)常呈阳性。

【诊断与鉴别诊断】

MRI 为类风湿关节炎早期诊断的重要影像方法。

本病应与下列疾病鉴别:①关节结核,多为单关节发病,以大关节受累为主。②痛风性关节炎,以男性多见,高尿酸血症,间歇性发作为特点,晚期形成痛风结节,病变常先侵犯第 1 跖趾关节,早期关节间隙不变窄。

(四) 痛风性关节炎

痛风性关节炎是指嘌呤代谢障碍致使尿酸盐沉积在关节及其周围组织而引起的关节无菌性炎症。

【病理与影像】

尿酸盐结晶沉积于骨、软骨、关节囊、滑膜、韧带、腱鞘及皮下组织引起炎症性改变,并形成痛风结节,这是痛风性关节炎的主要病理基础。病变早期,滑膜及关节软骨表面尿酸盐结晶沉着,X 线片可无阳性发现。进而关节周围软组织非对称肿胀,在相应关节骨端内和边缘可见单发或多发穿凿状骨破坏,一般直径在几毫米至 2 cm,边缘锐利,呈圆形、半圆形、分叶状或蜂窝状,破坏区周围可有骨质硬化。邻近皮质可轻度膨胀或残缺。随病变发展,关节软骨受侵变薄、关节内纤维组织增生引起关节间隙变窄,骨性关节面不规则及骨质破坏。以后继发关节退行性变、骨关节面硬化和骨赘形成,晚期关节严重破坏变形可发生半脱位或关节强直。少数关节周围软组织肿块和骨破坏区内有细小钙化(图4-3-17)。

CT 可显示位于骨旁软组织内的痛风结节,可呈钙质样高密度,边界清楚,双能 CT 还可探测局部的尿酸沉积。

MRI 可早期发现滑膜、软骨等处的改变及早期骨内、软组织内病变。

【临床表现】

临床上,痛风性关节炎以反复发作的急性关节红肿、疼痛为特征,关节剧烈疼痛,以晚间为著,发作数天或 1 周后可自行恢复正常。发作期血尿酸增高。约 25% 的患者可发现痛风石。痛风石除破坏骨关节外,还可侵蚀皮肤,溃破后可有乳白色尿酸盐结晶排出。约 66% 的病例发病在 40 岁以上,男女之比为 20∶1。病程平均为 6.5 年。多年反复发作可形成慢性痛风性关节炎。

【诊断与鉴别诊断】

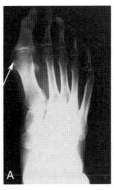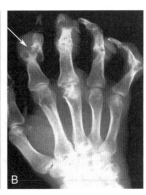

图 4-3-17 痛风性关节炎
A. 右足正位 X 线片,示第 1 跖趾关节内侧局部骨质破坏(白箭) B. 右手正位 X 线片,示多发指间关节及掌指关节骨质破坏,关节间隙不均匀狭窄,关节面下囊变,多个指间关节明显错位(白箭)

痛风性关节炎在影像上的特点在于,非对称性关节肿胀,骨端穿凿样骨质破坏,骨质破坏区邻近骨皮质轻度膨胀或缺损,关节周围有软组织密度结节影,这些特点均有助于做出诊断,并可与类风湿关节炎、退行性骨关节病等鉴别。

二、关节骨质增生和骨赘

此处,仅介绍退行性骨关节病。退行性骨关节病(degenerative osteoarthropathy)又称肥大性关节炎、骨关节炎等,分原发性和继发性两类,原发性多见,原因不明;继发性继发于炎症和外伤等。

【病理与影像】

退行性骨关节病的主要病理变化是关节软骨退行性变,包括软骨水含量减少、表层侵蚀或磨损变薄,甚至剥脱,以致关节面下骨质裸露,继而关节面下骨质增生硬化,关节软骨下囊变,发生关节游离体,关节边缘韧带、肌腱附着处骨赘形成。

X 线不能显示关节软骨的早期改变,只有病变发展到一定程度,引起关节间隙变窄、骨性关节面硬化才为 X 线所见。骨赘为关节面周缘的骨性突起呈唇样或鸟嘴样(图 4-3-18)。后期软骨下囊变很常见,呈单个或数个圆形、类圆形透光区,边缘清楚,常有窄的硬化边。如有关节内的游离体则表现为关节间隙内及其周边的高密度影,可为单个或多个。病变后期还可出现关节失稳、畸形,但不造成关节强直。手指退行性骨关节病多先累及远侧指间关节。脊椎退行性骨关节病包括椎间小关节和椎间盘的退行性变(详见本篇第二章)。

CT 可显示关节间隙和骨性关节面的异常,骨端骨质硬化、囊变、骨赘和关节游离体。

MRI 还可显示 X 线不能、CT 不易显示的关节软骨改变,如软骨变性(T_1WI、T_2WI 示关节软骨的较均匀等高信号内出现异常低或高信号)、变薄,表面不光整,局部的缺损、脱落等(图 4-3-19)。

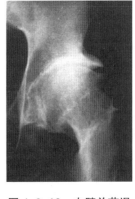

图 4-3-18 左髋关节退行性变
左髋关节正位 X 线片,示左髋关节的关节持重面骨质增生硬化,髋臼唇样增生形成骨赘,关节间隙变窄。

【临床表现】

退行性骨关节病临床上多见于 40 岁以上成年人,进展慢。可见于任何关节,以承重大关节易受累。常见症状有局部疼痛、运动受限和关节变形,但无全身症状。症状的轻重与影像上反映的病变程度不一定一致。

【诊断与鉴别诊断】

退行性骨关节病的 X 线主要表现为关节间隙变窄,关节面骨质增生硬化及骨赘形成。关节间隙的存在,且一般无关节骨质破坏,是进行诊断及与其他关节病鉴别的要点。

三、关节脱位

(一)肩关节脱位

肩关节脱位(shoulder dislocation)可分为前脱位和后脱位,以前脱位最常见。

【病理与影像】

肩关节囊前下部缺少肌腱韧带的加强,故易发生前下方脱位,可表现为喙突下、锁骨下或盂下脱位。喙突下脱位在正位 X 线片上示肱骨头脱出肩盂向内移位,肱骨头与肩胛盂及肩胛颈重叠,肱骨头关节面在喙突下 0.5~1.0 cm 处。肩关节前脱位,特别是盂下脱位常合并肱骨大结节撕脱骨折(图 4-3-20)。

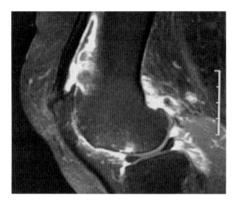

图 4-3-19 退行性骨关节病
左膝关节矢状面 MRI 增强扫描 T₁WI,示髌骨、股骨关节软骨缺损,股骨、髌骨边缘骨赘形成,滑膜增厚强化。

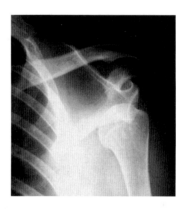

图 4-3-20 左肩关节脱位
左肩关节正位 X 线片,示肱骨头和关节盂失去正常对位关系,肱骨头向内、向下移位,位于喙突下方,未见合并骨折。

CT 可显示 X 线不易显示的肱骨头前后移位及肱骨头骨折和关节盂骨折。MRI 更有利于观察肩袖撕裂情况。

【临床表现】

肩关节脱位常见于青壮年和老年人。患者常有明显外伤史,伤肩疼痛、无力、酸胀和活动受限。体检见"方肩"畸形,杜加斯征(搭肩试验)阳性。

(二)肘关节脱位

肘关节脱位(elbow dislocation)多为间接外力致伤,可分为后脱位、侧方脱位、前脱位、陈旧性脱位、桡骨小头脱位合并骨折,常合并骨折或伴有血管、神经损伤。

肘关节脱位以后脱位最多见,其原因是肘关节囊较薄弱,尺骨的喙突短小,当跌倒时手掌着地,上肢处于伸直位,致使桡骨头与尺骨喙突同时滑向后方,肱骨向前凸出移位,形成典型的肘关节脱位。可伴有桡骨、尺骨向外移位或向内侧移位,也可伴有尺骨喙突骨折或桡骨小头骨折(图 4-3-21)。

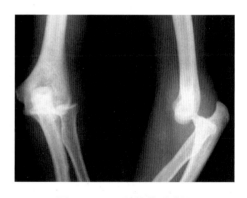

图 4-3-21 肘关节后脱位
肘关节正位 X 线片(左)示关节软组织肿胀,尺骨、桡骨上端和肱骨下端相重叠,正常的肘关节间隙消失;侧位 X 线片(右)示肱骨小头及滑车与尺骨鹰嘴和桡骨小头分离,尺骨鹰嘴和桡骨小头向后上移位。

小儿因肱骨及尺桡骨骨骺发育尚不完全,肘关节轻微脱位的诊断常较困难,需与健侧对比,方可确诊。

(三)髋关节脱位

髋关节脱位(hip dislocation)分为后脱位、中心脱位和前脱位,以后脱位多见(图4-3-10)。髋关节后脱位常伴有髋臼后上缘骨折。中心性脱位则合并髋臼粉碎性骨折,股骨头凸入盆腔。CT能很好地显示股骨头移位及合并骨折的情况。

四、关节内／旁软组织肿块

(一)滑膜肉瘤

滑膜肉瘤(synovial sarcoma)常发生于四肢大关节旁,以膝关节周围最多见。

【病理与影像】

滑膜肉瘤病例中,肿瘤生长缓慢者,呈结节或分叶状,有假包膜,与周围组织界限清楚;肿瘤生长快者,呈浸润性生长,肿瘤与周围肌腱、腱鞘或关节囊外壁紧密相连,边界不清。可伴有出血、坏死和囊变,部分合并钙化,极少侵犯关节腔。

X线可显示关节旁软组织肿块,可跨越关节生长,常见肿块内钙化,部分病例合并周围骨质侵蚀破坏及骨膜反应。CT常可显示围绕肌腱生长的软组织肿块,并可清晰显示其内钙化斑;若跨关节生长,多于滑囊或肌腱附着处显示边缘性骨侵蚀破坏(图4-3-22)。增强扫描肿瘤呈不均匀强化。滑膜肉瘤肿块在MRI上多呈 T_1WI 低信号、T_2WI 高信号,其内钙化在 T_1WI 及 T_2WI 上均为低信号。

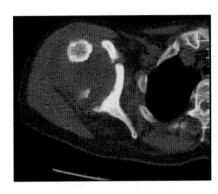

图 4-3-22　滑膜肉瘤
右侧肩关节轴位 CT 平扫,示局部软组织肿块主要位于肱骨和关节盂之间,其内见斑片状钙化影,肱骨头和关节盂骨质受侵蚀破坏。

【临床表现】

滑膜肉瘤多发生于 20~40 岁,男性多于女性。多数肿瘤生长缓慢,常表现为无痛性肿块,少数有疼痛及压痛,一般不产生明显的关节功能障碍。

【诊断与鉴别诊断】

滑膜肉瘤可依据病史、临床表现、影像学检查,结合病理检查进行诊断。

本病需与色素沉着绒毛结节性滑膜炎鉴别。后者滑膜不均匀增厚或呈绒毛结节状增生,生长缓慢,边界清楚,密度均匀,多呈 T_1WI 低信号、T_2WI 中低信号,增强扫描呈较均匀强化,很少出现钙化和大块状溶骨性破坏区。

(二)色素沉着绒毛结节性滑膜炎

色素沉着绒毛结节性滑膜炎(pigmented villonodular synovitis)又称腱鞘巨细胞瘤(tenosynovial giant cell tumor),是指起源于腱鞘和关节滑膜的良性肿瘤。

【病理与影像】

色素沉着绒毛结节性滑膜炎在病理上可见,关节囊滑膜增厚,表面凹凸不平,有广泛的绒毛样增生,有的绒毛融合成结节,并带有铁锈斑样含铁血黄素沉着。

X线表现:可见关节软组织肿胀或呈结节状肿块,一般边界清楚,邻近骨端可出现外压性改变。

CT表现:可见滑囊、腱鞘或关节滑膜局限性圆形、类圆形、分叶状增生或／和弥漫性不均匀增厚,并向关节腔内凸出。平扫近似或略高于肌肉密度,其内无钙化;增强扫描明显均匀强化。病变可压迫侵入相邻骨端,呈现单个或多个边界清晰、圆形、类圆形骨质缺损,常伴薄层硬化缘。受累滑囊、腱鞘或关节腔内常见少量至中量积液。

MRI表现:由于有含铁血黄素沉着,结节状和／或弥漫性增厚的滑膜在 MRI T_1WI 上与肌肉信号相似,在 T_2WI 上亦呈与肌肉相近的低信号,亦可在 T_2WI 上呈高信号或不均匀的高低混杂信号。滑囊、腱鞘或关

节腔内积液呈长 T_1、T_2 信号。骨内病灶早期边界模糊,后期边界清楚并出现 T_1WI、T_2WI 均为低信号的硬化线(图 4-3-23)。

【临床表现】

色素沉着绒毛结节性滑膜炎的临床特点是病程长、生长慢,关节肿胀明显,但症状轻微。

【诊断与鉴别诊断】

色素沉着绒毛结节性滑膜炎多见于膝关节,其次为髋、踝关节等,多为单关节发病。根据病史、临床表现,结合影像学检查及病理可诊断。

本病需与滑膜肉瘤、早期滑膜骨软骨瘤病及类风湿关节炎鉴别。滑膜肉瘤的关节旁软组织肿块内可钙化,但多不侵犯关节腔,无弥漫性滑膜增厚,骨质破坏区边缘常模糊不规则。类风湿关节炎常为多关节对称发病,滑膜及关节周围软组织弥漫性肿胀,多同时伴有骨质疏松和关节间隙变窄。

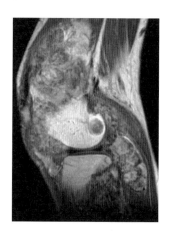

图 4-3-23 色素沉着绒毛结节性滑膜炎

膝关节矢状面 MRI 增强扫描 T_1WI,示关节囊内结节状肿块影强化。

(三) 滑膜骨软骨瘤病

滑膜骨软骨瘤病(synovial osteochondromatosis)又称关节骨软骨瘤病(osteochondromatosis of joint),是一种良性、缓慢生长的滑膜肿瘤性病变。

【病理与影像】

在病理上,滑膜骨软骨瘤病以滑膜增生充血、纤维组织增生、滑膜内软骨组织岛状化生和多个带蒂软骨小体形成为特征。小体蒂断裂后形成的游离体,由关节滑液营养,可逐渐钙化或骨化。

X 线片上可见,关节软组织肿胀,内有多个或单个(未钙化者不显示)圆形或卵圆形边缘光滑的致密影,多者像一袋小石子。可继发关节退行性骨关节病。CT 能显示肿胀的关节囊内多个钙化密度影,可伴有滑膜增厚和少量积液。MRI 可显示关节囊内有多个小结节影,T_1WI 为等低信号,T_2WI 信号不均,钙化部分呈低信号,未钙化部分呈中等或高信号,可伴有滑膜增厚、强化(图 4-3-24)。

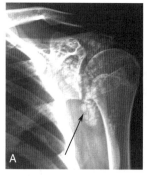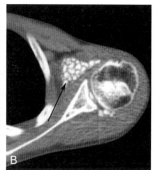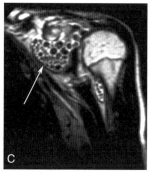

图 4-3-24 滑膜骨软骨瘤病

A. 左肩关节正位 X 线片,示关节周围多个高密度小结节影(黑箭) B. 横断面 CT 平扫,示肩关节周围见石榴籽样高密度影(黑箭) C. 冠状面 MRI 平扫 T_2WI,示肩关节内侧石榴籽样低信号影(白箭)

【临床表现】

滑膜骨软骨瘤病多见于中年男性,好发于膝、髋、肩、肘等大关节,其他关节亦可发病,出现关节疼痛、肿胀、僵硬和关节运动绞锁现象。临床检查关节肿胀,可扪及滑动的小结节。

【诊断与鉴别诊断】

滑膜骨软骨瘤病主要依据临床表现、影像学表现、病理特征做出诊断。

本病主要应与下列疾病鉴别:①剥脱性骨软骨炎,游离体多为单个,同时有关节面及其下方的局限性骨缺损;②退行性骨关节病,关节游离体多为单个,尚可见其他退行性改变如关节间隙变窄、关节面硬化、骨赘形成等。

五、半月板损伤与肌腱韧带损伤

(一)半月板损伤

半月板最常见的损伤是撕裂伤。半月板撕裂(meniscal tear)可分为慢性退变性撕裂和急性外伤性撕裂。

【病理与影像】

半月板为纤维软骨结构,在 X 线片或 CT 上不能显示或显示不佳。在 MRI 各序列像上均呈三角形低信号。损伤后分离断裂,裂隙内有滑液进入。在 T_1WI 上表现为线样稍高信号影,在 PdWI 或 T_2WI 上信号更高。T_2WI 对判断半月板游离缘撕裂、半月板碎片的移位、半月板内或其周围的囊肿更佳。半月板撕裂梯度回波 T_2WI 显示最佳(图 4-3-25)。半月板退行性变及撕裂最常发生于内侧半月板的后角和体部,其次为外侧半月板的前角、体部和后角及内侧半月板的前角。

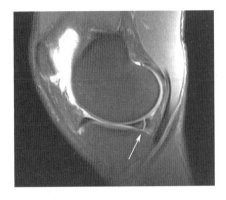

图 4-3-25 半月板纵行撕裂

膝关节矢状面 MRI 平扫脂肪抑制 PdWI,示内侧半月板后角纵行条状高信号影达半月板边缘(白箭),为半月板撕裂处。

半月板损伤的 MRI 分级:0 级:为正常半月板,半月板形态完整,呈现均匀低信号;Ⅰ级:半月板内见圆形或类圆形的高信号,但未达到关节面缘;Ⅱ级:未到达到关节面缘的线状高信号影;Ⅲ级:为半月板撕裂,圆形或线状高信号影延续至关节面缘(图 4-3-26)。

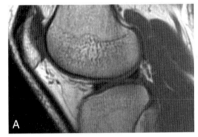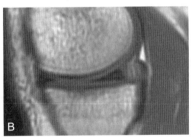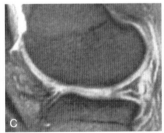

图 4-3-26 半月板损伤与分度

A. 半月板损伤Ⅰ级,矢状面 MRI 平扫 T_1WI,示半月板后角内边缘模糊高信号,但未达关节面缘 B. 半月板损伤Ⅱ级,矢状面 MRI 平扫 PdWI,示外侧半月板后角内边缘模糊高信号未达关节面缘 C. 半月板损伤Ⅲ级(撕裂),矢状面 MRI 平扫脂肪抑制 T_2WI,示半月板内边缘清楚、远达关节面缘的条状高信号

【临床表现】

半月板急性损伤多见于青年人,慢性损伤多见于 40~60 岁有急性运动损伤或反复慢性损伤病史者。膝关节屈曲时关节区疼痛,重者可能有弹响、绞锁现象。

【诊断与鉴别诊断】

半月板损伤依据外伤史、临床症状、影像检查、关节镜检查等可做出诊断。

需与半月板撕裂鉴别的周边结构有外侧半月板后角与关节囊之间的腘肌腱及其腱鞘、半月板前角前方的膝横韧带、半月板外缘与胫骨髁缘间的冠状韧带及半月板周边的脂肪、滑膜组织等。

(二)肌腱韧带损伤

肌腱韧带损伤分完全撕裂和不完全撕裂,尚可引起撕脱骨折。

【影像表现】

X 线及 CT 对显示肌腱韧带损伤有很大的局限性。MRI 可以直接显示肌腱、韧带(图 4-3-27)。正常肌腱、韧带在所有 MRI 序列上都表现为低信号影。不完全撕裂表现为在 T_2WI 上韧带低信号影中出现散在的高信号,其外形可以增粗,边缘不规则。完全撕裂则可见到断端分离和退缩。两者的周围都可见水肿或 / 和出血。

膝关节的肌腱韧带损伤主要为前交叉韧带、后交叉韧带、胫侧副韧带、腓侧副韧带及髌韧带损伤,以及股四头肌肌腱断裂等。前交叉韧带撕裂是常见的损伤;由于其纤维扭曲,并含脂肪滑膜层,一般其信号较后交叉韧带稍高且不均匀。交叉韧带撕裂后,MRI 表现为韧带连续性中断,断端移位,韧带肿胀,信号增高,并可见出血及积液改变。

【临床表现】

肌腱韧带损伤表现为局部肿胀、疼痛和压痛,关节活动受限,牵拉可加重疼痛等。关节韧带完全撕裂则关节不稳定,出现异常活动。肌腱损伤主要表现为功能异常,如指的伸肌腱断裂则不能伸指。

【诊断】

肌腱韧带损伤的诊断主要依据临床检查、MRI 或关节镜。

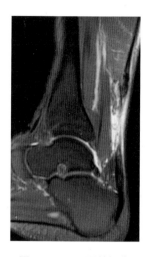

图 4-3-27 跟腱损伤

踝关节矢状面 MRI 平扫脂肪抑制 T_2WI,示跟腱明显增粗、断裂,内有斑片状高信号及条状低信号的混杂信号影。

第四节 疾病影像学检查方法的比较和选择

X 线检查是关节疾病诊断首选的影像学检查方法。CT 对骨关节的创伤具有良好的密度对比和断层观察,螺旋 CT 三维重建图像能很好地显示脊柱、髋、踝、腕等大关节内骨折、关节脱位等创伤病变,以及关节破坏、积液等情况,但 X 线及 CT 对显示关节内软组织密度的结构有很大的局限性。

MRI 对关节周围和关节内组织(包括肌肉、肌腱、关节软骨、滑膜、关节内韧带、软骨盘和关节囊等)解剖和病理改变具有很高的诊断价值,可以无创地显示膝关节的半月板、前后交叉韧带、内外侧副韧带和髌韧带等复杂结构及其损伤,尤其对半月板变性、撕裂的诊断意义重大。MRI 显示关节软骨、半月板病变,以脂肪抑制序列的 T_1WI、T_2WI 及 PdWI 等较好。

(孟悛非 刘斯润 王绍武)

数字课程学习……

🖥 学习目标和重点提示 　📖 教学 PPT 　📗 图片 　📖 拓展阅读 　🌐 中英文小结 　📝 自测题

第 ④ 章
软 组 织 🅔

（刘斯润　王绍武　蔡香然）

数字课程学习……

📟 学习目标和重点提示　📑 教学PPT　📖 图片　📘 拓展阅读　🌐 中英文小结　📝 自测题

第五篇　中枢神经系统和头颈部

第 一 章
脑

脑位于颅腔内,其外有脑膜包围,脑膜由外向内可分为三层,依次为硬脑膜、蛛网膜和软脑膜。脑由端脑、间脑、中脑和菱脑组成。端脑包括左、右侧大脑半球,大脑半球包括额叶、颞叶、顶叶、枕叶和脑岛五部分。间脑位于脑干和端脑之间,包括丘脑、上丘脑、下丘脑和底丘脑。菱脑包括前面的脑桥、延髓和后面的小脑。脑的血液供应系统由动脉供血系统(包括颈内动脉系统和椎基底动脉系统)和静脉回流系统(包括脑内静脉、脑外静脉和硬脑膜窦)构成。

第一节　正常影像解剖

一、脑膜

颅骨内板与脑的脑膜之间有三层膜,由外向内依次为硬脑膜、蛛网膜和软脑膜,蛛网膜和软脑膜统称为柔脑膜。

(一)硬脑膜

硬脑膜衬于骨性颅腔内面并形成大脑镰和小脑幕,后两者在 CT、MRI 平扫时可见。增强扫描可见硬脑膜明显强化,这是由于硬脑膜血供丰富,同时没有血脑屏障。

1. 大脑镰　形如镰刀,是硬脑膜内层自颅顶正中线折叠并伸入两大脑半球之间而成。大脑镰在 CT 和 MRI 横轴位近颅顶的图像上于中线部呈前后走行的线状高密度区或中等信号影,易于辨认。前半部由于下缘游离,易因占位病变而向健侧移位。

2. 小脑幕　半月形,水平位于大脑半球与小脑之间。前缘游离并向后凹陷,称为幕切迹。小脑幕将颅腔分为幕上、幕下,其密度或信号强度与大脑镰类似。

(二)蛛网膜

蛛网膜位于硬脑膜深面,与硬脑膜之间的潜在性腔隙为硬脑膜下腔。蛛网膜与软脑膜之间有较大间隙,称蛛网膜下腔,其内充满脑脊液,呈水样密度或信号。蛛网膜正常时不强化,但在脑膜炎或有肿瘤侵犯时则可强化。

(三)软脑膜

软脑膜紧贴脑表面,正常时 CT、MRI 上不可见,病理情况下可强化。

二、脑

大脑半球被覆灰质即大脑半球的表层灰质,深部为白质(或称为髓质)和神经核团。在 CT 上可以分辨,但在婴幼儿期,灰白质的密度差较成年人为小,灰质密度仅略高于白质。在 MRI T_1WI 上,灰质为灰黑信号,白质为灰白信号;在 T_2WI 上,灰质为灰白信号,白质为灰黑信号。

白质深部的灰质核团称为基底神经节,包括苍白球、壳核和尾状核。在 CT 上,基底神经节与丘脑为灰质密度,内、外囊为白质密度。正常儿童的基底神经节无钙化,如有钙化则属病理情况。在 MRI T_1WI 上,基底神经节与丘脑为灰黑信号,内、外囊为灰白信号;在 T_2WI 上,基底神经节与丘脑为灰白信号,内、外囊为灰黑信号。脑干由中脑、脑桥与延髓构成。在 CT 上,由于周围脑池为低密度,因此可以显示为灰白影,但其内的神经核团不能分辨。在 MRI T₁WI 上,脑干内的神经核团为灰黑信号,白质纤维为灰白信号;在 T₂WI 上,脑干内的神经核团为灰白信号,白质纤维为灰黑信号。在 CT 上,可以分辨小脑的灰质与白质,小脑扁桃体和小脑蚓部密度较高。在 MRI 上,小脑灰质、白质和神经核团的信号与大脑相似(图 5-1-1~图 5-1-9)。

三、脑血管

脑动脉和静脉在脑血管造影、CT 血管造影(CTA)和磁共振血管造影(MRA)上均可显示。

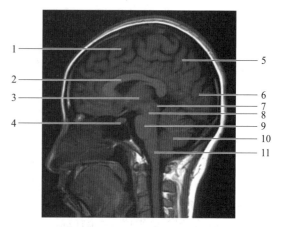

1. 额叶;2. 胼胝体;3. 丘脑;4. 垂体;5. 顶叶;6. 枕叶;
7. 四叠体;8. 中脑;9. 脑桥;10. 小脑;11. 延髓

图 5-1-1 脑正中矢状面 MRI 平扫 T₁WI

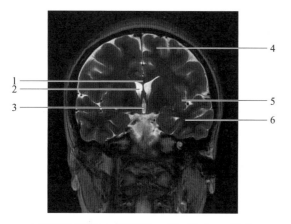

1. 胼胝体体部;2. 侧脑室;3. 第三脑室;4. 额叶;
5. 岛叶;6. 颞叶

图 5-1-2 脑桥层面脑正中冠状面 MRI
平扫 FLAIR 序列

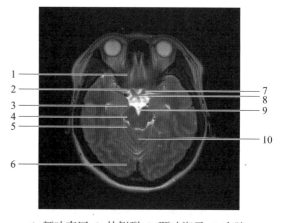

1. 额叶直回;2. 外侧裂;3. 颞叶海马;4. 中脑;
5. 中脑导水管;6. 后纵裂;7. 视神经;8. 视交叉;
9. 脚间池;10. 小脑上蚓部

图 5-1-3 视交叉层面颅脑横断面 MRI 平扫 T₂WI

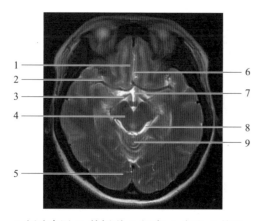

1. 额叶直回;2. 外侧裂;3. 视束;4. 中脑;5. 枕叶;
6. 前纵裂;7. 鞍上池;8. 环池;9. 小脑上蚓部

图 5-1-4 鞍上池层面横断面 MRI 平扫 T₂WI

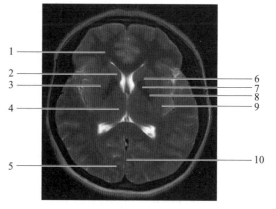

1. 额叶;2. 尾状核头;3. 壳核;4. 丘脑;5. 枕叶;6. 内囊前肢;
7. 内囊膝部;8. 内囊后肢;9. 外囊;10. 大脑镰

图 5-1-5 基底核层面横断面 MRI 平扫 T₂WI

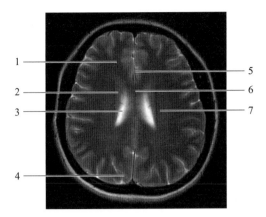

1. 额叶;2. 尾状核;3. 侧脑室体部;4. 枕叶;
5. 纵裂;6. 胼胝体;7. 放射冠

图 5-1-6 侧脑室体部层面横断面 MRI 平扫 T₂WI

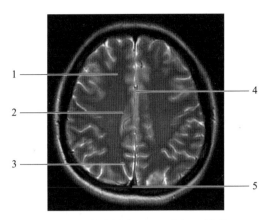

1. 额叶;2. 半卵圆中心;3. 顶叶;4. 纵裂;
5. 上矢状窦

图 5-1-7 半卵圆中心层面横断面 MRI 平扫 T₂WI

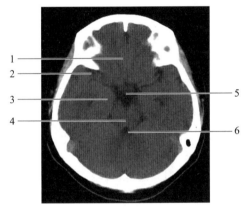

1. 额叶直回;2. 外侧裂;3. 颞叶海马;4. 中脑;
5. 视交叉;6. 第四脑室

图 5-1-8 视交叉层面横断面 CT 平扫

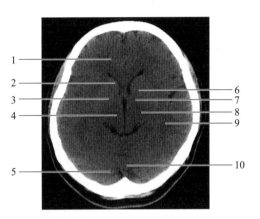

1. 额叶;2. 尾状核头;3. 壳核;4. 丘脑;5. 枕叶;
6. 内囊前肢;7. 内囊膝部;8. 内囊后肢;
9. 外囊;10. 大脑镰

图 5-1-9 基底核层面横断面 CT 平扫

(一)脑动脉

脑动脉包括颈内动脉系统和椎基底动脉系统,前者主要供应大脑半球前 2/3 和部分间脑,后者主要供应大脑半球后 1/3 及部分间脑、脑干和小脑。

1. **颈内动脉系统** 颈内动脉自颈总动脉发出后,沿颈部上升至颅底,经颈动脉管进入颅腔内,在颈内动脉造影上,全程可分为岩骨段(C5 段)、海绵窦段(C4 段)、膝段(C3 段)、床突上段(C2 段)、终段(C1 段)。C2~C4 段可称作虹吸段。颈内动脉在颈部几乎无分支,进入颅腔后的主要分支有眼动脉、后交通动脉、脉络丛前动脉、大脑前动脉和大脑中动脉。大脑前动脉常见的分支有眶顶支、额极支、胼缘支和胼周支。大脑中动脉从颈内动脉分出后,向前向外走行,进入侧裂,再向后向外绕脑岛走行,在侧裂内再分支,出侧裂后分布于大脑半球凸面,主要分支有额顶升支、颞后支、顶后支和角回支(图 5-1-10)。

2. **椎基底动脉系统** 椎动脉通过颈椎横突孔上升,入枕大孔,沿延髓侧面向前向上行,相当于斜坡中点处与对侧的椎动脉汇合形成基底动脉。基底动脉的主要分支有小脑后下动脉、小脑前下动脉、小脑上动脉、大脑后动脉等(图 5-1-11)。

3. **脑底动脉环** 脑底动脉环又称大脑动脉环或威利斯环(Willis circle),位于脑底部。由两侧颈内动脉终末段、后交通动脉、大脑后动脉近侧段、大脑前动脉近侧段和前交通动脉组成。脑底动脉环是脑内主要动

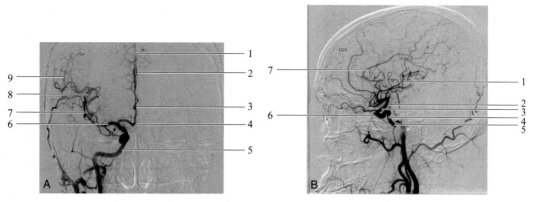

1. 胼缘动脉;2. 胼周动脉;3. 大脑前动脉分叉部;
4. 前交通动脉;5. 颈内动脉;6. 大脑中动脉水平段;
7. 大脑中动脉分叉部;8. 大脑中动脉侧裂段;9. 大脑中动脉岛盖段

1. 大脑中动脉;2. 颈内动脉 C1 段;3. 颈内动脉 C2 段;
4. 颈内动脉 C4 段;5. 颈内动脉 C5 段;6. 颈内动脉 C3 段;7. 大脑前动脉

图 5-1-10 右侧颈内动脉造影动脉期
A. 正位 B. 侧位

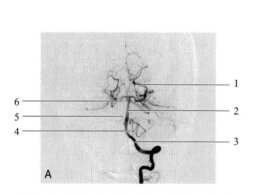

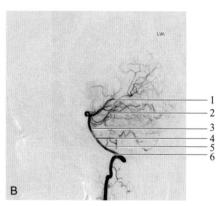

1. 大脑后动脉;2. 基底动脉;3. 右侧椎动脉;
4. 右侧小脑后下动脉;5. 右侧小脑前下动脉;
6. 右侧小脑上动脉

1. 大脑后动脉;2. 小脑上动脉;3. 基底动脉;4. 小脑前下动脉;5. 小脑后下动脉;
6. 椎动脉

图 5-1-11 右侧椎基底动脉造影动脉期
A. 正位 B. 侧位

脉间的吻合结构,具有潜在的侧支循环代偿功能(图 5-1-12)。

(二)脑静脉

脑的静脉无瓣膜,不与动脉伴行,分为浅、深两组,两组之间相互吻合。浅组收集脑皮质及皮质下白质的静脉血,直接注入邻近的静脉窦。深组静脉主要收集深部白质、基底节、间脑、脑室等处的静脉血,汇集成一条大脑大静脉注入直窦。两组静脉最终经硬脑膜窦回流至颈内静脉(图 5-1-13)。

四、脑室、蛛网膜下腔和脑池

(一)脑室系统

脑室系统包括侧脑室、第三脑室、中脑导水管、第四脑室。脑室壁内衬有室管膜,附有脉络丛。脑室内充满脑脊液,在 CT 上呈水样密度影,在 MRI 上呈水样信号(图 5-1-14)。

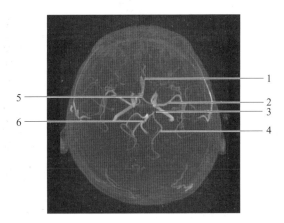

1. 大脑前动脉;2. 大脑中动脉;3. 后交通动脉;
4. 大脑后动脉;5. 前交通动脉;6. 基底动脉

图 5-1-12 脑底动脉环 MRA

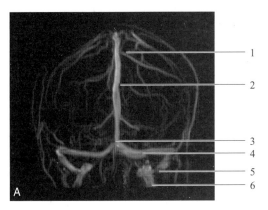

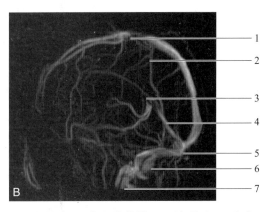

1. 中央沟静脉;2. 上矢状窦;3. 窦汇;4. 横窦;5. 乙状窦;6. 颈内静脉

1. 上矢状窦;2. 中央沟静脉;3. 下矢状窦;4. 直窦;5. 窦汇;6. 乙状窦;7. 颈内静脉

图 5-1-13 脑静脉 MRA
A. 正位　B. 侧位

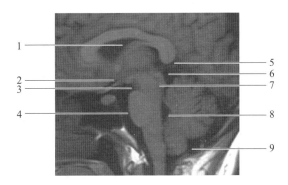

1. 侧脑室;2. 鞍上池;3. 脚间池;4. 桥前池;5. 大脑大静脉池;6. 四叠体池;
7. 中脑导水管;8. 第四脑室;9. 小脑延髓池

图 5-1-14 脑室与脑池的矢状面 MRI 平扫 T_1WI

（二）蛛网膜下腔

蛛网膜下腔内充满脑脊液,其密度和信号与脑室内相同。

（三）脑池

脑池为蛛网膜下腔在脑的沟、裂处扩大形成,重要的脑池包括如下。

1. 桥小脑角池 前外侧为颞骨岩部,后界为小脑中脚和小脑半球,内侧界为脑桥基底部下部和延髓上外侧部。内有面神经、听神经通过。

2. 桥前池 位于脑桥腹侧面与枕骨斜坡之间。

3. 脚间池 位于鞍背与中脑脚间窝之间。

4. 鞍上池 位于蝶鞍上方,环绕视交叉周围,内有视交叉。

5. 环池 围绕中脑两侧、大脑脚外侧面。

第二节 病变的基本影像学征象

一、脑内外病变定位

不同疾病的发病部位不同,定位诊断对于疾病的定性诊断非常重要。在颅脑疾病的影像学诊断中,定位诊断即是判断病变位于脑内还是脑外。脑内病变是指病变发生在脑实质内的灰质、白质、神经核团及脑室部位,而脑外病变是指病变发生在脑实质以外的颅骨、脑膜、血管、垂体、脑神经等部位。当病变不大时,CT 和 MRI（尤其是 MRI）可以清楚显示病变及其所在部位的正常解剖结构,定位诊断容易。但病变靠近颅骨内板,形态较大时,其范围超出了所在部位的正常组织结构,需要结合病变的形状、信号/密度、边缘、血供及邻近组织情况等进行综合判断。

1. 脑内病变 病变主体位于脑内,即病变在断面显示的最大径线位于脑实质内。病变与脑实质交角成锐角,且病变与脑实质无分界。

2. 脑外病变 病变主体位于脑外,即病变在断面显示的最大径线位于脑实质外,病变与脑实质交角成钝角,且病变与脑实质有分界。脑外病变还常见以下改变:①病变以宽基底紧贴于颅骨内面。②病变邻近蛛网膜下腔（脑池）增宽,或在脑池、脑沟内有异常密度/信号。③邻近脑皮质受挤压变平且移向脑室,即皮质内移征。④皮质内移的同时,皮质内侧白质亦受压内移塌陷,即白质塌陷征。⑤病变的脑室缘附近有裂隙状脑脊液信号,系脑池或脑沟向脑室方向移位所致。⑥假包膜征和出现邻近颅骨异常。

二、脑积水

脑积水（hydrocephalus）是由各种因素引起脑脊液不断增加,同时脑实质相应减少,脑室相应扩大伴颅内压增高,常发生在脑室内,也可累及蛛网膜下腔。脑积水根据成因可分为梗阻性脑积水和交通性脑积水。

1. 梗阻性脑积水 为脑室系统内某一部分发生阻塞引起的脑积水,常见于先天性、感染性和肿瘤性疾病。主要影像学表现是阻塞平面以上部分脑室扩大,而阻塞平面以下的脑室正常或变小（图 5-1-15）。

2. 交通性脑积水 是指第四脑室出口之后的脑脊液通路受阻或脑脊液循环障碍所致脑脊液增多的脑积水,其主要原因有脑室外蛛网膜下腔炎症、颅脑损伤、出血或肿瘤。影像学表现为脑室系统普遍扩大,脑沟正常或消失。

三、脑萎缩

脑萎缩（brain atrophy）为脑实质的萎缩,指正常脑组织体积缩小和继发

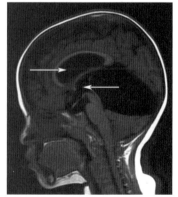

图 5-1-15 梗阻性脑积水

旁正中矢状面 MRI 平扫 T_1WI,示侧脑室扩大（上白箭）第三脑室增宽（下白箭）,第四脑室未扩大,系幕下蛛网膜囊肿压迫中脑导水管所致。

性的脑脊液腔隙扩大,包括脑沟、脑裂增宽,脑池、脑室扩大。可见于正常老年人,也可由外伤、炎症、血液循环障碍、中毒、代谢障碍及不明原因变性疾病等引起,分为广泛性脑萎缩和局限性脑萎缩(图 5-1-16)。

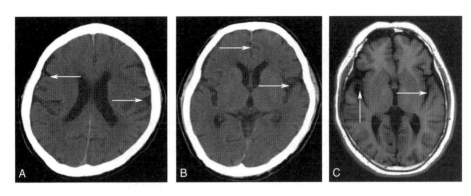

图 5-1-16 脑萎缩

A、B. 横断面 CT 平扫,示额叶局限性脑萎缩,脑沟变宽、变深,脑回窄小(白箭) C. 横断面
MRI 平扫 T_1WI,示广泛的脑萎缩,外侧裂、脑沟(白箭)及脑室扩大,脑回窄小,灰质及白质
均变薄

四、坏死与囊变

坏死与囊变指因血供减少或中断引起组织坏死、液化而形成的病变,常呈类圆形。CT 表现为低密度。MRI 表现视囊内容物不同而不同,多为 T_1WI 低信号,T_2WI 高信号,无强化(图 5-1-17)。常见于肿瘤囊性变。脑梗死或出血后脑组织坏死、液化后也可形成囊变。

五、钙化

钙化为颅内钙盐沉积,可为生理性,如松果体钙化和老年人基底神经节钙化;也可为病理性,常见于颅内肿瘤(如胶质瘤、转移瘤等)。CT 表现为高密度影(图 5-1-18)。常规 MRI 序列常不能特异性地显示钙化灶,在 T_1WI 和 T_2IW 上,病灶常为低信号,少数也可以为高信号。GRE 序列和 SWI 序列上钙化为低信号,比常规序列要更敏感、更清晰地显示钙化。

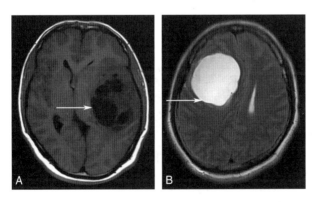

图 5-1-17 胶质瘤囊变

A. 横断面 MRI 平扫 T_1WI B. 横断面 MRI 平扫 T_2WI,示肿瘤囊变(白箭),T_1WI 低信号,T_2WI 高信号

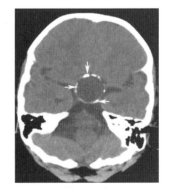

图 5-1-18 颅咽管瘤钙化

横断面 CT 平扫,示颅咽管瘤
"蛋壳"样钙化(白箭)。

六、占位效应

颅腔容积是固定的,由颅内病变(肿瘤性、血管性及感染性等)所导致的颅内正常结构偏离原有位置的

现象称为占位效应（mass effect）（图 5-1-19）。产生占位效应的常见原因有脑肿瘤、脑内血肿、脑梗死、脑脓肿、硬脑膜外血肿、硬膜下血肿、硬脑膜下积液及蛛网膜下腔出血等。

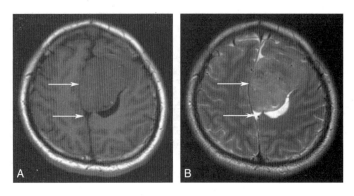

图 5-1-19　左额大脑镰旁脑外占位（病理为脑膜瘤）

A. 横断面 MRI 平扫 T_2WI　B. 横断面 MRI 平扫 T_1WI

示左侧大脑镰旁一等信号肿块（白箭），其占位效应象明显。

1. 幕上占位效应　除病变本身外，还可见脑室变形并向健侧移位（主要是侧脑室和第三脑室）。脑沟、脑裂、脑池变窄或闭塞，中线结构向健侧移位。

2. 幕下占位效应　除病变本身外，还可见四脑室变形、移位，脑干变形、移位，由脑脊液通路受阻所致的幕上脑室系统扩大。

第三节　常见疾病的影像学诊断

一、脑内病变

（一）脑内肿瘤

胶质瘤（glioma）是最常见的原发中枢神经系统肿瘤，占颅内肿瘤的 40%~50%，70% 的胶质瘤为星形细胞瘤（astrocytoma），其中 75% 为间变性星形细胞瘤（WHO Ⅲ级）或胶质母细胞瘤（glioblastoma，WHO Ⅳ级）。此处，仅介绍星形细胞瘤。

【病理与影像】

星形细胞瘤是胶质瘤中的一种，为最常见的胶质瘤。成年人星形细胞瘤多发生于幕上，儿童多发生于幕下。星形细胞瘤根据肿瘤的分化程度可分为四级。Ⅰ级为良性，Ⅱ~Ⅳ级为恶性。随着肿瘤恶性程度的增高，肿瘤囊变、坏死、钙化和出血的概率也升高，瘤周水肿变明显，肿瘤血管也渐丰富。

Ⅰ级星形细胞瘤在 CT 上多为低密度，在 MRI T_1WI 上为低信号，在 T_2WI 上为高信号，无或仅有轻度占位效应，与正常脑组织分界一般较清，周围水肿不明显。恶性程度高的星形细胞瘤密度或信号不均，囊变区可出现壁结节，肿瘤边界不清，占位效应明显。其瘤周水肿在 CT 上呈低密度，在 MRI 上呈长 T_1、长 T_2 信号。囊变和坏死在 CT 上表现为低密度，在 MRI 上表现为 T_1WI 低信号、T_2WI 高信号（图 5-1-20，图 5-1-21）。肿瘤内出血在 CT 上表现为高密度，在 MRI 上出血信号根据出血时间的长短演变表现为不同的信号特点。Ⅰ级星形细胞瘤可无强化。恶性程度越高，则肿瘤实性部分强化越明显。FLAIR 序列对于显示低级别星形细胞瘤的边界最好。MR 波谱（MRS）肿瘤内胆碱峰（Cho-peak）升高，有助于鉴别星形细胞瘤与其他类型肿块。MR 灌注显像（PWI）有助于确定星形细胞瘤的病理级别。

【临床表现】

星形细胞瘤可发生于任何年龄段，以 20~40 岁最为常见。因部位不同，症状和体征表现也不同。常表

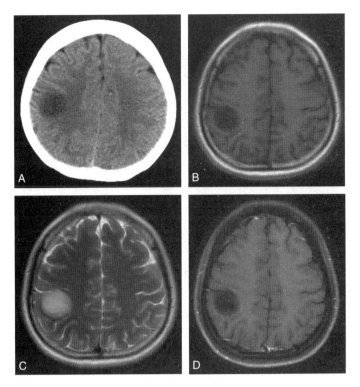

图 5-1-20 星形细胞瘤 II 级

A. 横断面 CT 平扫　B. 横断面 MRI 平扫 T_1WI　C. 横断面 MRI 平扫 T_2WI　D. 横断面 MRI 增强扫描 T_1WI

CT 平扫示右侧额顶交界圆形低密度病变;MRI 平扫示 T_1WI 肿瘤呈低信号,T_2WI 呈高信号;MRI 增强扫描显示无明显强化。

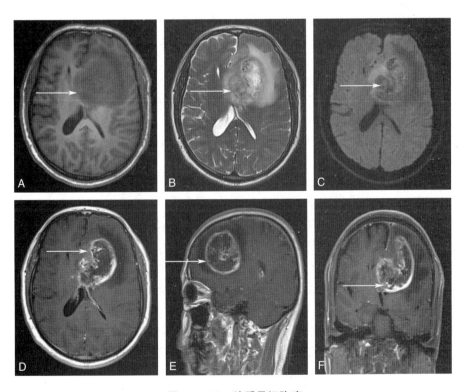

图 5-1-21 胶质母细胞瘤

A. 横断面 MRI 平扫 T_1WI　B. 横断面 MRI 平扫 T_2WI　C. 横断面 MRI FLAIR 序列　D. 横断面增强扫描 T_1WI　E. 矢状面 MRI
增强扫描 T_1WI　F. 冠状面 MRI 增强扫描 T_1WI

MRI 平扫显示左额叶占位病变,内部见囊变、坏死,T_1WI 呈低信号,T_2WI 主要呈高信号,周围可见水肿,双侧侧脑室额角受压
变形(白箭);增强扫描显示病灶边缘呈"花环"样强化(白箭)。

现为癫痫、局灶性神经功能缺失、头痛及其他颅内压升高症状。

【诊断与鉴别诊断】

星形细胞瘤一般根据临床表现与影像等辅助检查可以做出诊断。

Ⅰ级星形细胞瘤需要与脑梗死或脑缺血进行鉴别。脑缺血形态一般与相应血管供血区一致，无明显占位效应及强化。恶性程度高的星形细胞瘤还需要与脑脓肿、单发转移瘤相鉴别。脑脓肿呈均匀薄壁强化，无壁结节，在 b=1 000 的 DWI 上脓腔弥散受限呈高信号。单发转移瘤与恶性程度高的星形细胞瘤在影像上较难鉴别，结合病史及全身检查后多能做出正确诊断。小脑星形细胞瘤需要与转移瘤、室管膜瘤、髓母细胞瘤及血管母细胞瘤鉴别。

（二）脑血管疾病

1. 高血压脑出血（hypertensive cerebral hemorrhage）　高血压是 45~70 岁出现自发性颅内出血的最常见原因，其发病率及病死率在脑血管疾病中居前位。部位以基底神经区最为典型，大脑半球、脑干及小脑亦可发病。

【病理与影像】

脑出血的部位以纹状体、外囊最多见，出血的主要原因是慢性高血压伴有动脉粥样硬化、类纤维蛋白物质坏死，血管壁突然破裂，有或无假性动脉瘤形成。

CT 平扫可见急性期为椭圆形高密度块影，随时间推移，密度逐渐减低，慢性期为低密度。出血后第 3~6 个月可在增强扫描中血肿周围出现环形强化，其他表现可有出血灶周围水肿、出血破入脑室后脑室内出血、占位表现和脑疝等。在 MRI 上，出血的信号比较复杂，主要与出血灶内血红蛋白的演变有关，超急性期（6 h 以内），T_1WI 呈等或稍低信号，T_2WI 呈高信号；急性期（7~72 h），T_1WI 呈等或稍低信号，T_2WI 呈显著低信号；亚急性期（4 d~4 周），T_1WI 呈高信号，T_2WI 呈周边高信号，中心为等或低信号，以后逐渐演变为全部高信号。其他改变与 CT 相似。MR 磁敏感加权像（SWI）有助于发现微小的出血灶（图 5-1-22）。

【临床表现】

高血压脑出血在寒冷季节的发病率较高，主要临床表现为剧烈头痛、头昏、恶心，较多的颅内出血可引起感觉运动功能缺失和意识障碍，5%~10% 的患者会出现再次出血，通常在其他部位。

【诊断与鉴别诊断】

高血压脑出血可根据典型部位的出血加上发病时的高血压做出诊断。

本病需要与外伤性脑出血（明确的外伤史）、血管畸形（多为年轻患者）、肿瘤出血（通常为混杂密度或信号，有对比剂增强）及凝血障碍性疾病所致的出血等鉴别。

2. 脑梗死（cerebral infarction）　是一种缺血性脑血管病，指由供应脑组织的血管急性闭塞引起的脑组织缺血缺氧所致的组织坏死，是世界范围内第二常见的致死病因，也是长期致残的主要原因。影像学评价对于临床挽救"有卒中危险"组具有关键作用。

【病理与影像】

脑梗死发病 4 h 后神经元嗜酸性变及核固缩，15~24 h 中性粒细胞浸润、细胞核坏死（即"鬼影细胞"），2~3 d 血液来源的吞噬细胞出现，1 周后反应性星形细胞增生、毛细血管密度增加，最终形成以星形细胞为边界的液化腔隙。

发病 3 h 内 CT 平扫可见大脑灰白质的界限消失，但也可在 24 h 内无阳性发现。部分早期患者可显示动脉致密征（大脑中动脉或颈内动脉某一段密度增高），提示该血管内血流停滞或血栓形成。脑梗死病变区大多表现为低密度，范围与闭塞血管供血区一致，灰白质同时受累（图 5-1-23）。脑梗死的间接征象有脑回肿胀、脑沟界限消失及脑室受压等。梗死区内因再灌注可出现出血性脑梗死（缺血性卒中发生后 24~48 h），表现为低密度梗死区内的斑片状或者斑点状高密度。

MR 检查发现脑梗死区的敏感性明显高于 CT，平扫多表现为长 T_1、长 T_2 信号，在弥散加权像（DWI）上可以显示卒中症状发生 1 h 后的脑梗死，表现为高信号（图 5-1-23）。增强扫描示急性期（24 h 内）可出现血管强化，梗死后 1~3 d 可出现脑膜强化，具有特征性。亚急性期（24 h~2 周）出现典型的脑回状强化，第 8~10 周后不再出现强化。DSA 检查可见相应血管闭塞，顺行性血液流速减慢。CT 灌注可显示出缺血核心及半

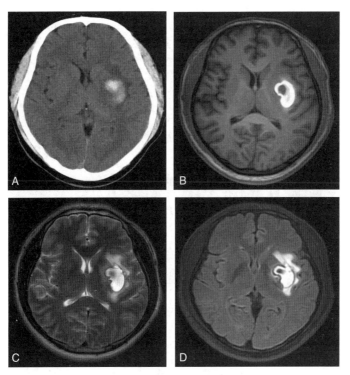

图 5-1-22　高血压脑出血（亚急性）
A. 横断面 CT 平扫　B. 横断面 MRI 平扫 T₁WI　C. 横断面 MRI 平扫 T₂WI　D. 横断面 FLAIR 序列
CT 平扫示左侧基底节区出血呈高密度影；MRI 平扫 T₁WI、T₂WI 和 FLAIR 序列示出血大部分为高信号影，内部含有等或低信号影；C、D 所示血肿邻近高信号影为出血灶周的脑组织水肿。

暗带。弥散加权成像显示弥散受限，其准确性可达 95%。MR 脑灌注加权成像（PWI）显示脑灌注量下降。DWI 和 PWI 不但能发现早期脑梗死的区域，还可以较准确判断缺血半暗带的存在和范围，判断该区域治疗后是否可存活。

【临床表现】

脑梗死的症状随梗死血管的不同而异，常见临床症状包括偏瘫、偏身感觉障碍、偏盲、失语等。

【诊断与鉴别诊断】

根据临床表现，以及 CT 或 MR 检查发现梗死灶，可做出脑梗死的诊断。

脑梗死应与脑实质低密度病变鉴别，如浸润性肿瘤（胶质瘤、转移瘤）、脑脓肿、脱髓鞘病变等。脑肿瘤占位表现较脑梗死显著，胶质瘤和转移瘤多呈不规则形强化，无典型的脑回状强化，转移瘤还可见较大的瘤周指状水肿。脑脓肿增强扫描为规则的薄壁闭环环形强化。脱髓鞘病变的病灶形态不规则，多位于双侧脑室周围，呈斑片状强化、环形强化或不强化影，环形强化多为开环样，结合临床表现多能鉴别。

（三）炎症性疾病

颅内炎症性疾病可由细菌、真菌、病毒或寄生虫等感染引起，可累及脑、脑血管和 / 或脑膜等。此处，仅介绍脑脓肿。

脑脓肿（brain abscess）幕上多见，颞叶居多。常见致病菌为金黄色葡萄球菌、链球菌和肺炎菌等。感染途径有四种：①邻近感染向颅内蔓延；②血源性感染；③外伤、术后直接感染；④隐源性感染。

【病理与影像】

脑脓肿病理上可分为脑炎早期（起病 3~5 d）、脑炎后期（起病 4 d~2 周）、囊变早期（起病 2 周左右）和囊变后期（起病数周至数月）。

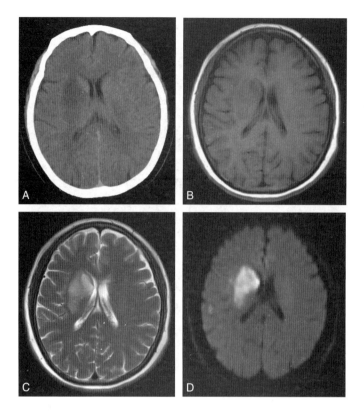

图 5-1-23 急性脑梗死
A. 横断面 CT 平扫 B. 横断面 MRI T_1WI 平扫 C. 横断面 MRI T_2WI
D. 横断面 MRI DWI
横断面 CT 平扫示右侧基底节区扇形低密度病灶,右侧脑室略受压变
小;MRI 上病灶呈长 T_1 和长 T_2 信号影,DWI 可见病灶区呈高信号影。

脑脓肿影像表现因时期而不同。

CT 表现:脑炎早期(放射学分期 I 期)可以表现正常或为边缘模糊的皮质下低密度灶,可有或无轻度斑片状强化及占位效应。脑炎后期(放射学分期 II 期),表现为中心低密度区,边界较脑炎早期清楚,周围水肿、占位效应更明显。增强扫描呈不规则边缘强化。囊变早期(放射学分期 III 期),低密度灶周围可以见到不完整或完整的等密度或稍高密度环形结构,增强扫描低密度灶不强化,脓肿壁则呈环状强化(图 5-1-24)。囊变后期(放射学分期 IV 期),表现为囊腔皱缩,囊壁增厚,水肿、占位效应减轻。

MRI 表现:脑炎早期 T_1WI 为边缘模糊的等低信号影,T_2WI 为高信号影,增强扫描可见斑片样强化。脑炎后期 T_1WI 为中心低信号,边缘为等或稍高信号;T_2WI 为中心高信号,边缘低信号;增强扫描为明显但不规则边缘强化。在 b=1 000 的 DWI 呈明显弥散受限高信号。脓肿壁在 MR 灌注上 rCBV 降低。囊变早期,脓肿呈边界清楚类圆形病灶,坏死中心呈长 T_1、长 T_2 信号,DWI 显示弥散明显受限。可见"双壁征",外壁呈 T_2 低信号,内壁呈 T_2 高信号,脓肿周围水肿及脓腔内呈长 T_1、长 T_2 信号。增强扫描脓肿壁见清楚的薄壁环状强化。囊变后期,表现与 CT 表现一致,脓肿吸收期 T_2WI 和 FLAIR 序列呈高信号小环形或小斑点状病变,可持续几个月。MRS:出现特征性的氨基酸峰(AA)对诊断很有价值。

【临床表现】

脑脓肿的症状依据脓肿大小、部位及全身情况而表现不同。头痛为最常见的症状,少于 50% 的患者有发热。立体定向手术结合药物治疗能极大降低病死率。

【诊断与鉴别诊断】

脑脓肿最有价值的诊断征象是病变有环形强化并在 DWI 上呈高信号及表观弥散系数减低。原发或转

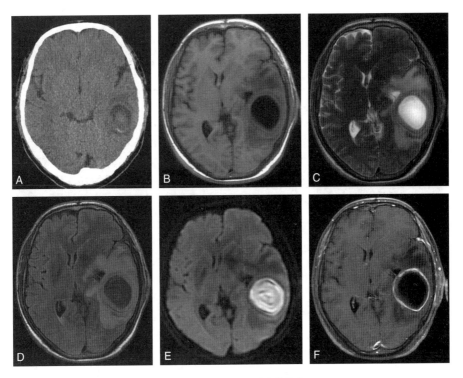

图 5-1-24 脑脓肿（Ⅲ期）

A. 横断面 CT 平扫　B. 横断面 MRI 平扫 T₁WI　C. 横断面 MRI 平扫 T₂WI　D. 横断面
MRI FLAIR 序列　E. 横断面 MRI DWI　F. 横断面 MRI 增强扫描 T₁WI
左侧颞叶囊性病变，周围可见较明显水肿；CT 平扫示脓肿薄壁呈稍高密度，囊液呈低密
度，周围脑组织水肿呈稍低密度，MRI 平扫脓肿囊壁 T₁WI 及 T₂WI 均呈等信号，囊液呈
T₁WI 低信号、T₂WI 高信号，周围脑组织水肿呈 T₁WI 稍低信号、T₂WI 稍高信号，MRI 增强
扫描囊壁呈均匀环状强化。

移性肿瘤，在 DWI 上多为低信号。

脑脓肿应与其他环形增强病变鉴别，如胶质母细胞瘤、转移瘤、血肿吸收期、多发性硬化等。

（四）脱髓鞘性病变

脱髓鞘性病变（demyelinating disease）是病因不明、表现为神经髓鞘脱失的疾病。CT 和 MR 检查可发现病灶，做出诊断。此处，仅介绍多发性硬化。

多发性硬化（multiple sclerosis）是中枢神经系统脱髓鞘性病变中最为常见的一种类型，以白质的多发性病灶和缓解、复发的病程为特点，病因不明。多见于 20~40 岁的中青年，女性多于男性。

【病理与影像】

多发性硬化的病理特征是中枢神经系统内弥散分布的多灶性脱髓鞘斑，多见于侧脑室周围和小脑。多发性硬化斑块主要为髓鞘破坏，轴突相对完整。斑块周围可见巨噬细胞、淋巴细胞及浆细胞沿血管外周分布，晚期陈旧性病灶区域有胶质细胞与星形细胞增生。

CT 表现：双侧的、不对称的卵圆形的病灶呈等或低密度，以胼胝体、脑室旁区显著，往往与侧脑室壁垂直排列，称为直角脱髓鞘征，可有或无占位效应或病灶周围水肿（图 5-1-25）。少数的实性多发性硬化病灶大于 4 cm，可以与肿瘤相似。无或有轻度至中度的强化区。MRI 表现：T₁WI 急性期为等信号或稍低信号，初始的脱髓鞘改变时低信号增多，髓鞘再形成时低信号区减少；慢性期表现为中心低信号，边缘稍高信号，可有不同程度的脑萎缩。T₂WI 与 FLAIR 序列表现为高信号病灶。有强化的 MS 斑块出现提示病变处于活动期。

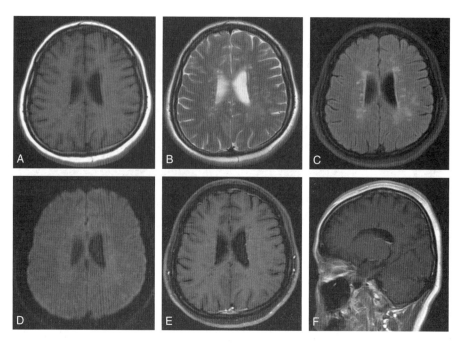

图 5-1-25 多发性硬化

A. 横断面 MRI 平扫 T₁WI B. 横断面 MRI 平扫 T₂WI C. 横断面 MRI FLAIR 序列
D. 横断面 MRI DWI E. 横断面 MRI 增强扫描 T₁WI F. 矢状面 MRI 增强扫描 T₁WI
侧脑室旁脑白质内多发斑片状病变,MRI 平扫 T₁WI 呈低信号、T₂WI 及 FLAIR 序列呈
高信号;增强扫描病灶可见不同程度强化

【临床表现】

多发性硬化起病急骤或隐袭,缓解、复发交替的病程是本病的特征。临床序列症状复杂多变,常有癫痫、感觉或运动障碍及精神症状等,视神经损害可以是早期症状之一。约 50% 的患者可出现脑电图异常。

【诊断与鉴别诊断】

多发性硬化以两侧脑室旁白质内多发对称分布病灶和缓解、复发的临床病程为诊断要点。

孤立的多发性硬化病灶与急性播散性脑脊髓炎鉴别困难,但皮质或皮质下病灶在急性播散性脑脊髓炎更常见。多个环形强化的多发性硬化病灶可以与转移瘤相似,结合病史有利于正确诊断。

(五) 脑挫裂伤

脑挫裂伤(cerebral contusion and laceration)是指颅脑外伤所致脑组织的器质性损伤,包括脑挫伤和脑裂伤,两者常同时发生,是脑外伤中最常见的脑实质改变,多由脑回撞击颅骨所致。

【病理与影像】

脑挫裂伤通常发生于着力点或附近,也可发生于对冲区、脑回与颅骨接触的部位,最常见的部位为额叶、颞叶。病理改变包括外伤引起的局部脑水肿、坏死、液化和多发散在小出血等变化。

典型 CT 表现为低密度脑水肿内出现多发散在斑点状高密度出血灶,出血灶也可融合。病变广泛时有明显的占位效应。可伴发蛛网膜下腔出血和硬脑膜下血肿等(图 5-1-26)。轻度脑挫裂伤可逐渐被吸收,较重者可遗留边界清晰的低密度软化灶。MRI 在检出病变和显示病变轮廓范围方面优于 CT。急性和亚急性脑挫裂伤表现为多发性混杂 T₁、T₂ 信号改变。FLAIR 序列对检测皮质水肿和创伤性蛛网膜下腔出血最有效,两者都表现为高信号影。GRE 序列和 SWI 对脑实质出血最敏感,表现为混杂低信号影。晚期

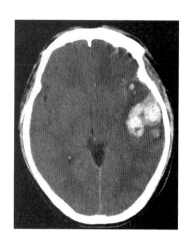

图 5-1-26 脑挫裂伤
横断面 CT 平扫,示左额顶片状高密度影,边缘不见规则,周围可见低密度水肿。

T_2WI 和 FLAIR 序列可见脑萎缩、脱髓鞘和胶质瘢痕等改变。

【临床表现】

脑挫裂伤后可有头痛、恶心、呕吐和意识障碍等,病情轻重与部位、范围及程度有关。病程因原发损伤的范围、合并或继发病变的不同而不同。损伤的症状在 24 h 后更明显,近 25% 的患者发展为弥漫性脑肿胀,20% 的患者出现新的局部血肿。

【诊断】

脑挫裂伤典型的诊断征象是脑表浅部位散在不规则出血和水肿,结合病史容易做出正确诊断。

二、脑外病变

(一)脑外肿瘤

1. 脑膜瘤(meningioma) 占颅内原发肿瘤的 24%~30%,起源于脑膜(蛛网膜)上皮细胞,好发于中年以上的人群,女性发病率偏高。

【病理与影像】

根据 2016 年版 WHO 神经肿瘤分类,脑膜瘤组织学分为 15 个亚型,内皮细胞型、纤维型及过度型 3 个亚型最多见,属于 WHO I 级;非典型脑膜瘤属于 WHO II 级,间变型脑膜瘤属于 WHO III 级。肉眼观察,肿瘤色淡红,质硬有包膜,边界清楚,常侵及硬脑膜及硬脑膜窦,偶可侵犯颅骨导致颅骨增生或破坏。脑膜瘤是位于脑外的宽基底硬膜肿块,边界清楚,呈圆形或扁圆形,典型者可见皮质推挤和脑脊液 – 血管"裂隙"。在 CT 上呈等密度或稍高密度,常可见瘤内钙化灶,增强后肿瘤明显均匀强化。在 MRI 上,脑膜瘤呈等 T_1、等 T_2 信号,DWI 序列可见弥散受限,增强后肿瘤明显均匀强化,常可见宽基底"硬膜尾"征。MRS 肿瘤内无胆碱峰的升高。在 DSA 上,脑膜瘤中心由颈外动脉分支供血呈"日光"样,肿瘤周边由颈内动脉或椎动脉分支供血(图 5-1-27)。

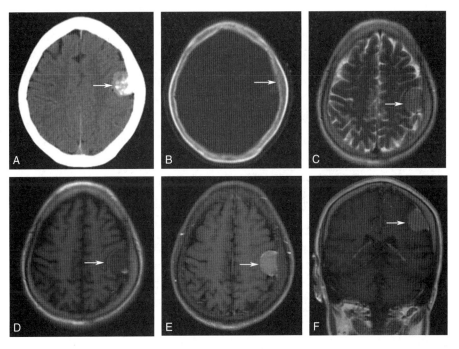

图 5-1-27 脑膜瘤

A. 横断面 CT 平扫 B. 横断面 CT 平扫骨窗像 C. 横断面 MRI 平扫 T_2WI D. 横断面 MRI 平扫 T_1WI E. 横断面 MRI 增强扫描 T_1WI F. 冠状面 MRI 增强扫描 T_1WI

CT 平扫显示左额部颅板下高密度团块伴钙化,邻近颅板增厚;MRI 平扫病变呈 T_1WI 稍低信号(白箭)、T_2WI 稍高信号(白箭),局部见出血信号,增强扫描病变呈明显强化,伴"脑膜尾征"(白箭)。

【临床表现】

脑膜瘤生长缓慢,常压迫周围组织导致相应的神经症状和体征,造成特殊的障碍与肿瘤部位有关。头痛和癫痫是最常见的临床表现。

【诊断与鉴别诊断】

脑膜瘤可根据病史、临床表现,结合影像学检查做出诊断。

脑凸面的脑膜瘤需要与血管外皮细胞瘤(hemangiopericytoma)和硬脑膜转移瘤鉴别。血管外周细胞瘤病程较短,呈分叶状,T_2WI 呈等高混杂信号,缺少"硬膜尾"征。转移瘤一般可找到原发肿瘤。

颅底沟通性脑膜瘤需要与脑桥小脑三角区神经鞘瘤、颈静脉孔区颈静脉球瘤、鞍区垂体大腺瘤鉴别。脑桥小脑三角区神经鞘瘤常有内听道增宽,听神经增粗,典型者呈"蛋筒冰激凌"征。颈静脉孔区颈静脉球瘤,密度或信号混杂,MRI 常见血管流空信号和亚急性出血,呈"盐和胡椒"征。鞍区垂体大腺瘤为成年人最常见的鞍区肿瘤,没有可分辨的垂体腺,呈分叶状的"8"字征或"雪人"征。

视神经鞘脑膜瘤需要与视神经胶质瘤、肌锥内海绵状血管瘤和神经鞘瘤鉴别。视神经鞘脑膜瘤最常发生于眶尖,沿眶内视神经生长,表现为视神经周围管形或梭形增粗肿块,也可表现为偏心性球形肿块。强化明显,视神经不强化,呈"双轨征"。视神经胶质瘤在 10 岁以内儿童多发,视力下降多发生于眼球突出之前,而脑膜瘤眼球突出早于视力下降。增强后轻度至显著强化,无"双轨征"。肌锥内海绵状血管瘤为圆形或椭圆形,呈长 T_1、长 T_2 信号,信号均匀,增强后呈"渐进性强化"。神经鞘瘤亦为圆形或椭圆形,呈等 T_1、等 T_2 信号影,信号不均匀,内有片状长 T_1、长 T_2 信号影,增强后不均匀强化。

2. 垂体腺瘤(pituitary adenoma) 为成年人鞍区最常见的肿瘤,属脑外肿瘤,占原发颅内肿瘤的 10%~15%,男女比例大致相等。

【病理与影像】

根据 WHO 2017 版内分泌器官肿瘤分类,大多数垂体腺瘤定义为良性肿瘤,但仍有部分肿瘤生长过程中侵犯硬脑膜、骨膜甚全骨质及周围重要结构,属于高侵袭性、高复发风险的垂体腺瘤。该分类标准强调免疫组织化学是垂体神经内分泌肿瘤分类的主要辅助诊断工具,垂体激素、垂体转录因子和细胞角蛋白等免疫标志物的免疫组织化学染色是分类标准的基础。脑垂体分为腺垂体和神经垂体两部分。根据肿瘤是否伴随激素分泌异常可分为分泌激素功能和无分泌激素功能两类,前者包括分泌生长激素、催乳素、促肾上腺皮质激素、促甲状腺激素、促性腺激素等,后者无激素水平升高。根据肿瘤的大小可分为垂体微腺瘤(直径≤1 cm)和垂体大腺瘤(直径 >1 cm)。

垂体微腺瘤需进行垂体动态增强扫描,肿瘤呈低信号,动态增强扫描肿瘤逐渐强化或不强化,延迟扫描强化或强化程度较低。垂体大腺瘤的影像表现:CT 平扫可见肿瘤通常和灰质等密度,位于鞍内并可突向鞍上,少有囊变,肿瘤出血占 10%,钙化占 1%~2%,大的腺瘤使蝶鞍扩大,可侵蚀鞍底和鞍背骨质。MRI 典型表现为在冠状面或矢状面上呈"8"字形或"雪人"形,肿瘤腰部内凹是由鞍隔所致。在 T_1WI 上为等或低信号,在 T_2WI 上为略高信号。囊变部分可出现液-液平面,尤其在垂体腺瘤卒中时。肿瘤可压迫视交叉,常累及海绵窦,并可包绕颈内动脉。增强扫描因肿瘤血供不及正常垂体,故实性部分强化较正常垂体低(图5-1-28)。

【临床表现】

垂体腺瘤的临床症状随腺瘤类型不同而异,包括压迫症状和内分泌功能异常。10%~25% 的患者有视力受损和 / 或其他脑神经麻痹的表现,也可表现为相应激素功能失调。一些腺瘤具有侵袭性且复发率高。垂体腺瘤卒中少见,却有生命危险。

【诊断与鉴别诊断】

垂体微腺瘤易出现漏诊,需要结合内分泌检查做出诊断。

垂体大腺瘤应与颅咽管瘤、动脉瘤和鞍区脑膜瘤等相鉴别。颅咽管瘤多位于鞍上且能观察到正常垂体,多伴有钙化。动脉瘤亦可见到正常垂体,MRI 上常见流空效应,CT 上常见到钙化。脑膜瘤(鞍隔的)可见到明确与肿块分离的垂体,鞍隔在 MRI 上几乎总是表现为肿块与垂体间的一条细的低信号线,肿块在其上,垂

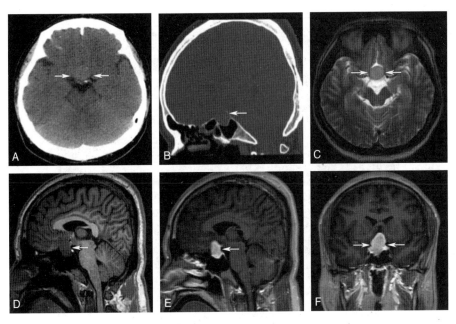

图 5-1-28 垂体腺瘤

A. 横断面 CT 平扫　B. 矢状面 CT 平扫骨窗像　C. 横断面 MRI 平扫 T_2WI　D. 矢状面
MRI 平扫 T_1WI　E. 矢状面 MRI 增强扫描 T_1WI　F. 冠状面 MRI 增强扫描 T_1WI

CT 平扫示鞍内及鞍上肿块,蝶鞍扩大,鞍底下陷(白箭);MRI 平扫病变呈 T_1WI 等信号(白箭)、T_2WI 稍高信号(白箭),冠状面呈"8"字形,增强扫描病变呈明显较均匀强化。

体在其下,分界可见。脑膜瘤的硬膜增厚,强化更明显。

3. 听神经瘤(acoustic neuroma) 多起源于内听道的听神经前庭支。绝大多数为神经鞘瘤,位于脑桥小脑三角(pontocerebellar trigone)区,多发生于成年人,为成年人第二常见的颅内脑外肿瘤,约占原发颅内肿瘤的 8%。

【病理与影像】

听神经瘤的肿瘤呈棕色,圆形或卵圆形,有完整包膜,多数肿瘤早期位于内听道内,以后长入脑桥小脑三角。15%~20% 合并囊变(瘤内的或瘤周的),少数肿瘤有出血。

CT 平扫表现为无钙化的脑桥小脑三角肿瘤,多数与颞骨岩部相交成锐角。与脑组织相比,呈等或稍低密度,可使内听道扩大,可压迫四脑室致阻塞性脑积水。MRI T_1WI 上通常为等信号,有时为等低混杂信号,可有瘤内囊变(偶有液-液平面)或出血;T_2WI 95% 以上为高信号,增强扫描呈明显强化,66.7% 为均一强化,33.3% 为环状或不均匀强化(图 5-1-29)。

【临床表现】

听神经瘤的临床表现可有耳鸣,感觉神经性听力丧失,面部感觉异常。

【诊断与鉴别诊断】

根据影像学征象和典型临床表现不难对听神经瘤做出正确诊断。

本病的鉴别诊断应包括发生于脑桥小脑三角区的脑膜瘤、源自其他脑神经的神经鞘瘤(schwannoma)、表皮样囊肿(epidermoid cyst)或蛛网膜囊肿(arachnoid cyst)。脑膜瘤有宽的硬膜基底,通常不长入内听道,可引起骨质增生,常见邻近硬膜强化的"硬膜尾征"。三叉神经鞘瘤常常累及梅克尔腔(Meckel cave),跨中后颅窝生长。表皮样囊肿大多数情况下呈 T_1WI 高信号、T_2WI 高信号,且信号接近脑脊液,无强化,DWI 序列上呈高信号。蛛网膜囊肿为脑脊液信号,边界清晰,无强化,DWI 序列上呈低信号。

4. 颅内动脉瘤(intracranial aneurysm) 是指颅内动脉的局灶性异常扩大,其形成是多因素的,根据动脉瘤的病因,可分为先天性动脉瘤和后天性动脉瘤,动脉瘤破裂导致蛛网膜下腔出血是最常见的并发症。

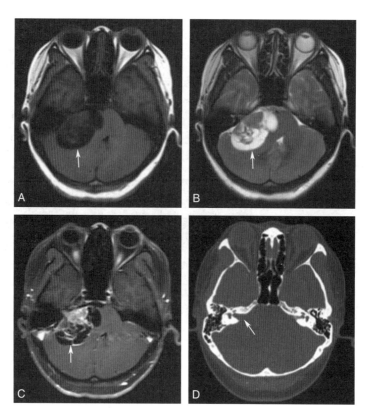

图 5-1-29　听神经瘤
A. 横断面 MRI 平扫 T_1WI　B. 横断面 MRI 平扫 T_2WI　C. 横断面
MRI 增强扫描 T_1WI　D. 横断面 CT 平扫骨窗像
MRI 平扫示右侧脑桥小脑三角肿瘤（白箭），境界清楚，T_1WI 等低混杂
信号，T_2WI 不均匀高信号，内见囊变，第四脑室受压变形并略左移；MRI
增强扫描示病变不均匀明显强化，脑干明显受压移位；CT 骨窗像示右
侧内听道扩大（白箭）。

【病理与影像】

颅内动脉瘤 90% 起自颈内动脉系统，10% 起自椎基底动脉系统。先天性动脉瘤一般认为与动脉肌层先天发育不良或缺如有关，好发于脑底动脉环的分支，特别是动脉的分叉部位。后天性动脉瘤又可分为外伤性动脉瘤、感染性动脉瘤、动脉粥样硬化所致的动脉瘤等。

动脉瘤大多在破裂时就诊，此时在 CT 平扫上多表现为脑沟、裂、池内的等至高密度影等蛛网膜下腔出血的表现，有时也可见动脉瘤附近有血肿形成。囊形动脉瘤瘤壁可有点状或弧线状钙化，动脉瘤腔内血栓不强化。未破裂的动脉瘤在 MRI T_1WI 和 T_2WI 上多呈无信号的血管流空影（图 5-1-30）。MRA 可以发现中等大小的动脉瘤，但对于较小的动脉瘤，确诊还需要 DSA 检查。

【临床表现】

动脉瘤是颅内出血的重要原因之一，未破裂时常无症状，剧烈头痛是颅内动脉瘤破裂时最常见的症状。动脉瘤破裂的危险性与其大小、形状及高血压、吸烟等因素有关。

【诊断与鉴别诊断】

颅内动脉瘤根据影像学与临床表现等可做出诊断。

小的无血栓形成的动脉瘤，应与血管襻（使用多角度投照）和动脉漏斗（小于 3 mm，圆锥形）鉴别。有血栓形成的动脉瘤，应与出血性肿瘤、血栓形成的血管畸形鉴别。鞍区的动脉瘤还应与垂体腺瘤、颅咽管瘤及脑膜瘤鉴别。

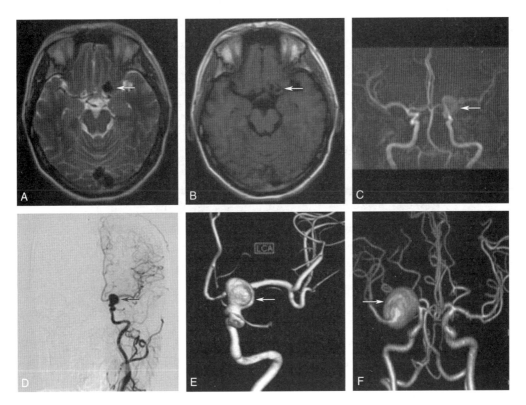

图 5-1-30　动脉瘤

A. 横断面 MRI 平扫 T$_2$WI　B. 横断面 MRI 平扫 T$_1$WI　C. MRA　D. DSA 左侧颈内动脉造影
E. DSA 左侧颈内动脉三维造影　F. CTA 血管重建图像
MRI 平扫及 MRA 示左侧颈内动脉末端囊袋状突起(白箭),T$_2$WI 呈流空信号影,由于局部血流缓
慢,T$_1$WI 动脉瘤内呈等低混杂信号;DSA 示动脉瘤起源于左侧颈内动脉床突上段(白箭),另一病例
CTA 示动脉瘤起源于右侧大脑中动脉水平段(白箭)。

(二)颅脑外伤

颅脑外伤在工业、交通发达的现代较常见,经现代的影像诊断手段可快速、准确地诊断,大大降低了病死率。颅脑外伤包括脑内损伤和脑外损伤,前者有急性脑挫裂伤等,此处只讨论脑外损伤。

1. 硬脑膜外血肿(epidural hematoma)　系指外伤后聚集于颅骨与硬脑膜间硬脑膜外腔的血肿,在头颅外伤患者中较常见,具有潜在致死性,因此快速识别非常重要。

【病理与影像】

大多数硬脑膜外血肿是由骨折损伤血管和硬脑膜动脉破裂出血所致。硬脑膜外血肿积聚在颅骨内板与硬脑膜之间,颞顶部是最常见的部位,可跨越中线和硬脑膜连接处,但极少跨越颅缝,除非骨折超越颅缝。多为单侧、幕上,少数位于后颅窝。因硬脑膜与颅骨粘连紧密,故血肿范围局限,且形成梭形。硬脑膜外血肿多不伴有脑实质损伤,血肿下脑组织和蛛网膜下腔被压缩,灰白质交界移位,严重者出现脑疝。

CT 表现:典型表现为颅骨内板下脑表面局限性梭形或双凸透镜形高密度影,多见于骨折处,大小依出血量而定(图 5-1-31)。周围脑实质内有低密度水肿,中线结构向对侧移位。随着时间的推移,血肿密度由周边至中心逐渐减低,2 周以上的血肿密度可略高于脑组织,也可呈等密度或低密度。等密度的血肿,可依据其占位效应及局部脑灰白质交界线移位等征象做出判断。增强扫描时,常见血肿的内壁呈弧线形强化,有利于诊断的确定。MRI 表现:硬脑膜外血肿的形态学改变与 CT 相仿,血肿呈梭形,边界锐利。但由于血肿内血红蛋白随时间发生变化,所以其 MRI 信号强度在颅内血肿的各期表现不同。急性期,血肿信号强度在 T$_1$WI 上与脑实质相仿,血肿内缘可见低信号强度的硬膜,在 T$_2$WI 上血肿则表现为低信号强度。亚急性期和

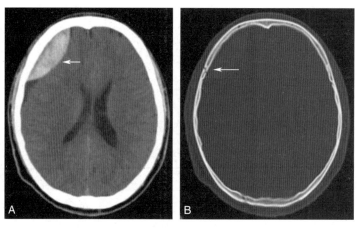

图 5-1-31 急性硬脑膜外血肿
A. 横断面 CT 平扫脑窗 　B. 横断面 CT 平扫骨窗
CT 平扫右额部骨板下可见梭形高密度影(白箭),边缘清楚,邻近脑组
织受压;骨窗显示骨折线(白箭)。

慢性期,MR 检查明显优于 CT 检查,因此时 CT 检查为等密度,而在 MRI T_1WI 和 T_2WI 上则均显示为高信号。DSA 可见无血管的双凸透镜样占位,可有硬膜静脉窦的移位。

【临床表现】

硬脑膜外血肿的临床表现因颅脑损伤程度和血肿类型而不尽一致,其中部分病例有典型的意识变化:外伤后原发性昏迷→中间清醒期(好转)→继发性昏迷。其他常见的表现为脑受压症状和体征,严重者出现脑疝。

【诊断与鉴别诊断】

硬脑膜外血肿的最有价值的诊断征象是颅板下高密度双凸透镜状占位病变。

本病应与非外伤性高密度脑外肿块鉴别,包括脑膜瘤(有明显强化)、转移瘤(有邻近颅骨破坏的改变,有明显强化)、硬膜结核瘤(有明显强化)、骨髓外血细胞生成(有血液病的病史)。

2. 硬脑膜下血肿(subdural hematoma) 发生于硬脑膜和蛛网膜之间,是常见的颅内血肿之一,多因头颅在运动中受伤所致,尤以对冲性硬脑膜下血肿更具有意义。

【病理与影像】

硬膜下出血多由皮质撕裂或挫伤引起皮质动脉或静脉破裂或旁正中矢状部位的桥静脉破裂所致,血液积聚在硬脑膜与蛛网膜之间。由于蛛网膜无张力,血肿范围较广,形状多呈新月形,可跨越颅缝。多数合并蛛网膜下腔出血。

CT 表现:急性硬脑膜下血肿(即刻至 2 d)表现为颅骨内板下方新月形、半月形高密度或混杂密度区,部分为高低混杂密度(活动性出血或蛛网膜撕裂),如果是凝血障碍或贫血患者可以是等密度,常伴有脑挫裂伤,占位效应明显(图 5-1-32)。亚急性硬脑膜下血肿(血肿形成后 2 d 至 2 周)表现为新月形、半月形混杂密度或等密度区,也可为为高密度区,等密度血肿仅见病侧灰白质交界内移、脑沟消失、侧脑室变形和中线结构向健侧移位等占位效应。增强扫描脑表面的小血管增强而使等密度血肿衬托得更为清楚。慢性硬脑膜下血肿(血肿形成后 2 周以上至数月)因血肿已液化,故呈明显的低密度影,有时密度呈逐渐的变化,形状多呈镰刀

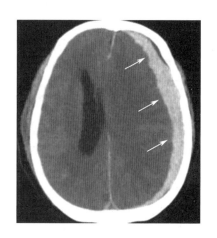

图 5-1-32 急性硬脑膜下血肿
横断面 CT 平扫,示左额顶部骨板下可见新月形高密度影(白箭),边缘清楚,密度欠均匀。同侧脑室受压变窄,中线结构向向对侧移位,右侧额顶部皮下血肿。

形或新月形,诊断一般较易明确,无需行增强扫描。MRI 表现:形态与 CT 所见相同,信号随血肿的时期不同而异。

【临床表现】

临床上,硬脑膜下血肿病程短、症状重并迅速恶化。多有意识丧失,以及由其他局部占位效应或弥漫性脑损伤所导致的综合征。

【诊断与鉴别诊断】

硬脑膜下血肿典型的影像征象是颅骨内板下方新月形或半月形占位,脑回受压内移,据此可做出诊断。

慢性硬脑膜下血肿应与硬膜下积液鉴别,后者系外伤引起蛛网膜撕裂致脑脊液集聚而成,为液性低密度影,轻微或无明显占位效应。

第四节　疾病影像学检查方法的比较和选择

对于急性颅脑外伤患者,影像检查的主要目的是发现骨折和颅脑损伤。出于法医学的考虑,对格拉斯哥昏迷评分正常和轻度脑外伤的患者也应做影像学检查。头颅 X 线片对于脑外伤患者的诊断价值很小,临床已很少使用。脑外伤首选 CT 平扫,观察时使用三种窗:软组织窗,窗位 40 Hu,窗宽 75~100 Hu,观察脑挫裂伤出血和脑水肿;骨窗,窗位 600 Hu,窗宽 2 000 Hu,观察骨折;中间窗,窗位 75 Hu,窗宽 150~200 Hu,用以显示小的硬膜下出血。对于陈旧性出血灶及出血性轴索损伤首选 MR 检查的磁敏感加权像(SWI),脑挫伤、脑水肿及非出血性轴索损伤选择 FLAIR 序列或 T_2WI。对于超早期的脑内和脑外出血,CT 平扫比 MR 检查更有优势。

对于急性脑卒中患者,先以平扫 CT 确定是否出血。对脑梗死患者用 MR 弥散加权像(DWI)、灌注加权像(PWI)或 CT 灌注检查了解急性期脑梗死区域和缺血半暗带,利用 MRA 或 CTA 补充了解相应供血动脉的狭窄和闭塞情况,尽快进行溶栓或置入支架治疗。

成年人自发性蛛网膜下腔出血最常见的原因是颅内动脉瘤破裂。CT 平扫可最先检出病变,然后应行数字减影血管造影(DSA)检查。目前 CTA 技术发展很快,临床多采用 CTA 与 DSA 联合检查确诊动脉瘤。

对于脑肿瘤患者,首选 MR 检查。MRS 有助于鉴别是否为脑内肿瘤,胶质瘤的胆碱峰升高,脑膜瘤无胆碱峰升高。另外,MRS 还有助于鉴别胶质瘤是否复发。MR 灌注显像(PWI)有助于确定胶质瘤的病理级别,鉴别肿瘤复发与坏死。垂体微腺瘤应采用垂体动态增强薄层扫描。

下列病变可将 MRI 作为首选:①垂体病变;②癫痫;③怀疑原发脑肿瘤;④脑炎;⑤怀疑原发性颅内脑外肿瘤,如听神经瘤、脑膜瘤等;⑥怀疑脱髓鞘病变。

以下病变,可将 CT 检查作为首选:①急性脑外伤;②脑卒中;③颞骨病变;④颅底骨病变;⑤眼眶肿物;⑥鼻旁窦肿物。

(艾林　陈谦　王凯)

数字课程学习……

📺 学习目标和重点提示　📚 教学 PPT　📖 图片　📕 拓展阅读　🌐 中英文小结　📝 自测题

第二章
脊髓 *e*

（谭理连）

数字课程学习……

    学习目标和重点提示   教学 PPT   图片   拓展阅读   中英文小结   自测题

第 三 章
头 颈 部

头颈部包括眼、耳、鼻、鼻窦、口咽、喉部、涎腺、颌面、甲状腺和甲状旁腺等器官,大血管及神经由此通过,并有丰富的淋巴与肌肉组织,其常见疾病有先天性畸形、炎症、肿瘤及外伤等。

头颈部解剖结构复杂,各种影像学检查方法包括 X 线、CT、MRI 和 USG 等,对不同器官病变的显示各有优点,应选择相应的检查方法确定病变及其部位、大小和范围,并尽可能做出定性诊断。X 线片对病变的显示不佳,临床工作中已基本不用;CT 和 MRI 均易于发现软组织病变,前者密度分辨力较高,对骨病变和钙化的显示较敏感,后者可明确病变与邻近血管的关系和早期骨髓受累情况;USG 对发现软组织病变亦有重要价值。

第一节 正常影像解剖

一、眼部

眼部结构主要包括眶骨、眼球、视神经、眼外肌、眶脂体、眼动脉和眼上、下静脉等。眼眶 X 线片由于结构重叠,显示能力差,目前已不宜作为常规使用和诊断的唯一依据。

在 CT 横断面图像上,眼球壁呈致密环状影,称眼环,由巩膜、脉络膜和视网膜组成。眼环内为玻璃体,呈低密度影;玻璃体前方为晶状体,呈梭形或长圆形高密度影;球后脂肪呈脂肪性低密度影;视神经和眼外肌在横断面上呈带状软组织影,冠状面上则显示这些结构的轴面像(图 5-3-1A,图 5-3-2A)。四条直肌分别附着于球壁的相应部位,且有肌间膜连接构成包围圈即肌锥,并将眶腔分成内外两个间隙,称肌锥内间隙和肌锥外间隙,间隙充满脂肪组织。肌锥内间隙较宽,视神经、眼动脉和部分神经、血管等结构穿插于脂肪组织中;肌锥外间隙较窄,紧靠眶壁。在眶外侧,主要有泪腺位于其间。

MRI 上,眼前房和玻璃体含水量多,呈长 T_1 和长 T_2 信号,其间可见信号不同的晶状体。眼球壁的巩膜在 T_1WI 和 T_2WI 上呈低信号;脉络膜和视网膜在 T_1WI 上呈高信号,在 T_2WI 上呈稍高信号。视神经和眼外

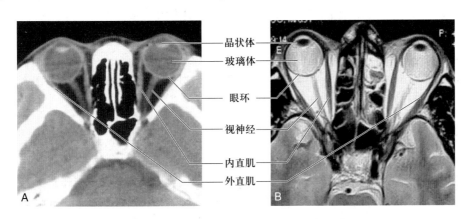

晶状体
玻璃体
眼环
视神经
内直肌
外直肌

图 5-3-1 正常眼部横断面 CT 及 MRI 图像
A. 正常眼部横断面 CT 平扫　B. 正常眼部横断面 MRI 平扫 T_2WI

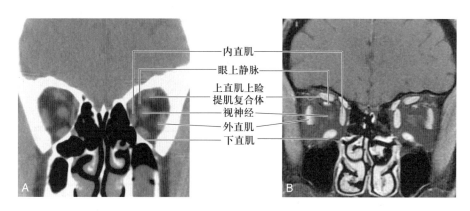

图 5-3-2 正常眼部
A. 冠状面 CT 平扫　B. 冠状面 MRI 增强 T_1WI

肌在 T_1WI 和 T_2WI 上呈中等信号。眼眶骨皮质在 T_1WI 和 T_2WI 上呈低信号,松质骨内因含脂肪在 T_1WI 和 T_2WI 上呈高信号(图 5-3-1B,图 5-3-2B)。

USG 声像图上,正常眼球呈圆球形,从前向后依次为眼睑、角膜、前房、虹膜、晶状体、玻璃体及眼球壁。晶状体为弧状向后突起的稍强回声带。玻璃体为无回声暗区,眼球壁为环状回声,内层回声弱为视网膜和脉络膜,外层回声强为巩膜。球后脂肪组织呈强回声,其内条状弱回声为视神经(图 5-3-3)。

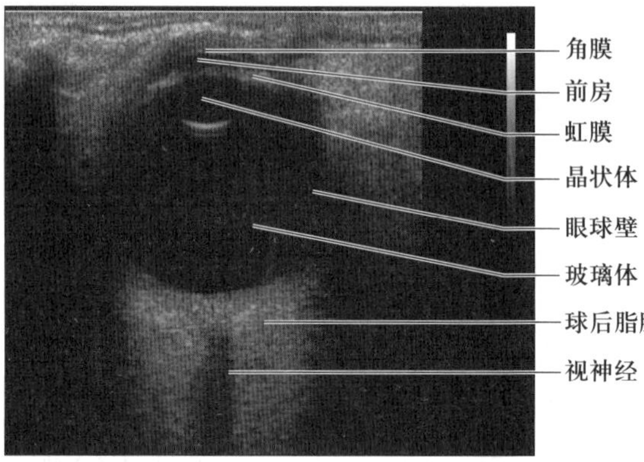

二、耳和颞部

耳分为外耳、中耳和内耳。外耳包括耳郭、外耳道及鼓膜;中耳包括鼓室、咽鼓管、乳突和乳突气房;内耳由耳蜗、前庭和三个半规管组成。骨迷路与膜迷路之间的腔隙内含有外淋巴液,膜迷路内含有内淋巴液,内外淋巴液不相通。内听道位于颞骨岩锥内,含面神经、位听神经和迷路动脉。

CT 横断面和冠状面可显示耳部各种细微结构。外耳道为宽大的管状含气腔。鼓室位于外耳道内侧,为一低密度气腔,其内可见高密度的听骨链。鼓室后上方的较窄气道为乳突窦入口,与乳突窦相连。内耳居于鼓室内侧,自前向后依次为耳蜗、前庭和三个半规管。耳蜗在横断面上呈螺旋状,蜗顶指向前外,冠状面上呈蜗牛壳状;前庭呈圆形或椭圆形低密度影;三个半规管位于前庭附近并与之相连,呈点状或半环状低密度影。内听道位于耳蜗内侧,呈管状低密度影。乳突小房表现为大小不等的含气腔隙,可延伸至颞骨鳞部和岩锥(图 5-3-4)。

MRI 上,外耳道、鼓室和乳突小房在 T_1WI 和 T_2WI 上均为无信号区。乳突和颞骨岩部的骨髓在 T_1WI 上呈高信号,在 T_2WI 上呈中等信号。膜迷路及内外淋巴液在 T_1WI 上呈低信号,在 T_2WI 上呈高信号(图 5-3-5)。

三、鼻和鼻窦

鼻包括外鼻和鼻腔。外鼻位于颜面中央,略似锥体形。鼻腔由鼻中隔分为左、右两腔,呈上窄下宽的三角形,外壁上附着有三个鼻甲,其顶壁为筛骨,下壁由上颌骨和腭骨构成。鼻窦位于鼻腔周围的颅面骨内,包括上颌窦、额窦、筛窦和蝶窦,且经各自的窦口与鼻腔相通。

CT 上,鼻腔和鼻窦呈低密度影;鼻甲、鼻中隔和窦壁骨质为高密度影;正常鼻窦黏膜很薄,不能显示;窦周软组织呈等密度,脂肪界面呈低密度(图 5-3-6,图 5-3-7)。

角膜
前房
虹膜
晶状体
眼球壁
玻璃体
球后脂肪
视神经

图 5-3-3 正常眼部 USG 声像图

内直肌
眼上静脉
上直肌上睑
提肌复合体
视神经
外直肌
下直肌

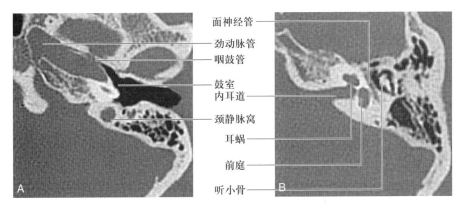

图 5-3-4 正常耳部横断面 CT 平扫

A.颈动脉管水平层面 B.面神经管水平层面

（标注：面神经管、劲动脉管、咽鼓管、鼓室、内耳道、颈静脉窝、耳蜗、前庭、听小骨）

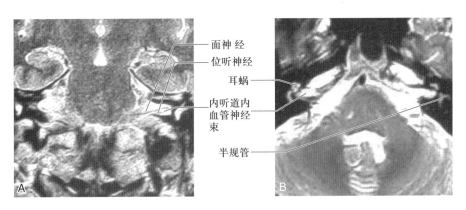

图 5-3-5 正常耳部 MRI 平扫

A.冠状面 T_2WI B.横断面 T_2WI

（标注：面神经、位听神经、耳蜗、内听道内血管神经束、半规管）

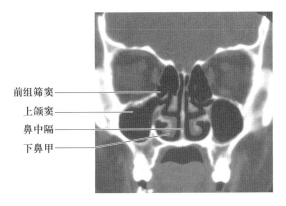

图 5-3-6 鼻窦冠状面 CT 平扫

（标注：前组筛窦、上颌窦、鼻中隔、下鼻甲）

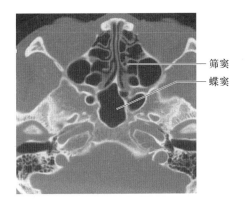

图 5-3-7 鼻窦横断面 CT 平扫

（标注：筛窦、蝶窦）

MRI 上,鼻腔、窦腔和窦壁骨质均为低信号;骨髓 T_1WI 呈高信号,T_2WI 呈中等信号。窦壁黏膜呈线形影,T_1WI 呈低或中等信号,T_2WI 呈高信号。窦周脂肪层 T_1WI 和 T_2WI 分别呈高和稍高信号(图 5-3-8)。

四、咽喉部

咽腔分为鼻咽腔、口咽腔和喉咽腔三部分。鼻咽腔前界为鼻中隔和后鼻孔,顶壁为颅底及其被覆黏膜,后壁为颈1、颈2前软组织,两侧为咽侧壁。咽侧壁内表面有咽鼓管咽口、咽鼓管圆枕和咽隐窝。喉位于喉咽腔前方,是由软骨支架和软组织构成的空腔器官,以声带为界,分为声门上区、声门区和声门下区。

CT 不同层面上, 鼻咽腔呈不同形状的含气空腔, 硬腭平面上呈方形, 软腭平面上呈长方形, 在咽隐窝开始出现的层面上呈梯形, 在咽隐窝与咽鼓管咽口位于同一层面时呈双梯形; 双梯形的两侧壁上见凸向腔内的咽鼓管圆枕, 前、后方凹陷分别为咽鼓管咽口和咽隐窝; 侧壁外方为咽旁间隙; 后壁为椎前软组织(图5-3-9A)。

MRI 上, 正常鼻咽腔浅表黏膜呈线样, T_1WI 呈低信号, T_2WI 呈高信号; 咽旁间隙 T_1WI、T_2WI 呈高信号; 肌肉组织 T_1WI、T_2WI 呈等信号(图 5-3-9B)。喉内含气的喉前庭、喉室及梨状窝等在 T_1WI、T_2WI 上呈低信号; 含脂肪的喉旁和会厌间隙呈高信号; 声带类似或稍高于肌肉信号, 室带信号略高于声带。

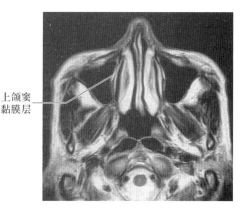

上颌窦
黏膜层

图 5-3-8 鼻窦横断面 MRI 平扫 T_2WI

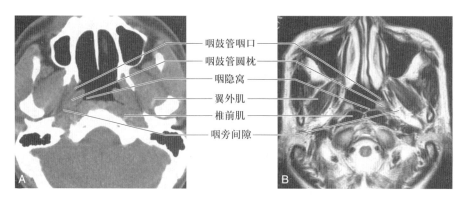

咽鼓管咽口
咽鼓管圆枕
咽隐窝
翼外肌
椎前肌
咽旁间隙

图 5-3-9 鼻咽横断面
A. CT 平扫 B. MRI 平扫 T_2WI

五、颈部

(一) 颈部分区及间隙

颈部介于头与胸、上肢之间。以脊柱颈段为支柱, 前方正中有呼吸与消化管的颈段, 其两侧有纵行排列的颈部大血管和神经等, 在颈根部有胸膜顶和肺尖及往返于上肢间的血管和神经干等。

在 CT 及 MRI 横断面上, 常以颈深筋膜及其分隔的间隙进行分区(图 5-3-10)。其中: ①咽后间隙, 在舌骨上颈部主要含脂肪组织和几个咽后淋巴结, 在舌骨下颈部仅含脂肪组织。②咽旁间隙, 为一倒置锥状间隙, 双侧对称, 其内主要含脂肪组织。③颈动脉间隙, 主要是颈动脉鞘内血管和淋巴结, 两侧颈内静脉粗细

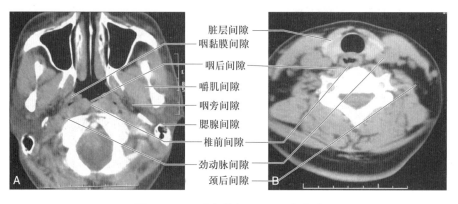

脏层间隙
咽黏膜间隙
咽后间隙
嚼肌间隙
咽旁间隙
腮腺间隙
椎前间隙
劲动脉间隙
颈后间隙

图 5-3-10 颈部横断面 CT 平扫(1)
A. 舌骨上颈部筋膜间隙 B. 舌骨下颈部筋膜间隙

可不对称。④脏层间隙,全部位于舌骨下颈部,是由颈深筋膜中层包绕甲状腺和甲状旁腺、气管、食管、食管旁淋巴结和喉返神经等所形成的封闭间隙。颈段气管起于环状软骨下缘水平,向下伸入胸部,为一类圆形含气结构。颈段食管位于气管的后方,一般处于闭合状态。

(二)颈淋巴结

颈淋巴结数目很多,呈圆形或椭圆形的软组织影,边界光整,其直径一般为 3~10 mm。在 CT 上,密度均匀,CT 值为 20~50 Hu,与其周围的肌肉组织相似。在 MRI 上,T_1WI 呈等信号,T_2WI 呈略高信号,信号均匀。增强后无强化。

(三)甲状腺

甲状腺紧贴于喉和气管的表面,呈"H"形,分左、右两个侧叶及连接两侧叶的峡部,有少数患者(30%)从峡部向上伸出长短不一的锥状叶。侧叶自甲状软骨中部向下延伸至第 6 气管环平面,峡部则覆盖于第 2~4 气管环表面。

CT 上,甲状腺因含大量碘,且血流丰富,平扫呈均匀性高密度(图 5-3-11),增强扫描时,其强化明显。MRI 上,甲状腺两侧对称,信号均匀,呈等 T_1、等 T_2 信号。

(四)涎腺

涎腺有大、小两种。小涎腺散在于各部口腔黏膜内(如唇腺、颊腺、腭腺、舌腺)。大涎腺包括腮腺、下颌下腺和舌下腺三对,腮腺是其中最大的一对腺体。腮腺略呈三角楔形,被颈深筋膜浅层包绕,位于外耳道前下方的腮腺间隙内。面神经是区分腮腺浅叶和深叶的标志,但是正常情况下腮腺内的面神经无论在 CT 或 MRI 上都显示较差,在影像学上通常将与腮腺内面神经并行走行的下颌后静脉作为区分腮腺浅、深叶的标志。颌下腺略呈卵圆形,位于颌下间隙内。舌下腺最小,细长而略扁,位于口底舌下间隙内。腮腺是脂肪性腺体组织,CT 上,平扫呈均匀性低密度(图 5-3-12);MRI 上,T_1WI 和 T_2WI 均呈高信号(图 5-3-13)。

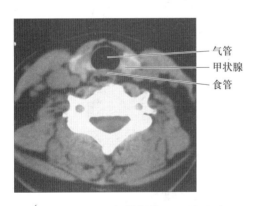

图 5-3-11 颈部横断面 CT 平扫(2)

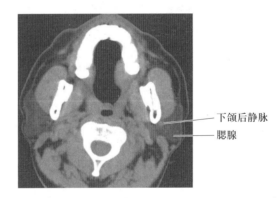

图 5-3-12 腮腺横断面 CT 平扫

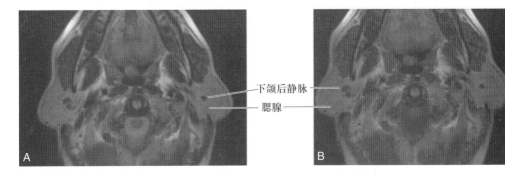

图 5-3-13 腮腺横断面 MRI 平扫
A. T_2WI B. T_1WI

第二节　病变的基本影像学征象

一、眼部

（一）眼球突出

眼球位于眶窝前中部,前端稍突出于眶前缘。在 CT 与 MRI 横断面(通过眼球中央部)上,正常人眼球一般不超过两侧眶骨前外缘间连线的 2/3,但应除外因头位不正或眼向侧视等因素所致的假性突出。

眼球突出(exophthalmos)可为单侧性,也可为双侧性。而真正意义上的眼球突出与眶内容增加有关,其病因可为炎症性、肿瘤性、外伤性和血管性等。炎症性多急性起病。肿瘤性常缓慢出现。血管性可分为间歇性和搏动性,前者系眶静脉曲张所致,以头低位时眼球迅速突出为主;后者系颅眶部动静脉瘘所致,可有搏动现象,还可在眼部闻及血管杂音。

眼球突出的形式与病变部位有关。临床上眼眶肿瘤几乎均有眼球突出,且多以眼球突出就诊。不同病变可表现为不同的突出形式,因此熟悉眼球突出的形式,对判断肿瘤的种类和性质极为重要。例如,眼球向正前方突出(又称轴性突眼),多系肌锥内肿瘤引起,包括血管瘤、神经鞘瘤及视神经肿瘤;眼球向外移位突出,多由筛窦占位引起(图 5-3-14);眼球向下移位突出,可由眶上方神经鞘瘤、上直肌横纹肌肉瘤、眶顶壁骨病(如骨瘤)等引起;以外下方移位为主,提示额窦占位;以内下方移位为主,多由泪腺肿瘤、表皮样或皮样囊肿等引起;眼球向上移位突出,多由上颌窦良、恶性肿瘤引起,其中以上颌窦癌的眶底侵犯最为常见;眼球向内移位突出者较少见,偶见于各种肉瘤、淋巴瘤及表皮样囊肿等。

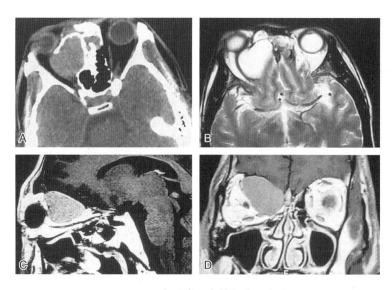

图 5-3-14　右眼球突出并向外下方移位
A. 横断面 CT 平扫　B. 横断面 MRI 平扫 T_2WI　C. 矢状面 MRI 增强扫描 T_1WI　D. 冠状面 MRI 增强扫描 T_1WI
CT 平扫右眼眶内球后内上方见较大软组织肿块影,呈均匀等密度,部分位于右侧筛窦内,且筛骨纸板部分吸收并呈弧形移位;MRI 平扫呈长 T_1、长 T_2 信号,且信号均匀,增强未见强化;眼球和视神经、内直肌受压向外下方移位;病理证实为筛窦黏液囊肿。

（二）眼眶内肿块

1. 有钙化的肿块　CT 表现为眼眶内软组织肿块影,其密度均匀或不均匀,合并钙化时常表现为细点状、斑片状更高密度影(图 5-3-15);MRI 表现为各种形态的软组织肿块影,多呈长 T_1、长 T_2 异常信号,钙化则为低信号。USG 检查对发现钙化也极为敏感。钙化病灶的形态常能提示某些病变。

（1）血管瘤性钙化　常呈小圆形，边缘光滑，即静脉石（phlebolith），肿块位于肌锥内，多呈类圆形或分叶状，明显强化，延迟扫描强化更显著，且好发于成年人，亦可合并面部血管瘤等。

（2）视网膜母细胞瘤所致钙化　常呈密集点状或斑块状，肿块位于眼球后部并突向玻璃体，增强后可有不同程度强化，亦可仅表现为局限性眼环增厚等，好发于 3 岁以下儿童。

（3）眼眶血管性病变　①眶内静脉曲张（varicosis）：可有钙化，常呈圆形或扭曲的条状，CT 增强还可显示细小、扭曲的静脉呈条状，围绕于肌锥内视神经周围，瓦尔萨尔瓦动作（Valsalva maneuver）或压颈扫描，可提高病变显示率或使病灶增大而易于检出。MRI 平扫显示扩张的静脉呈条状低信号影。②动静脉畸形（arteriovenous malformation）或动静脉瘘

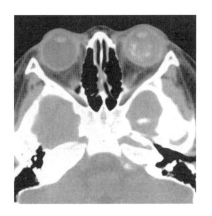

图 5-3-15　左眼视网膜母细胞瘤
横断面 CT 平扫，示左侧眼球玻璃体密度增高，内可见散在小片状钙化灶

（arteriovenous fistula）：可有类似钙化，颈动脉造影表现为颈内动脉虹吸段显影的同时，海绵窦显影，眼上静脉增粗呈管状，其直径可达 1 cm，CT 增强表现为眼眶内蜿蜒不规则的强化病灶。MRI 平扫表现为畸形血管团内信号混杂不均匀，但引入、引出的血管增粗呈条状低信号是其影像特征，而搏动性突眼及眼眶部的血管杂音等是其临床特点（图 5-3-16）。

（4）其他　如脑膜瘤等亦可合并钙化，详见本篇第一章"脑内肿瘤"部分。

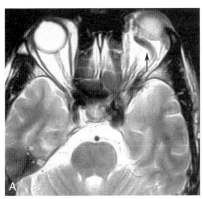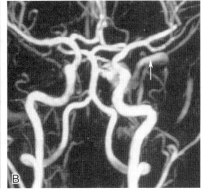

图 5-3-16　左眼动静脉瘘
A. 眼部横断面 MRI 平扫 T₂WI　B. 头部 MRA
MRI 平扫示左侧眼上静脉增粗迂曲（黑箭）；头部 MRA 示左侧眼上静脉明显增粗（白箭），相邻左颈内动脉周围的海绵窦亦见不规则异常信号影。

2. 无钙化的肿块　CT 表现为眼眶内软组织密度增高；MRI 表现为各种形态的软组织肿胀或肿块，大多数呈长 T_1、长 T_2 异常信号。其密度（信号）均匀或不均匀，但一般无钙化出现。主要如下。

（1）眼眶内炎症　病灶无固定部位，其影像特征是眼眶内软组织弥漫性增厚，结构模糊不清，临床特点是近期可有筛窦、泪囊等处的炎症病史。

（2）眶内炎性假瘤　病灶形式多样，形态各异：①球后脂肪浸润，正常结构显示不清。②炎性肿块，肿块形态不规则，边界不清楚，增强后有轻、中度强化。③眼外肌增粗，内直肌常先受累，其边缘模糊，且绝大多数累及其止点（眼环附着处）是其影像特征。④视神经周围炎，较为少见，视神经可有增粗，好发于中年人，可自然消退或有反复发作的倾向等。

3. 眶内异物　常提示外伤。不透光异物 CT 上表现为细点状、斑片及条状更高密度影（图 5-3-17）。合并透光性异物时，可选择眼眶的 CT 薄层（1~2 mm）扫描，其密度依异物的性质而定。如合并眼眶或筛骨纸

板骨折,眶内可有积气,CT 呈负值,MRI 呈低信号。此外,体内(包括眶内)疑有金属异物者不宜行 MR 检查。

此外,眶内回声异常见于各种肿瘤、视网膜剥离和球内异物。在眶内脂肪高回声对比下,肿瘤、炎症、视神经和眼外肌病变,常呈较低回声(图 5-3-18)。

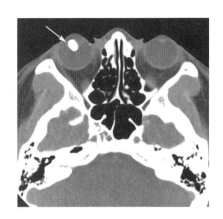

图 5-3-17　右眼球内异物
眼部横断面 CT 平扫,示高密度异物影
(白箭)。

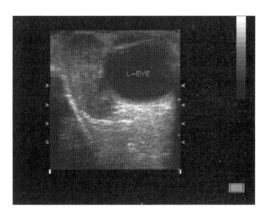

图 5-3-18　眶内占位
USG 声像图,示眼球大小形态正常,球壁结构完整,眼球与眼眶鼻侧之间见一实性弱回声团块,境界清楚,呈长椭圆形,眼球受压向外侧移位。

(三) 眶骨异常

1. 眼眶扩大　可分为普遍性扩大和局限性扩大。普遍性扩大多见于缓慢生长的良性肿瘤(如眶内血管性肿瘤),但多不易明确肿块部位及性质;局限性扩大多为肌锥外肿块对局部眶壁的压迫,据此不仅可确定有肿瘤存在,还可提示肿瘤的来源和性质。如泪腺肿瘤可致泪腺窝扩大,视神经肿瘤可致视神经孔扩大,邻近眶尖的肿瘤可致眶上裂增宽等。

2. 眼眶骨折　CT 表现为眶骨连续性中断、错位或成角等。CT 能更好地显示眶骨断裂移位、骨膜下血肿、眶内积气积血、鼻窦积血、颅内血肿及脑脊液鼻漏等改变(图 5-3-19)。

3. 眶骨破坏　CT 表现为眶壁骨质破坏,密度减低,其周围可见软组织肿块;MRI 表现为眶壁骨质信号中断及其周围软组织肿块,多呈长 T_1、长 T_2 信号异常。以眼眶内、外原发或继发性恶性肿瘤多见。例如: ①横纹肌肉瘤(rhabdomyosarcoma),为儿童最常见的眼眶原发性恶性肿瘤,起病急、发展快、恶性度高,骨质破坏出现较早。②眼眶淋巴瘤,为成年人常见的眼眶原发性恶性肿瘤,发展缓慢、病程长,骨质破坏出

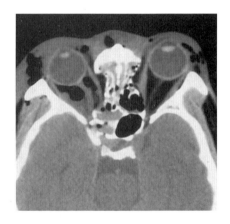

图 5-3-19　眶壁骨折
横断面 CT 平扫,示眼部两侧眶内侧壁筛骨纸板骨折,部分筛窦积液,眼球周围软组织内积气,右侧视神经及眼肌损伤。

现较晚,常先发生于眼眶前部,之后再向后累及眼眶其他结构。③鼻咽癌,破坏颅底后可通过颅中窝、眶上裂侵入眼眶,侵犯翼腭窝后可经眶下裂侵入眼眶。但应注意的是,MRI 对眶壁病变的显示不如 CT,而对骨髓病变的显示 MRI 效果较佳(图 5-3-20)。

(四) 影像学检查方法的比较和选择

目前 CT、MRI 为常规检查技术,外伤性病变首选 CT,其他类病变多首选 MRI。两者结合应用,可以最大限度地显示病变的起源、范围、程度及性质,为眼科、耳鼻喉科、神经科等多学科提供重要的影像诊断信息,以拟订手术径路和治疗方案。

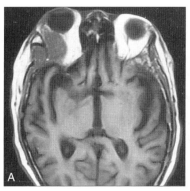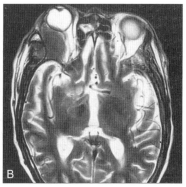

图 5-3-20　多发性骨髓瘤

A. 横断面 MRI 平扫 T_1WI　B. 横断面 MRI 平扫 T_2WI

MRI 平扫示右眼眶外侧壁增厚(似梭形)呈等 T_1、T_2 异常信号,眼外肌受压
弧形移位,眼球向前、内方突出,相邻颞骨处亦有类似改变。

二、耳和颞部

(一) 气腔密度增高

气腔密度增高征象表现为乳突气房及中耳腔等部位密度增高。如急性单纯性中耳乳突炎,CT 表现为中耳及乳突气房密度增高,黏膜增厚,有的可见液平,骨质一般无破坏;MRI 表现为长 T_1、长 T_2 异常信号,如有积血则表现为短 T_1、长 T_2 异常信号。

1. 无硬化边

(1) 慢性肉芽肿型或坏死型中耳炎　CT 表现为鼓膜和听小骨的破坏,以砧骨长脚最易受累,慢性肉芽肿型中耳炎骨破坏程度一般较轻,且一般多为局限性破坏,而坏死型中耳炎骨质破坏可以较广泛;鼓室内可见肉芽组织,呈软组织密度影,增强后病灶可有强化。MRI 表现为上鼓室和乳突窦区的肉芽组织呈长 T_1、长 T_2 信号。临床上有耳部疼痛和流脓等病史。

(2) 术后空腔　表现为上鼓室和乳突区,有空腔(囊腔)样结构,但其囊壁边缘整齐,既往有手术病史。

2. 有硬化边　常见于胆脂瘤。CT 表现为中耳腔内软组织密度影,其 CT 值为 30~60 Hu,以胆固醇结晶为主时,CT 值更低,增强后病灶无强化,周围常见骨质硬化缘,一般骨硬化带边缘清晰,据此可与肉芽肿型中耳炎相鉴别(图 5-3-21);听小骨和邻近骨质破坏程度往往较重,且破坏范围较大。MRI 表现为病灶呈等 T_1、长 T_2 信号,欠均匀。临床上,可有外耳道流脓或恶臭的白色或豆渣状分泌物等病史。

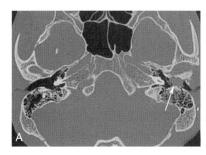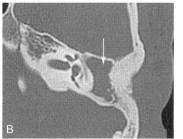

图 5-3-21　胆脂瘤

A. 外耳道胆脂瘤　B. 中耳胆脂瘤

横断面 CT 平扫示左外耳道软组织影(白箭),前骨壁受侵蚀;另一病例横断面 CT 平扫示左侧中耳乳突鼓窦区气房消失,软组织密度影填充(白箭),窦入口增宽,残余骨壁边缘光整。

（二）耳道狭窄

耳道狭窄的影像表现为外耳道等部位出现异常密度（信号）影，气腔局限或广泛性狭窄、消失，而无骨质破坏。局限性狭窄常见于外耳道非肿瘤性病变（如肉芽肿、耵聍栓、外耳道异物等）及良性肿瘤等。广泛性狭窄常见于先天性耳部发育畸形（如外耳道闭锁等）。

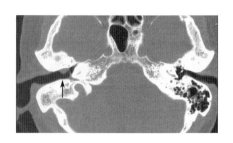

图 5-3-22 右外耳道肉芽肿
横断面 CT 平扫，示右外耳道前壁（黑箭）局限性软组织密度影，相邻骨质结构正常。

1. 外耳道非肿瘤性病变及良性肿瘤 CT 表现为外耳道内局限性软组织密度增高，早期可无骨质破坏（图 5-3-22）。MRI 表现为外耳道内局限性软组织影，多呈稍长 T_1、长 T_2 异常信号。

2. 先天性耳部发育畸形 CT 表现为外耳、中耳及内耳的结构异常，如中耳腔狭小，耳蜗数量减少或变形，，听骨链呈团块状或消失，迷路部分或完全消失等（图 5-3-23）。一般不需 MR 检查。

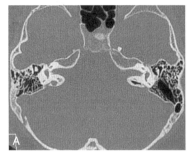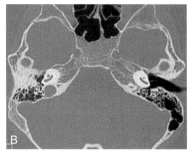

图 5-3-23 右耳先天发育畸形
A、B 均为横断面 CT 平扫，示右侧外耳道骨性闭锁，鼓室腔狭小，听小骨畸形。

（三）耳道扩大或破坏

耳道扩大或破坏的影像表现为耳道等部位出现异常密度（信号）影，相邻骨质呈局限或广泛性吸收或破坏。局限骨质吸收以内听道扩大最为常见，是听神经瘤的常见征象。CT 表现为以内听道口部为中心生长的软组织结节或肿块影，凸向脑桥小脑三角区，增强后病灶显著均匀或不均匀强化（图 5-3-24）。MRI 表现为病灶呈长或等 T_1、长 T_2 信号。临床上可有听力进行性下降等。内听道扩大是听神经瘤与发生于脑桥小脑三角区的脑膜瘤、表皮样囊肿等相鉴别的重要征象。广泛性骨质破坏是恶性肿瘤的主要特征，常以此区分良、恶性肿瘤。发生于外耳道和中耳的恶性肿瘤常常侵犯颅底引起广泛的骨质破坏，如中耳癌（carcinoma of middle ear）。CT 表现为中耳内有不规则的软组织肿块影，增强后病灶有不均匀强化，其邻近骨质破坏范围

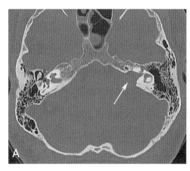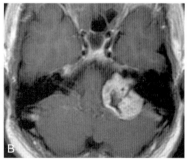

图 5-3-24 左侧听神经瘤
A. 横断面 CT 平扫 B. 横断面 MRI 增强 T_1WI
横断面 CT 平扫骨窗示左侧内听道扩大呈喇叭口状（白箭），MRI 增强示左侧内听道、脑桥小脑三角区异常肿块强化影。

广泛,边缘不整。临床上有耳痛、耳聋、耳漏和面神经麻痹等。

(四)影像学检查方法的比较和选择

耳的结构大部分由骨质构成,且外耳和中耳乳突腔内含有空气,形成了自然对比。因 X 线显示内、中耳等精细解剖结构和轻微病理改变的能力较差,故目前已少使用。而薄层高分辨率 CT 对于外、内、中耳的复杂畸形和骨折等检出率较高,尤其是运用 CT 增强等技术,可更好地了解病灶的密度、血供及其边缘情况,并可准确判断病变性质,故已成为耳、颞部病变的首选检查方法。MRI 对软组织的分辨力高于 CT,但由于骨组织和空气在 MRI 上均显示为无信号,故对内、中耳的先天畸形和骨折等病变的显示欠佳,不宜作为首选。但因其对颅脑疾病的定位优于 CT,因此临床高度疑诊听神经瘤时,应首选 MR 检查。

三、鼻和鼻窦

(一)鼻窦密度(信号)异常

正常鼻窦腔内为气体密度或信号。鼻窦内出现异常密度(信号)影,常见于急、慢性鼻窦炎,鼻息肉,鼻窦良性肿瘤等。

1. 不伴钙化异常密度(信号)影

(1)急、慢性化脓性鼻窦炎　CT 表现为受累窦腔密度增高、黏膜肥厚,急性者窦腔内可有气 - 液平面;MRI 表现为窦腔内有积液和 / 或黏膜肥厚,均呈稍长 T_1、长 T_2 异常信号,高于窦腔内气体信号(图 5-3-25)。患者可有头昏、头痛、嗅觉失灵等,慢性者常有反复发作的病史。

(2)鼻窦息肉(polyp of nasal sinus)　以上颌窦多见。CT 表现为窦腔内有结节状软组织影,可不均匀,常与窦腔黏膜肥厚并存是其影像特点。临床病程较长,且可反复发作。

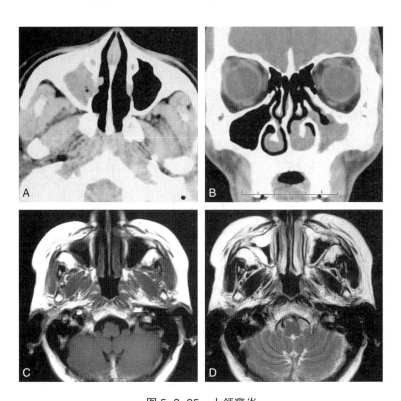

图 5-3-25　上颌窦炎

A. 横断面 CT 平扫　B. 冠状面 CT 平扫　C. 横断面 MRI 平扫 T_1WI

D. 横断面 MRI 平扫 T_2WI

CT 平扫示右侧上颌窦腔内见软组织密度影,窦壁骨质结构完整,右下鼻甲肥厚;另一病例 MRI 平扫示双侧上颌窦内侧壁黏膜增厚,呈长 T_1、长 T_2 信号,以右侧为著。

（3）鼻窦黏膜下囊肿 以上颌窦底部多见，表现为上颌窦底部半圆形软组织影，密度均匀，其上缘较光滑；CT 表现为液性（软组织）CT 值，增强后无强化是其特征，骨壁和黏膜多无异常；MRI 表现其形态、轮廓与CT 相似，但因渗出液中蛋白质含量较低，故呈长 T_1、长 T_2 信号。临床上如囊肿破裂，可有鼻内流出黄褐色液体的病史，因此随访观察中可见病灶有增大或缩小。

2. 合并钙化的异常密度（信号）影 常见于鼻窦真菌感染，CT 表现为较高混杂密度，多不均匀，其内见多形性钙化是其影像特征；如合并真菌球形成，则 MRI 表现为长 T_1、短 T_2 异常信号。其临床表现与普通鼻窦炎相似，可有涕中带血等，偶可见黑色真菌团块或干酪样物质排出为有力证据，常规抗生素治疗无效。

3. 病灶完全骨化 鼻窦骨瘤为完全骨化的良性肿瘤，好发于额窦，以致密型最易诊断。CT 表现为均匀致密骨块影附着于窦壁上，其临床症状与病灶的大小有关，病灶较大时可致邻近结构受压，出现相应症状和体征。

（二）窦壁骨质改变

窦壁骨质改变影像表现以鼻窦壁骨质结构改变为主，同时窦腔有软组织密度（信号）增高影。以鼻窦恶性肿瘤常见，亦可见于鼻窦黏液囊肿及良性肿瘤等。

1. 窦腔膨大 鼻窦黏液囊肿好发于筛窦或额窦。CT 表现为受累窦腔膨大，骨壁均匀变薄或部分消失，合并感染时，骨壁可有增厚；CT 显示窦腔内较均匀的软组织密度影，其 CT 值为 20~30 Hu，增强后无强化。MRI 表现为长 T_1、长 T_2 信号，亦可因囊内蛋白质含量较高或反复出血，呈短 T_1、长 T_2 信号；信号常较均匀是其特征，尤其当病灶较大，对邻近器官如眼肌、眼球构成压迫移位时，MRI 显示极佳。其临床特点为局部可触及肿块，压之有乒乓球感。

2. 窦壁破坏

（1）鼻窦恶性肿瘤 以上颌窦癌最多见。CT 表现为窦腔内分叶状软组织肿块，密度多不均匀，常有广泛的骨质破坏、窦腔扩大，可侵及邻近器官，亦可侵入颅中窝，增强后可有强化。MRI 表现为窦腔内肿块呈长 T_1、稍长 T_2 信号，多不均匀，若合并出血亦可呈短 T_1、长 T_2 信号（图 5-3-26）。

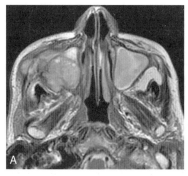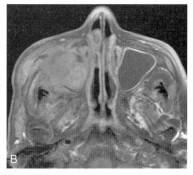

图 5-3-26 右侧上颌窦癌
A. 横断面 MRI 平扫 T_2WI B. 横断面 MRI 增强 T_1WI
横断面 T_2WI 示右侧上颌窦软组织肿块影，窦壁骨质不完整；增强 T_1WI 示病变中度不均匀强化，向前累及面部皮下软组织，向后累及窦后脂肪间隙。

（2）内翻性乳头状瘤 好发于上颌窦及同侧鼻腔。CT 表现为一侧鼻腔内软组织肿块，且其鼻腔外侧壁有骨质破坏，可广泛累及同侧多个鼻窦，引起阻塞性炎症。MRI 表现为窦腔内肿块呈长或等 T_1、等或稍长 T_2 信号。同侧鼻腔内有软组织肿块是其特点。此外，鼻息肉一般无骨质破坏，据此可与内翻性乳头状瘤相鉴别。

（3）血管瘤（hemangioma） 海绵状血管瘤好发于上颌窦。CT 表现为窦腔密度增高，骨壁变薄，吸收破坏导致窦腔轻度膨大，可有部分骨质缺损，呈蜂窝状低密度，边界清晰并有轻度硬化。CT 还可显示肿块内的静脉石，增强后肿块明显强化，其 CT 值可达 90~110 Hu，借此可与其他肿瘤相鉴别。亦可与同侧鼻腔内病灶并存,但需注意,有时由于海绵状血管瘤内血流缓慢,常有血栓,增强后强化不明显时不能轻易否定本病。MRI 表现为窦腔内肿块呈长或等 T_1、等或稍长 T_2 信号,如肿块内合并钙化,则呈长 T_1、短 T_2 信号,是血管瘤的特点。此外,其重要临床特点是反复鼻出血。

(三)影像学检查方法的比较和选择

对于鼻腔与鼻窦的炎症、骨折和骨质病变的诊断宜选择薄层高分辨率 CT,对区分鼻腔与鼻窦的囊性、实性病变效果极佳,还可运用增强等技术,以了解病灶的血供及其边缘情况,并能准确定性,已成为该部病变的首选检查方法。MRI 对软组织的分辨力高于 CT,但由于骨组织和空气在 MRI 图像上均显示为无信号,故对鼻窦骨折等病变的显示效果欠佳,对软组织病变鉴别诊断困难时,CT 与 MRI 可联合运用。

四、咽喉部

(一)鼻咽部软组织增厚

鼻咽部软组织增厚常是鼻咽部各间隙急性化脓性感染的主要表现。蜂窝织炎(cellulitis)多表现为弥漫性软组织肿胀、分界不清和邻近脂肪间隙的消失。脓肿(abscess)则表现为在某一间隙内软组织肿胀或呈"肿块"影,分界不清,其内可见孤立的低密度区,增强扫描可显示病灶内有环形强化。部分患者脓肿内可伴有气体影。临床上可有全身中毒症状,如高热、头痛、食欲减退、白细胞计数升高等;亦可仅表现为局部压迫症状等。此外,因感染的部位不同,其症状和体征也不相同,如咽后间隙感染可产生咽喉疼痛、呼吸困难、吞咽困难等,感染向上扩散至颅内可产生脑膜炎症状;咽旁间隙感染较为常见,多系扁桃体炎、乳突炎、腮腺炎、淋巴结炎及牙源性感染的蔓延,亦可来自邻近间隙脓肿的扩散。

1. 咽后脓肿(retropharyngeal abscess) 儿童常见,成年人咽部异物的存留亦可导致感染发生。急性者可见颈椎僵直,若炎症波及颈椎,可致寰枢椎脱位或半脱位(齿突前间隙增宽,大于 2 mm)。较大的脓肿可致喉、气道前移。此外,儿童患者还可见结核性脓肿,表现为咽后壁软组织弥漫性增厚,范围广泛,常有骨质破坏,且病变多位于中线或波及两侧间隙。黏膜表面无明显充血是其临床特点。该病早期可无明显症状,晚期可有咽部阻塞表现或结核中毒症状等。

2. 咽旁脓肿(parapharyngeal abscess) CT 表现为患侧咽旁间隙肿胀,咽侧壁隆起,腭帆张肌和腭帆提肌向内前方移位,翼肌向外前方移位,脂肪层消失,肌束轮廓不清。脓肿亦呈液性 CT 值,若内有小泡状气体影,则诊断更可靠。连续层面观察,可见相邻诸间隙受侵犯,如咽后间隙、颈动脉间隙等(图 5-3-27)。MRI 表现为除咽部形态变化外,蜂窝织炎和脓肿均呈长 T_1、长 T_2 信号,增强后蜂窝织炎和脓肿边缘有强化。临床上可有异物损伤史和急性炎症表现,穿刺可抽出脓液。

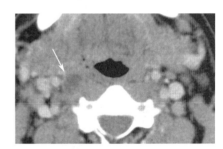

图 5-3-27 右侧咽旁脓肿
横断面 CT 增强,示右侧咽旁间隙斑片状略低密度影,边界不清(白箭)。

(二)鼻咽部肿块

鼻咽部肿块征象以向鼻咽腔内生长的软组织肿块影为主,同时可有咽壁黏膜增厚、咽周侵犯和/或颅底骨质破坏等。

1. 鼻咽癌(nasopharyngeal carcinoma,NPC) 以成年人多见。CT 表现为鼻咽腔变形,早期显示一侧鼻咽黏膜轻度隆起,咽隐窝消失、变平,中晚期可见软组织肿块凸入鼻咽腔中,咽周软组织及间隙受累,密度增高,脂肪层消失,肌束轮廓不清或外移。MRI 表现为咽腔变形,咽隐窝内可见大小不等的软组织肿块,多呈长 T_1、长 T_2 异常信号,病灶中心可有坏死区,邻近结构受累范围显示清晰,尤其以颈动脉间隙的淋巴结转移等显示较好(图 5-3-28)。

2. 鼻咽血管纤维瘤(nasopharyngeal angiofibroma) CT 表现为鼻咽、鼻窦区密度较高的软组织肿块,平扫其 CT 值为 40~50 Hu,邻近鼻窦骨壁可有破坏,增强后肿块迅速强化(动态扫描显示更好),借此可与其他鼻窦肿瘤相鉴别。MRI 表现为肿块呈长 T_1、长 T_2 信号,近期合并出血可呈短 T_1、长 T_2 异常信号,增强后病灶有明显强化,瘤内及其周围有时可见异常血管影,呈条状低信号。其好发于男性青少年,鼻塞和反复、大量

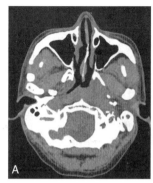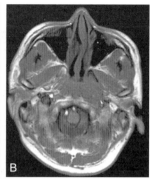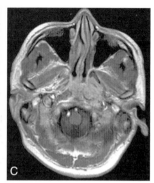

图 5-3-28 鼻咽癌

A. 横断面 CT 平扫　B. 横断面 MRI 平扫 T_1WI　C. 横断面 MRI 增强 T_1WI

横断面 CT 平扫示左侧鼻咽部软组织肿块,MRI 平扫 T_1WI 示病变呈均匀等信号,MRI 增强 T_1WI 示病变明显强化。

鼻出血及体检发现紫色包块等是其临床特点。

(三) 喉腔内肿块

喉腔内肿块征象主要表现为喉部软组织增厚或肿块,致喉部气腔影变窄甚至消失。

1. 良性肿瘤　包括如乳头状瘤、神经纤维瘤、软骨瘤、脂肪瘤和淋巴管瘤等,均较少见。好发于声带附近,亦可见于喉腔各部。CT 表现为均匀的软组织肿块,边缘规则。若呈脂肪密度,可确诊为脂肪瘤;若肿块内有环形钙化,提示血管瘤;若肿块内有不规则钙化,且位于喉软骨附近,提示软骨瘤。MRI 上,大多数良性肿瘤表现为长或等 T_1、长 T_2 信号,含钙化病灶者其信号往往不均匀。脂肪瘤表现为短 T_1、长 T_2 信号。

2. 恶性肿瘤　以喉癌最多见,且 90% 以上为鳞癌。CT 表现为等或高密度软组织肿块影,形态不规则,密度均匀或不均匀(合并坏死),瘤周可有水肿和软组织侵犯。MRI 表现为不规则软组织肿块,多呈等 T_1、长 T_2 信号,信号均匀或不均匀。CT(图 5-3-29)和 MRI 增强后肿瘤可有不同程度强化。所有影像均可显示喉腔狭窄、变形,其程度依肿瘤发生的部位而定,尤以声门型受累最明显,声门上型、声门下型可分别向上、下侵犯,出现相应征象。CT 与 MRI 对显示肿瘤的大小、形态、范围及邻近组织的侵犯、转移和分期等效果相似。其临床特点是男性多见,可有声音嘶哑、呼吸困难等。

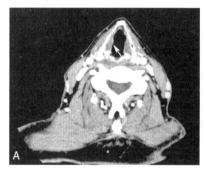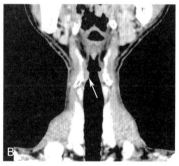

图 5-3-29 右侧声门癌

A. 横断面 CT 增强　B. 沿气道冠状面重建图像

横断面 CT 增强示右侧声带局限性增厚及强化,沿气道冠状面重建显示右侧喉室变窄,真声带不规则增厚(白箭)。

此外,有些良性病变(如声带息肉、肉芽肿及喉淀粉样变等),其影像学表现为喉部软组织局限性增厚或结节状肿块,喉部结构变形,声带固定等。肉芽肿有的可能与外伤有关;喉淀粉样变的范围广泛,且部分病灶可有钙化,晚期可引起喉、气管纤维性狭窄等,其定性取决于病理。

(四) 影像学检查方法的比较和选择

CT 具有很高的密度和空间分辨力,能准确判断肿瘤的侵犯程度、范围及分期,已成为咽喉部病变的首选检查方法,其缺点是难以显示真、假声带之间的过渡带、轻微的黏膜异常及未骨化软骨的早期侵犯等。近年来,螺旋 CT 三维重建及仿真内镜的应用,能清楚显示喉的内部结构和黏膜异常,可作为纤维内镜的补充。MRI 可显示各种不同组织的信号特征,且可多方位成像,对软骨、喉室及肌肉的侵犯程度,淋巴结与血管的鉴别等方面均优于 CT,再结合脂肪抑制技术和增强扫描等,可更好地观察局部淋巴结情况等。但由于 MRI 成像时间偏长,加之晚期肿瘤和治疗后的患者常有呼吸困难,均可影响图像质量,也限制了 MR 检查的应用。

五、颈部

颈部病变多表现为软组织肿块。

(一) 甲状腺增大

甲状腺增大为一组十分常见的征象,可为弥漫性增大或结节性增大,可见于多种甲状腺疾病。肿块较大时,可有气管、食管、喉返神经或大血管压迫症状,出现呼吸、吞咽困难、声音嘶哑或上腔静脉压迫综合征等。

1. 甲状腺肿(goiter) USG 表现:单纯性甲状腺肿呈弥漫性增大,对称或者不对称,回声减低,结节内若有出血、囊变、纤维化或钙化,则回声不均(图 5-3-30);毒性甲状腺肿的回声正常或稍高,且无结节。CT 表现:弥漫性甲状腺肿常呈对称性增大,密度减低,增强扫描有均匀性强化;结节型甲状腺肿通常为非对称性增大,密度不均匀,其中可见多发大小不等稍低密度结节,少数出血性结节呈高密度,或出现液 - 液平面;囊变结节密度较低;有弧形或砂粒状钙化者则提示癌变可能。MRI 表现:单纯性甲状腺肿呈长或等 T_1、等或长 T_2 信号,多不均匀;胶样结节、出血结节及毒性甲状腺肿,均可呈短 T_1、长 T_2 信号;毒性甲状腺肿内的纤维间隔及血管影多呈低信号。本病好发于 20~40 岁女性,临床上有甲状腺功能亢进症症状,眼球突出,甲状腺区有震颤及血管杂音。

2. 甲状腺囊肿(thyroid cyst) USG 表现为边缘光滑均质性无回声区。CT 表现为类圆形低密度灶,较均匀,增强后无(或有)环形强化。MRI 表现为长 T_1、长 T_2 信号,但胶样囊肿常呈短 T_1、长 T_2 信号,唯出血性囊肿的信号与血肿的期龄有关。

3. 甲状腺腺瘤(thyroid adenoma) USG 表现为单发或多发均质性略高或稍低回声结节,其直径为 1~4 cm,包膜完整,界清。灶内合并坏死、出血、囊变、纤维化和钙化者,则回声不均匀。灶周有时可见"声晕"征(图 5-3-31)。X 线表现为单或多发结节,亦可见团块状钙化(图 5-3-32)。CT 表现为低或等密度结节,边缘清楚,轮廓光滑(图 5-3-33),可检出钙化灶,增强后可呈结节状或环形强化。MRI 表现为境界清楚的结节状影,多呈长、等或短 T_1 及长 T_2 信号。

4. 甲状腺癌(thyroid carcinoma) USG 表现:肿块轮廓不清,形态不规则,包膜不完整,内部回声不均匀,后方可有回声衰减。CT 表现:肿块轮廓不规则,边界不清,密度减低且不均匀,常有出血、囊变和钙化(砂粒

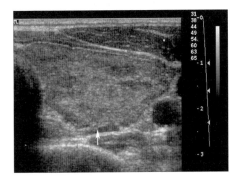

图 5-3-30 甲状腺功能亢进症
USG 声像图,示甲状腺增大,被膜光滑完整,实质回声不均匀(白箭)。

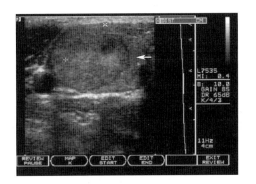

图 5-3-31 甲状腺腺瘤
USG 声像图,示甲状腺增大,实质内见一实性等回声团块,呈圆形,边界清,周边有声晕(白箭)。

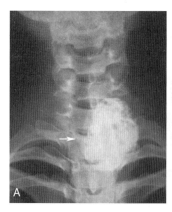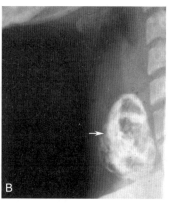

图 5-3-32 左侧甲状腺瘤钙化
A. 颈椎正位 X 线片 B. 颈椎侧位 X 线片
X 线片示团状不均匀致密影(白箭)。

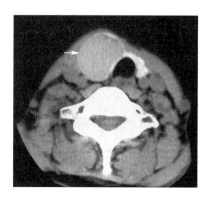

图 5-3-33 右侧甲状腺腺瘤
横断面 CT 平扫,示右侧甲状腺区较
大软组织肿块(白箭),界线清楚。

样),不均匀或环形强化,可伴有颈淋巴结肿大或远处转移。MRI 表现为境界不清楚的结节状影,多呈长或等 T_1、长 T_2 信号影,合并钙化者,信号常不均匀。

(二)淋巴结肿大

目前,公认的判断颈部淋巴结肿大标准是其直径≥15 mm 者为异常,10~15 mm 为可疑;若多个正常大小的淋巴结有融合现象或数量显著增多,也应视为异常;但有时单个淋巴结的直径仍在正常值之内,也并非无异常。且各种原因所致的淋巴结肿大,其影像学征象与体内其他部位的类似病变相近。CT 平扫可以准确判断淋巴结肿大,表现为血管周围的结节状软组织密度影(与邻近血管密度相当);MRI 上由于较大血管呈低信号,肿大淋巴结呈等 T_1、稍长 T_2 信号(与邻近肌肉信号相似),容易识别,尤其是颈部 MR 增强成像,更易观察淋巴结是否对血管构成侵犯及其程度等。

1. 淋巴结结核(lymph node tuberculosis) 结核引起的颈淋巴结肿大多见于耳后、颈外侧浅淋巴结,一般为多发。肿大的淋巴结在 CT 上表现为均匀实质性软组织肿块影,边界较清楚;直径 1 cm 以上者与血管横断面易于区别,小于 1 cm 者有时需动态增强扫描才能区分;若肿块内有边缘不规则低密度区或钙化存在,应考虑结核干酪坏死可能。在 MRI T_1WI 上淋巴结信号强度与肌肉信号强度基本一致,在 T_2WI 上信号强度较肌肉增高,且肿块周围不清晰,脂肪边缘模糊。结核菌素试验强阳性,或有结核中毒症状,或他处发现结核病灶等均有助于诊断。

2. 淋巴结转移瘤 颈淋巴结转移性肿瘤中 85% 来自头颈部,15% 来自躯干及下肢,均表现为颈深部淋巴结群下组的锁骨上淋巴结肿大。因此,识别淋巴结有无异常,对判断疾病的性质、分期及预后等有帮助。肿大的淋巴结可显示为孤立或多发结节影。其中央区坏死在 CT 扫描上表现为结节中央低密度区,增强扫描时表现为结节环形强化,壁厚而不规则;在 MRI 上呈长 T_1、长 T_2 信号(图 5-3-34)。

3. 淋巴瘤(lymphoma) 是儿童和青年人颈部淋巴结肿大的常见原因之一,大多数表现为一侧颈外侧区或锁骨上淋巴结肿大。诊断主要依赖于穿刺或手术病理活检。CT 扫描可以发现临床未能触及的肿大淋巴结,亦可以了解淋巴结受侵犯的范围。MRI 扫描不但可以发现淋巴结大小的改变,还可以通过不同的脉冲序列,来观察其信号强度的变化,即在 T_1WI 上,其信号强度与正常淋巴结相似;而在 T_2WI 上,其信号强度均匀增高,远高于正常淋巴结,易于识别。增强扫描时其均匀强化。

(三)涎腺病变

涎腺常见病变主要包括先天性病变、炎性病变及肿瘤。涎腺体积越小,发生恶性肿瘤的概率越大,舌下腺恶性肿瘤的发生率为 70%,颌下腺为 60%,腮腺为 20%。常见的先天性病变为第一鳃裂囊肿。第一鳃裂囊肿 CT 表现为位于腮腺表浅、内部或深面的囊性肿块,囊肿壁的厚度与是否继发炎症有关,继发感染时壁较厚,病变周围可见炎性渗出(图 5-3-35)。涎腺良性肿瘤中最常见的是多形性腺瘤,其中 80% 的多形性

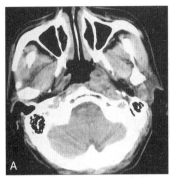
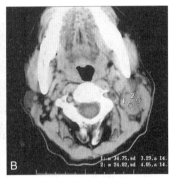

图 5-3-34　左侧鼻咽癌伴颈部淋巴结转移

A. 鼻咽部横断面 CT 平扫　B. 颈部横断面 CT 平扫

鼻咽部 CT 平扫示左侧咽隐窝变浅,咽鼓管圆枕增大;同一患者颈
部 CT 平扫示左侧颈动脉鞘周围见多个肿大淋巴结。

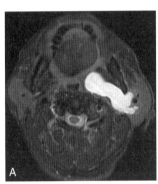
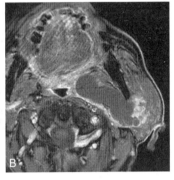

图 5-3-35　左侧腮腺鳃裂囊肿

A. 鼻咽部横断面 T_2WI 平扫　B. 横断面 T_1WI 增强扫描

T_2WI 平扫示左侧腮腺内囊性病变,T_2WI 呈高信号;同一患者横断
面 T_1WI 增强示病变壁强化、边缘模糊,周围可见炎性渗出。

腺瘤发生在腮腺。因肿瘤中含有肿瘤性上皮组织、黏液样组织或软骨样组织,组织学形态呈显著的多形性
和混合性,故命名为多形性腺瘤或混合瘤,CT 表现为圆形、卵圆形或分叶状边界清晰的肿块,可有不同程度
的强化,静脉期强化程度高于动脉期(图 5-3-36)。恶性肿瘤中较常见的有恶性混合瘤、黏液表皮样癌(图
5-3-37)、腺样囊性癌等,恶性肿瘤边界模糊且可见到邻近结构受累和肿大淋巴结。

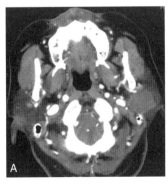
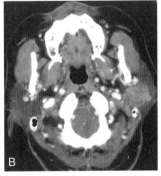

图 5-3-36　左侧腮腺多形性腺瘤

A. 横断面 CT 动脉期图像　B. 横断面 CT 静脉期图像

示左侧腮腺内卵圆形肿块、边界清楚,病变强化不均匀,静脉期强
化程度较动脉期高。

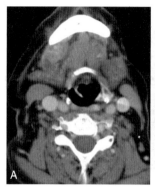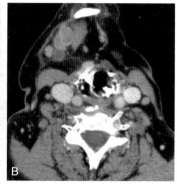

图 5-3-37 右侧颌下腺黏液表皮样癌

A、B 均为横断面 CT 静脉期图像,示右侧颌下腺前部不均匀强化卵圆形肿块,病变凸出于颌下腺轮廓之外,外侧可见一较大淋巴结。

(四)其他颈部肿块

其他颈部肿块有很多,如发生于颈动脉间隙的神经源性肿瘤,颈前的甲状舌管囊肿和颈动脉体化学感受器瘤(chemodectoma of carotid body)等。后者为副神经节瘤,好发于中年女性,临床上常有头晕、头痛及晕倒等症状。X 线表现为颈部软组织密度局限性增高。CT 表现为颈动脉分叉处的圆形肿块,中等密度,境界清楚,增强后病灶明显强化,颈内外动脉分叉角度加大。MRI 表现为等或中等偏低的长 T_1、长 T_2 信号,病灶较大者信号可不均匀,增强后病灶明显强化,其内可有流空信号影,称"椒盐征",该征象对确诊有重要价值。

(五)影像学检查方法的比较和选择

X 线虽可了解椎前软组织有无增厚、钙化,咽、喉腔的形态、大小,椎体骨质有无破坏等,但显示能力已不能满足现代临床需要,其在头颈部的应用价值已渐让位于 CT、MRI。血管造影对搏动性肿块的诊断有价值。CT 可提高病灶检出率,对病变定性诊断有作用。MRI 有利于显示病变的范围和内部结构。MRI 增强可了解肿块与血管的关系。此外,放射性核素检查亦可应用于颈部如甲状腺占位病变,但其通常在病灶直径大于 2 cm 时才有较高的检出率。

大多数情况下,可首选 USG 筛查,因颈部某些病变的 USG 影像特征显著,容易确诊,但 USG 对邻近关系的判断有局限性。因此,进行定性诊断时 CT、MRI 均较理想。

(王振常 李静)

数字课程学习……

📖 学习目标和重点提示　📊 教学 PPT　📙 图片　📖 拓展阅读　🌐 中英文小结　📝 自测题

第六篇 介入影像学的临床应用

（卢再鸣　张立欧）

参 考 文 献

［1］刘树伟.断层解剖学.3版.北京:高等教育出版社,2017.

［2］申宝忠,杨建勇.介入放射学.北京:人民卫生出版社,2018.

［3］葛均波,徐永健,王辰.内科学.9版.北京:人民卫生出版社,2018.

［4］陈孝平,汪建平,赵继宗.外科学.9版.北京:人民卫生出版社,2018.

［5］孟悛非.中华临床医学影像学——骨关节与软组织分册.北京:北京大学医学出版社,2015.

［6］陈境弟,柳学国,冯仕庭,等.肺癌临床CT诊断.广州:中山大学出版社,2008.

［7］孟悛非,郑可国,杨智云,等.疾病治疗后影像学丛书.北京:人民军医出版社,2014.

［8］詹启敏.分子影像与精准诊断.上海:上海交通大学出版社,2020.

［9］Jacob Mandell. Core radiology:a visual approach to diagnostic imaging. New York:Cambridge University Press,2013.

［10］Peter Fleckenstein,Jorgen Tranum-Jensen,Peter Sand Myschetzky. Anatomy in Diagnostic Imaging. 3rd ed. Chichester:John Wiley & Sons,2014.

［11］Susan Standring. Gray's Anatomy:The Anatomical Basis of Clinical Practice. 41st ed. Philadelphia:Elsevier,2016.

［12］Lee Goldman,Dennis Ausiello. Cecil medicine. 23rd ed. Philadelphia:Elsevier,2008.

［13］Courtney M. Townsend. Sabiston textbook of surgery:the biological basis of modern surgical practic. 20th ed. Philadelphia:Elsevier,2017.

［14］Melissa Rosado de Christensen. Chest imaging. New York:Oxford University Press,2019.

［15］Michael P Federle,Siva P Raman. Diagnostic imaging:Gastrointestinal. 3rd ed. Philadelphia:Elsevier,2015.

［16］BJ Manaster. Diagnostic imaging. Musculoskeletal:non-traumatic disease. 2nd ed. Philadelphia:Elsevier,2016.

［17］Donna G. Blankenbaker. Diagnostic imaging:Musculoskeletal trauma. 2nd ed. Philadelphia:Elsevier,2016.

［18］Anne G Osborn. Diagnostic imaging:Brain. 3rd ed. Philadelphia:Elsevier,2016.

［19］Jeffrey S Ross,Kevin R Moore. Diagnostic imaging:Spine. 3rd ed. Philadelphia:Elsevier,2015.

［20］Bernadette L Koch. Diagnostic imaging:Head and neck. 3rd ed. Philadelphia:Elsevier,2017.

郑重声明

高等教育出版社依法对本书享有专有出版权。任何未经许可的复制、销售行为均违反《中华人民共和国著作权法》,其行为人将承担相应的民事责任和行政责任;构成犯罪的,将被依法追究刑事责任。为了维护市场秩序,保护读者的合法权益,避免读者误用盗版书造成不良后果,我社将配合行政执法部门和司法机关对违法犯罪的单位和个人进行严厉打击。社会各界人士如发现上述侵权行为,希望及时举报,我社将奖励举报有功人员。

反盗版举报电话　(010)58581999　58582371
反盗版举报邮箱　dd@hep.com.cn
通信地址　北京市西城区德外大街 4 号　高等教育出版社法律事务部
邮政编码　100120

读者意见反馈

为收集对教材的意见建议,进一步完善教材编写并做好服务工作,读者可将对本教材的意见建议通过如下渠道反馈至我社。

咨询电话　400-810-0598
反馈邮箱　gjdzfwb@pub.hep.cn
通信地址　北京市朝阳区惠新东街 4 号富盛大厦 1 座
　　　　　高等教育出版社总编辑办公室
邮政编码　100029

防伪查询说明

用户购书后刮开封底防伪涂层,使用手机微信等软件扫描二维码,会跳转至防伪查询网页,获得所购图书详细信息。

防伪客服电话　(010)58582300

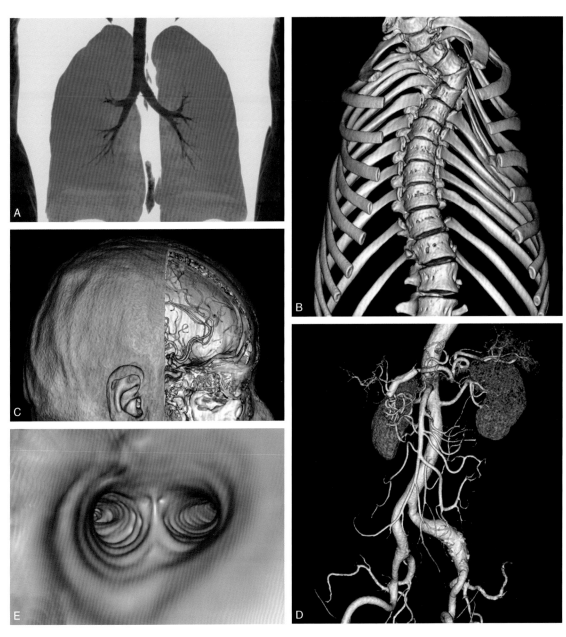

彩图 1 CT 的图像后处理技术
A. 多平面容积重组 B. 三维立体图像 C. 容积再现及分割显示 D. CTA E. 仿真内镜

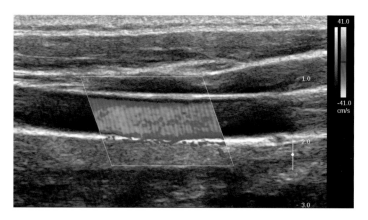

彩图 2　彩色多普勒血流成像

中间血流速度快,色彩明亮,两侧血流速度慢,色彩暗淡。

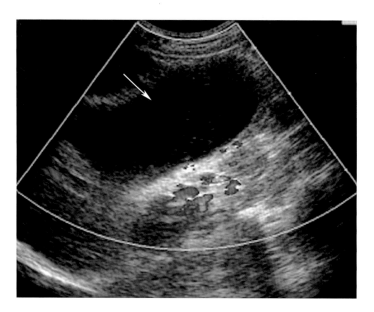

彩图 3　先天性胆总管囊肿影像学表现

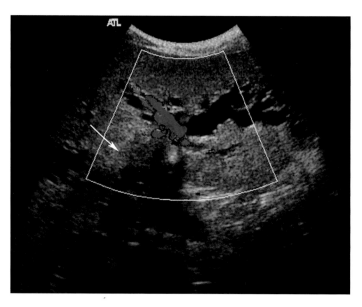

彩图 4　胆管癌影像学表现